Psychosomatische Gynäkologie und Geburtshilfe

Beiträge der Jahrestagung 2002
der DGPFG

D1666004

Reihe »edition psychosozial«

Psychosomatische Gynäkologie und Geburtshilfe

Beiträge der Jahrestagung 2002 der DGPFG

Herausgegeben von
Mechthild Neises, Susanne Bartsch,
Helmut Dohnke, Hanns-Richard Falck,
Wolfgang Kauffels, Gerhard Schmid-Ott,
Julia Schwerdtfeger, Harald Walter

Psychosozial-Verlag

Bibliografische Information Der Deutschen Bibliothek

Die Deutsche Bibliothek verzeichnet diese Publikation in der
Deutschen Nationalbibliografie; detaillierte bibliografische Daten sind
im Internet über <http://dnb.ddb.de> abrufbar.

© 2003 Psychosozial-Verlag
Goethestraße 29, 35390 Gießen
Tel.: (0641) 7 78 19, Fax: (0641) 7 77 42
e-mail: info@psychosozial-verlag.de
http://www.psychosozial-verlag.de
Alle Rechte, insbesondere das des auszugsweisen Abdrucks
und das der photomechanischen Wiedergabe, vorbehalten.
Lektorat: Natali Haug
Satz: sos-buch, Mainz
Umschlagabbildung: Paul Klee, Blumenmythos, 1918, 82
29×15,8 cm – Aquarell auf Kreidegrundierung auf Gaze
auf Zeitungspapier auf Silberbronzepapier auf Karton
Sprengel Museum, Hannover
© VG Bild-Kunst, Bonn 2003
Umschlaggestaltung:
Christof Röhl nach Entwürfen des Ateliers Warminski, Büdingen
Printed in Germany
ISBN 3-89806-219-8

Inhaltsverzeichnis

Einleitung

Begrüßungsworte der Vorbereitungsgruppe Hannover   13

Begrüßung durch die Präsidentin der DGPFG,
Prof. Dr. Dr. med. Mechthild Neises   15

Prof. Dr. med. Heribert Kentenich zur Verleihung der
Ehrenpräsidentschaft an Prof. Dr. med. Manfred Stauber   25

Danksagung und Vortrag von Prof. Dr. Manfred Stauber, München   29

Grußworte der Bundesministerin für Familie, Senioren,
Frauen und Jugend, Dr. Christine Bergmann   38

Grußworte der Stellvertretenden Präsidentin der
Ärztekammer Niedersachsen, Dr. Cornelia Goesmann   40

Grußworte des Rektors der Medizinischen Hochschule Hannover,
Prof. Dr. med. Horst von der Hardt   41

Grußworte des Direktors der Universitätsfrauenklinik der
Med. Hochschule Hannover, Prof. Dr. med. Christian Sohn   42

Grußworte des Direktors der Psychosomatischen Abteilung der
Med. Hochschule Hannover, Prof. Dr. Friedhelm Lamprecht   44

I. Verantwortung und Schuld

Arndt Ludwig
Schuld und Verantwortung in der Frauenheilkunde –
zwischen Versuchung und Versagung   49

II. Psychosomatik als Wissenschaft

Claus Buddeberg
Qualitätskriterien der Forschung in der Psychosomatischen Medizin   63

Heribert Kentenich, Friederike Siedentopf
Die Schwierigkeit der psychosomatischen Forschung
Chronische Unterbauchschmerzen der Frau   73

Martina Rauchfuß
Wissenschaftliches Arbeiten mit Hürden   88

III. Beratungsaufgaben und Beratungsstruktur

Carmen Dietrich
Beraten und Behandeln – Raten oder Handeln 105

Robin Schwerdtfeger
Beratungsaufgaben in der gynäkologischen Praxis
Beispiele in der Pränataldiagnostik 110

IV. Transkulturelle Aspekte der muslimischen Patientin in der Psychosomatischen Frauenheilkunde

Hanns-Richard Falck
Soziokulturelle Probleme und psychosomatische Erkrankungen
Die muslimische Patientin in unserer Gesellschaft 119

Elçin Kürşat-Ahlers
Transkulturelle Aspekte der muslimischen Familie im Wandel 153

Matthias David, Theda Borde, Heribert Kentenich
Türkische Migrantinnen in deutschen Kliniken und Praxen
Besonderheiten bei der gynäkologisch-geburtshilflichen Betreuung 163

V. Podiumsdiskussion zum Thema Lifestyle

Martin Langer
Geburtshilfe – eine Form der Lifestyle-Medizin? 173

Claudia Schumann
»Ja zum guten Leben – Nein zur Lifestyle-Medizin«
Plädoyer für die psychosomatische Frauenheilkunde 178

Hubert Speidel
Das Vertraute und das Fremde 183

Harald Walter
Podiumsdiskussion »Lifestyle« 185

VI. Freie Vorträge – Psychoonkologie

*Kristin Härtl, Wolfgang Janni, Ralph Kästner, Harald Sommer,
Manfred Stauber*
Brustkrebspatientinnen: Körperbild und Lebensqualität
im Langzeitverlauf 191

*Sabine Hawighorst-Knapstein, Götz Schönefuß, Claudia Fusshoeller,
Cordula Franz, Kathrin Trautmann, Yvonne König, Rudolf Seufert,
Paul Georg Knapstein*
Gynäkologische Onkologie: Die Erfassung der Lebensqualität
in der Mammakarzinombehandlung 198

Christoph Gutenbrunner, Kristine Voß, Petra Rambow-Bertram,
Beate Laux, Axel Gehrke
Rehabilitationsmassnahmen für Frauen mit behandeltem Mammakar-
zinom. Retrospektive Analyse über die Gründe einer Nichtteilnahme   209

Heidrun Luck, Hans Caffier, Johannes Dietl, Hermann Faller,
Bernhard Weber
Hilfe bei familiärem Brust- und oder Eierstockkrebs
Psychosoziale Aspekte der genetischen Beratung   217

Kornelia Zok, Hartmut Magon
Erfahrungsbericht zum Projekt Meerwind
Segeln mit krebsbetroffenen Frauen und Männern   230

Christine Rost
Behandlung traumatischer Erlebnisse in der Frauenheilkunde
und Geburtshilfe   235

VII. Freie Vorträge – Psychosomatische Geburtshilfe

Ingrid Kowalcek, Ina Bieniakiewitz ,Claudia Lammers, Julian Brunk,
Ulrich Gembruch
Stress, Angst und Depression der Schwangeren und ihres Partners
Die Zeit vor der Pränataldiagnostik in Abhängigkeit vom
Gestationsalter   241

Anja Erfmann
Sexualisierte Gewalt gegen Mädchen und Frauen
Bedeutung für Schwangerschaft, Geburt und Wochenbett   249

Angela Hauer
Einfluss einer Intervention zur Förderung der pränatalen
Mutter-Kind-Kommunikation. Verlauf von Geburt, Wochenbett
und das erste Jahr post partum   256

Brigitte Leeners, Peruka Neumaier-Wagner, Mechthild Neises,
Sabine Kuse, Werner Rath
Auslöser für hypertensive Schwangerschaftserkrankungen
Subjektive Belastungen während der Schwangerschaft   261

Gerlinde Debus, Edeltraut Edlinger, Gerhard W. Sandner, Cornelia Rauer,
Ina Schuhmacher
Eine Schwangerschaft – zwei Sichtweisen   265

Mechthild M. Groß, Tanja Haunschild, Tina Stöxen, Christof Sohn
Wie erleben Schwangere den Beginn der Geburt?
Erste Ergebnisse einer laufenden Untersuchung   271

VIII. Freie Vorträge – Vertrautes und Fremdes

Susanne Rothmaler
Begegnung mit dem Fremden – Schrecken, Geschenk, Selbstfindung 281

Barbara Maier
Vertrautes und Fremdes in der ethischen Perspektive
Zwei wert- und emotionsgeladene moralische Begriffe 291

Neslisah Terzioglu, Christina Reith, Axel Feige
Verbesserung präventiver Maßnahmen bei schwangeren Migrantinnen 297

Brigitte Borrmann
Salutogenetische Einflussfaktoren im Geburtsverlauf aus Muttersicht 303

Christine Jäger
Die Bedeutung der Brust im Leben afrikanischer Frauen 312

Sandra Reinecke, Ute Thyen, Olaf Hiort, Hertha Richter-Appelt
Intersexualität – Probleme mit der Geschlechtsidentität 321

IX. Freie Vorträge – Psychosomatische Frauenheilkunde

Mari Järvelaid
Psychosocial affect on the menstrual regularity 333

Evelyn Loeser, Patrick Giffels, Diethelm Wallwiener
Die Bedeutung einer stabilen Mutter-Tochter-Beziehung
Das Mayer-Rokitansky-Küster-Syndrom 338

Angela Theissing-Rocholl
Schuldbeladene Frauen – freigebende Mütter und adoptierte Töchter 345

Kerstin Weidner, Elmar Brähler
Inanspruchnahme ärztlicher Versorgung und körperlicher Symptome
Ein Vergleich zwischen Frauen in Ost- und Westdeutschland 352

Andrea Wendt, Anke Rohde
Postpartale Depressivität und mögliche Einflussfaktoren 364

X. Symposien

Hertha Richter-Appelt
Sexuelle Traumatisierungen und traumatisierte Sexualität 373

Beate Kortendieck-Rasche, Jörg Rasche
Schwangerschaft und Geburt als archetypisches Erleben
Psychologische Deutung von Schwangerenträumen, mittelalterlichen
Marienbildern und alter Mythologie 381

Piet Nijs
(Um)Wege zum Glück für psychosomatisch tätige ÄrztInnen
Besser Prävention als Behandlung 405

Manfred Stauber, R. Kästner
Gynäkologie und Nationalsozialismus
Zehn Jahre Erinnerungsarbeit in Form von Seminaren auf den
Jahrestagungen der DGPFG   417

XI. Freie Beiträge aus Forschung und Praxis als Posterbeiträge

Tanja Kasimzade, Diedrich, K., Ingrid Kowalcek
Motivationale und emotionale Aspekte des unerfüllten Kinderwunsches
Eine Analyse bei Frauen in verschiedenen Altersgruppen   431

Clarissa Schwarz, Beate Schücking
Wie ›normal‹ sind die Geburten von Migrantinnen?
Ein Vergleich zu deutschen Gebärenden   435

Gisa Buhrow, Klaus Diedrich, Ingrid Kowalcek
Erfassung des emotionalen Geburtserlebens beider Elternteile
Entwicklung eines Fragebogens   444

Georgine Huber, Tanja Kasimzade, Ingrid Kowalcek
Vorzeitige Wehentätigkeit und tokolytische Therapie
Psychosoziale Aspekte bei drohender Frühgeburtlichkeit   448

Corinna Schindler, Gerd Eldering, Anja Matuszewski, Anja Kraft
Kunsttherapie in der psychosomatischen Gynäkologie und Geburtshilfe   453

Brigitte Leeners, Perulea Neumaier-Wagner, Mechthild Neises,
Sabine Kuse, Werner Rath
Erhöht Berufstätigkeit das Risiko für die Entstehung hypertensiver
Schwangerschaftserkrankungen?   460

Evelyn Loeser, Diethelm Wallwiener
Die Problematik der Arzt-Patientinnen-Beziehung bei
Androgen-Insensivity-Syndrom (AIS)   463

Walter F. Benoit, Barbara Benoit
Verstümmelung als Folge fehlverstandener Krankheitsbilder   467

Barbara Benoit, Walter F. Benoit
Der Einfluss von Zeitgeist und Lebensplan auf den Umgang
mit dem Paragrafen 218   474

Elmar Brähler, Yve Stöbel-Richter
Vermehren sich die Unfruchtbaren? – Eine Epidemiologie gewollter
und ungewollter Kinderlosigkeit in Deutschland   482

Yve Stöbel-Richter, Elmar Brähler
Einstellungen zu Familie, Schwangerschaftsabbruch und
Berufstätigkeit der Frau in Deutschland   490

Inhaltsverzeichnis

Elisabeth Geisel
Die Bedeutung der Umgebung auf die physiologischen
Prozesse der Geburt   500

Almut Pantlen, Christoph Dorn, Anke Rohde
Mirtazapin gegen therapieresistente Hyperemesis gravidarum-Kasuistik
Erfahrungen mit dem Einsatz von Remergil   503

Regina Dievernich, Inken Roos, Anke Rohde
Psychopathologische Symptomatik und Befindlichkeit
in der Schwangerschaft   505

Jael Backe
Anorexia nervosa und Bulimia nervosa in der Frauenarztpraxis
Eine Querschnittstudie   511

Andrea Wendt, Annegret Klemme, Anke Rohde
Die Prämenstruelle Dysphorische Störung: schwerste Form des
Prämenstuellen Syndroms   519

Ilka Straßburger, Berrin Peksen, P. Malewski, S. Ditz, Mechthild Neises
Die pränatale Kommunikation/Kontaktaufnahme mit dem Kind
Einfluss des Bindungsstils von Müttern und Vätern   526

Rafael Mikolajczyk, Martina Rauchfuß, Dieter Lamm
Zufriedenheit mit der Partnerschaft und ihre Komponenten   532

Christine Schleußner, Ekkehard Schleußner, Gabriele Nagel,
Bernd Röhrig, Bernhard Strauß
Mammakarzinompatientinnen: Einfluss von Angst und Depression
Analyse der Lebensqualität   537

Ekkehard Schleußner, Dörte Pabst, Winfried Meißner
Schmerzerwartung und Schmerzerleben unter der Geburt
Det Einfluss von Geburtsvorbereitungskursen   544

Annekathrin Bergner, Martina Rauchfuß, Reinhard Beyer
Subjektive Ursachezuschreibungen nach Fehlgeburten   550

Rafael Watrowski, Anke Rohde
Psychische Befindlichkeit der Risikoschwangeren   558

Rafael Watrowski, Anke Rohde
Well-being Index und Hospital Anxiety and Depression Scale
bei gynäkologischen und geburtshilflichen Patientinnen   566

Anhang

Verzeichnis der erstgenannten Autorinnen und Autoren
sowie der Herausgeberinnen und Herausgeber   577

Einleitung

Begrüßungsworte der Vorbereitungsgruppe Hannover

Zur 31. Jahrestagung der Deutschen Gesellschaft für Psychosomatische Frauenheilkunde und Geburtshilfe unter dem Motto »Das Vertraute und das Fremde« laden wir Sie herzlich nach Hannover ein. Die Begegnungen mit dem Vertrauten und Fremden in der Gesellschaft, in der täglichen Arbeit und in unserer Person sind gleichermaßen Herausforderung und Aufgabe. Wir freuen uns, mit Ihnen über dieses Spannungsfeld im Verlauf der Tagung zu reflektieren.

Schwerpunktthemen der wissenschaftlichen Sitzungen werden sein: Verantwortung und Schuld, Psychosomatik als Wissenschaft, Beratungsaufgaben und Beratungsstruktur, transkulturelle Aspekte in der psychosomatischen Frauenheilkunde und das Thema Lifestyle. Durch eine rege Diskussion sollen neuere Erkenntnisse auf den Prüfstand gestellt werden, damit Sie diese mit Ihren Erfahrungen vergleichen können. Die Podiumsdiskussion zum Thema Lifestyle wurde bewusst auf den Samstagvormittag gelegt, um vor allem den niedergelassenen Frauenärztinnen und -ärzten die Umsetzung innovativer Entwicklungen in die Praxis ermöglichen zu können.

Traditionell werden Sie in geschlossenen Gruppensitzungen Gelegenheit haben, spezielle Themen im kleineren Teilnehmerkreis vertiefend zu erarbeiten und zu diskutieren. Ausgesuchte freie Vorträge und Posterpräsentationen werden in gesonderten Sitzungen vorgestellt. Der beste Vortrag und das beste Poster werden mit einer Prämie ausgezeichnet.

Die Messestadt Hannover und das in unmittelbarer Nähe des Stadtzentrums gelegene Kongresszentrum eignen sich hervorragend, um eine solche Tagung auszurichten. Es wird eine Tagung der kurzen Wege. Hannover ist zudem mit seinem alten und neuen Rathaus, der Marktkirche, den berühmten Herrenhäuser Barockgärten, dem Sprengel-, Kestner- und Wilhelm-Busch-Museum für sich schon eine Reise wert. Die vielfältigen Sehenswürdigkeiten mögen eine Anregung für Sie sein, die Reise nach Hannover nicht nur zur Fortbildung, sondern auch für erholsame Stunden mit Ihrer Familie oder Freunden zu nutzen.

So wünschen wir Ihnen und uns eine Tagung mit vielen neuen Erfahrungen, Kontakten und Inspirationen. Der musikalisch untermalte Begrüßungsabend am Mittwoch, der Film »Das Piano – Liebe kostet« mit anschließender Diskussion am Donnerstag und nicht zuletzt der Festabend mit Tanz und unterhaltsamen Einzel- und Gruppeneinlagen, bieten ein ansprechendes Forum für persönliche Begegnungen.

Wir heißen Sie schon heute in der Expo-Stadt und Landeshauptstadt Niedersachsens herzlich willkommen!

Hannover 2002

Ihre Vorbereitungsgruppe
Susanne Bartsch
Helmut Dohnke
Hanns-Richard Falck
Wolfgang Kauffels
Mechthild Neises
Gerhard Schmid-Ott
Julia Schwerdtfeger
Harald Walter

Begrüßung durch die Präsidentin der DGPFG, Prof. Dr. Dr. med. Mechthild Neises

»Das Vertraute und das Fremde«

Ich begrüße Sie auf das Herzlichste in unserer Kongress-Stadt Hannover.

Wie Sie wissen, war hier die Weltausstellung – dieses Mal sind wir bescheidener, es ist ein Kongress, der unsere gemeinsame Aufgabe, unsere gemeinsamen Ziele und unser gemeinsames Wirken betrifft. Es ist ein Kongress, der sich vorgenommen hat, die folgenden Schwerpunktthemen näher zu erhellen und sich unter das Motto gestellt hat »Das Vertraute und das Fremde«. Diese Begriffe sind hier symbolisch zusammengefügt wie ein Vogelflug, der auch uns beflügeln mag, hier in diesem Kreis möglichst in enger Verbindung – nämlich vertraut – aber vielleicht auch unter Überwindung von Fremdheit zusammenzukommen und in diesem Sinne die Anliegen unserer Gesellschaft weiterzutragen.

Unser Kongress soll die Gemeinsamkeiten von Vertrautem und Fremdem, oder besser den Weg vom Fremden zum Vertrauten finden und damit das erkennen, was dieses Symbol zeigt, nämlich die Verwobenheit von Vertrautem und Fremdem.

Ein besonderes Anliegen ist es, den Rektor unserer Hochschule, Herrn Prof. Dr. von der Hardt, zu diesem Kongress begrüßen zu können und ihm zu sagen, dass ich mich ganz besonders freue, dass er als Pädiater in unseren Kreis tritt. Ist es doch die Geburt jedes Menschen, der Beginn seines Lebens, welcher uns verbindet. Wir bemühen uns als Frauenheilkundlerinnen und -heilkundler dieses Leben zu ermöglichen und der Pädiater ist der erste Begleiter auf dem Weg dieses neuen Lebens.

Die Bundesministerin für Frauen, Gesundheit und Soziales, Frau Dr. Christine Bergmann, wünscht diesem Kongress eine effiziente Arbeit und Erfolg. Sie betont die universale Bedeutung der Frauenheilkunde angesichts des Zusammerückens der Menschen auf der ganzen Welt und insbesondere angesichts der Frauen, die aus anderen Kulturkreisen zu uns in die Bundesrepublik kommen.

Damit sind wir bereits beim Thema unseres Kongresses: Was ist vertraut und was ist fremd? Wir wollen uns diesen beiden Begriffen im Zuge dieses

Kongresses nähern und Verbindungen finden, welche das Fremde vertraut machen. Vielleicht ist es so, wie das Symbol es dokumentiert: Fremdes und Vertrautes treffen in harter Begegnung aufeinander wie hier, sie können vielleicht aber auch einen höheren Grad von Nähe entwickeln, indem sie verwoben sind und sich Gemeinsames teilen.

Meine Damen und Herren, Sie kommen vielleicht von weit her, vielleicht aber auch aus der Nähe von Hannover. Hannover als die Stadt der Weltausstellung hat sich weit in die Fremde hinaus begeben und im vorletzten Jahr Menschen aus der ganzen Welt in seine Mauern geholt. Es ging um das Schaffen von Verständnis und Einfühlung in fremde Kulturen, fremde Menschen, und den Austausch von Gedanken und Gefühlen zwischen den Kulturen. Gewiss hat unser Kongress nicht diese Dimension, aber Vertrautsein und Fremdsein dürften auch Sie in jeweils unterschiedlicher Weise hierher geführt haben. Vielleicht war es das Vertrautsein mit den Themen unserer Gesellschaft, nämlich der seelischen Dimension in der Gynäkologie und Frauenheilkunde, vielleicht war es aber auch das Interesse an etwas, das Ihnen bislang fremd war und für das Sie sich vertraut machen möchten. So können wir Vertrautheit und Fremdheit – das Motto des Kongresses – bezogen auf Sie, die Teilnehmer, nicht nur räumlich verstehen, sondern auch was das Anliegen unserer Gesellschaft betrifft. Wir hoffen, dass viele, die unseren Anliegen noch fremd gegenüberstehen, aber durch ihr Herkommen offensichtlich Interesse an diesen unseren Anliegen bekundet haben, im Zuge unserer Arbeit hier in Hannover Vertrautheit und die Gewissheit gewinnen, die seelischen Prozesse, seien es die, welche die Frauen und ihr Lebensumfeld betreffen, seien es die, welche uns als Ärzte in der Begegnung mit unseren Patientinnen bewegen, kennen zu lernen und einen tiefgründigeren Umgang mit diesen Problemen zu erwerben.

So hoffe ich, dass Ihnen im Zuge unseres Kongresses Fremdes immer mehr vertraut wird und dann, wenn Sie diese Vertrautheit erworben haben, das Erstaunen vor dem, was im Vertrauten fremd und verborgen bleibt, nicht nur Ihr Interesse sondern auch Ihre respektvolle Achtung findet.

Zur Gesellschaft

Es ist mir eine besondere Freude, Herrn Professor Stauber, der sich für diese unsere Ziele verdient gemacht hat, heute die besondere Wertschätzung unserer Gesellschaft zum Ausdruck zu bringen und die Ehrenpräsidentschaft zu übertragen. Wie Sie alle wissen, ist Professor Stauber einer der Wegbereiter unserer Gesellschaft und hat sich langjährige Verdienste als Präsident unserer und der Internationalen Gesellschaft erworben. Ich persönlich danke ihm deswegen, weil er durch seinen Einsatz für die Gesellschaft diese so zur Bedeutung geführt hat, dass er sie mir bei meinem Amtsantritt vor drei Jahren als ein Juwel zur Pflege überantwortet hat.

Die Laudatio spricht Herr Prof. Kentenich als langjähriger Wegbegleiter und Freund von Herrn Prof. Stauber.

Lassen Sie mich noch einen fremden Blickwinkel, den von außen auf unsere Gesellschaft, ergänzen, den ich mit Interesse in dem Buch von Isabelle Azoulay »Die Gewalt des Gebärens« gelesen habe (I. Azoulay 1998):

Auf den Tagungen der *Psychosomatischen Gesellschaft für Geburtshilfe und Gynäkologie* ist zu beobachten, dass dort weitaus mehr Frauen repräsentiert sind als auf anderen gynäkologischen Fachtagungen. Dazu schreibt H. Langenbucher: »Es liegt der Verdacht nahe, dass die psychotherapeutische Nische den Frauen ungefährdet überlassen werden kann, da von hier aus ein Aufstieg in Positionen mit Machtbefugnissen, wie Chefarztstellen, C3- oder gar C4-Professuren sie darstellen, noch immer als nicht wahrscheinlich angenommen werden muss.«

Nun ist auch die Bühne der Gynäkologen nicht so uniform, wie sie zunächst auf Anhieb erscheint. In der BRD gibt es keine Fachgesellschaft, in der so viele Ärzte psychosomatisch orientiert sind wie die der Gynäkologen. Die *Gesellschaft für psychosomatische Gynäkologie und Geburtshilfe* zählt über 1000 Mitglieder. In diesem Bereich wächst die Nachfrage nach Fortbildungsveranstaltungen. Regionale Zusatzverbände bilden sich, die Jahresbände ›Psychosomatische Gynäkologie und Geburtshilfe‹ werden zunehmend als Basisliteratur wahrgenommen. Auf diesem Gebiet stellt die *Gesellschaft für psychosomatische Gynäkologie und Geburtshilfe* international die mitgliederreichste Einheit dar. Nimmt man sich die Jahresbände vor, die deren Arbeit protokolliert, ist man beeindruckt, wie differenziert vorgegangen wird. Die Ansätze, Überlegungen, Beobachtungen, die hier diskutiert werden, passen nicht ins klassische Bild der Gynäkologen. Vom konservativen Flügel der Gynäkologen wird den psychosomatisch orientierten Ärzten der Vorbehalt entgegengebracht, sie seien nicht wissenschaftlich genug, sie wüßten ihr Anliegen nicht richtig auszudrücken, ihr Gebiet sei so verwaschen, so verschwommen… Und wir können verstehen, warum die Vorwürfe in diese Richtung tendieren. Das Vorhaben der psychosomatischen Geburtshilfe ist es, entscheidende Faktoren, die nicht im Blickwinkel der »monokausalen Denkweise der naturwissenschaftlichen Medizin« liegen, ins Zentrum zu rücken. »Zur Bewältigung von psychischen Konflikten, die sich hinter vielen Krankheiten verbergen, brauchen wir die Mitarbeit der mündigen Patientin«, schreibt der Arzt Manfred Stauber (M. Stauber et al. 1991).

Das problematische Arzt-Patient-Verhältnis wird von den Psychosomatikern facettenreich untersucht. Vom geheimen Wunsch der Patientin, eine organische Krankheit zu haben, um besser von anderen Konflikten abzulenken – was sie dem Arzt gegenüber in eine autoritätshörige Position manövriert – bis hin zum Umgang mit Scham, Schmerz oder biographischen Zusammenhängen, die Fehlgeburten oder Komplikationen von Schwangerschaft und Geburt erhellen; Klinik, Ethik und Recht der künstlichen Befruchtung, unbewussten Abläufe bei Störungen von Schwangerschaften, kurzum, die Mühen der *Gesellschaft für psychosomatische Gynäkologie und Geburtshilfe* lassen auf eine Zukunft hoffen, in der der Sensibilität von Frauen mehr Beachtung und Achtung geschenkt wird, in der die Verständigung zwischen Ärzten/Ärztinnen und Frauen bestimmend ist und in der dem Profilierungsbestreben von Karrieristen/Karrieristinnen Einhalt geboten wird, wenn es auf Kosten von Frauen geht.

Zu den Schwerpunktthemen

Verantwortung und Schuld

Schuldgefühle der Patientinnen werden bei vielen psychosomatischen und psychischen Erkrankungen diskutiert, zum Beispiel bei Bulimia nervosa und Depression, aber auch bei Diabetes mellitus, bei Hypertonie und bei Krebserkrankungen. Während vor allem psychosomatisch erfahrene Ärzte und Ärztinnen über das Erleben ihrer Patientinnen ein differenziertes Wissen haben, werden Schuldgefühle des Arztes wenig zum Gegenstand wissenschaftlicher Fachtagungen. Oft wird aber den Ärzten die Schuld zugeschrieben, nicht selten in den öffentlichen Medien, wo Fehler von Ärzten heftig diskutiert werden. Der Umgang mit Behandlungsfehlern, die oft Folge der Überforderung, der fehlenden Qualifizierung beziehungsweise Fehleinschätzung von klinischen Befunden sind, ist jedoch von Schuldgefühlen abzugrenzen, die ebenfalls unweigerlich mit der Ausübung des ärztlichen Berufes auftreten. Die ärztliche Kunst der Neuzeit ist zwar ausschließlich dem Leben verpflichtet, doch resultiert aus dieser Herausforderung bei ungünstigem Krankheitsverlauf beziehungsweise unheilbarem Leiden häufig eine rastlose Überaktivität, die aus dem Gefühl der Hilflosigkeit und der Schuld, hier mit der ärztlichen Heilkunst versagt zu haben, gespeist wird. Dies verbindet sich aber häufig mit der Verleugnung von Schuldgefühlen und dem Verweigern von Schuldeingeständnissen. In der Praxis erscheinen dann oft Herzlosigkeit und ungerechtfertigte Härte, die den Behandlungsvertrag in einen Handel umwandeln. Dieses Spannungsfeld ausführlich zu untersuchen und neue Wege für mehr mitmenschliche Interaktion auch in scheinbar verfahrenen Situationen zu finden, ist eine wichtige Aufgabe der psychosomatischen Frauenheilkunde.

Psychosomatik als Wissenschaft

»Einem ist sie die hohe, die himmlische Göttin, dem anderen eine tüchtige Kuh, die ihn mit Butter versorgt.« (Schiller, Xenien)

Forschung besteht sowohl aus der Planung und Durchführung als auch der Interpretation der Ergebnisse gemäß dem theoretischen Konzept des Forschers. Um mit Heisenberg zu sprechen: Was wir beobachten ist nicht die Natur selbst, sondern die Natur, wie sie sich der Methode unserer Befragung offenbart. Es lohnt sich deshalb, das theoretische Konzept zu bedenken, das der somatischen Forschung zu Grunde liegt und auch dasjenige, auf dem die psychosomatische Forschung beruht.

Man kann sich fragen, warum psychosomatische Forschung so wenig Einfluss auf die Medizin hat. Ein Problem ist sicher die Aufspaltung in harte und weiche Daten, was bestenfalls in der Integration quantitativer und qualitativer Forschung in den Public Health-Bereich Eingang gefunden hat. Der Wert von Daten hängt aber nicht von ihrer »Härte« ab, sondern von der Fragestellung, auf die sie eine Antwort zu geben haben. Harte Daten sind für die naturwissenschaftlich orientierte Medizin unverzichtbar. Eine Erfassung der subjektiven Wirklichkeit muss aber auch weiche Daten in Kauf nehmen. Betrachten wir die theoretischen Modelle sowohl der somatischen als auch der psychosomatischen Medizin, so können wir von Konstrukten ausgehen, die zu harten Daten führen, während die praktizierte somatische Medizin viele Unschärfen hat und schließlich die somatische Medizin ohne Beachtung der Beziehung noch unschärfer wird. Zweifelsfrei ist heute, dass in der Onkologie in palliativen und nicht selten ungewissen kurativen Therapieansätzen Aspekte der Lebensqualität unabdingbar sind und in diesem Bereich die Diskussion um harte oder weiche Daten abgeschlossen ist. In der klinischen Medizin trägt jedes Zeichen potenziell harte und weiche Merkmale. Harte Daten kann man semiotisch als Zeichen mit nur einem oder wenigen Dingen dahinter ansehen, auf die das Zeichen hinweist, demnach sind harte Daten nur solange »hart«, wie ein Maschinenmodell benutzt wird. Für Fragen aus dem psychosozialen Bereich sind sie »weich«.

Gibt es einen Weg aus dieser verfahrenen Situation? Den lehrenden Ärzten sollte wiederholt dargelegt werden, dass die Sozialisierung während des Studiums, in der Fort- und Weiterbildung zu Ärzten für kranke Körper ohne Seelen, den Somatikern, und solchen für kranke Seelen ohne Körper, den Psychiatern, Psychosomatikern und Psychotherapeuten geführt hat, wie es von Uexküll (1994) formuliert und dass es nicht die Natur der lebendigen Organismen ist, welche diesen Dualismus aufdrängt. Dass die Natur eher durch ein integratives somatopsychosoziales Konzept erhellt werden kann, in dem das somatomedizinische Konzept für gewisse Probleme durchaus einen Platz hat, sollte im Medizinstudium bereits von Anfang an aufgezeigt werden.

Beratungsaufgaben und Beratungsstruktur

Beratung findet in der Regel institutionalisiert statt mit dem Anspruch, unabhängig und ergebnisoffen zu sein in Abgrenzung zur Pflichtberatung, wie sie zum Beispiel bei kinderlosen Paaren zur künstlichen Befruchtung eingeführt wurde. Sie soll sich gezielt auf die individuellen medizinischen, psychischen und sozialen Aspekte der künstlichen Befruchtung beziehen. Dabei sollen nicht nur die gesundheitlichen Risiken und Erfolgsquoten der Behandlungsverfahren angesprochen werden. Wichtig scheinen vor allem auch die körperlichen und seelischen Belastungen, die sich bei Frau und Mann aus der modernen Reproduktionsmedizin ergeben. Über den Erfolg der Beratung ist eine Bescheinigung auszustellen, die zusammen mit der Überweisung dem Arzt vorgelegt werden soll, der die Maßnahmen der künstlichen Befruchtung durchführt. Von psychosomatischer Seite besteht die Hoffnung, dass diese individuell angepasste Zusatzberatung die Chance bietet, eine Reproduktionsmedizin mit Augenmaß wachsen zu lassen. Diese Chance betrifft einmal das sterile Paar, das von neutraler Seite eine individuell angepasste Beratung über medizinische, psychische und soziale Aspekte der anzuwendenden Verfahren erfährt, zweitens die behandelnden Ärzte, die mehr Offenheit und Transparenz in ihre Tätigkeit bringen können und drittens die Gesellschaft, die das Misstrauen im sensiblen Bereich der Reproduktionsmedizin einerseits abbauen und andererseits an einer patientenorientierten Grenzziehung konstruktiv mitwirken kann.

Der Beratungsprozess und die therapeutische Intervention lassen nicht immer eine eindeutige Grenzziehung zu, weshalb die Frage der Kompetenz dessen, der Beratung anbietet, kritisch zu beleuchten ist.

Transkulturelle Aspekte der muslimischen Patientin
in der psychosomatischen Frauenheilkunde

In Deutschland leben zurzeit etwa 7,3 Millionen Migranten (9 Prozent der Bevölkerung) und etwa ein Drittel davon sind türkischer Abstammung. Am Beispiel der türkischen Patientin lassen sich viele generelle Probleme aufzeigen. 58 Prozent der Türkinnen sind im Vergleich zu 38 Prozent der deutschen Frauen im reproduktionsfähigen Alter zwischen 15 und 45 Jahren. Einen entsprechend hohen Ausländeranteil finden wir in Kliniken und Praxen in deutschen Ballungszentren, dieser kann je nach Standort, so zum Beispiel in Berlin, in manchen Praxen sogar über 80 Prozent der Klientel ausmachen. Eine Untersuchung in Niedersachsen zeigt, dass von einem Drittel der niedergelassenen Frauenärzte 10 bis 15 Prozent ausländische Patientinnen betreut werden und bei einem weiteren Drittel der niedergelassenen Frauenärzte diese sogar über 20 Prozent des Klientels ausmachen. 70 Prozent der Frauenärzte betreuen türkische schwangere Frauen, aber nur in 10 Prozent der Praxen werden türkische Sprachkenntnisse angeboten. Zu bedenken ist dabei, dass türkische Patientinnen keine homogene Gruppe sind, insbesondere was ethnischen Ursprung oder die soziale Schicht betrifft. In der Arzt/Ärztin-Patientin-Beziehung ist die sprachliche wie interkulturelle Verständigungsschwierigkeit ein wesentliches Merkmal. Dabei ist hervorzuheben, dass ein nicht zu unterschätzender Anteil der Ausländerinnen (bis zu 30 Prozent) Analphabeten sind. Für diese Frauen bedeutet der Schritt zum Arzt in der Regel nicht nur einen Schritt in eine andere Kultur, sondern auch in eine andere soziale Schicht. Diese Schwellenangst ist auch bei türkischen Frauen zu finden. Ist der Erstkontakt einmal hergestellt, finden in der Regel weniger Arztwechsel statt als bei deutschen Patientinnen. Das Hauptunterscheidungsmerkmal in der kulturellen Bewertung von Krankheit dürfte sein, dass Krankheit weniger einzelnen Organen zugeordnet wird und dass einzelne Krankheitssymptome anders gewertet werden. Dem steht unsere organmedizinische Vorstellung von Krankheit gegenüber, bei der eher nach einem verursachenden Agens oder nach einer chronischen Belastung geforscht wird, die zum Ausbrechen der Erkrankung geführt hat. Diese Kausalitätsvorstellung und die allgemeine Rationalität trennen uns von anderen Kulturwerten. Obwohl allen, die in der medizinischen Versorgung von Migranten involviert sind, die Probleme der sprachlichen Verständigung, die Schwierigkeit auf Grund kulturell bedingter Einstellungen zu Körper, Krankheit und dem medizinischen Versorgungssystem und nicht zuletzt die Probleme auf Grund der Zugehörigkeit vieler Migranten zur sozialen Unterschicht nur allzu gut bekannt sind, bestehen in Deutschland sowohl Defizite, diese Kenntnis zu systematisieren als auch in der medizinschen Versorgung und Behandlung mittels spezieller Angebote Rechnung zu tragen. Man muss sich fragen, warum bestehende Angebote von Migrantinnen oft nicht in Anspruch genommen werden. Die Thematisierung dieser Probleme soll dazu beitragen, Ziele zu formulieren und Entwicklungen in diese Richtung auf den Weg zu bringen.

Podiumsdiskussion zum Thema Lifestyle

Eine weitere Herausforderung für das Fachgebiet der Psychosomatischen Frauenheilkunde ist das Thema »Lifestyle«, mit welchem Schlagworte verbunden sind wie »Anti-Aging« oder »Wellness«. Schon immer war der Frauenarzt/die Frauenärztin AnsprechpartnerIn der Frau auch für Probleme, Fragen, Ängste und Befürchtungen, die streng genommen nicht in den Rahmen der GKV-finanzierten gynäkologischen Erkrankungen gehörten: Übergewicht,

Haarausfall, Akne, Falten und Cellulitis, das Älterwerden, das Versiegen der Fruchtbarkeit, zyklusbezogene und klimakterisch bedingte Störungen der Befindlichkeit sowie der Wunsch nach immer besseren, sicheren Präventivmaßnahmen. Kritiker übersehen diese Tatsache schlichtweg, auch wenn sie im Trend der Zeit mit anglo-amerikanischen Begriffen belegt wird. In den Zeiten schwindender finanzieller Reserven der Solidargemeinschaft und zudem wachsender Möglichkeiten der Patientinnen, sich mit medizinischem Wissen aus Internet, Call-Centern oder Medien zu versorgen, wächst die Verantwortung aller beteiligten Therapeuten, die »sanity- and health-affairs« von den wahren Erkrankungen zu trennen, damit Erstere nicht ungerechterweise der Solidargemeinschaft zur Last fallen und die sinkenden Vergütungspunkte der Behandler gen Null tendieren lassen. Die Befürworter des Gesundheits-Trends »Lifestyle« jedoch haben die Verpflichtung, die Grenzen zwischen seriöser qualitätsgesicherter Arbeit und Scharlatanerie zu definieren und zu beachten. Hier steckt noch viel Zündstoff und es wird eine lebhafte Diskussion erwartet, auch auf diesem Kongress.

Zum Motto »Das Vertraute und das Fremde«

Was heißt das Motto »Das Vertraute und das Fremde« für unsere Arbeit mit der Patientin? Nach Devereux (zitiert in Dörner 2001) ist die Fremdenangst die Urangst des Menschen, von der alle anderen Ängste Abkömmlinge sind. Begegne ich nämlich einem mir Unbekannten, einem Fremden, kann ich selbst in der Überschaubarkeit meiner Sprechstunde und meines Arztzimmers nicht wissen, was auf mich zukommt und was als Nächstes passiert. Und weiter wird ausgeführt, dass diese Angst als nicht zugelassene, abgewehrte Angst in die Auswüchse der Aggression verkehrt wird, wie sie uns begegnet in der Liquidierung von Fremden, ihrer Ausgrenzung, aber auch ihrer Assimilierung und Gleichmachung. Eine moderne Form des Umgangs mit dieser Angst sieht Dörner in der Verwandlung des Fremden in Gegenstände der wissenschaftlichen Objektivierung und damit letztlich in der Entschärfung und Aneignung des Fremden. – So wird Wissenschaft im Umgang mit Ambivalenzen genutzt und benutzt. Die Bedeutung des Standortes wird deutlich, wenn wir uns die Fremde als »außerhalb oder gegenüber« vergegenwärtigen und als die von außen kommende Fremde. Was uns nicht davon entbindet, auch innerhalb einer Gesellschaft mit der Erfahrung von Fremdheit konfrontiert zu werden, indem wir etwas als befremdlich definieren. Diese Erfahrungen können verschiedenste Gruppierungen hervorrufen, in einer Männergesellschaft auch die Frau. Wollte man die meisten Attribute äußerer und innerer Fremdheit auf einen Patienten oder eine Patientin komprimieren, so wäre das wahrscheinlich eine kulturell schwarzhäutige, Asyl suchende, von Sozialhilfe abhängige, im Rahmen einer psychischen Erkrankung oder geistigen Behinderung straffällig gewordene und alte Frau (Dörner 2001). Provokativ lässt sich ergänzen, dass für die meisten Gesellschaften im Gegensatz zum armen Fremden, der oder die reiche Fremde zumeist kein Problem bedeutet hat, denkt man an die Wahlbürgerschaft von Prominenten.

Was bewegt uns, uns in der Begegnung mit Patientinnen täglich und mehrfach der ambivalenten Faszination des Fremden auszusetzen. Es mag eine unbekannte Mischung aus Negativem und Positivem, aus Unheimlichem und Heiligen sein. Ich habe mich innerlich zu verfremden, bisher Vertrautes in Frage zu stellen, um neues Fremdes mir vertraut zu machen. Dieses komplexe zwischenmenschliche Erleben liegt in jeder Erstbegegnung zwischen mir als Ärztin oder Arzt und einem Menschen, der durch eine wie auch immer geartete Krise zur Patientin oder zum Patienten wird. Diese Erfahrung, die jede und jeder von uns schon gemacht hat, unterstreicht die Bedeutung des Erstkontaktes und des Erstgesprächs. Über den Aspekt der Fremdheit als soziales und kulturelles Phänomen hinaus ist die individuelle Entwicklung zu nennen, so in der Gegenüberstellung von Fremdheit und Identität oder auch in der Chance des kreativen Fremdwerdens im Laufe der individuellen Entwicklung (Streeck 2000).

Zum Abschluss ein Gedicht von Rose Ausländer:

Fremde
Unser Schiff
ohne Fahne
gehört keinem Land
kommt nicht an

Wasserbürger
wir reisen
in den Tag
in die Nacht

spähn Land
am Horizont
Wellenland
unsere Fata Morgana

Manchmal
träumen wir
ein Schiff fährt

in entgegengesetzte
Richtung

erwachen
allein
mit dem
Wind.

Literatur

Azoulay, J. (1998): Die Gewalt des Gebärens. Streitschrift wider den Mythos der glücklichen Geburt. Düsseldorf (List), S. 172–177.

Dörner, K. (2001): Der gute Arzt. Lehrbuch der ärztlichen Grundhaltung. Stuttgart (Schattauer).

Stauber, M.; Conrad, F. & Haselbacher, G. (1990/01): Psychosomatische Gynäkologie und Geburtshilfe. Berlin (Springer).

Streeck, U. (2000): Das Fremde in der Psychoanalyse. Erkundungen über das »Andere« in Seele, Körper und Kultur. Gießen (Psychosozial Verlag).

von Uexküll, T. (1994): Integrierte psychosomatische Medizin. Stuttgart (Schattauer).

Prof. Dr. med. Heribert Kentenich zur Verleihung der Ehrenpräsidentschaft an Prof. Dr. med. Manfred Stauber

Manfred Stauber gehört zu den herausragenden Persönlichkeiten der psychosomatischen Frauenheilkunde in Deutschland. Wie kaum ein anderer hat er sich während seiner gesamten wissenschaftlichen Tätigkeit dafür eingesetzt, dass die Psychosomatik in die Frauenheilkunde integriert wird. Dank seiner Bemühungen ist dies weitgehend gelungen.

Manfred Stauber studierte in Erlangen, Wien, Hamburg und Würzburg. Im Jahre 1968 nahm er zu Prof. Dr. Prill in Würzburg Kontakt auf, der ihn an die psychosomatische Frauenheilkunde heranführte. Es folgte die Promotion bei Prof. Prill 1968 zur Untersuchung »Durchblutung im Genitalbereich« (»summa cum laude«).

Mit seiner Frau Ilse war er danach im Entwicklungshilfe- und Katastrophenhilfeeinsatz in Gabun. Beide leisteten Entwicklungshilfearbeit vor Ort während des Biafra-Krieges.

Nach seiner Rückkehr erhielt er eine Anstellung als wissenschaftlicher Assistent in der Frauenheilkunde an der Freien Universität in Berlin. Der Kontakt zu Prof. Lax, dem damaligen Ordinarius für Frauenheilkunde an der Universität, war prägend. Es bedeutete den Beginn der integrierten Psychosomatik in der Klinik. In Professor Lax fand er einen Förderer dieses Gedankens.

Neben der Facharztausbildung in Gynäkologie machte er seine psychoanalytische Weiterbildung am Karl-Abraham-Institut in Berlin.

Nach den Vorarbeiten an der Universitäts-Frauenklinik Charlottenburg in Lehre, Forschung und Klinik vollendete er 1977 seine Habilitationsschrift *Psychosomatik der sterilen Partnerschaft*. Diese war ein Markstein der psychosomatischen Forschung, weil sich solide wissenschaftliche Arbeit und genaue statistische Methoden mit psychoanalytischen Beobachtungen verbanden. Die damalige Habilitationsschrift ist mittlerweile in der dritten Auflage erschienen. Manfred Stauber erhielt 1978 für sie den »Römer-Preis« vom Kollegium für Psychosomatische Medizin. Nach dem Ordinariatswechsel von Prof. Lax zu Prof. Kindermann wurde das Konzept der integrierten Psychosomatik in verstärkt fortgeführt. Manfred Stauber folgte 1987 Prof. Kindermann nach München, um dort eine Professur für psychosomatische Frauenheilkunde zu übernehmen und als leitender Oberarzt an der I. Frauenklinik der Ludwig-Maximilians-Universität tätig zu sein. Diese Tätigkeit übt er bis dato aus.

Präsident unserer Gesellschaft (damals noch *Deutsche Gesellschaft für Psychosomatische Geburtshilfe und Gynäkologie*) war Manfred Stauber von 1984 bis 1990. Für ihn war auch die internationale Arbeit sehr wesentlich, weil er erkannte, dass unsere mitgliederstarke Fachgesellschaft viele organisatorische und wissenschaftliche Impulse für die internationale Diskussion und Organisation liefern kann. So war er zunächst ab 1976 »General Secretary« der *International Society of Psychosomatic Obstetrics and Gynaecology*. Schließlich war er von 1989 bis 1992 »President elect«. Seine besonders aktive Amtszeit als Präsident der *ISPOG* hatte er von 1992 bis 1995, wonach er bis 1998 als »Past-President« der ISPOG zu fungierte. Seit 1998 leitet er das »Board of Fellows« der ISPOG.

Herausragend war sicherlich der Kongress der ISPOG 1980 in Berlin. Es war der bisher größte Weltkongress der ISPOG mit 1200 Teilnehmern – eine Teilnehmerzahl, die in den Folgekongressen nie mehr erreicht wurde. Danach organisierte er den Berliner Kongress der DGPGG 1986 und schließlich nach seinem Wechsel nach München den Jahreskongress der Gesellschaft in München 1990.

Seine Forschungsschwerpunkte im Bereich der *Geburtshilfe* waren unter anderem die »ambulante Geburt«. Ende der 70er Jahre gelang es ihm, diese familienfreundliche Form der Geburtshilfe – als Alternative zur Hausgeburtshilfe – gemeinsam mit seinem Team mehr und mehr zu etablieren – anfänglich gegen viele Widerstände. Er beschäftigte sich ausführlich mit Geburtsängsten und zeigte die realen und neurotischen Ängste für den perinatalen Bereich auf. Manfred Stauber hatte immer wieder ein besonderes »Händchen« in der Erkennung neuer Probleme. So wurde in der Frauenklinik in Berlin die Substitution von drogenkranken Schwangeren begonnen. Ziel war die Substitution und die psychotherapeutische Begleitung von Müttern, deren Kinder einen möglichst guten Start ins Leben erhalten sollten. Dabei ging es ihm immer wieder darum, die psychoanalytischen Kenntnisse im Sinne einer gelungenen Mutter-Kind-Beziehung zumindest am Beginn des Lebens zu fördern.

Nachdem die ersten HIV-Infektionen im Bereich der Frauenheilkunde und Geburtshilfe 1985 bekannt wurden, widmete er sich diesem Thema. Die ersten Forschungsergebnisse wurden von seinem Team für diese neue Herausforderung erarbeitet. Hierzu erhielt er umfangreiche Forschungsunterstützung vom Bundesministerium für Gesundheit.

In München standen in seiner Abteilung für psychosomatische Geburtshilfe und Gynäkologie die Säuglingsbeobachtungen und die früheste Mutter-Kind-Beziehung speziell in seinem wissenschaftlichen Interesse. Diese Untersuchungen führte er auf sehr sorgsame und subtile Art gemeinsam mit Herrn Doktor Kästner und einigen Doktorandinnen durch.

Im Bereich der Gynäkologie ging es außerdem um die weitere Erforschung des chronischen Unterbauchschmerzes – auf der Grundlage der Arbeiten von Prill und Molinski. Einen besonderen Schwerpunkt legte er dann auf die Psychoonkologie, wobei er vielerlei Erfahrungen der integrierten Betreuung auf den Stationen hatte, um Gruppenprogramme für an Krebs erkrankte Frauen zu entwickeln.

Aufgrund seiner Habilitation zu dem Thema »ungewollte Kinderlosigkeit«, die mit dem »Römer-Preis« ausgezeichnet wurde, war es ihm möglich, auch offen für neue Entwicklungen im Bereich der *Reproduktionsmedizin* zu sein. Nachdem Louise Brown 1978 geboren wurde, nahm er sehr schnell Kontakt zu Steoptoe und Edwards in Cambrigde auf. Es gelang ihm schließlich, bei Prof. Steptoe zu hospitieren, was nur wenigen internationalen Wissenschaftlern damals möglich war. Aufgrund dieser Erfahrungen war es ihm klar, dass Erfolg nur mit Hilfe eines Teams möglich war. Nach Aufbau seines Teams war die Berliner Arbeitsgruppe das vierte Zentrum in der Bundesrepublik, das erfolgreich die Methode der »In vitro Fertilisation« anwenden konnte – schließlich mit der Geburt des ersten »IVF-Babys« 1984 in Berlin. Wesentlicher als die medizinische Technik der extrakorporalen Fertilisation war ihm die psychosomatische und ethische Dimension. Die sich aus der extrakorporalen Fertilisation ergebenden ethischen Problemfelder wurden in seinem Team praktiziert und wiederholt auf Kongressen diskutiert. Mit diesem so genannten »Berliner Modell« (innerhalb der Familienstruktur, ohne verändernde Manipulation am Embryo, maßvolle Stimulation und Fertilisation, Einbeziehung psychosomatischer Aspekte) setzte er ethische Marksteine, die schließlich wesentlichen Einfluss auf die Formulierung des Embryonenschutzgesetzes vom 1. Januar 1991 hatte.

Während seiner Münchner Tätigkeit wandte er sich mehr und mehr solchen *ethischen Themen* zu, da er hierin auch eine große Chance für eine Sensibilitätssteigerung gegenüber psychosomatischen Problemen sah. Die Beschäftigung mit dem Thema »Medizin und Nationalsozialismus« war für ihn dabei sehr wesentlich. Er suchte vor Ort in München Kontakt zu den Frauen, die an der eigenen Klinik zwangssterilisiert worden waren. Schließlich hatten gerade in dieser Klinik frühere Direktoren als Autoren beim ersten

Rassengesetz – »Gesetz zur Verhütung erbkranken Nachwuchses« – mitge-wirkt. Er arbeitete die Historie dieser Klinik auf und fand schließlich den Weg der »späten Entschuldigung« bei diesen Frauen, die das Angebot einer psycho-somatischen Hilfe, aber auch einer finanziellen Entschädigung nach zahlrei-chen Einzelanträgen an das Bundesfinanzministerium mit einschloss. Auch das in der Gynäkologie emotionsbeladene Thema des §218 beschäftigte ihn sehr. Es resultierte schließlich in einer Empfehlung zu Konsensentscheidun-gen, die sich auch in der Praxis, speziell an der I. Universitäts-Frauenklinik München, sehr bewährte.

Neben einer Vielzahl wissenschaftlicher Publikationen und Vorträge im In- und Ausland war es ihm aufgrund seiner vielfältigen Erfahrung schließlich noch möglich, das erste Lehrbuch zur psychosomatischen Geburtshilfe und Gynäkologie mit Co-Autoren im Springer-Verlag herauszubringen. Ein weite-res allgemein gynäkologisch-geburtshilfliches Lehrbuch mit integrierter Psy-chosomatik ist 2001 im Thieme-Verlag in der »Dualen Reihe« erschienen.

Wenn man die *Persönlichkeit* insgesamt würdigen möchte, so ist im Kern zu vermerken, dass die psychosomatische Frauenheilkunde nicht nur durch ihn gefördert, sondern insbesondere im Fachgebiet der Frauenheilkunde dank sei-ner Hilfe verankert wurde. Aufgrund dieses Konzeptes ist unsere frauenärzt-liche Gesellschaft zugleich die mitgliederstärkste psychosomatische Gesell-schaft in Deutschland. Mit dem Namen Manfred Stauber verbindet sich zudem eine sehr anschaulich dargestellte und wissenschaftlich orientierte, menschliche Medizin, die klare Grundlagen hat im wissenschaftlichen Den-ken, aber sehr konkret nach der Ethik unseres Handelns fragt.

Alle, die mit ihm zusammenarbeiten, schätzen seine freundliche Art, seine Herzlichkeit und Zugewandtheit. Manchmal ist es für Außenstehende schwierig, ihm nachzufolgen, weil er doch sehr hohe Ansprüche auch an sich selbst stellt. Diese Grundeigenschaften sind es aber, warum er in unserer Fach-gesellschaft nicht nur geachtet wird, sondern auch »richtig gerne gemocht« ist.

Lieber Manfred Stauber, wir möchten noch sehr lange mit Dir zusammen-arbeiten!

Danksagung und Vortrag von
Prof. Dr. Manfred Stauber, München

Haben Sie herzlichen Dank – liebe Frau Neises (und auch Sie lieber Heribert Kentenich) – für die ehrenvolle Auszeichnung durch die Deutsche Gesellschaft für Psychosomatische Frauenheilkunde und Geburtshilfe. Ich gestehe, diese hohe Auszeichnung bewegt mein Herz und viele dankbare Erinnerungen steigen in mir hoch.

Ich danke auch meinen langjährigen Mitstreiterinnen und Mitstreitern, die mit mir den nicht immer leichten Weg in der Deutschen und auch in der Internationalen Gesellschaft für psychosomatische Geburtshilfe gegangen sind. Aus der langen Reihe engagierter Kolleginnen und Kollegen mit den selben Zielen, darf ich stellvertretend an einige Namen erinnern, da sie oft noch in schweren Zeiten sehr viel für dieses Fach getan haben, wie Prill, Molinski, Langen, Schaetzing, Hertz, Poettgen, Frick-Bruder, Richter, Petersen, Diederichs, Ernest Freud, Conrad, Rechenberger, Retzlaff, Siedentopf, Jürgensen, Platz, Wenderlein, Fervers-Schorre, Dmoch, Falck, Haselbacher, Schuth, Bitzer, Kentenich und nicht zuletzt die sehr engagierten Kolleginnen und Kollegen der früheren Ostgesellschaft wie Franke, Rauchfuß und viele andere. Ohne sie stünde ich heute nicht hier und ohne sie gäbe es nicht die *Erfolgsstory dieser psychosomatischen Gesellschaft,* die auch in den internationalen Bereich hinein gewirkt hat. Ich nehme deshalb auch stellvertretend für sie diese hohe Auszeichnung entgegen. Gemeinsam mit ihnen allen ist es gelungen, die Kräfte zu bündeln und *der Vision einer patientenorientierten Frauenheilkunde* näher zu kommen. Erlauben Sie mir an dieser Stelle noch einen persönlichen und liebevollen Dank an meine Frau und unsere drei Kinder Tobias, Felix und Barbara, die mir viel Kraft und Orientierung gaben, aber auch immer wieder wichtige Grenzen aufzeigten.

Heribert Kentenich, mein Doktorand aus Berliner Zeiten und langjähriger vertrauter Mitarbeiter, hat aus seinem Blickwinkel schon Daten zu meiner Biographie vorgetragen – dazu nur noch wenige Ergänzungen!

Wenn ich an die mehr als 30-jährige Wegstrecke in dieser Gesellschaft zurückdenke, dann schieben sich einige Bilder in den Vordergrund. Dazu gehören
erstens die *aufregenden und erfolgreichen Jahreskongresse*, die bis heute die gleiche Organisationsform behalten haben und für mich immer ein großes Erlebnis waren. Sie bedeuteten zugleich den Mittelpunkt der Aufbauarbeit für unser Fach. Es gab ja nach Gießen und Mainz viele wechselnde Kongressorte mit
eindrucksvollen Programmen, zum Beispiel in Freiburg, Hamburg, Frankfurt,
Köln, Würzburg, Berlin und München.

Zweitens die umfangreichen *Tagungsbände*, die die Basisliteratur für unser
Fach und somit den Fortschritt in Klinik, Praxis, Wissenschaft und Lehre dar-
stellten und schließlich drittens die zunehmend erfolgreiche Zusammenarbeit
mit der Deutschen Gesellschaft für Gynäkologie und Geburtshilfe. – Hierbei
darf ich den 50. Deutschen Gynäkologenkongress 1994 in München erwäh-
nen, zu dem uns Prof. Hepp in die Aula der Universität mit festlicher Umrahmung einlud, um das von unserer Psychosomatischen Arbeitsgruppe erstmals
umfangreich bearbeitete Thema »Gynäkologie und Nationalsozialismus« vor-
zutragen. Wir erinnerten mit konkreten Daten an die humane Katastrophe
zwischen 1933 und 1945, in die die deutsche Gynäkologie tief verstrickt war
und auch danach keine adäquate Aufarbeitung vornahm. Wir luden dazu Opfer mit Zwangssterilisationen und Zwangsabruptiones ein, bei denen wir uns
öffentlich entschuldigten und neue Wege einer Entschädigung suchten. Viele
der anwesenden Frauenärztinnen und Frauenärzte spürten an diesem Abend,
dass es wichtig ist, der so genannten 2. Schuld des Vergessens, des Verdrängens,
der Verharmlosung immer wieder vorzubeugen. Es ging hiervon auch eine Art
Appell zu einer Sensibillitätssteigerung aus, die die heutigen ethischen und
psychosomatischen Herausforderungen in der Gynäkologie betreffen.

Die Zusammenarbeit unserer Gesellschaft mit dem internationalen Dach-
verband für psychosomatische Geburtshilfe und Gynäkologie, der so genannten ISPOG, war für mich eine besondere Herausforderung. Sie bot die Chance
des weltweiten wissenschaftlichen Austausches sowie des Verständnisses trans-
kultureller Realitäten. Als deutsche Sektion dieser schon in den 60er Jahren
ins Leben gerufenen internationalen Gesellschaft wurden wir von Prof. Morris
aus London gebeten, den Internationalen Kongress 1980 in Berlin auszurichten. Herr Prill und ich sahen hierin eine große Chance, ins damalige Westber-
lin auch Vertreter des Ostblocks einzuladen. Dieser Kongress sprengte schließlich mit 1200 Teilnehmern aus mehr als 50 Ländern alle unsere Erwartungen
und leitete den Übergang von der primär lockeren ISPOG-Family zu einer
satzungsstabilen Gesellschaft ein. Der holländische psychosomatische Gynäkologe Eylard van Hall hat hier großes Engagement gezeigt. Eine im Rückblick
unvergessliche Begebenheit dazu darf ich Ihnen bildlich weitergeben:

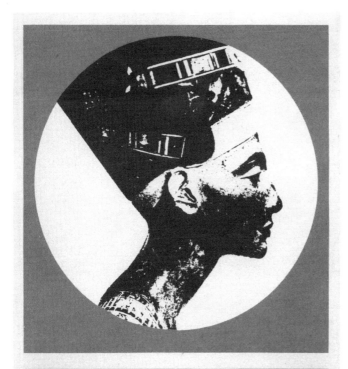

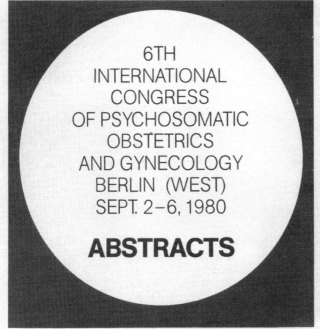

6TH
INTERNATIONAL
CONGRESS
OF PSYCHOSOMATIC
OBSTETRICS
AND GYNECOLOGY
BERLIN (WEST)
SEPT. 2–6, 1980

ABSTRACTS

Das Programm

Prof. Dr. Manfred Stauber

kongresshalle berlin

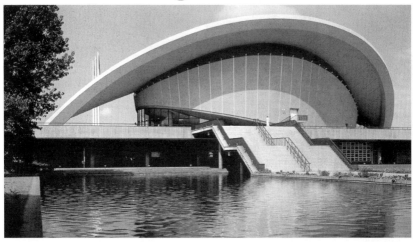

Sie sehen hier unseren geplanten Tagungsort, die Kongresshalle, die von den Berlinern liebevoll als »schwangere Auster« bezeichnet wird. – Im linken Teil der Kongresshalle hatte ich ein eigenes Organisationsbüro, in dem der ganze Schriftverkehr lag.

Wenige Monate vor Kongressbeginn kam es zur plötzlichen Katastrophe – die Kongresshalle stürzte zusammen. Zum Glück gab es keinen Personenschaden, wir standen aber plötzlich mit unserem Weltkongress auf der Strasse. In unserer Not haben wir den direkten Weg zum Regierenden Bürgermeister von Berlin gesucht – es war damals Herr Stobbe. Er hatte Einsehen mit uns – und ließ uns nach einigen Tagen mitteilen, dass wir das *Reichstagsgebäude – den*

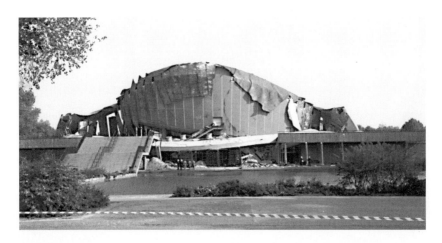

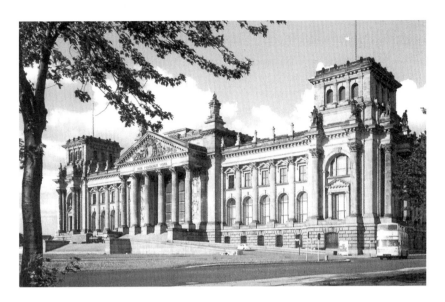

jetzigen Sitz des Deutschen Bundestages als Kongressort zur Verfügung gestellt bekommen – und das sogar ohne Kosten.

So hat – liebe Kolleginnen und Kollegen – dieses Hohe Haus einmal ganz unverhofft psychosomatischen Geist geatmet. Und Norman Morris drückte es in seiner Dankesrede an die Organisatoren so aus: »Reale Konstruktionen können vergehen, nicht aber eine Vision, wie die psychosomatische Geburtshilfe und Gynäkologie«.

Heribert Kentenich hat bereits in der Laudatio einige Stationen meines Lebens angesprochen. – Ich darf an dieser Stelle ergänzen, dass mir auch das Glück manche Wege öffnete. So half es mir beruflich sehr, dass meine beiden gynäkologischen Chefs – Herr Lax und Herr Kindermann – mich tatkräftig unterstützt haben, die Psychosomatik in die tägliche Arbeit zu integrieren. Und dabei ist anzumerken, dass dies auf dem psychosomatisch oft unfruchtbaren Boden von Universitätskliniken durchaus nicht üblich ist.

Zwei Argumente waren es vor allem, die mir bei der schrittweisen Verbesserung der psychosomatischen Betreuung zuerst in Berlin und dann in München weitergeholfen haben und die ich an jüngere Kolleginnen und Kollegen zur Nachahmung empfehlen darf.

● Die Betonung einer bestehenden psychosomatischen Sorgfaltspflicht, besonders bei den Patientinnen mit psychisch bedingten oder mitbedingten Symptomen zum Beispiel bei Patientinnen mit Kinderwunsch, Schwangerschaftskonflikten, Carcinomen Schwangerschaftsängsten.

- Die Betonung der großen Chance einer lebendigen und kreativen Arzt/
  Ärztin-Patientin-Beziehung, die vor allem in der Geburtshilfe und Gynäkologie diagnostisch und therapeutisch weiterhilft.

Was aber, liebe Kolleginnen und Kollegen, an den Universitäts-Frauenkliniken
nicht an einfühlsamer Medizin gelungen ist, ist durch die vermehrten Fortbil-
dungskonzepte in gynäkologischen Abteilungen, vor allem in Praxen verwirklicht worden. Rückblickend läßt sich zweifelsfrei sagen, dass das Gebiet der
Frauenheilkunde und Geburtshilfe in den letzten 30 Jahren patientenorien-
tierter geworden ist.

Als Ergebnis meiner Erinnerungen bleibt die Tatsache, dass die Deutsche
Gesellschaft für Psychosomatische Frauenheilkunde und Geburtshilfe eine
Erfolgsstory schrieb und durch die allmählich gut gelungene Vereinigung von
Ost und West zusätzliche Impulse für kreative Entwicklungen erhalten hat.
Der jetzige Vorstand hat in den letzten Jahren gezeigt, dass er die aktuellen
Themen mit großem Schwung aufgegriffen hat und dass man sich um die
weitere Entwicklung unserer Gesellschaft keine Sorgen machen muss. So fiel
es mir persönlich auch nicht sehr schwer, aktuell eine Zäsur in meiner Arbeit
zu machen und den rechtzeitigen Rückzug aus der aktiven Zeit einzuleiten.
Diejenigen, die mich genauer kennen, wissen, dass ich schon sehr früh signa-
lisierte, auch in unserer Gesellschaft rechtzeitig den Weg für die Jüngeren frei
zu machen. Ich will dabei nicht verleugnen, dass ich die Herbe des Alters spüre
und mich gerne vor Geburtstagsfeiern und sonstigen Eitelkeiten drücke. Ich
habe mir auch vorgenommen, ohne Groll die späten Jahre anzunehmen und
meinen persönlichen Weg (zur Mitte) zu finden. Die Betonung liegt dabei auf
dem Versuch, da dieser Schritt – wie wir alle wissen – nicht ganz leicht ist.

Für Sie und für die Zukunft der Gesellschaft für psychosomatische Frauenheilkunde und Geburtshilfe dürften die Aufgabenstellungen, die wie bisher
den ganzen Einsatz verlangen, nicht geringer werden. Hierzu darf ich einige
Anregungen an Sie weitergeben:

- Es gilt nicht nachzulassen, die so genannte »psychosomatische Sorgfaltspflicht« – und dieser Ausdruck erscheint mir hilfreich in Klinikdiskus-
  sionen – für unsere Patientinnen einzufordern. Ich denke hier zum Beispiel
  an das so wichtige Holding in der Geburtshilfe. Die beste Prophylaxe für
  einen guten Start ins Leben ist nun einmal die einfühlsame körperliche und
  psychische Unterstützung der Eltern während Schwangerschaft, Geburt
  und Wochenbett sowie der ersten Jahre post partum. Und wir – Schwestern, Hebammen, Ärztinnen und Ärzte gleichermaßen – haben die große
  Chance aber auch die Verantwortung, Entscheidendes dazu beizutragen.

- Es gibt eine »immens anwachsende Zahl neuer Psychotherapieverfahren«, deren Güte weder von den Therapeuten, geschweige denn von den PatientInnen zu überblicken ist. Mein persönlicher Rat für eine Akzentsetzung wäre dabei der, dass das so genannten Sprechstundengespräch als Einstieg und zentrale Wirkungsstätte in Klinik und Praxis nicht an Bedeutung verlieren sollte. Es lassen sich hierbei auf der Basis psychodynamischer Kenntnisse erstaunliche Einsichten gewinnen und bei Bedarf wichtige Weichen stellen. Sicher bringt dies für die Patientinnen viel mehr als schematische Beratungsansätze, die an der Oberfläche bleiben (Oberflächenpsychologie).
- Schließlich schiebt sich in letzter Zeit immer mehr ein Thema ins Blickfeld, das auch für unser Fach an Brisanz gewinnt: »Medizin als Wirtschaftsfaktor«. Selbst ethische Fragen, wie die Stammzellforschung, drohen in betriebswirtschaftliche Lösungen umgewandelt zu werden. Wir Psychosomatiker sehen weiterhin die Gefahr, dass das überdimensionale Wirtschaftlichkeitsdenken der Medizin den letzten Funken an Mildtätigkeit raubt.
- Obwohl das Ärztliche Gelöbnis keinen Unterschied in der Behandlung von Patienten verschiedener sozialer Schichten in Artikel 4 vorschreibt, wird dies oftmals vernachlässigt. In einem Brief an den Ärztepräsidenten hatte ich deshalb vor einiger Zeit vorgeschlagen, das Gelöbnis zu ändern, wenn die Realität nicht dazu passt. Wie glaubwürdig stehen wir sonst vor den jungen angehenden Ärztinnen und Ärzten da, wenn diese Routine so bestehen bleibt. Eine Antwort blieb bisher aus.

Was noch die vorhergehende Problematik betrifft, so erinnere ich mich an heiße Diskussionen in Studierendenseminaren, die ich an der Universität München zum Problembereich »Macht und Geld in der Medizin« abgehalten habe. Mich hat dieses ungelöste Problem des übermäßigen Sichbereicherns in der Medizin stets unangenehm berührt. Wir stellten uns deshalb die Frage, ob die heutigen Geld- und Machtstrukturen eine sensible Medizin verhindern? Dazu die Abbildung Macht und Geld:

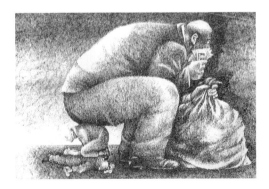

Die Karikatur zeigt, wie Chefarzt, Oberarzt und Assistent sich auf die möglichen Einnahmequellen stürzen – mancher Chefarzt rücksichtslos, mancher Oberarzt oder manche Oberärztin trickreich in der Suche nach Privatpatientinnen und mancher Assistent keck über die Möglichkeiten der Überstundenabrechnung, die er in Buchhalterwahrheit minutiös vornimmt. Liebe Kolleginnen und Kollegen, die fragwürdigen, hierarchischen Strukturen vieler Kliniken werden in dieser Karikatur zugleich deutlich. Jeder will möglichst viel verdienen, wobei die dem Chefarzt nachgeordneten Kolleginnen und Kollegen sich meist wortlos und untertänig in die Reihe einfügen und dadurch selbst schließlich das System perpetuieren. Dabei ist zu bedenken: Gibt es in unserem schönen Beruf keine andere Bereicherung als diejenige, die man auf dem Bankkonto ablesen kann. Es soll dabei bewusst nicht angezweifelt werden, dass der ärztliche Beruf große Verantwortung verlangt und eine gerechte und gute Bezahlung braucht.

Zur gezeigten Karikatur wäre noch zu sagen, dass die Kommunikation unter den Ärztinnen und Ärzten in Zukunft noch mehr Demokratie brauchen könnte. Ein zu strenges hierarchisches System ist hinderlich für eine psychosomatische Medizin, da es kein positives Klima – getragen von Offenheit und Gleichwertigkeit – schaffen kann.

Nach meiner Einschätzung ist aber die künftig größte Herausforderung – auch für uns Psychosomatiker – die Auseinandersetzung mit den zahlreichen ethischen Problemen unseres Faches. In der Reproduktionsmedizin läuft jetzt schon eine Revolution in kleinen Schritten ab, die einen kaum vermeidbaren Dammbruch ankündigt. Ungünstig wirkt sich neben der wissenschaftlichen Neugier und dem Glauben an den Fortschritt der massive Druck aus, der von den Patientinnen kommt. So sind zum Beispiel Frauen mit überwertigem Kinderwunsch oder dem Wunsch nach nicht indizierten plastischen Operationen meist ohne große Schranken bereit, eine manchmal unheilvolle Allianz zu ihrem Arzt oder ihrer Ärztin einzugehen, um den erlebten Leidensdruck zu mindern. Auf einer anderen Ebene kommt hinzu, dass die wissenschaftliche Neugier gepaart ist mit den Hoffnungen auf neue Therapien sowie vor allem mit wirtschaftlichen Gewinn.

Schließlich darf ich noch eine Anmerkung zu meiner internationalen Arbeit machen: Im Rahmen der ISPOG gab es in den vergangenen 25 Jahren eine Reihe von Kontakten und Seminaren zu verschiedenen psychosomatischen Themen. Zuletzt wurden vermehrt die ethischen Probleme in der Gynäkologie in verschiedenen Kontinenten diskutiert, da wiederholt aus erster Hand belegt wurde, dass in vielen Ländern immer noch Frauen massives Unrecht widerfährt. Liebe Kolleginnen und Kollegen – hier ist die psychosomatische

Frauenheilkunde und Geburtshilfe angesprochen. Ich denke: es ist unsere Pflicht, jede Gelegenheit zu nutzen, auf diese Verletzungen hinweisen. Ich tue dies auf internationalen Tagungen immer wieder mit dem Hinweis auf drei besonders eklatante Ungerechtigkeiten gegenüber Frauen.

Es ist der Versuch, konkret folgende drei Wahrheiten anzusprechen, und zwar, weil nun einmal die »Wahrheit konkret ist«.

- die geschlechtsspezifischen Schwangerschaftsabbrüche, die jährlich Hunderttausende von speziell weiblichen Feten betreffen – dies vor allem in Asien,
- die körperfeindlichen Beschneidungen von Mädchen und Frauen die millionenfach vor allem in afrikanischen Ländern durchgeführt werden,
- die ausufernden reproduktiven Techniken, die in Europa, Australien und Amerika teilweise Praxis geworden sind.

Lassen wir uns von der Fülle der genannten Probleme und Aufgaben nicht entmutigen. Die zurückliegenden Jahre haben gezeigt, dass unsere Gesellschaft manches Ziel gepackt hat, das primär schwer erreichbar schien. Denken Sie zum Beispiel zuletzt an die Weiterbildungsordnung oder an die Vereinigung der psychosomatischen Gesellschaften von Ost und West. Die DGPFG ist eine große, erfolgreiche und auch praxisnahe wissenschaftliche Gesellschaft geworden, die national und international geschätzt wird. Ich vergleiche sie deshalb gerne mit einem Juwel, das man sorgsam hüten und pflegen muss. Ich darf feststellen, dass dies dem jetzigen Vorstand bisher sehr gut gelungen ist. Das stimmt mich froh und glücklich und dafür bedanke ich mich nochmals bei Ihnen allen.

Grußworte der Bundesministerin für Familie, Senioren, Frauen und Jugend, Dr. Christine Bergmann

Die moderne Gesellschaft ist gekennzeichnet durch das fortwährende Aufeinandertreffen von bekannten, vertrauten Handlungsstrukturen und neuen, zunächst fremden Impulsen. Das verlangt von jedem Einzelnen die ständige Bereitschaft zu Offenheit und Lernwilligkeit.

Das Motto »Das Vertraute und das Fremde« der 31. Jahrestagung der Deutschen Gesellschaft für Psychosomatische Frauenheilkunde und Geburtshilfe in Hannover verdeutlicht, dass auch Gesundheit, Krankheit und deren Behandlung immer einer neuen Bewertung unterliegen.

Für die Versorgung und Behandlung von Migrantinnen stellt dies eine besondere Herausforderung dar. Therapeutisches Handeln, das den individuellen Bedürfnissen Rechnung trägt, sieht sich der Aufgabe gegenüber, die Lebenswirklichkeit der Migrantinnen auch im Kontext ihrer sozio-kulturellen Erfahrungen zu berücksichtigen. Dabei kann natürlich nicht davon ausgegangen werden, dass es sich bei diesen Frauen um eine homogene Gruppe handelt. Immer jedoch macht die Migrantin als Patientin den Schritt in eine andere Kultur. Für eine bessere Gesundheit der Frauen einzutreten, bedeutet daher, den Blick zu erweitern auf die kulturellen Unterschiede und die sich wandelnden individuellen Lebensumstände und Erfahrungen von Frauen sowie Wege zu finden, die Altbewährtes mit neuen Ansätzen verbinden. Dies erfordert Heilmethoden und Umgangsweisen, die Frauen als ganze Person ansprechen und die den Einsatz von Medikamenten, Geräten und invasiven Verfahren vor einem ganzheitlichen Hintergrund entscheiden.

Ein so gestaltetes, auf die Lebens- und Arbeitswelt bezogenes Verständnis von Gesundheit und Krankheit, liegt auch dem im Jahre 2001 vom Bundesministerium für Familie, Senioren, Frauen und Jugend herausgegebenen »Bericht zur gesundheitlichen Situation von Frauen in Deutschland« zugrunde. Dieser Bericht weist auf die große Bedeutung der gynäkologischen Erkrankungen hin und zeigt gleichzeitig, wie wichtig es ist, diese im Kontext psychischer und sozialer Problemkonstellationen zu untersuchen. Die mit der Krankheit möglicherweise verbundenen Ängste, die sexuellen Bedürfnisse sowie die häusliche und berufliche Belastung von Frauen sind bei der Diagnostik und Behandlung mit in den Blick zu nehmen.

Es ist das Verdienst der Deutschen Gesellschaft für Psychosomatische Frauenheilkunde und Geburtshilfe, dass sich die Kenntnis dieser Zusammenhänge innerhalb der gynäkologischen Versorgung und Behandlung immer mehr durchsetzt. Ich habe aus diesem Grunde gerne die Schirmherrschaft für den diesjährigen Kongress übernommen.

Der Veranstaltung wünsche ich ein gutes Gelingen und fruchtbare Diskussionen, deren Ergebnisse Niederschlag in der konkreten Arbeit finden mögen.

Grußworte der Stellvertretenden Präsidentin der Ärztekammer Niedersachsen, Dr. Cornelia Goesmann

Der Vorstand der Ärztekammer Niedersachsen begrüßt Sie herzlich zu Ihrem Symposium in unserer Landeshauptstadt und wünscht Ihnen neben interessanten neuen Erkenntnissen auf medizinischem Gebiet anregende Tage, die auch der Geselligkeit und Kontaktpflege dienen mögen!

Als ich selbst vor 20 Jahren nach der Teilnahme an einem der ersten Kongresse Ihrer Gesellschaft die gewonnenen Erkenntnisse in unserer gynäkologischen Klinik umsetzen wollte, begegnete ich durchweg fragenden und skeptischen bis ablehnenden Kommentaren.

Heute sind Erkenntnisse über den Einfluss psychosozialer Faktoren auf Befinden und Krankheitsgeschehen unserer Patientinnen, besonders in vulnerablen Lebensphasen wie Schwangerschaft und Perimenopause, Allgemeingut in medizinischer Forschung und Praxis.

Die so genannte sprechende Medizin hat die ihr zustehende Aufwertung neben den hochtechnisierten Fächern erfahren. Mehr Frauen denn je nutzen psychotherapeutische Angebote. Dennoch sehen gerade an der Basis tätige Ärztinnen und Ärzte, dass in der Bundesrepublik Deutschland das Pendel nicht länger in Richtung einer ganzheitlich, das heißt psychosomatisch ausgerichteten Heilkunde, sondern in die Gegenrichtung auszuschlagen scheint: Vermehrt abgelehnt werden derzeit psychosomatisch/psychotherapeutisch ausgerichtete stationäre Aufenthalte und Rehamaßnahmen und die äußerst wichtigen ganzheitlichen Mutter-Kind-Kuren für erschöpfte Mütter. Gerade Letztere erfüllen eine wichtige Funktion zur psychosomatischen Genesung einer Bevölkerungsgruppe, die keine eigene Lobby hat.

Mit dem Wirken und dem Einfluss Ihrer Fachgesellschaft steuern Sie dem entgegen und unterstützen die frauenspezifische Gesundheitsforschung wie auch alle gesundheitspolitisch Tätigen darin, Patientinnen wie Patienten ein Gesundheitswesen zu sichern, das sie in ihrer bio-psychosozialen Gesamtheit begreift und annimmt.

Grußworte des Rektors der Medizinischen Hochschule Hannover, Prof. Dr. med. Horst von der Hardt

Mit der 31. Jahrestagung der Deutschen Gesellschaft für Psychosomatische Frauenheilkunde und Geburtshilfe e.V., findet an der Medizinischen Hochschule Hannover eine Tagung statt, mit der nicht nur die Bedeutung der psychosomatischen Medizin im Rahmen des Gesamtspektrums der universitären Medizin dargestellt wird, sondern speziell auch die Bedeutung der psychosomatischen Medizin in der Frauenheilkunde thematisiert wird. Die Medizinische Hochschule Hannover hat mit der seit der Gründung bestehenden Abteilung für Psychosomatische Medizin und speziell mit dem Arbeitsbereich Psychosomatische Gynäkologie ein Zeichen gesetzt, dass diese Medizin und Forschung auch in einer stark naturwissenschaftlich, biotechnologisch ausgerichteten Forschungseinrichtung unverzichtbar ist. Der Themenschwerpunkt »Psychosomatik als Wissenschaft« greift dieses Spannungsfeld auf. Von großer Bedeutung ist die Thematik »Verantwortung und Schuld« in der Medizin auch auf Seiten der Behandler. In der aktuellen gesellschaftlichen Situation, hingewiesen sei kurz auf unser Nachbarland Niederlande, muss die Medizin immer wieder über Auftrag und Grenzen nachdenken.

Ich bin Ihnen dankbar, dass Sie auch die transkulturellen Aspekte in der psychosomatischen Frauenheilkunde zu einem Schwerpunkt gemacht haben. Der hohe Anteil nicht deutschstämmiger Bürgerinnen und Bürger in unserem Land erfordert es, dass wir uns mit den kulturellen Hintergründen und Besonderheiten dieser Menschen befassen. Der Ruf nach der Integrationswilligkeit der ausländischen Bürgerinnen und Mitbürger reicht nicht aus. Ebenso groß muss die Integrationsbereitschaft der eigenen Bevölkerung sein.

Ich freue mich sehr, dass Sie nach Hannover und an die Medizinische Hochschule Hannover kommen. Sie sind herzlich willkommen.

Grußworte des Direktors der Universitätsfrauenklinik der Medizinischen Hochschule Hannover, Prof. Dr. med. Christian Sohn

Für die Antike war das Zusammenspiel von Körper und Geist eine Selbstverständlichkeit. Sie war der natürlichen Auffassung, dass erst die Integrität von Körper und Geist zur Heilung und Gesundheit führen kann. Eindrucksvolle Heilstätten, in denen Theatervorführungen, Diskussionsrunden und Medizin zusammenwirken, um eine Heilung von Krankheiten zu erreichen, beeindrucken den staunenden Besucher noch heute. Betrachten wir dagegen unsere heutige Struktur und Architektur der Krankenhäuser, so lässt sich rasch und unschwer ablesen, dass die Medizin in erster Linie auf eine rein körperliche Therapie eingestellt ist und weniger die Einheit von Seele, Geist und Körper in den Mittelpunkt stellt.

Diese Tatsache entspricht vielleicht sogar unserer Unsicherheit, die die naturwissenschaftlich geprägte Medizin zum Ausdruck bringt, wenn sie mit so genannten weichen, der subjektiven Wirklichkeit des Patienten entspringenden und im klassischen Sinne naturwissenschaftlich nicht nachvollziehbaren Fakten konfrontiert wird. Trotzdem sind diese weichen Daten nicht unwahr, sie sind lediglich schwerer und unbequemer belegbar.

Unsere moderne Medizin kann nur vollkommener werden, wenn sie die Beeinflussbarkeit von körperlichen Erkrankungen durch Seele und Geist akzeptiert und weit mehr in den Mittelpunkt stellt. Eine Neuorientierung der naturwissenschaftlich ausgerichteten Medizin mit dem Ziel, psychosomatische Medizin zu einem festen Bestandteil entsprechender Therapie und Diagnostiken zu machen, ist dringend notwendig. Die Tatsache, dass wir in unserer täglichen Routine mehr und mehr mit dem Thema »Lifestyle« konfrontiert werden, zeigt, wie der Mensch den Zusammenhang zwischen Wohlbefinden und Gesundheit erkennt und die Ärzteschaft zunehmend damit konfrontiert.

Die 31. Jahrestagung der Deutschen Gesellschaft für Psychosomatische Frauenheilkunde und Geburtshilfe stellt sich der großen Aufgabe, die psychosomatische Medizin als Wissenschaft vorzustellen und alle Aspekte von der Lifestyle-Medizin über die Frage nach Verantwortung und Schuld, die mit vielen Krankheiten verbunden wird, bis zur täglichen Beratungsaufgabe und den transkulturellen Aspekten zu diskutieren.

Das Programm ist derart vielschichtig gestaltet, dass die aufgeführten unterschiedlichen Themen sehr kompetent diskutiert werden können. Diese ausgewogene Themenauswahl drückt den Wunsch der Veranstalter aus, die vielschichtigen Aspekte der psychosomatischen Medizin nicht nur mit Ärztinnen und Ärzten aus der Disziplin der Psychosomatik zu diskutieren, sondern mit einem breiten Publikum aller Kolleginnen und Kollegen, die sich mit den Krankheitsbildern der Frauenheilkunde und Geburtshilfe befassen. Allen Teilnehmerinnen und Teilnehmern wünsche ich eine erfolgreiche Tagung und freue mich bereits auf die gemeinsamen Diskussionen.

Grußworte des Direktors der Psychosomatischen Abteilung der Med. Hochschule Hannover, Prof. Dr. Friedhelm Lamprecht

Wir sind alle – ob wir es wahrnehmen wollen oder nicht – in einem Prozess, in welchem sich medizinische Einrichtungen und somit auch Krankenhäuser, durch Deregulierung und Privatisierung, zumindest von der Tendenz her, in gewinnmaximierende Unternehmen verwandeln, wobei es zu einer Deformierung der Humanität kommt, einem existentiellen Bestandteil traditionell ärztlichen Handelns. Der leitende Ministerialrat in unserem Sozialministerium, Herr Dr. Bruchenberger schreibt dazu, »die Verwissenschaftlichung hat ihren Preis. Er lautet Spezialisierung, Apparatisierung und Entpersönlichung der Arzt-Patient-Beziehung«. Dieser Tendenz gilt es, massiv entgegenzuwirken. Solange noch so viele Menschen zusammenkommen, wie zu diesem Kongress über »Das Vertraute und das Fremde«, stimmt es mich vorsichtig optimistisch, denn auch in diesem Wandlungsprozess geht es um die Aufgabe von Vertrautem und die Integration von Fremden. Es geht hier nicht um eine Dichotomisierung der Medizin, sondern um eine stärkere Gewichtung der Humanwissenschaften und Reflektion dessen, was die Entscheidungsprozesse zwischen Arzt und Patient steuert und aus welchem Motivationsbündnis es sich beidseitig zusammensetzt. Dabei geht es nicht nur um Verantwortung, und zwangsläufig auch um Schuld, Enttäuschung und Hoffnungen, fehlgeleitete Leitbilder und kulturabhängige Fehlverhaltensweisen, sondern vieles ist denkbar, das die Motivation von Arzt und Patient beeinflusst und wie wir dem Kongressprogramm entnehmen, noch um vieles mehr.

Wenn man die Geschichte dieser Gesellschaft kennt und die Programme vergangener Jahre, dann wird deutlich, dass sich eine psychosomatische Gynäkologie und Geburtshilfe nicht auf die psychosomatische Begleitung von Krebspatientinnen und Sterilitätsprobleme, um nur einige Beispiele zu nennen, beschränken darf, sondern es kommt auch darauf an, deutlich zu machen, wo gesellschaftliche Benachteiligung, intrafamiliäre Gewalt, aber auch falsch verstandene Emanzipation zu krankhafter Symptomatik beitragen können. Nach der Tschernobyl-Katastrophe demonstrierten Eltern, die sich Sorgen machten, was die Kinder denn eigentlich noch essen dürfen. Von den über 1000 daran teilnehmenden Elternpersonen waren nur 17 Männer, so als ob es keine väterliche Sorge wäre, was die Kinder essen dürfen. Hier liegen viele zu beseitigende Asymmetrien vor. Frau Neises hat mir zu Weihnachten ein Buch geschenkt: »*Warum Männer nicht zuhören und Frauen schlecht einparken*«. Dieser humorvoll klingende Titel will aber nicht darüber hinwegtäuschen, dass es zwischen Männern und Frauen nicht nur augenfällige Unterschiede gibt, sondern auch Unterschiede in der räumlichen Wahrnehmung, in der Orientierung, in der Kognitions- und Stressverarbeitung. Bei letzterer können Frauen endokrinologisch betrachtet weniger gesundheitsschädigend mit Stress umgehen als Männer. Wenn ich an die ideologisch überfrachtete Zeit der 68er Jahre zurückdenke, die dem androgynen Ideal huldigte – das war die Zeit der Unisex Läden –, in welcher die Umwelteinflussfaktoren maßlos überschätzt wurden, etwa in dem Sinne: gibst du einem kleinen Mädchen Autos zu spielen und einem entsprechend kleinen Jungen Puppen, dann würde dies entsprechende Prägungen hinterlassen. Es ist einfach eine empirische Tatsache, dass bei freien Wahlmöglichkeiten die Wahl im Sinne des bekannten Stereotyps ausfallen würde, ob man das mag oder nicht.

Meine Damen und Herren, Sie sehen, dass ich entgegen aller Gleichmacherei dem Unterschied das Wort rede, denn ich glaube, dass diesem Spannungsfeld zwischen männlich und weiblich auch im übertragenen Sinne viel Produktives entspringt. Woran es hapert in unserer Gesellschaft, die nach wie vor patriarchalisch geprägt ist, ist die unterschiedliche Wertschätzung und da erhoffe ich mir von dieser Fachgesellschaft und diesem Kongress mit dazu beizutragen, dass es bei aller Verschiedenartigkeit in unserer Gesellschaft zu einer Gleichwertigkeit kommt. In diesem Sinne wünsche ich Ihnen einen stimulierenden, zu neuen Fragen anregenden Kongress.

I.

Verantwortung und Schuld

Arndt Ludwig

Schuld und Verantwortung in der Frauenheilkunde – zwischen Versuchung und Versagung

»Schuld« oder gar »Sünde«, als zu tiefst menschliche Kategorien scheinen sich in ihrer tieferen Bedeutung immer mehr aus unserem Wortschatz zu verabschieden. Geblieben sind uns im täglichen Sprachgebrauch eher die »Schulden« als die »Schuld«, ganz zu schweigen von der »Sünde«, die wir nur noch juristisch als »Verkehrssünde« kennen, deren Registrierung in der Flensburger »Verkehrssünderkartei«, oft augenzwinkernd als Kavaliersdelikt abgetan, sündhaft teuer werden kann. Und ich weiß von was ich spreche. Der Sprachgebrauch aber sagt viel über die gesellschaftlichen Verhältnisse aus, in denen wir leben. Die Säkularisierung der Lebenswelt hat die Beschäftigung mit dem Problem von Schuld und Schuldvergebung hinter die Kirchenmauern verbannt, quasi bestenfalls zu einer Privatangelegenheit werden lassen. Wir könnten aus diesem Befund schließen, dass es kaum mehr ein Schuldbewusstsein gibt oder dieses tabuisiert wird. Was bedeutet das aber angesichts der Tatsache, dass jeder von uns Schulderfahrungen macht? Wird nicht der Umgang damit immer schwieriger, wenn Schulderfahrungen nicht mehr zum vorherrschenden Bild des perfekten Menschen passen?

Schuld und Verantwortung gehören eng zusammen. Aber erst dann, wenn das Schuldigwerden begriffen wird, kann Verantwortung wachsen.

Aber will sich denn, so frage ich, diese unsere postmoderne westliche Gesellschaft, in der sich alle Grundlagen aufzulösen beginnen und die Freiheit nicht nur über den Wolken grenzenlos zu seien scheint, überhaupt noch wirklich mit Leid und Tod, mit dem zwangsläufigen Eingebundensein in eine Geschichte, die das Tragen von Schuld und Verantwortung erzwingt, befassen? Stattdessen nur noch heiteres Spiel verbunden mit der narzisstischen Weigerung des Einzelnen, erwachsen zu werden. Was zählt ist der schnelle Erfolg, Geld, Spaß und Entertainment. Die Unterhaltungsindustrie treibt die Erziehung zur emotionalen Verflachung voran, mit der TV-Erfolgsformel »Im

Seichten kann man nicht untergehen«, der die Heranwachsenden schutzlos ausgeliefert sind. Die Eltern und der Staat sind dabei, ihren Erziehungsauftrag an die Medien abzugeben. Es droht ein Leben aus zweiter Hand. Statt der eigenen Erfahrung werden medial konstruierte Einheitserlebnisse geboten, die den Anschein erwecken, als sei man selbst dabei gewesen. Es fehlt an echten Vorbildern und wirklichen Autoritäten. Standards und Maßstäbe von Wahrheit und Werten sind vielfältig; ein gemeinsamer Nenner fehlt (Hardt 1994).

Jeder mixt sich seinen persönlichen »Wertecocktail«. Die Folgen sind Beliebigkeit, Austauschbarkeit, Maßlosigkeit und zunehmend auch Bindungslosigkeit. Soziale Gerechtigkeit und Verantwortlichkeit drohen auf der Strecke zu bleiben, man nimmt, was man kriegen kann, ob man es wirklich braucht oder nicht.

Theoretische Aspekte

In meinem Vortrag konzentriere ich mich auf einen psychoanalytischen Zugang zum Thema und muss die wichtigen theologischen, philosophischen und juristischen Aspekte zu Schuld und Verantwortung ausklammern.

Modernere psychoanalytische Konzepte, wie Objektbeziehungstheorie, die Theorie des Selbstsystems, die Bindungstheorie und die Affektpsychologie haben uns zu einem tieferen Verständnis seelischer Prozesse und zu einer Erweiterung des alten Freud'schen Strukturmodells von Es, Ich und Über-Ich geführt.

Einig ist man sich heute darüber, dass strukturell verankertes moralisches Verhalten, also Empfinden von Schuldgefühlen, Gewissensregungen, Reue, Wiedergutmachungsbedürfnisse, Fähigkeit zur Vergebung und Übernahme von Verantwortung aus Verinnerlichungsvorgängen uns nahestehender Bezugspersonen resultieren. Das heißt, wir übernehmen etwas an überdauernden Regeln, Zielen und Normen von uns geliebten und oder gefürchteten Personen, im allgemeinen von den Eltern durch Identifizierungen oder Introjektionen. Die Beschaffenheit des Über-Ich und des Ichideals und ihr Zusammenspiel, als bedeutende psychische Strukturen, sind bestimmend für moralisches Handeln einer Person.

Das Ichideal ist das Erbe der frühen narzisstischen Entwicklung, engstens verbunden mit narzisstischer Befriedigung und Spiegelung, mit Bewunderung und Lob. Es dient in erster Linie der Regulierung des narzisstischen Wohlbefindens, der Sicherheit und des Selbstwertgefühls. Beste Voraussetzungen sind wohl dann gegeben, wenn das Ichideal ein an die Realität angenähertes, aber auch etwas von ihr abgehobenes Idealbild von sich selbst darstellt, welches hilft das Basisgefühl zu stabilisieren. Etwa so: »Ja, auch wenn ich den einen oder anderen Fehler oder Mangel habe, im Grunde genommen bin ich ganz in Ordnung, eigentlich ein guter Kerl.« Ein gesundes Ichideal macht den Menschen relativ unabhängig von Lob und Tadel. Es ermöglicht innere Sicherheit, Selbstbewusstsein, ein angemessenes Selbstvertrauen, Resistenz gegenüber unbegründeten Schuldvorwürfen sowie die Kraft für das Tragen von echter Schuld.

Das Ichideal entwickelt sich durch die Internalisierung, der als gut und ermutigend erlebten Bilder der Eltern. Es ist für das spätere Leben wichtig, ob jemand vor allem durch Ge- u. Verbote (Über-Ich) oder vornehmlich durch Ideal-Bildungen geleitet wird.

Das Über-Ich ist, wie Freud (1940, S. 137) sagt, »Erbe des Ödipuskomplexes«. Dabei sind Inzesttabu, Kastrationsandrohung und das Verbot des Vatermordes zwar nach wie vor wichtige Kristallisationspunkte (Müller-Pozzi 1995) in der Bewältigung triangulärer ödipaler Konflikte, erfahren aber eine Erweiterung in dem Sinne, dass nach Grunberger (1988) sich der Ödipuskomplex nicht auf die ödipale Phase beschränkt, sondern zum Prinzip wird. Er meint damit den Konflikt des Kindes zwischen seiner Tendenz, im Narzissmus zu verharren, und der Notwendigkeit, sich mit der väterlichen Dimension, den Gesetzen der Realität, zu konfrontieren. Hier entscheidet sich, ob der Narzissmus in seinem megalomanen und destruktiven Anspruch überwunden wird oder unheilvoll triumphiert, ob Realität und Gesetz intrapsychisch etabliert werden oder Selbstvergöttlichung und Destruktivität gegenüber allem, was die Illusion der eigenen Allmacht bedroht, die Oberhand gewinnen (Kaminer 1999, S.115). Gelungene Ödipalität im weitesten Sinne des Wortes und idealer Weise heißt: *Die seelische Anerkennung der schmerzlichsten Lebenstatsachen, die wir nur dosiert und zeitweise zulassen können, nämlich Verlust, Ausgeschlossensein, Begrenzung und die Tatsache, dass wir immer schuldig werden.* Nur durch die wirkliche verinnerlichte Anerkennung dieser Realität ist Entwicklung möglich. Das heißt aber auch, dennoch und trotzdem nicht zu resignieren, sein Leben zu gestalten, für sich und andere Verantwortung zu übernehmen.

Das Über-Ich der Latenz ist zunächst immer starr, unnachgiebig, moralisierend, vor allem, wenn es um andere geht. Wir sprechen vom präautonomen Über-Ich, das noch sehr mit den Vorbildern verbunden ist und bis zur Pubertät dem Schutz der Ich-Entwicklung durch Verdrängthalten ödipaler Wünsche dient. Die pubertäre Auseinandersetzung mit den Elternfiguren fordert besonders eine Entidealisierung des gleichgeschlechtlichen Elternteils und eine Entidentifikation mit den Eltern der Latenzzeit. Hier wird geprüft, was an Vorstellungen und Normen übernommen werden kann und was nicht. Das sich dann herausbildende autonome Über-Ich dient gemeinsam mit dem

Ichideal der Orientierung in der Welt der Triebe und Beziehungen zu sich selbst und anderen. Die zunehmende Selbstbestimmtheit zeigt sich darin, dass der Mensch nicht mehr blindlings dem »guten« Objekt ergeben und dem »bösen« ausgeliefert ist, die er nun nicht mehr streng voneinander getrennt halten muss. Das Über-Ich übernimmt eine wichtige regulierende Funktion im psychischen Konfliktgeschehen und im Affekthaushalt. Es bewahrt den Menschen vor Schuldgefühl, Angst und Scham und stützt sein Gefühl in Ordnung und liebenswert zu sein.

Bewusst wird das Über-Ich in Schuldgefühlen und im schlechten Gewissen, wenn sich das Ich in Worten oder Taten den Geboten des Über-Ichs widersetzt. Gewissensbisse, Schuldgefühle, Scham und Angst, depressive Verstimmung, Minderwertigkeitsgefühle usw. sind Signale, die, wenn sie nicht abgewehrt werden, anzeigen dass Gefahr im Verzug ist, ein Konflikt schwelt. Ein regides Über-Ich wird sofort Abwehrvorgänge aktivieren, während ein Mensch, der Über-Ich-Autonomie erreicht hat, diese Signale als Herausforderung empfindet und sich mit den inneren Bewegungen auseinandersetzten wird. Das präautonome Über-Ich soll den Menschen dazu bringen, das zu tun, was man von ihm erwartet (Diktaturen prägen solche Entwicklungen), während das autonome Über-Ich ihm ermöglicht, das Eigene zu denken und zu tun und die Grenzen zu respektieren, die ihm durch die Bedürfnisse anderer gesetzt sind. *Die Fähigkeit, Verantwortung zu übernehemen, notfalls auch bewusst Schuld auf sich zu nehmen, z. B. wie beim Schwangerschaftsabbruch, von Peter Petersen (1986) eindrucksvoll beschrieben, ist Ausdruck der Über-Ich-Autonomie.*

Ob der heranwachsende Mensch den Weg in die Freiheit wirklich finden wird, hängt wesentlich davon ab, ob er mit dem Problem der Schuld klarkommen wird. Gelingt die Integration des Über-Ichs in der beschriebenen Weise, so kann der Mensch »die Stimme des Gewissens« als Ruf des eigenen Selbst (nicht des außenstehenden anderen) vernehmen, Schuldgefühle, Angst und Depression als Signal und Aufforderung zur Seelenarbeit verstehen. (Müller-Pozzi 1995).

Erst dann ist er in der Lage, sich wirklich schuldig zu fühlen, Angst zu haben, zu leiden und depressiv zu sein ohne »krank« zu werden. Gelingt dies nicht, so bleibt er von den Eltern oder einer sie ersetzenden Gemeinschaft, wie etwa einer gesellschaftlichen Klasse, einer Berufsgruppe, einer politischen Partei, einer Ideologie oder religiösen Gemeinschaft, in irgend einer Weise abhängig.

Dennoch erklärt das Modell der Über-Ich-Entwicklung die Gewissensbildung nicht ausreichend. Wesentliche Prozesse der Wertstrukturentwicklung (Krause, 1998) sind an die Fähigkeit zur Besetzung des Selbst und der Welt gebunden und an die Fähigkeit zu lieben. Wertschätzung und Empathie als

Grundlage verantwortungsvollen Handelns hängt aus dieser Perspektive betrachtet an der Bindungsfähigkeit. Welche Teile der Objektwelt und des Selbst als liebens- und schätzenswert betrachtet werden, ist danach weniger eine Frage der Über-Ich-Struktur als des Ichideals. Erst, wenn der Mensch in seiner Entwicklung, die Stufe verlassen hat, sein Gegenüber eben nicht mehr nur als sein »Objekt«, welches ihm jeder Zeit zur Verfügung zu stehen hat, wie beispielsweise die stillende Mutter, zu betrachten, sondern es als »Subjekt« mit eigenen Wünschen, Ansichten und Bedürfnissen sehen und anerkennen kann, ja, erst dann kann sich die Erfahrung von Schuld einstellen. »Objekte« können beschädigt oder aufgebraucht werden; verletzen kann man aber nur ein Subjekt (Ogden 1995). Fehlt die Fähigkeit einem anderen Menschen in seinem Subjektsein Anteilnahme und Mitgefühl entgegenzubringen, dann hat Schuld und Verantwortung keinerlei Bedeutung (z. B. bei schwerer maligner narzisstischer Pathologie). Ist uns ein anderer Mensch nicht gleichgültig und haben wir diesem Menschen ein Leid oder eine Verletzung zugeführt, spüren wir einen ganz spezifischen Schmerz, den wir Schuld nennen. Hier sollten wir genau zwischen echten und neurotischen Schuldgefühl unterscheiden. Beim neurotischen Schuldgefühl überwiegt die eigene selbstbezogene Befindlichkeit. Das Schuldgefühl entpuppt sich eigentlich, als Angst vor Bestrafung (Präautonomes Über-Ich) und Ablehnung (Ichidealproblematik). Jeder von uns trägt Anteile davon in sich. Oft ist das neurotische Schuldgefühl eine »soziale Angst«, eine Angst vor einer beschämenden Situation.

Auch die Kränkung des Selbstgefühls (z. B. dann, wenn eine Patientin sagt: »Herr Doktor, der Chirurg im Krankenhaus meinte, dass der Tumor in der Brust schon lange bestanden haben müsse.«) wird oft für ein Schuldgefühl gehalten; »wie habe ich so etwas nur tun können«, sagen Menschen und meinen damit, »wie konnte ich, wo ich doch so gut bin, so etwas Schlechtes tun«. Sie haben sich selbst enttäuscht und deswegen sind sie wütend und erleben das als Schuldgefühl (Kuiper 1988). Verstrickungen in neurotische Schuldgefühle sind lähmend, während ein gesundes Schuldgefühl die Anpassung fördert, Projektionen von Schuldzuweisungen auf andere vermeidet, die Bereitschaft signalisiert Verantwortung für schuldhaftes Handeln zu tragen und das Bedürfnis entwickelt, getanes Unrecht soweit möglich wieder gutzumachen. Menschen mit gesundem Schuldgefühl bedauern das, was sie anderen zugefügt haben, während im neurotischen Schuldgefühl Steckengebliebene Strafe und Kränkung des Selbstgefühls fürchten.

Es ist Hirsch (1998, S. 52) zuzustimmen wenn er schreibt:

»Da sich aber der Gegenstand der Psychoanalyse von den ausschließlich inneren Prozessen hin zu den realen Objektbeziehungen und ihren intrapsychischen Niederschlägen verlagert hat, kann sie nicht bei der Beschäftigung mit den aufgrund innerpsychischen Konflikten entstandenen Schuldgefühlen stehenbleiben, sondern muss sich auch der durch konkretes Handeln anderer oder sich selbst gegenüber entstandenen realen Schuld annehmen…«

Scheitern als Chance

Als ich in Vorbereitung auf diesen Vortrag begann, mich eingehender mit dieser Thematik zu beschäftigen, kam mir eine Szene aus meiner gynäkologischen Zeit in den Sinn, aus jener Zeit, als ich noch als Stationsarzt vorwiegend apparativ-operativ tätig war.

Es war Ende der siebziger Jahre. Bildhaft stand mir jener Morgen vor Augen, als ich nach der Visite eindrucksvoll mit offenem Kittel – wie Sie es aus der Sachsenklinik im Fernsehen kennen – in den OP-Saal hastete und mir eine Patientin entgegentrat, die mir kurz mitteilte, dass sie das Kind doch nicht wolle und einen Abbruch wünsche. Mir stockte der Atem. Es war mir, als bekäme ich ein Schlag ins Gesicht. Ich spürte erhebliche Wut in mir aufsteigen und konnte diese kaum verbergen. »Sie, gerade Sie«, entfuhr es mir zornig, »darüber reden wir später!« und flüchtete von der Station in den Operationssaal, immer wieder den Satz wiederholend: »Das kann doch nicht wahr sein!« – Ich war betroffen.

Was war geschehen? Diese Patientin, die seit Jahren dringenden Kinderwunsch vorgab, vermeintlich erheblich unter ihrer ungewollten Kinderlosigkeit gelitten hatte, von uns erfolgreich mikrochirurgisch an den Eileitern operiert worden war, jetzt wegen eines drohenden Abortes auf Station lag, sie wollte einen Abbruch? Ich verstand die Welt nicht mehr. Wir waren so stolz auf unsere so erfolgreiche Behandlung, und nun das.

Ich will jetzt diese Geschichte nicht weiter ausführen, komme vielleicht später noch einmal auf sie zurück. Aber – hier wird fatal offensichtlich, wie durch uns eklatant, allgemein gesprochen, die psychosoziale Seite der Patientin unbeachtet blieb. Aus heutiger Sicht hatten wir ihr anzunehmendes Identitätsproblem, dass ihr die Schwangerschaft zwar Selbstbestätigung für ihr Frausein gegeben hatte, aber sie sich mit der Mutterschaft zu diesem Zeitpunkt aus inneren Gründen noch nicht anfreunden konnte, weder wahrgenommen, geschweige denn in Diagnostik und Therapie berücksichtigt. Statt zu versuchen, gemeinsam mit der Patientin ihr jetziges Ansinnen zu verstehen, begegneten wir ihr damals leider mit unreflektierten Vorurteilen, ja Verurteilungen an denen sich bewusst oder unbewusst das gesamter Behandlerkollektiv beteiligte. Die Atmosphäre war eisig. So kam es dann auch, wie es kommen musste, die Patientin ließ die Schwangerschaft abbrechen.

Warum erzähle ich Ihnen das? Es ist ja nicht einfach über eigenes Unvermögen, über Fehler und Fehleinschätzungen zu sprechen, wenn statt Verstehen, die Wertung oder gar Anklagen nicht weit ist, zumal dann, wenn man von der Richtigkeit der Behandlung überzeugt war. Erst im Nachhinein, durch meinen weiteren Weg als Psychotherapeut und Analytiker ist mir durch ein bleibendes Unbehagen das Versagen in dieser Situation bewusst geworden.

»Über Risiken und Nebenwirkungen lesen Sie die Packungsbeilage und fragen Sie Ihren Arzt oder Apotheker« – diesen Satz, vom Gesetzgeber gefordert, hören wir täglich im Anschluß an die Radio- und Fernsehwerbung von Arzneimitteln, mehr beiläufig und gezwungener Maßen von einem netten schnell sprechenden Herren hastig runter gespult.

Aber, was dann, wenn der Arzt selbst zum Risiko wird, wenn er wie in diesem Beispiel die Situation völlig falsch eingeschätzt hat? Wenn er eine Fehldiagnose stellt, den falschen Schnitt setzt, ein verkehrtes Mittel injiziert oder einen Tumor übersieht? Was dann, wenn ihm ein Kind unter der Geburt stirbt, weil er zu spät eingegriffen hat oder wenn ein Kind, wie das jüngste Zittauer Beispiel zeigt, eine geplante Spätabruptio womöglich überlebt hat und der Arzt sich wegen Totschlags zu verantworten hat, weil er das vermeintlich noch atmende Kind nicht reanimiert hat? Was dann, wenn ein Arzt den Patienten narzisstisch, finanziell oder sexuell mißbraucht? Oder, was dann, wenn sich ein Psychotherapiepatient unmittelbar nach der Therapiestunde suicidiert?

All das, liebe Kolleginnen und Kollegen, sind Horrorvorstellungen, die wir für uns selbst gar nicht denken mögen. Solche dramatischen Ereignisse des Scheiterns widerfahren nur anderen, bis es uns selbst irgendwann in unserem langen Berufsleben einmal treffen wird. Was dann, wenn sie ihren Fall reißerisch aufgemacht in der Presse wiederfinden, wenn sie sich ungeschützt einer Vorverurteilung ausgesetzt sehen? Und wenn sich eine vertrauensvolle Arzt-Patienten-Beziehung über Nacht in eine Täter-Opfer-Beziehung verwandelt?

Die spärlichen Untersuchungen aus den USA zur Problematik der Bewältigung von sogenannten Prozessen wegen »Kunstfehlern«, – dieses Wort allein spricht für sich – zeigen, dass solche Ereignisse im Leben eines Arztes eine Symptomatik hinterlassen, die vergleichbar sind mit Folgen von Traumatisierungen. Charles (2001) fand heraus, dass bis zu 39 Prozent der Betroffenen mit länger anhaltenden schweren depressiven Verstimmungen, bis zu 53 Prozent mit Anpassungsstörungen und Ängsten, bis zu 15 Prozent mit psychosomatischen Beschwerden, vor allem Herzrhythmusstörungen und zwei Prozent mit schweren Alkohol- und Drogenproblemen reagierten. Tiefenpsychologische Untersuchungen dazu sind mir nicht bekannt, auch nicht über den Verlauf der Entwicklung der Arzt-Patientenbeziehung.

Obwohl das Scheitern zu den alltäglichen Erfahrungen des Lebens gehört, scheint sich die psychologische Forschung bisher wenig dafür zu interessieren und überläßt dies weiterhin der Kunst und Literatur, die sich eh und je auch mit der Tragik des Daseins auseinandergesetzt hat. In der Kunst aber bleiben wir Betrachter, Beobachter, während uns die Lebenstatsachen, hier das Scheitern und das Schuldigwerden, an anderen oft unvorbereitet und mit Wucht heimsuchen, dass uns zunächst nur der Rückzug hinter schützende Abwehrmauern bleibt.

»Die Unannehmlichkeiten und der Schmerz, die das Scheitern hervorruft, sind wohl weitgehend verantwortlich für seine Vernachlässigung als Untersuchungsgegenstand«, so schon Rochlin (1965). Wir können geradezu von einer Verschwörung zur Verleugnung des Scheiterns sprechen, welches Ärzte, Psychologen, Sozialarbeiter, Krankenschwestern und Berater einigt. Irgendwie erscheint es paradox, dass eine Haltung unerschütterlicher Selbstsicherheit gerade unter den Menschen so verbreitet ist, die gelernt haben, anderen Menschen in schwierigen Situationen zu helfen. Und es gibt eine untergründige Korrespondenz zwischen der Abneigung des Arztes ein berufliches Scheitern einzugestehen und der unausgesprochenen und unrealistischen Erwartung des Hilfe suchenden Patienten, dass die Heilenden selbst keine Heilung brauchen. Neulich sagte ein Kollege, der erneut meine Hilfe suchte: »Als ich damals mit meiner Ehe gescheitert bin war es schwer genug für mich, aber mir mein jetziges berufliches Versagen einzugestehen, trifft mich viel stärker.«

Hilfiker (1984, S. 62) schätzt kritisch ein: »Wir Ärzte sind unfähig, eigene Fehler zuzugeben, und versperren uns den Weg zur Heilung. Wir können nicht um Verzeihung bitten, und man verzeiht uns nicht. Wir stehen uns selbst im Weg, schränken uns ein; wir entwickeln uns nicht.« Er mag ja Recht haben, aber wohin führt solch eine Offenheit, hat sie wirklich eine Chance?

Setzt sich damit nicht der Arzt Rechtsanwälten, Standesorganisationen und unverhältnismäßig hohen Schadensersatzforderungen aus? Wäre ein solches Verhalten nicht gerade selbstmörderisch? Muss nicht vielmehr befürchtet werden, dass, wer Selbstzweifel äußert, schon sein Fehlen zugibt? Also: »Nur soviel zugeben, wie nötig!« All das ist in unserer auf Perfektion ausgerichteten Welt, mit all den hohen Erwartungen eine dringende Überlebensstrategie. Sie stärkt die Abwehr, denn die Traumatisierung muss verleugnet werden, bis es möglich wird, einen inneren Wandlungsprozeß in Gang zu setzten.

Wir wissen sehr wenig darüber, was in den Betroffenen geschieht und wie sie damit fertig werden. Die wenigen Befragungsberichte zeigen die Beschwerden und beschreiben den Zustand von Ärzten und Therapeuten, aber nicht wie sie das real Schuldigwerden am anderen bewältigen.

Es stellen sich viele Fragen und es gibt wenige Antworten. Gibt es Wege Schuld zu erkennen und zu akzeptieren? Aber auch, wie kann ich mit dem umgehen, was mir angetan wurde? Wie ist es möglich, erbrachte und erfahrene Schuld »loszulassen«, um wieder einen Neuanfang zu wagen? Wie ist Verzeihen und Vergebung möglich?

Jeffrey Kottler und Diane Blau (1991), zwei gestandene und schon viele Jahre im Beruf arbeitende Psychotherapeuten, sind mit ihrem Scheitern nach langem Zögern und Selbstzweifeln an die Öffentlichkeit gegangen und haben über ihre Erfahrungen mit dem Versagen geschrieben.

Sie beschreiben den inneren Prozeß der Bewältigung des Scheiterns und wie sie ihn erlebt haben. Dabei gehen sie davon aus, dass ein großer Teil des Versagens tatsächlich gar nicht bemerkt, von vornherein verleugnet wird und nicht in das Bewusstsein dringt. Ihre Konzeptualisierung ist charakterisiert durch fünf Schritte: Täuschung, Selbstkonfrontation, Suche, Lösung und Anwendung. Die erste Phase der Täuschung ist durch Verleugnung bestimmt: Abschieben von Schuld auf andere. Furcht, Angst und Schuldgefühle entstehen, weil gespürt wird, dass etwas nicht erwartungsgemäß verläuft. Es dominieren Entschuldigungen und Rationalisierungen, die in dem zentralen Motiv gipfeln: »Nicht ich, die anderen sind schuld.« Das unmittelbare Ereignis ist so schmerzhaft für eine direkte Konfrontation, dass sich das Ich durch eine vorübergehende Relitätsverzerrung schützt. Dann schlägt das Pendel in der Phase der Selbstkonfrontation in Richtung Sammeln feuriger Kohlen der Selbstbezichtigung und der Selbstzweifel auf dem Haupt des Sünders aus. Für alles, was passiert ist, wird die Verantwortung übernommen, die berufliche Eignung wird in Frage gestellt. Es folgt die Phase der Suche, die gekennzeichnet ist, durch das Bedürfnis, herauszufinden, was tatsächlich geschehen ist. Jetzt wird der Weg frei für eine kritische Prüfung der Ereignisse und deren Ursachen. Hier findet eine emotionale Entidentifizierung durch ein Auf-Distanzgehen zum Ereignis statt, das ein Klarer-sehen der Realitäten ermöglicht. Es ist die Zeit der intensiven kritischen Selbsterforschung, die in der Phase der Lösung durch die Offenheit zu neuen Erkenntnissen, Einsichten und Perspektiven führt. In einer letzten Phase der Anwendung wird aus der Konfrontation mit dem Versagen in einer tieferen Weise Verpflichtung und Verantwortung wahrgenommen. Der berufliche Gewinn in der Begegnung mit dem Scheitern führe zu Lebendigkeit, Präsenz und der Würdigung eigener Schwächen, die neues Wachstum und Veränderung ermöglichen.

Meine Kritik an diesem Modell liegt in der Vernachlässigung bewusster und unbewusster innerer Beziehungskonstellationen zum beteiligten Anderen, dem etwas angetan worden ist. Insoweit bleibt dieses Modell mehr der

Auseinandersetzung mit den intrapsychischen Vorgängen des Therapeuten verhaftet und dient vor allem der so notwendigen Wiederherstellung seines narzisstischen Gleichgewichtes.

Die direkte Einbeziehung des Anderen ist immer noch möglich, solange der Kontakt nicht abgerissen ist. Solange der Patient kommt, ist es nicht zu spät, ist noch Hoffnung für die Beziehung. Es kann vielleicht in einem längeren Prozess über eine Wiederannäherung im dialogischen Miteinander etwas von der gemeinsamen Dynamik des Versagens verstanden werden und sogar am Ende menschliche Vergebung stehen. Dies aber fordert von beiden Seiten einen höchsten Grad persönlicher Reife. Häufiger wird der Arzt mit der äußeren Realität des totalen Bruchs der Beziehung, vielleicht mit Gerichtsverhandlungen und Schadensersatzansprüchen zurechtkommen müssen, die innere Verarbeitungsprozesse eher verschütten. Ärzte und Therapeuten suchen äußerst selten wegen Schwierigkeiten im Zusammenhang mit beruflichem Versagen oder realer Schulderfahrung professionelle Hilfe. Die Schamgrenze ist wegen der hohen Selbst- und Fremdeinschätzung als Maßstab ihrer psychischen Gesundheit, ich erwähntes es bereits, außerordentlich hoch. Wir können davon ausgehen, dass sie in anderer Problematik zum tragen kommt oder sehr gut abgewehrt wird. Aber um welchen Preis?

Die Auseinandersetzung mit dem Scheitern, wie sie durch Kottler und Blau beschrieben worden sind, sollte uns ermutigen, sich kritisch mit den beruflichen Ansprüchen und dem eigenen Misslingen zu beschäftigen.

Kommt es in einer der seltenen analytischen Sternstunden durch eine erhellende Deutung zu einem gemeinsamen Verstehen neurotischer Schuld und zu einer befreienden Auflösung derselben, so kann ein mit einer Realschuld Belasteter in der Begegnung mit einem Du, sei er Kollege, Freund, Angehöriger oder Therapeut, der bereit ist vorurteilsfrei zuzuhören und empathisch zu begleiten, zwar Schuldentlastung erfahren, aus der Welt ist die Schuld aber dadurch nicht geschafft. So wie es Trauerarbeit gibt, die mit der Zeit ein Loslassen des geliebten Objektes ermöglicht, so gibt es eine Schuldarbeit, die nach dem Akzeptieren eigener Anteile ein Loslassen der Schuld ermöglichen kann. Ein neurotisches Schuldgefühl läßt sich auflösen, reale Schuld kann nur erkannt, akzeptiert und verantwortet werden. Sie schließt den Versuch der Wiedergutmachung mit ein, wenn dies überhaupt möglich ist. Auch Vergebung, so erstrebens- und wünschenswert sie ist, schafft die Schuld nicht aus dieser Welt. Diese Thematik zieht sich direkt oder indirekt durch viele Gruppenangebote dieser Tagung und wir haben gute Gelegenheit uns gemeinsam einem Tabu zu nähern, vielleicht auch zu einer Auffassung vorzudringen die Scheitern nicht nur als Niederlage versteht, sondern auch als eine Chance zum Wachsen und Reifen.

Erinnern Sie sich noch an meine Patientin aus der Frauenklinik?

Vergangene Woche kam eine 50-jährige Frau in meine Sprechstunde. Eine Gynäkologin hatte sie mir wegen klimakterischer Beschwerden und subdepressiver Verstimmungen überwiesen. Eine kleine unscheinbar aussehende Frau mit fragendem Blick schaute mich eindringlich an.

Bevor ich meine übliche Eröffnungsfrage stellte, fragte sie: »Sie kennen mich?« Ich stutzte kurz und sagte »Nicht, dass ich wüßte,« obwohl mir sofort das Krankenhaus eingefallen war. »Ich habe Sie damals schwer enttäuscht, als ich mir das Kind nehmen ließ und Sie hatten Recht…«, fuhr sie fort. Noch während sie weiter redete, erkannte ich Frau P., unsere Patientin von damals wieder. »…ich bin dann nicht mehr schwanger geworden, habe zwei Jahre später eine Tochter adoptiert mit der wir große Schwierigkeiten hatten,« fuhr sie fort. Es folgte ein kurzes Schweigen. Es war kein Wort des Vorwurfes gefallen. »Sie kommen zu mir, wo ich Sie damals so schlecht behandelt habe, weil ich Ihren Schritt nicht verstehen konnte,« sagte ich. »Ja, ich verstand mich ja selber nicht mehr. Ich hatte plötzlich solche Ängste wegen des Kindes und wegen meines Mannes, auf den ich mich zu sehr angewiesen fühlte, alles war verfahren und ich glaube, ich habe zunehmend trotziger reagiert, ja, sicher fühlte ich mich unverstanden und abgelehnt.« Wir kamen in ein sehr intensives Gespräch und konnten praktisch an der Problematik von damals wieder anknüpfen. Eigentlich kam sie mit dem Wunsch ihre gescheiterte Biographie aufzuarbeiten, jetzt an einer neuen Schwelle ihres Lebens. Es gelang mir, ihr verständlich zumachen, dass es bei dieser Zielstellung für sie besser sei, wenn sie zu einem anderen Analytiker oder Analytikerin in Analyse gehe, ohne dass sie sich weggeschickt fühlen musste.

Happy End? – leider nicht, viel weniger – ein fiktives Gespräch.

Aber, meine Damen und Herren wünschen darf man sich alles und wer weiß, vielleicht kommt die Patientin ja nächste Woche.

Literatur

Freud, S. (1940): Abriß der Psychoanalyse. GW Bd. XVII. Frankfurt (Fischer).

Grunberger, B. (1988): Narziß und Anubis. Die Psychoanalyse jenseits der Triebtheorie. 2 Bände. München/Wien (Verl. Internat. Psychoanalyse).

Hardt, J. (1996): Postmoderne, Psychoanalyse und Verantwortung. Vortrag auf dem Kongress des WCP vom 30. Juni bis 4. Juli 1999 in Wien. (Auditorium Vier-Türme Verlag)

Hilfiker, D. (1984): Making Medical Mistakes. In: Harpers, May. S. 59–65.

Hirsch, M. (1998): Schuld und Schuldgefühl im Kontext von Trauma und Konflikt. In: Schlösser, A.-M. & Höhfeld, K. (Hg.) (1998): Trauma und Konflikt. Gießen (Psychosozial), S. 51–60.

Kaminer, I. (1999): Die intrauterine Dimension des Menschen. In: Psyche 53, S. 101–136.

Krause, R. (1998): Allgemeine Psychoanalytische Krankheitslehre. Bd. II. Stuttgart (Kohlhammer).

Kuiper, P. C. (1988): Die seelischen Krankheiten des Menschen. Bern/Stuttgart (Huber/Klett).

Kottler, J. A. & Blau, D. S. (1991): Wenn Therapeuten irren. Köln (Humanistische Psychologie).

Müller-Pozzi, H. (1995) : Psychoanalytisches Denken. Bern (Huber).

Ogden, Th. H. (1995) : Frühe Formen des Erlebens. Wien (Springer).

Rochlin, G. (1965): Griefs and Discontents. Boston (Little, Brown).

II.

Psychosomatik als Wissenschaft

Claus Buddeberg

Qualitätskriterien der Forschung in der Psychosomatischen Medizin

Einleitung

Forschung hat im Bereich der Wissenschaften einen hohen Stellenwert. Das Wort löst in der Regel zunächst Gedanken an Fortschritt und neue Handlungsmöglichkeiten aus. »Medizinische Forschung« wird in den letzten Jahren in der breiten Öffentlichkeit jedoch auch zunehmend mit ambivalenten Gefühlen und einer gewissen Skepsis begleitet. Dienen die durch Forschung sich eröffnenden neuen Diagnose- und Behandlungsmöglichkeiten dem Wohl des einzelnen Patienten und dem Gemeinwohl oder stellen sie uns, vor allem im psychosozialen Bereich, vor immer neue Probleme?

Forschen erfordert die Kenntnis und Anwendung geeigneter Forschungsmethoden. Die Aussagekraft und Wertigkeit von Forschungsresultaten ist nur dann als relevant zu erachten, wenn die Forschungsarbeit gemäß anerkannter methodischer Standards durchgeführt wurde. Im Folgenden wird versucht, für die Forschung im Bereich der Psychosomatischen Medizin einige Kriterien zu formulieren, die es den in der Grundversorgung tätigen Ärzten und interessierten Laien ermöglichen sollen, die Qualität von Studien und Forschungsresultaten näherungsweise zu beurteilen. Die Überlegungen basieren auf einer langjährigen Erfahrung des Autors als Forschender und Gutachter sowohl von Forschungsanträgen als auch von zur Publikation in wissenschaftlichen Zeitschriften eingereichten Manuskripten.

Thesen zur Forschungsethik

Die folgende kurze *Fallvignette* soll einige ethische Aspekte andeuten, die für die psychosomatische Forschung von Bedeutung sind.

Eine junge Frau mit unerfülltem Kinderwunsch wird unter hormoneller Stimulation endlich schwanger. In der Ultraschall-Untersuchung zeigt sich bald eine Fünflings-Schwangerschaft. Der Arzt empfiehlt der Patientin aus medizinischen Überlegungen eine Reduktion der Feten auf eine Zwillingsschwangerschaft. Der Eingriff wird lege artis durchgeführt. Entgegen den Hoffnungen der Patientin und der Ärzte endet die medizinisch perfekt betreute Schwangerschaft nach 10 Wochen mit einem Frühabort. Die Patientin reagiert auf dieses Ereignis mit einer Depression und wird zur weiteren Behandlung an eine Psychotherapeutin überwiesen.

Angenommen, Sie seien eine Forscherin oder ein Forscher und würden dieses Ereignis als Anlass für die Planung einer Studie nehmen. Welche Zielsetzungen hätte ihr Forschungsprojekt? Würden Sie die Physiologie von Ovarien unter hormoneller Stimulation untersuchen, die Erfolgsrate fetaler Reduktionschirurgie oder die psychischen Reaktionen von Frauen mit Frühaborten nach hormoneller Stimulationsbehandlung? Ohne Zweifel alles wichtige und interessante Fragen.

Tabelle 1: Thesen zur Forschungsethik in der Psychoanalytischen Medizin

1. Psychosomatische Forschung ist Handeln mit Patienten und nicht Handeln an Patienten
2. Je bescheidener die Methodik psychosomatischer Studien, desto eindrucksvoller und fragwürdiger sind häufig die Ergebnisse
3. Forschungsresultate sind keine absoluten Wahrheiten, sondern zeitlich befristete Teilaspekte einer komplexen und widersprüchlichen Wirklichkeit

Als Forschende mit einem psychosomatischen Ansatz sollten Sie nicht nur die Reaktion von Molekülen und die Physiologie von Zellen oder die Effizienz chirurgischen Handelns an Organen, sondern auch das Erleben und Befinden der betroffenen Person interessieren. Oder anders formuliert: Psychosomatische Forschung sollte – auch wenn sie sich zum Beispiel mit psychophysiologischen Grundlagen befasst – immer auch die kranke Person im Blick haben, in der sich biologische Reaktionen und psychosoziales Geschehen ereignen (Tabelle1).

Ein Schwerpunkt meiner eigenen Forschungstätigkeit lag über viele Jahre im Bereich der gynäkologischen Psychoonkologie. Die Bedeutung psychosozialer Faktoren für die Entwicklung und den Verlauf von Mamma-Karzinom-Erkrankungen ist bis heute eine ungeklärte Frage. Was sich im Verlauf der letzten 20 Jahre verändert hat, ist die Vielfalt widersprüchlicher Studienergebnisse (Faller 1998). Hier zeigt sich ein Phänomen, welches mir für die psychosomatische Forschung besonders typisch zu sein scheint. Sie lässt sich immer wieder dazu verführen, mit Hilfe methodisch schwacher Studien dort vorschnell Ergebnisse und Erklärungen zu liefern, wo wegen der Komplexität des Forschungsfeldes Fragen offen und ungeklärt sind. So wurden zum Beispiel, um bei der Psychoonkologie zu bleiben, die sogenannte typische Krebs-Persönlichkeit beschrieben (Schwarz 1994) oder bestimmte Bewältigungsstrategien als ungünstig für den Verlauf einer Krebserkrankung deklariert (Greer et al. 1990). Diese Ergebnisse erwiesen sich bei Kontroll-Studien mit besserer Methodik als nicht zutreffend (Buddeberg et al. 1996).

Forschungsresultate sind keine absoluten Wahrheiten, sondern immer nur zeitlich befristete Teilaspekte einer komplexen und widersprüchlichen Wirklichkeit. Dies gilt in besonderem Maße für die psychosomatische Forschung, deren Spezifikum es ist, Bindeglieder zwischen biologischem, psychologischem und sozialem Geschehen aufzuspüren, zu klären und verständlich zu machen.

Forschung als Prozess

Welche Fragen sollten sich junge, an psychosomatischer Forschung interessierte Ärzte und Sozialwissenschaftler vor Beginn einer Studie stellen? In der so genannten Überlegungsphase, das heißt vor Beginn von eigentlichen Forschungsaktivitäten, stellt sich die »Gretchenfrage«: Was untersuche ich wann unter welchen Rahmenbedingungen mit welchen Mitteln?

Mediziner werden während des Studiums und später in der Weiterbildung, etwas pointiert formuliert, nicht zu Denkenden, sondern zu Handelnden sozialisiert. In der klinischen und ambulanten Praxis, das heißt in der Abklärung und Behandlung von Patienten, ist diese Handlungsorientierung ohne Zweifel wichtig und richtig. Sie erweist sich jedoch als fataler Handlungsdrang, wenn sie unbesehen auch in den Bereich der Forschung übertragen wird.

Forschung ist ein Prozess, in welchem Planung, Ausführung, Auswertung und Veröffentlichung von Ergebnissen in ausgewogener, angemessener, transparenter und kritischer Weise stattfinden sollten (Buddeberg 1993). Nicht wenige Kollegen und Kolleginnen, die Interesse an Forschungsfragen haben, zeigen – um es mit einem sexualmedizinischen Phänomen zu veranschaulichen – eine Art »Ejaculatio praecox«, d. h. sie produzieren Ergebnisse, bevor sie sich darüber klar geworden sind, auf was sie sich eingelassen haben. Forschung hat durchaus eine »erotische Seite«: Es braucht Phantasie, ein geeignetes Gegenüber, eine spielerische Vorphase mit Eifer, Erregung und …?

Schnelle Höhepunkte und befriedigende Erfolge sind in der psychosomatischen Forschung eher selten. Wenn der Eifer am größten ist, dann stellen sich oft unvermittelt Schwierigkeiten und Hindernisse ein. Man braucht einen langen Atem und Durchhaltewille, um Durststrecken überwinden zu können und schlussendlich ans Ziel zu gelangen. Ich möchte an dieser Stelle die wichtigsten Phasen des Forschungsprozesses kurz skizzieren.

Tabelle 2: Phasen des Forschungsprozesses

Planungsphase	1. Zielsetzungen definieren
	2. Vorgehen überlegen
	3. Theoretischen Hintergrund klären
	4. Fragestellungen bzw. Hypothesen formulieren
	5. Methodik erarbeiten: Instrumente, Stichproben, Ablauf, Ressourcen, Auswertung, Zeitplan
	6. Ethische Aspekte berücksichtigen
	7. Praxisrelevanz überlegen
Untersuchungsphase	1. Projektmanagement etablieren
	2. Hilfsmittel adäquat einsetzen
	3. Datenerhebung und -dokumentation durchführen
	4. Fehlerquellen identifizieren
	5. Forschungsplan einhalten, etwaige Änderungen sorgfältig überlegen und dokumentieren
Auswertungsphase	1. Daten aufbereiten, erfassen und kontrollieren
	2. Datenfile erstellen
	3. Auswertungsstrategien festlegen
	4. Adäquate statistische Berechnungen durchführen
	5. Ergebnisse sichten
	6. Selektionseffekte und Fehlerquellen reflektieren
	7. Ergebnisse adäquat und kritisch interpretieren

Planungsphase

Am meisten »gesündigt« wird gleich zu Beginn, das heißt in der Planungsphase einer Studie. Ohne klares Konzept, mit vagen Fragestellungen und flüchtig gebastelter Methodik startet man ins Abenteuer Forschung. Eigener Eifer oder Ungeduld eines Vorgesetzten ermutigen vor allem junge Forschende zu wahren Husarenritten. Mit Tempo werden alle möglichen Daten gesammelt, in eine Datenbank eingegeben und erste Abstracts geschrieben, bevor die Daten kritisch gesichtet wurden. Versäumnisse in der Planung einer Studie lassen sich nicht mehr nachholen, sie lassen sich allenfalls mehr schlecht als recht vertuschen. Forscher, die am Anfang Zeit sparen wollen, ähneln in gewisser Weise »Gemischtwarenhändlern«. Sie sammeln alle möglichen Informationen aus unterschiedlichen Quellen und bieten sie dann Statistikern an, die das Ganze ordnen, aufbereiten und auswerten sollen.

Untersuchungsphase

In der Untersuchungsphase treten andere Schwierigkeiten auf. Da sich psychosomatische Forschung häufig mit Personen befasst, die bereit und einverstanden sein müssen, sich befragen zu lassen, trifft man immer auch auf Patienten beziehungsweise robanden, die an einer Studie nicht teilnehmen wollen. Forschungsmethodisch gesprochen handelt es sich um so genannte Ablehner und bei Längsschnittstudien um Aussteiger oder drop outs. Die Bedeutung sogenannter Selektionseffekte soll kurz an einem Beispiel aus eigenen neueren Forschungsarbeiten verdeutlicht werden.

Abbildung 1 zeigt Ergebnisse aus zwei Studien, in welchen den teilnehmenden Frauen die selbe Frage gestellt wurde: »Wie wirken sich die Wechseljahre auf ihr sexuelles Interesse aus bzw. (bei schon älteren Studienteilnehmerinnen) wie haben sie sich ausgewirkt?«

Abbildung 1: Abbildung 1: Auswirkungen der Wechseljahre auf das sexuelle Interesse; Vergleich der Ergebnisse zweier Studien

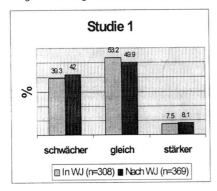
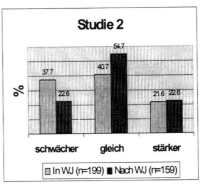

In Studie 1 gaben circa 40 Prozent der Frauen in den Wechseljahren an, ihr sexuelles Interesse sei schwächer geworden, gut 53 Prozent berichteten über keine Änderung und nur 7,5 Prozent äußerten, ihr Interesse habe zugenommen. Die Antworten der postmenopausalen Frauen unterscheiden sich nur unwesentlich von denen in den Wechseljahren.

Die Ergebnisse der Studie 2 zeigen einige Unterschiede: Gut ein Fünftel der Befragten, sowohl peri- als auch postmenopausal, gaben an, ihr sexuelles Interesse habe in den Wechseljahren zugenommen. Und in den Antwortkategorien »gleiches Interesse« bzw. »schwächeres Interesse« zeigen sich zwischen den beiden Gruppen signifikante Unterschiede. Wie sind die Differenzen zwischen Studie 1 und 2 zu erklären?

Die Ergebnisse von Studie 1 stammen aus einer Befragung von Personen bei-
derlei Geschlechts der ganzen Deutschschweiz jenseits des 45. Lebensjahres zur
»Sexualität in der zweiten Lebenshälfte« (Bucher et al. 2001). Von 6 806 telefonisch kontaktierten Personen – ungefähr gleich vielen Frauen wie Männern
– erklärten sich am Ende des Telefonanrufes 3 418 bereit, den Fragebogen
auszufüllen. 1 498 schickten schließlich einen auswertbaren Bogen zurück.
Das heißt, dass bei etwa gleicher Geschlechterverteilung ungefähr jede vierte
telefonisch kontaktierte Frau einen auswertbaren Fragebogen zurückschickte.
Anders war das Rekrutierungsverfahren in Studie 2. In der Schweizer Illu-
strierten (Auflage zu diesem Zeitpunkt circa 250 000 Exemplare) wurde im
Juni 2000 ein kurzer Fragebogen zur Sexualität abgedruckt mit der Aufforderung an ältere Leserinnen, den Fragebogen anonym auszufüllen und zurück zu schicken (Gachnang et al. 2001). Nehmen wir an, dass nur die Hälfte
der Illustrierten-Leser Frauen und von diesen wiederum nur die Hälfte über
45-jährig war, so hätte die potentielle Ausgangstichprobe einen Umfang von
rund 63 000 Frauen gehabt. Zu unserer Überraschung schickten lediglich
364 Frauen einen auswertbaren Bogen zurück.

Im Gegensatz zu Studie 1, bei welcher die Befragten als Zufallsstichprobe
angesehen werden können, handelt es sich bei Studie 2 vermutlich um eine
hochselektive, gesundheitsbewusste, an sexuellen Fragen interessierte Gruppe
von älteren Frauen.

Was dieses Beispiel deutlich machen soll, ist das Phänomen sogenannter
Selektionseffekte, die in klinischen und damit auch psychosomatischen Studien nicht zu vermeiden sind. Nur selten werden diese Selektionseffekte aber
in Publikationen transparent mitgeteilt und in ihrer Bedeutung für die Interpretation von Ergebnissen berücksichtigt.

Auswertungsphase

Statt dessen wird munter addiert, korreliert und mögliche Fehlerquellen werden ignoriert. Wichtig sind, wie in einer klaren Nacht, die »Sterne«, d. h. angeblich signifikante Ergebnisse. Diese werden in Tabellen und Grafiken dargestellt und in Vorträgen und Publikationen als wichtige Ergebnisse präsentiert.

Die Naivität im Umgang mit Stichproben und Resultaten ist nicht spezifisch für die psychosomatische Forschung. Sie scheint aber in diesem Bereich
besonders ausgeprägt zu sein. Merbach, Hauffe und Brähler (2001) kommen
in einer kurzen Analyse der Forschungsaktivitäten im Bereich der deutschsprachigen psychosomatischen Gynäkologie und Geburtshilfe aus den Jahren
1990 bis 1999 zu folgenden Feststellungen:

1. In gynäkologischen Fachzeitschriften werden psychosomatische Themen relativ wenig publiziert.

2. Die am häufigsten behandelten Themen sind Schwangerschaft und Geburt, Essstörungen, Psychoonkologie und Reproduktionsmedizin.

3. Bei der Mehrzahl der wissenschaftlichen Studien handelt es sich um Übersichtsartikel und Erfahrungsberichte. Empirische Studien mit guter Methodik sind selten, prospektive Verlaufsstudien eine Rarität.

4. Etwas kritisch wird vermerkt, dass sich die Publikationen vermutlich an ihrem Publikum orientieren würden.

5. Für die Zukunft wünschen sich die Autoren für die psychosomatische Frauenheilkunde und Geburtshilfe eine stärkere forscherische Repräsentanz.

»How not to do it«

In der Forschung ist es wie im Alltagsleben. Es gibt nicht nur »Musterknaben«. Wie in der Wirtschaft und im Finanzwesen sind kleinere und grössere »Missetäter« an der Tagesordnung. Einige der in Tabelle 3 aufgelisteten »Kavaliersdelikte« wurden schon angedeutet. Man stelle sich vor, welch überraschende Resultate entstehen, wenn eifrige Jäger und Sammler im Trüben fischen oder mit einer breiten Ladung von Fragebogen hilflose Probanden bedrängen. Bedenklich wird es, wenn die Forschenden daran gehen, auf der Suche nach neuen Erkenntnissen »ganze Kulturen oder Urwälder zu roden«, d.h. Unmengen von Daten sammeln, die in krassem Missverhältnis zur Größe der Stichprobe stehen.

Tabelle 3: »Kavaliersdelikte« und »Straftaten« von Forschenden

1. Erst Handeln, dann Denken
2. Im Trüben fischen
3. Schrotschüsse auf Spatzen
4. Sammelwut
5. Mit dem Buschmesser durch das Dickicht
6. Früchte aus Nachbars Garten
7. Mischobst verarbeiten
8. Sternsuche
9. Zufallsbefunde verallgemeinern
10. Spuren verwischen

»Früchte aus Nachbars Garten«, sprich gestohlene Daten, schmecken besonders gut. Die heutigen elektronischen Medien erlauben, dass man diesen Klau diskret und unbemerkt durchführen kann. Bei der »Verarbeitung von Mischobst« handelt es sich um eine häufig geübte Praxis. Äpfel, Birnen, Aprikosen und Zwetschgen, das heißt Daten völlig inhomogener Stichproben werden gesammelt, verarbeitet und dann als neue Erkenntnisse offeriert. Die »Sternsucher«, das heißt Forschende, die selektiv zufällig signifikante Resultate mitteilen, wurden schon erwähnt. Die heutigen Statistikprogramme erlauben es, dass man mit geringem Aufwand alles Mögliche korrelieren, multivariat auswerten und effektvoll darstellen kann. Und siehe da, aus jedem noch so fragwürdigen Datensatz tauchen »signifikante Ergebnisse« auf, die ebenso überraschend wie wertlos sind. Diese »Erkenntnisse« werden dann in der Diskussion der Resultate in einen großen Zusammenhang gestellt und mit Überzeugung als neueste Wahrheiten verkündet.

Ist man als Forscher kritisch und vorsichtig in der Interpretation von Ergebnissen, so helfen eifrige Journalisten nach. »Schlechte Ehe lässt Metastasen wuchern« war vor mehr als 15 Jahren die Headline eines Artikels in der Medical Tribune, in welchem die Ergebnisse einer Studie über Ehen brustkrebskranker Frauen aus unserer Arbeitsgruppe referiert wurden (Buddeberg et al., 1986). Und schließlich lassen sich »krumme Touren«, die man auf dem Weg zu stolzen Resultaten gedreht hat, heute fast perfekt kaschieren. Die hier aufgelisteten Untugenden sind nicht spezifisch für die psychosomatische Forschung. Sie werden aber in diesem Bereich m. E. häufiger praktiziert und geduldet als in anderen Disziplinen.

Qualitätskriterien psychosomatischer Forschung

Gibt es einige Kriterien, die auch den nicht Forschenden erlauben, die Seriosität von Forschungsresultaten zu beurteilen?

Wenn Sie eine wissenschaftliche Arbeit lesen, dann prüfen Sie vor allem, ob sie einen Abschnitt »Methodik« hat. Wenn dieser gänzlich fehlt, handelt es sich mit hoher Wahrscheinlichkeit um Erfahrungsberichte oder – kritisch formuliert – »wissenschaftliche Erbauungsliteratur«. Diese muss nicht schlecht sein. Sie hat die Funktion von Geschichten, die uns in eine andere Welt führen und von Widrigkeiten eines Arbeitsalltages ablenken sollen.

Artikel, bei denen Ihnen der Methodikteil zu ausführlich erscheint, sollten ihr Interesse finden. Sie brauchen dann in der Regel den Methodikteil nicht unbedingt zu lesen, weil darin Details stehen, die von kompetenten Reviewern kritisch überprüft wurden. Lesen Sie als Erstes die Diskussion. Wenn diese einen »roten Faden« hat, Schwächen und Stärken der Studie offen angespro-

Tabelle 4: Qualitätskriterien psychosomatischer Forschung

Information bzw. Transparenz über...

1. Anlass einer Studie
2. Planung eines Projektes
3. Theoretischen Bezugsrahmen
4. Fragestellungen
5. Methodik
6. Schwierigkeiten der Durchführung
7. Fehlerquellen
8. Selektionseffekte
9. Auswertungsstrategien
10. Auswahl der Ergebnisse
11. Schwachstellen und Stärken der Studie

chen und die Ergebnisse vorsichtig interpretiert werden, dann liegt mit hoher Wahrscheinlichkeit eine gute wissenschaftliche Arbeit vor. Wenn die Autoren eine verständliche Sprache benutzen und auf die Praxisrelevanz ihrer Ergebnisse hinweisen, dann lohnt sich der Aufwand, einen Artikel auch mal ganz zu lesen.

Es ist immer leichter zu kritisieren, als selbst kritisiert zu werden. Auf einige der Holzwege, über die in diesem Beitrag berichtet wurde, bin ich in meiner langjährigen Forschungstätigkeit selbst wiederholt geraten. Wenn man jedoch aus Irrwegen, Fehlern und gelegentlichen Erfolgen lernen kann, dann wird Forschung in der Psychosomatischen Medizin zu einem faszinierenden Tätigkeitsfeld.

Literatur

Bucher, T.; Hornung, R.; Gutzwiller, F. & Buddeberg, C. (2001): Sexualität in der zweiten Lebenshälfte. Forschungsbericht 2/2001. Interdisziplinäre Forschungsstelle für Sexualwissenschaften. Universität Zürich.

Buddeberg, C. (1993): Planung und Durchführung von Forschungsprojekten in der Psychosomatischen Medizin. In: Z Psychosom Med Psychoanal 39, S. 309–318.

Buddeberg, C.; Merz, J.; Frei, R. & Limacher, B. (1986): Ehen krebskranker Frauen. Realitäten und Wunschvorstellungen in der psychosomatischen Krebsforschung. In: Psychother Med Psychol 36, S. 110–113.

Buddeberg, C.; Sieber, M.; Wolf, C.; Landolt-Ritter, C.; Richter, D. & Steiner, R. (1996): Are coping strategies related to disease outcome in early breast cancer? In: J Psychosom Res 40, S. 255–264.

Gachnang, A.; Hornung, R.; Bucher, T. & Buddeberg, C. (2001): Gesundheit und Sexualität bei Frauen in der zweiten Lebenshälfte. Forschungsbericht 1/2001. Interdisziplinäre Forschungsstelle für Sexualwissenschaften. Universität Zürich.

Greer, S.; Morris, T.; Pettingale, K. W. & Haybittle, J. L. (1999): Psychological responses to breast cancer and 15-year outcome. In: Lancet 1, S. 49–50.

Merbach, M., Hauffe, U. & Brähler, E. (2001): Forschungsaktivitäten in der psychosomatischen Gynäkologie und Geburtshilfe. Kurze Analyse von 1990–1999. In: Gynäkologe 34, S. 183–188.

Heribert Kentenich, Friederike Siedentopf

Die Schwierigkeit der psychosomatischen Forschung

Chronische Unterbauchschmerzen der Frau

Wenn wir uns der Frage nähern wollen, warum sich die wissenschaftliche Arbeit in der Erforschung des chronischen Unterbauchschmerzes der Frau schwierig gestaltet, müssen wir zunächst einige Fragen grundlegend aufwerfen:

- Was verstehen wir unter Wissenschaft?
- Welche Probleme gibt es in der empirischen Forschung auf dem Gebiet der Psychosomatik?
- Wie war die historische Herangehensweise in der Forschung am Beispiel des chronischen Unterbauchschmerzes der Frau?
- Wie ist der aktuelle Forschungsstand?

Wissenschaftsbegriff

Im Folgenden beziehe ich mich im Wesentlichen auf ein Papier von P. Hahn (2000) mit dem Titel *Wissenschaft und Wissenschaftlichkeit in der Medizin*. Obwohl man zunächst einen weitgehenden Konsens zum Begriff der Wissenschaft vermuten mag, so stellt sich dies doch beim näheren Hinsehen als ein großes Problem dar. Es gibt immer wieder sprachliche (definitorische) und inhaltliche Schwierigkeiten, da es keine allgemein akzeptierte Wissenschaftstheorie gibt und die vorhandenen Wissenschaftstheorien ihre eigene Denksicht haben (vgl. Hahn 2000).

Wenden wir uns nun dem Wissenschaftsbegriff zu, der beschrieben wird durch seine

- Gegenstände,
- Methoden,
- Ergebnisse.

Zum Gegenstand unserer Wissenschaft dürfte die Humanmedizin gehören. Fasst man die Theoretiker der psychosomatischen Medizin wie v. Weizsäcker (1986), Hartmann (1984) aber auch Krehl (1930) und Siebeck (1935) von

Abbildung 1: Das bio-psycho-soziale Modell (zitiert nach Hahn 2000)

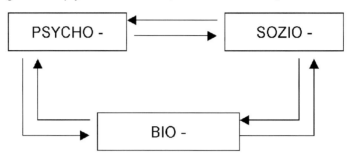

ihren Denkansätzen her zusammen, so ließe sich formulieren: »Gegenstand der Medizin ist die Erkennung, Beurteilung und Behandlung kranker Menschen sowie die Vorbeugung und Verhütung von Störungen und Krankheiten« (vgl. Hahn 2000). Hartmann (1984) fasst zusammen: »Medizin ist der wissenschaftliche Teil der Gesamtheilkunde.«

Konzentriert man sich auf die humane Medizin, so lässt sich diese wiederum unterteilen in die Bereiche dieser Medizin, die mehr theoretischen und die, die mehr patientenorientierten Charakter haben.

Inhaltlich lässt sich der so definierte Gegenstandsbereich der Humanmedizin zum gegenwärtigen Zeitpunkt am ehesten durch das bio-psycho-soziale Modell von Engel (1977) beschreiben.

Methoden

Die Methoden der Wissenschaft in der Medizin sind ähnlich zu beschreiben wie in anderen Wissenschaften (z. B. Philosophie, Soziologie, Naturwissenschaften, etc.). Die Besonderheit der Medizin ist ihre handlungsorientierte Sicht am Patienten. Wenn man die Methoden unterteilen will, so bieten sich folgende Aufteilungen an (vgl. Hahn 2000):

- Phänomenologische Methoden,
- Empirisch-analytische Methoden,
- Hermeneutische Methoden,
- Dialektische Methoden.

Phänomenologische Methoden

Die auf Husserl (1928) und seine Schüler zurückgehenden Methoden versuchen, sich» den Dingen, den Problemen, wie sie sind« zu nähern. Ihr Gegenstand ist die Wirklichkeit.

Es soll der Gegenstand im Wesentlichen »rein« beschrieben werden:

- Es ist von allem Theoretischen, Hypothetischen und Deduktiven abzusehen.
- Tradiertes Wissen über den Erkenntnisgegenstand ist auszuschalten.
- Alle subjektiven Beimengungen der Anschauung sind nach Möglichkeit abzustreifen. Es soll eine streng objektive, d. h. dem Objekt zugewandte Haltung vorliegen.
- Es ist weiterhin zu untersuchen, inwieweit die subjektiven Beimengungen in die objektiven Beschaffenheiten des Gegenstandes eingehen (vgl. Hahn 2000).
- Dieses Vorgehen erscheint radikal und idealtypisch. Es bleiben Probleme, da der Untersucher selbst nicht frei von seiner eigenen Historie und Dynamik ist. Die Verwobenheit von Untersucher und Untersuchtem hat Habermas (1973) in seiner Schrift *Erkenntnis und Interesse* herausgearbeitet.

Empirisch-analytische Methoden

Dieser seit Habermas (1973) so benannte Methodenbereich wird oftmals gleichgesetzt mit dem »eigentlich wissenschaftlichen«, d. h. naturwissenschaftlichen, sich um Beobachterunabhängigkeit und Objektivität bemühenden Wissenschaftsbereich (vgl. Hahn 2000). Hahn (2000) schreibt hierzu:

»Wenn man sich von den impliziten Axiomen solcher Wertsetzungen zu lösen und die Grundzüge dieser Erkenntnismethoden herauszuarbeiten versucht, dann ist es deutlich, dass auch diese Methoden von der Erfahrung, d. h. der unmittelbaren Beobachtung des Phänomens, ausgehen.

Im Unterschied aber zu der zurückhaltenden und kritischen Beschreibung im Rahmen des ersten Methodenbereiches, wird jetzt der analysierende Vergleich zum Zwecke der Überprüfung des Beobachteten angestrebt. Dazu ist die Umwandlung der Beobachtung in eine Hypothese oder einen Basissatz erforderlich und die Formalisierung bzw. Quantifizierung eine Grundbedingung. Die Kriterien einer möglichst verlässlichen Erkenntnisgewinnung sind daher, neben der beobachterunabhängigen Objektivität und Reliabilität, die Formalisier- bzw. Quantifizierbarkeit, Validität und Wiederholbarkeit«.

Es scheint, als ob die in der Medizin häufig angewandten Methoden diesem empirisch-analytischen Modell weitgehend entsprechen. Trotzdem bleiben aber auch in der medizinischen Wissenschaft vielerlei Umsetzungsprobleme.

Oft lässt sich ein empirisch-analytisches Studiendesign nicht durchsetzen, weil es nicht praktikabel ist oder weil es ärztlich-ethischen Gesichtspunkten widerspricht.

Es bleibt weiterhin Grundlage der humanen Medizin, unsere eigenen Einstellungen und Haltungen einer wissenschaftlichen Analyse zu unterziehen, sowohl um zu überprüfen, ob sie auf die wissenschaftlichen Hypothesen einen Einfluss haben als auch, ob sie sich an dem »humanen Charakter« unserer Wissenschaft messen lassen.

Auch wenn die »evidence based medicine« heute als oberster Standard angesehen wird, so muss auch hierbei hinterfragt werden, ob der dahinterstehende Wissenschaftsbegriff tatsächlich geeignet ist bzw. in der Lage ist, sich der Wirklichkeit zu nähern.

Hermeneutische Methoden

Die hermeneutischen Methoden sind die ältesten wissenschaftlichen Methoden. Ihre Ziele sind die rationale Aufklärung von Bedeutungs- und Sinnzusammenhängen, d. h. also auch die Begründung von Erklärungs- und Auslegungslehren der jeweiligen Wissensgebiete (vgl. Hahn 2000).

Die hermeneutische Methode versucht, den Gegenstand zu verstehen. Bei ihr spielen Signale, Zeichen oder Codes eine wesentliche Rolle. Im streng genommenen Sinne fallen auch die neuzeitlichen Weiterentwicklungen der Semiotik, also des Wissenschaftsbereiches, der sich mit der Verknüpfung, Bedeutung und Verwendung von Zeichen beschäftigt, unter diese Thematik. Für uns ist wesentlich, dass die Theorie der Humanmedizin von Uexküll und Wesiack (1988) diese Gedanken aufgegriffen hat und in die psychosomatische (deutschsprachige) Wissenschaftsdiskussion eingebracht bzw. vertieft hat.

Schwerpunkte der Hermeneutik sind:

- das Verstehen des Gemeinten,
- die Auslegung des Sachverhaltes, unter Einbeziehung der verschiedenen, auch abweichend zu verstehenden Möglichkeiten,
- die Interpretation des bislang »Verstandenen« mit dem Ziel einer erweiterten oder systematischeren Verstehensmöglichkeit,
- die Applikation, d. h. die Anwendung des Erkannten und Verstandenen auf einen anderen Problembereich oder die anstehende Handlung (vgl. Hahn 2000).

Verständlich ist, dass bei den humanen Wissenschaften oft eine »klassisch-objektivistische« Sichtweise besteht, die sich aber einer hermeneutischen Methodik offen gegenüber zeigen sollte.

Dialektische Methoden

Die dialektischen Methoden sind ebenfalls alte wissenschaftliche Methoden, derer sich schon Platon, Aristoteles und Sokrates bedient haben. Die Wissenschaftstheorie der Dialektik kann sich auf Kant, die Hegel'sche Philosophie und schließlich auch auf Karl Marx, der die dialektischen Methoden auf die gesellschaftlichen Verhältnisse angewandt hat, berufen.

Die *Frankfurter Schule* mit Horkheimer, Adorno, Habermas hat diese Methodik in der »kritischen Theorie« weiterentwickelt und sich um eine Entpolitisierung und Entideologisierung bemüht.

Dialektisches Denken (nach Formulierung von These, Antithese und Synthese) kann als diskursives Denken beschrieben werden. Im Diskurs folgt der Rede die Gegenrede und damit wird die Erkenntnis als Prozess mit erneutem Erkenntnisgewinn beschrieben.

Es wäre falsch, die verschiedenen Methoden isoliert nebeneinander stehen zu lassen. Jede enthält Richtiges und Falsches, bzw. Geeignetes und wenig Geeignetes. Die verschiedenen Erkenntnisansätze der Methoden sollten miteinander verknüpft werden, wobei sie in kybernetischer Beziehung mit Kopplung und Rückkopplung aufeinander wirken können. Im Methodenkreis (Hahn 1988) wird eine Übersicht der Verknüpfung der Methoden gegeben.

Abbildung 2: Der Methodenkreis – Methodenlehren und ihre Interdependencen in der Medizin (Hahn 1988)

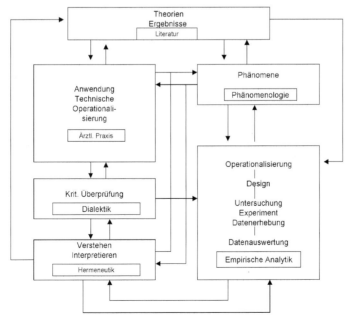

Probleme der empirischen Psychosomatik

Elmar Brähler und Jörg Schumacher (1995) haben sich diesem Problem im Bereich der Psychosomatik näher gewidmet. Er hat vier Problembereiche herausgearbeitet:

- das Kausalitätsproblem,
- das Homogenitätsproblem,
- das Spezifitätsproblem,
- das Selektionsproblem.

Kausalitätsproblem

Wenden wir diese Problematik auf die Forschung beim chronischen Unterbauchschmerz der Frau an, so wird deutlich, dass wir Untersuchungen durchführen, wenn die Schmerzsymptomatik bereits eingetreten ist. Wenn zum Beispiel Persönlichkeitseigenschaften untersucht werden, so werden sie erst nach Eintreten dieser Erkrankung gemessen. Stillschweigend wird aber davon ausgegangen, dass diese Eigenschaften stets unverändert der Person eigen gewesen sind.

Doch dies ist nur eine Vermutung (vgl. Brähler & Schumacher 1995). Es ist durchaus möglich, dass die gemessenen Persönlichkeitsveränderungen sich somatopsychisch niederschlagen. So ist bei früheren Untersuchungen zum Mamma-Carcinom öfters eine erhöhte Depressivität festgestellt worden, ohne dass eindeutig geklärt werden kann, ob diese Depressivität nicht eine Folge der Erkrankung ist (was eher zu vermuten ist). Eine Umgehung des Kausalitätsproblems wäre nur in großen prospektiven Studien möglich, welche aber kaum praktikabel erscheinen.

Homogenitätsproblem

Bei Untersuchungen von Patientinnen mit chronischem Unterbauchschmerz werden verschiedene psychometrische Tests angewandt, wonach diese Patientengruppe mit der Normalpopulation verglichen wird. Es wird dann versucht, signifikante Abweichungen herauszuarbeiten. Meistens wird das Mittelwertprofil betrachtet, ohne dass geklärt werden kann, ob dieses auch der einzelnen Patientin entspricht beziehungsweise ob sich hinter einem Mittelwertprofil eine Vielzahl von Untergruppen verbirgt, die sehr verschieden sind. Insofern sind Betrachtungen der Gesamtpopulation (zum Beispiel chronischer Unterbauchschmerz) problematisch. Sie können aber nur einen Sinn ergeben, wenn zentrale Tendenzen in der Gesamtstichprobe beschrieben werden sollen.

Spezifitätsproblem

Die Frage ist, ob die Patientin mit einer Erkrankung (z. B. Unterbauchschmerz) spezifische psychische Veränderungen aufweist, die sie von anderen Frauen deutlich unterscheidet.

Die Spezifitätsproblematik wird in der Psychosomatik immer wieder erörtert. Mit der Zunahme von Erkrankungen, die man als psychogen mitbedingt betrachten kann, wird es immer schwieriger, genügend voneinander abgrenzbare Persönlichkeitsbilder, Paar- oder Familienkonstellationen auszumachen (vgl. Brähler & Schumacher 1995). Hier ist am Beispiel der Untersuchung des chronischen Unterbauchschmerzes zu hinterfragen, ob sich ein spezifisches Bild mit verschiedenen Methoden (z. B. psychometrische Testmethoden) überhaupt finden lässt. Zum Beispiel wäre hier zu hinterfragen, ob die von Molinski (1992) formulierte Sichtweise der verleugneten Depression in ihrer Spezifität tatsächlich haltbar ist.

Selektionsproblem

Man glaubt meistens durch sorgfältige Kontrolle der Störvariablen diesem Problem Einhalt gebieten zu können. Es liegt aber in der Psychosomatik ein experimentelles Untersuchungsdesign vor, welches sich aus den psychosomatischen Versorgungsstrukturen ergibt. Wir werden also am Beispiel des chronischen Unterbauchschmerzes der Frau immer nur diejenigen Frauen »messen« können, die Beziehung zu unserem Versorgungssystem aufnehmen.

Dies ist die Sprechstunde beim Frauenarzt, die psychosomatische poliklinische Sprechstunde an einer Universität, der general practitioner in England, die psychiatrische Abteilung in den USA etc. In den vorliegenden Studien (s. u.) ist aber notgedrungen davon auszugehen, dass nur diejenigen Patientinnen in die Untersuchung aufgenommen werden, die in den entsprechenden klinischen Institutionen erscheinen. Ob diese dann repräsentativ sind bezüglich ihres Bildungsgrades oder persönlichen Historie, ihrer Psychodynamik oder dem Ausmaß ihrer Körperbeschwerden, bleibt zu hinterfragen. Bei den therapeutischen Studien muss weiter gefragt werden, ob sich dieser Selektionsfehler fortsetzt auf die Eingangskriterien zur Psychotherapie oder sonstigen Therapien.

Zur Historie der psychosomatischen Forschung des chronischen Unterbauchschmerzes der Frau

Ein Überblick über die historische Entwicklung des Krankheitsbildes findet sich bei Prill (1964). Es lassen sich folgende Zeitabschnitte in grober Übersicht darstellen:

- Organische Ursachen der Gebärmutter: Morgagni leitete 1761 die Unterbauchschmerzen vom vermeintlichen Sitz der »Hystera« in der Gebärmutter ab.
- Lokale Entzündung (Virchow'sche Zellenpathologie 1855).
- Nach 1920 wurden hormonelle Zusammenhänge mit einer Osteomalazie diskutiert. Die damals häufig beobachtete Begleitsymptomatik in Form von Sexual-, Verdauungs- und Kreislaufstörungen sowie auftretenden Kopfschmerzen und Dysmenorrhoe deutete auf eine allgemeine Funktionsstörung – die »Spasmophilia genitalis« – hin.
- Taylor postulierte 1949 ein Congestion-Fibrosis-Syndrom mit nachfolgender organischer Veränderung. Er vermutete eine Störung des autonomen Nervensystems.
- Psychodynamische Ära.

Duncan und Taylor (1952) lieferten Hinweise auf eine Reifungsstörung bei kindlicher Deprivation, die zu einer neurotischen Fehlhandlung und Symptombildung, insbesondere bei einer so genannten »stressfull-life-situation« führen kann. Prill führte schon früher aus, dass ursächlich psychogene und soziologische Faktoren bei der Ausbildung dieses vegetativen Syndroms in Betracht kommen können. In seiner Arbeit von 1964 hielt er fest, dass 25 bis 33 Prozent der Frauen mit chronischem Unterbauchschmerzen eine behandelbare neurotische Ätiologie haben. Wesentlich sind die Arbeiten von Molinski, der seine Beobachtungen so zusammenführte, dass er von einer larvierten Depression (1982), später verleugneten Depression (1992) sprach. Hierbei grenzt er die Patientinnen allerdings auf diejenigen ein, bei denen kein organisch-pathologischer Befund erhoben werden konnte.

- Im Folgenden hat sich das bio-psycho-soziale Modell sowohl in der deutschen Literatur (Richter, Molinski, Nijs, Dmoch, Stauber) als auch in der anglo-amerikanischen (Savidge & Slade 1997) durchgesetzt. Es wird um Coping- und Bewältigungsstrategien (Savidge & Slade 1997) erweitert.
- Stressforschung:
  Ehlert et al. (1999) untersuchten die Verbindung zwischen Cortisol als Stressmarker und chronischem Unterbauchschmerz. Hier gab es Hinweise über mögliche Zusammenhänge bezüglich der Cortisolfreisetzung.
- molekularbiologische Forschung:
  Relevante molekularbiologische Forschung gibt es zum jetzigen Zeitpunkt nicht. Es wären aber Hypothesen zu formulieren, dass möglicherweise ein Polymorphismus von Genabschnitten oder mögliche Mutation von Genabschnitten für eine Veränderung des »Schmerzgedächtnisses« verantwortlich sind.

Zu den möglichen Ursachen

Die Unterbauchschmerzen können von einer Vielzahl von Strukturen ausgehen. Es kommen zusätzlich zur eher psychologischen Genese viszerale, vaskuläre, neuronale, myofasziale und muskuloskeletale Ursachen in Betracht (Carther 1998, Steege et al. 1998, Carther 1999, Reisner 1997).

Fasst man die möglichen organischen und psychischen Ursachen zusammen, so ergibt sich folgende Ursachenkonstellation:

- Endometriose
- Pelvic inflammatory desease (PID)
- Adhäsionen
- Reizdarmsyndrom
- Obstipation
- interstitielle Zystitis
- Urethralsyndrom
- mechanische Unterbauchschmerzen
- Muskelschmerzen
- pelvic pain posture
- Nervenkompressionssyndrom
- fortgeleitete Schmerzen
- neuropathische Schmerzen
- Modulation des Nervensystems
- psychosoziale Faktoren
- psychogener Schmerz
- körperlicher und sexueller Missbrauch
  (vgl. Siedentopf 2002).

Zum aktuellen Stand der Untersuchungen in Diagnostik und Therapie

Siedentopf (2002) hat einen Quellentext zum chronischen Unterbauch-schmerz zusammengefasst, in dem folgende Quellen verwendet wurden:

- Medline von 1966 bis 2001
- Psychlit/Psyndex bis November 2001
- Jahresbände der Deutschen Gesellschaft für Psychosomatische Frauenheil-kunde und Geburtshilfe (DGPFG) von 1983 bis 2001.

Keyword war »chronic pelvic pain«. Zur Auswertung kamen 713 Literatur-stellen. Als Kernpunkte lassen sich zusammenfassen:

Psychopathologie

In älteren Arbeiten wurde noch häufig das Konzept vertreten, dass es sich bei Unterbauchschmerzpatientinnen mit und ohne Organbefund um zwei verschiedene Krankheitsbilder handele. Heute wird davon ausgegangen, dass es in der Psychopathologie keine Unterschiede zwischen Patientinnen mit und ohne Organpathologie gibt. Sichere *spezifische* psychische Charakteristika von Patientinnen zu eruieren, ist bislang weitgehend fehlgeschlagen. Als Beispiel mag die Prävalenz von sexuellem Missbrauch bei Unterbauchschmerzpatientinnen dienen: die Studienergebnisse sind hier widersprüchlich. Es gibt Studien, die von einem höheren Prozentsatz als in der Normalbevölkerung ausgehen, andere Untersuchungen konnten dies nicht verifizieren. Wahrscheinlich leiden ca. zwei Drittel der Patientinnen mit chronischem Unterbauchschmerz an einer somatoformen Schmerzstörung nach DSM IV und ICD 10. Viele Studien zur psychischen Morbidität sind methodisch problematisch zu sehen. Sie weisen Mängel auf wie z. B. kleine Gruppengrößen, ungleiche Kontrollgruppen, Einsatz von unstandardisierten psychodiagnostischen Instrumenten, die die Validität der Ergebnisse beeinträchtigen. Folgernd aus den unterschiedlichen Untersuchungsergebnissen, geht man heute im Entstehungskonzept des chronischen Unterbauchschmerzes von einer multikausalen Genese aus.

Diagnostik

Idealerweise sollte beim Erstkontakt eine ausführliche und genaue Anamnese erhoben werden. Diese soll Auskunft geben über Intensität und Dauer des Schmerzes, welche Aktivitäten durch die Beschwerden beeinträchtigt werden und wann im Alltag die Symptomatik auftritt. Geht man davon aus, dass viele Patientinnen an einer somatoformen Schmerzstörung leiden, sollte auch eine psychodiagnostische Untersuchung wegen chronischem Unterbauchschmerz durchgeführt werden. Die Bauchspiegelung, bei der intraoperativ zur gleichen Zeit diagnostisch als auch therapeutisch vorgegangen werden kann, stellt den Goldstandard bei der invasiven Diagnostik dar. Wir sollten uns dabei vergegenwärtigen, dass auch bei pathologischen Befunden nicht gesichert ist, inwieweit diese zum Schmerzgeschehen beitragen. Möglicherweise wird hier die Laparoskopie in Lokalanästhesie, bei der auch eine Lokalisierung von Schmerzpunkten (»pain mapping«) möglich ist, die diagnostische Bedeutung der Laparoskopie verändern. Auf andere bildgebende Verfahren, außer der Sonographie, kann in der Diagnostik weitgehend verzichtet werden. Hilfreich ist es jedoch, schon bei der Diagnostik die interdisziplinäre Zusammenarbeit mit Internisten, Urologen, Orthopäden, Neurologen und Psychiatern anzustreben (vgl. DGPFG 1999).

Therapieansätze

Da die Pathogenese des chronischen Unterbauchschmerzes noch zu wenig verstanden ist, gestaltet sich die Suche nach therapeutischen Ansätzen schwierig (vgl. Prentice 2000). Die bisher angewandten Therapieansätze sind in der Regel empirisch. Empfohlen wird, laparoskopisch therapierbare Befunde zu sanieren, wobei allerdings auch hier Diskrepanzen bestehen. Zum Beispiel wird die Effektivität einer kompletten Adhäsiolyse in Bezug auf die Schmerzen in der Literatur unterschiedlich bewertet. Eine spezifische pharmakologische Therapie existiert zur Zeit nicht. Es wird in der Literatur allerdings die Ansicht vertreten, dass auch ohne formale Evidenz der Einsatz von Antidepressiva bei chronischem Unterbauchschmerz gerechtfertigt sei (vgl. Walker et al. 1993). Weitgehender Konsens besteht darüber, dass multidisziplinäre Behandlungskonzepte, die physio- und psychotherapeutische Verfahren sowie ggf. medikamentöse Therapieansätze anderer medizinischer Fächer integrieren, von Vorteil sind. Zu diesem Schluss kommen unter anderem zwei Reviews von Ryder (1996) sowie Bergant & Widschwendter (1998).

Evidence based medicine

In der *Cochrane Library* (2001) ist die Arbeit von Stones und Mountfield veröffentlicht. Als *Ziel* ihrer Arbeit wurde definiert: Es sollten Behandlungen identifiziert und eingeschätzt werden, die sich auf Frauen mit »chronic pelvic pain« im reproduktiven Alter beziehen. Der Review bezieht Studien von Patientinnen ohne Befund, von Patientinnen mit »pelvic congestion« und Adhäsionen ein. Ausgeschlossen wurden solche mit den Ursachen Endometriose, primäre Dysmenorrhoe, Schmerzen im Zusammenhang mit rezidivierender Genitalinfektion und »irritable-bowel-Syndrom«.

Als *Untersuchungsstrategie* handelten sie nach dem Codex der *Cochrane Menstrual Disorder and Subfertility Group*. Selektionskriterien waren randomisierte, kontrollierte Studien an Frauen mit chronischem Unterbauchschmerz (s. o.).

Als *Interventionen* wurden beschrieben:
* Lifestyle
* körperliche Behandlung
* medizinische Behandlung
* chirurgische Behandlung
* psychologische Behandlung.

Outcome wurde gemessen mit Schmerzbeurteilungsskalen, Beurteilung der Lebensqualität, ökonomischen Analysen und »adverse events«.

Datensammlung und Analyse: Es wurde das Design der »Cochrane Guidelines« gewählt. Zwei Reviewer.

Hauptsächliche Resultate: Aus der gesamten verwendeten Literatur konnten neun Studien identifiziert werden, von den fünf gute methodische Qualität hatten.

Zwei Studien waren nur in kurzen Abstracts wiedergegeben und wurden nicht berücksichtigt.

- Bei Gestagenen (MPA) konnte eingeschätzt werden, dass diese positiv zu einer Reduktion der Schmerzen während der Behandlung führen.
- »Counselling« (Beratungsmodelle) – unterstützt durch Ultraschalluntersuchungen – führten zu einer Reduzierung der Schmerzen und zu einer Verbesserung der Stimmung.
- Der multidisziplinäre Ansatz war hilfreich.
- Adhäsiolyse war nicht assoziiert mit einer Verbesserung (es sei denn, die Adhäsionen waren sehr stark).
- Pharmakotherapie (Sertraline) hat sich nicht als hilfreich erwiesen.

Die Reviewer kamen zum folgenden *Schluss*: Es sind weitere Studien notwendig, unter Einschluss derer, die bisher vorliegen. Randomisierte kontrollierte Behandlungen, die sich auf medizinische, chirurgische und psychologische Interventionen beziehen, sind dringend notwendig.

Schlussfolgerungen

Generelle Schwierigkeiten in der psychosomatischen Forschung

Wie bereits ausgeführt, bestehen generelle Schwierigkeiten sowohl bezüglich der wissenschaftlichen Herangehensweise (vgl. Hahn 2000) als auch in Bezug auf die praktische Durchführung psychosomatischer Arbeiten (vgl. Brähler & Schumacher 1995).

Vergleichbarkeit mit anderen Wissenschaften

Nicht nur die Medizin, sei es die chirurgische oder internistisch ausgerichtete Medizin, sondern alle Naturwissenschaften haben ähnliche methodische Schwierigkeiten. Es sei nur auf die Heissenbergsche Unschärferelation hingewiesen. Heissenberg entdeckte, dass der beobachtete Befund um so undeutlicher wird, je näher man ihn beobachtet. Dieses Problem trifft auf alle Naturwissenschaften – also auch auf die Gynäkologie und Psychosomatik – zu.

Aktuelle Studien

Aus der Literaturübersicht von Siedentopf (2002) sowie der Cochrane Data Base (Stones & Mountfield 2001) wird deutlich, dass prospektiv randomisierte Studien notwendig sind.

Bisherige Aktivitäten unserer Gesellschaft

Unsere Gesellschaft kann in Bezug auf die Untersuchung des chronischen Unterbauchschmerzes stolz sein. Die Vorarbeiten von Prill und Molinski, aber auch die Arbeiten anderer Autoren haben dazu geführt, dass unsere Fachgesellschaft in der Lage war, eine Leitlinie zum chronischen Unterbauchschmerz der Frau zu entwickeln (vgl. DGPFG 1999). Diese wurde im Jahr 2002 in einer englischsprachigen Version veröffentlicht (vgl. Kentenich & Rauchfuß 2001) und führte unmittelbar zu einer sehr aktuellen Debatte im *Journal of Psychosomatic Obstetrics and Gynaecology*. Dies zeigt, dass der erfahrungswissenschaftlich orientierte Weg durchaus zur Handlungsempfehlung führen kann, wenngleich der Evidenzgrad niedrig ist.

Empfehlungen

Die psychosomatische Forschung kann nicht durch Frauenärzte oder Psychosomatiker allein gewährleistet werden.

Es empfiehlt sich eine

- Kooperation aus Gynäkologen (die den primären Patientinnenzugang haben), (medizinischen) Psychologen, Psychiatern, internistisch ausgerichteten Psychosomatikern, Pathologen, Histologen, Schmerzforschern und Molekularbiologen.
- Forschergruppen im Sinne einer Verbundforschung erscheinen sinnvoll. Die Verbundforschung des so genannten *Leipziger und Jenaer Verbundes* im Bereich der »Psychosomatik der Sterilität« hat sich als eine sinnvolle Zusammenarbeit erwiesen, weil Gynäkologen, Urologen, Andrologen, Medizinpsychologen und Psychosomatiker gemeinsam am Thema der »Psychosomatik der Sterilität« tätig waren.
- Eine methodische Betreuung ist sinnvoll. Wir sollten mit allen Kräften die psychosomatische Forschung in der Gynäkologie unterstützen. Zweifellos sind wir als Frauenärzte nicht gut im Bereich der Methodik qualifiziert und brauchen daher methodenspezifische Unterstützung bei der wissenschaftlichen Arbeit. Die auf unseren Jahreskongressen eingerichtete Gruppe von Brähler und Buddeberg zur psychosomatischen Forschung ist ein wichtiges Instrument – gerade in der Unterstützung unserer Forschungsaktivitäten.
- Kritik aus anderen Reihen (z. B. konservativ ausgerichteten Schulmedizinern) brauchen wir nicht zu scheuen. Wie eingangs festgestellt, lässt sich

weder die humane Medizin noch ein anderer Wissenschaftsbereich in einer objektivistischen Art darstellen und eindeutig klassifizieren. Forschung – wo immer sie im Bereich der Naturwissenschaften und der Humanmedizin stattfindet – wird ihre methodischen Schwierigkeiten haben. Dieses ist auch im Bereich der Psychosomatik der Fall.

Literatur

Bergant, A. M. & Widschwendter, M. (1998): Chronic pelvic pain (CPP) – gynaecologic and psychosocial factors. Archives of Womens' Mental Health 183, S. 103–108.

Brähler, E. & Schumacher, J. (1995): Probleme der Psychodiagnostik in der Gynäkologie und Geburtshilfe. In: Psychomed 7, S. 119–123.

Carter, J. E. (1998): Surgical treatment for chronic pelvic pain. In: J Soc Laparoendosc Surg 2 (2), S. 129–139.

Carter, J. E. (1999): A systematic history for the patient with chronic pelvic pain. In: J Soc Laparoendosc Surg 3 (4), S. 245–252.

DGPFG (1999): Leitlinien »Chronischer Unterbauchschmerz«, Stand der Formulierung 04/99. Im Internet unter www.dgpfg.de.

Duncan, C. H. & Taylor, H. C. (1952): A psychosomatic study of pelvic congestion. In: Am. J. Obstet. Gynecol. 64, S. 1–12.

Ehlert, U.; Heim, C. & Hellhammer, D. J. (1999): Chronic pelvic pain as a somatoform disorder. In: Psychother. Psychosom. 68 (2), S. 87–94.

Engel, G. L. (1977): The need for a new medical model: a challenge for biomedicine. In: Science 196, S. 129–136.

Habermas, J. (1973): Erkenntnis und Interesse. Frankfurt (Suhrkamp).

Hahn, P. (1988): Ärztliche Propädeutik. Gespräch, Anamnese, Interview. Einführung in die anthropologische Medizin – wissenschaftstheoretische und praktische Grundlagen. Berlin, Heidelberg, New York (Springer).

Hahn, P. (2000): Wissenschaft und Wissenschaftlichkeit in der Medizin. In: Pieringer, W. & Ebner, F. (Hg.) (2000): Zur Philosophie der Medizin. Wien, New York (Springer), S. 35–53.

Hartmann, F. (1984): Patient, Arzt und Medizin. Göttingen (Vandenhoeck & Ruprecht).

Husserl, E. (1928): Logische Untersuchungen I-III. Halle.

Kentenich, H. & Rauchfuß, M. (2001): Guidelines of the German Society of Psychosomatic Obstetrics and Gynecology. In: J. Psychosom. Obstet. Gynecol. 22, S. 129–131.

Krehl, L. (1930): Entstehung, Erkennung und Behandlung innerer Krankheiten. 13. Aufl. Leipzig.

Molinski, H. (1982): Unterleibsschmerzen ohne Organbefund und eine Bemerkung zum pseudoinfektiösem Sydrom der Scheide. In: Gynäkologe 15, S. 207–215.

Molinski, H. (1992): Pelvipathie – die Krankheit mit den tausend Namen. In: Herms, V.; Vogt, H. J. & Pöttgen, H. (Hg.) (1992): Praktische Sexualmedizin. Wiesbaden (Medical Tribune), S. 9–25.

Prentice, A. (2000): Medical management of chronic pelvic pain. In: Baillieres Best Pract Res Clin Endocrinol Metab 14 (3), S. 495–499.

Prill, H. J. (1964): Psychosomatische Gynäkologie. Erfahrungen und Ergebnisse einer aktiv-klinischen Psychotherapie. München (Urban & Schwarzenberg).

Reisner, L. A. (1997): Etiology and management of chronic pelvic pain syndroms. In: Journal of Pharmaceutical Care in Pain & Symptom Control 5 (4), S. 31–48.

Ryder, R. M. (1996): Chronic pelvic pain. In: Am Fam Physician 54, S. 2187–2193.

Savidge, C. K. & Slade, P. (1997): Psychological aspects of chronic pelvic pain. In: J Psychosom Res 42 (5), S. 433–444.

Siebeck, R. (1935): Die Beurteilung und Behandlung Herzkranker. München (Lehmanns).

Siedentopf, F. (2002): Quellentext zum chronischen Unterbauchschmerz der Frau. Unveröffentlicht.

Steege, J. F.; Meetzger, D. D. & Levy, B. S. (1998): Chronic pelvic pain. Philadelphia (Saunders).

Stones, R. W. & Mountfield, J. (2001): Interventions for treating chronic pelvic pain in women. In: The Cochrane Library. Issue 4. Oxford.

Taylor, H. C. (1949): Vascular congestion and hyperemia. I. Psychological basis and history of the concept. In: Am J Obstet Gynecol 57, S. 211–230 & 637–653.

Uexküll, T. v., Wesiack, W. (1988): Theorie der Humanmedizin. München, Wien, Baltimore (Urban & Schwarzenberg).

Walker, E. A.; Sullivan, M. D. & Stenchever, M. A. (1993): Use of antidepressants in the management of women with chronic pelvic pain. In: Obstet Gynecol Clin North Am 20 (4), S. 743–751.

Weizsäcker, V. v. (1986): Gesammelte Schriften. Frankfurt (Suhrkamp).

Martina Rauchfuß

Wissenschaftliches
Arbeiten mit Hürden

Den Einstieg in das Thema zu finden fiel mir nicht schwer. Befinde ich mich doch gerade mitten drin in diesem Lauf über Hindernisse und Hürden. Doch wie konnte, sollte ich Ihnen das, was da so komplex in meinem Kopf ablief, erklären? Ich wollte doch nicht nur über mich und meine Schwierigkeiten und Erfolge, meine Hoffnungen und Ängste sprechen. Ich wollte Ihnen aber auch keinen wissenschaftstheoretischen oder strukturpolitischen Vortrag halten und hatte mit diesem Zwiespalt eigentlich schon eine Hürde des psychosomatischen Forschens im Blick. Wie operationalisiert man so komplexe Dinge wie menschliche Gefühle und bringt sie in die adaequate Verbindung mit den »harten« Daten der Realität. Wie viel Subjektives darf es und wie viel Objektives muss es beim Thema Wissenschaft in der Psychosomatischen Frauenheilkunde und Geburtshilfe geben?

Ich hoffe, ich habe eine Mischung gefunden die berührt *und* Denkanstöße gibt *und* die vielleicht auch Raum für ein wenig Spaß und Freude lässt. Auch für die Forschung in unserem Fachgebiet sind sich berühren lassen, gerade und quer denken sowie der Spaß an dem was wir tun, entscheidende Elemente.

Beginnen wir »trocken« mit ein paar Definitionen:

Was sagt das dtv-Lexikon zur Wissenschaft? Wissenschaft ist der Inbegriff des durch Forschung, Lehre und überlieferte Literatur gebildeten, geordneten und begründeten, für gesichert erachteten Wissens einer Zeit; auch die für seinen Erwerb typische methodisch-systematische Forschungs- und Erkenntnisarbeit sowie ihr organisatorisch-institutioneller Rahmen.

Und was sagt der deutsche Sport zum Hürdenlauf? Hürdenlauf wird im allgemeinen als eine Disziplin gesehen, die hohe technische und koordinative Anforderungen aufweist und zudem ein hohes Maß an Beweglichkeit verlangt. Dies ist sicherlich auch richtig. Vielleicht werden einige Anfänger Vorbehalte oder gar Angst haben. Dies sollte man nicht übersehen, sondern angstabbauende methodische Maßnahmen an den Anfang stellen. (z.B. Ausschluss von Verletzungsrisiken). Dennoch wird Hürdenlauf auch als eine Disziplin für den Schulsport empfohlen. Man muss also kein »ausgewachsener« Leistungssportler sein, um sich an die Disziplin Hürdenlauf heranzuwagen. Das macht doch Mut ... oder ?

Dazu sollten wir einen Spruch von Sokrates mit auf den Weg nehmen:

> Nicht weil es schwierig ist wagen wir es nicht, sondern weil wir es nicht wagen ist es schwierig. (Sokrates, griechischer Philosoph, 470–399 v. Chr.)

Nehmen wir dies als Metapher auch für den »Hürdenlauf« bei der wissenschaftlichen Beschäftigung mit der Psychosomatischen Frauenheilkunde und Geburtshilfe.

Wenn ich mich nun mit den Hürden in diesem Lauf beschäftige möchte ich dies für drei Aspekte tun:
- den Forschungsgegegenstand
- den Forscher/die Forscherin
- den organisatorisch-institutionellen Rahmen dieser Forschung

Der Forschungsgegenstand

Beginnen wir mit dem Forschungsgegenstand. Hierzu haben Claus Buddeberg und Herbert Kentenich schon eine Menge gesagt und ich möchte dies aus meiner Perspektive nur durch drei Punkte ergänzen:

Hürde 1: Ich erlebe es als in diesem Bereich tätige Wissenschaftlerin immer wieder, dass ich zwischen den Stühlen sitze. Psychosomatische Gynäkologie und Geburtshilfe ist keine »richtige« Gynäkologie und Geburtshilfe und auch keine »richtige« Psychosomatik und Psychotherapie oder gar Psychologie, Soziologie, Psychiatrie und auch nicht Sozialmedizin. Dennoch benötigt die psychosomatische Forschung ein Methodeninventar und natürlich auch Impulse und Kooperation aus und mit diesen Fachgebieten. Wenn wir dann noch festhalten, dass wissenschaftliches Arbeiten heißt, sorgfältig, genau, gründlich, zuverlässig , auf das Wesentliche konzentriert und verständlich zu handeln ist uns schon klar, wie schwierig dies für einen Forscher, einer Forscherin in unserem Fachgebiet sein muss. Wie schnell wird man von den unterschiedlichsten Disziplinen als nicht wissenschaftliche, als »DünnbrettbohrerIn« angesehen. Dies ist um so schwerer zu ertragen je geringer das Selbstbewusstsein als Forscherin oder als Forscher ist. Selbstbewusstsein ist untrennbar mit Identität verbunden. Wenn ich mir meiner als Forscherin/

Forscher (und dies ist zweifelsohne auch auf Bereiche der Psychosomatischen Frauenheilkunde und Geburtshilfe jenseits der Forschung übertragbar) sicher bin, kann ich solchen Angriffen gegenüber gelassen bleiben. Wenn ich in meiner Entwicklung aber nicht getragen, bestärkt und beschützt wurde, wenn ich keine »Bezugspersonen« hatte, die mich wohlwollend auf meinem Weg begleitet haben, fällt es mir schwer Einheit, Kontinuität und Identität der eigenen Person im Sinnen eines fundierten Selbstwertgefühles zu empfinden.

Eigene Erfahrungen mit meinen ersten wissenschaftlichen Gehversuchen im Rahmen der Diplomarbeit zeigten mir, wie leicht es gehen kann, wenn man sich getragen und in ein familiäres Bedingungsgefüge von ForscherInnen integriert fühlt. Ich schrieb meine Diplomarbeit unter Einsatz biochemischer Methoden in der Medizin zum Thema »Das Verhalten der Aldolase und LDH in den Erythrozyten von Neugeborenen«. Ich war integriert in ein etabliertes Forschungsteam und unterstützt durch meinen Diplomvater war es nicht schwer, einen Preis für hervorragendes wissenschaftliches Arbeiten zu erringen. Ähnliches erlebte ich auch bei meiner Doktorarbeit, bei der mikrobiologische und epidemiologische Methoden zum Einsatz kamen. Die Ergebnisse konnten auf vielen Kongressen vorgestellt werden. Auch hier fühlte ich mich integriert in ein Team und gefördert vom Doktorvater.

Jetzt bewege ich mich in den »Borderlands of Science«, wie es eine US-amerikanische Dissertation beschreibt (Pickren 1996), und Teams und Förderer zu finden ist viel schwerer.

Heribert Kentenich hat in seinem Vortrag auf die unzweifelhaft wichtige Kooperation mit anderen Fachgebieten hingewiesen. Aus unserer psychotherapeutischen Tätigkeit wissen wir aber auch, dass eine reife Beziehung erst nach Entwicklung eigener Identität möglich ist. Übertragen auf den Fokus unseres Themenblockes heißt dies, wir kommen nicht umhin Sorge für die Entwicklung einer eigenen Identität als psychosomatische gynäkologische ForscherIn zu tragen. Ich selbst habe im Rahmen eines interdisziplinären Forschungsprojektes erlebt, wie wichtig und befruchtend aber auch anstrengend und zum Teil kontrovers diese Arbeit in einem multiprofessionellen Team war, in dem es immer wieder ein Ringen um Integration der verschiedenen Standpunkte gab.

Hürde 2: Der Sozoiologe Schelksy hat bereits in den 50er Jahren die These vertreten, dass als Folge der analytischen Arbeitsweise der modernen Wissenschaft, das Tempo der Spezialisierung ebenso zwangsläufig zunehmen müsse wie die Geschwindigkeit des freien Falls unter der Gravitation. Es erfordert große Energie, diesen Prozess durch Integration aufzufangen und auszubalancieren. (Blumberg und Schelsky 1967)

In einer anderen Metapher formuliert, würde die professionelle Energie, dem zweiten Hauptsatz der Thermodynamik folgend, durch die fortschreitende Aufsplitterung der Fächer in Richtung auf eine zunehmende Unordnung eines beziehungslosen Nebeneinanders von Subdisziplinen führen. Auch und gerade in der Medizin lassen sich deutliche Ansätze für eine Zunahme der »wissenschaftlichen Entropie« erkennen, denken wir nur an die uns fast täglich erreichenden Meldungen über neue genetische Erkenntnisse und die zunehmende Subspezialisierung in den Fachgebieten. Integrative Ansätze wie die Psychosomatische Frauenheilkunde und Geburtshilfe schwimmen gegen den Strom der wissenschaftlichen Spezialisierung. Gegen den Strom zu schwimmen setzt aber eine extrem gute Kondition voraus und ist, je nach Strömungslage ziemlich gefährlich. Ich liebe es zu schwimmen und liebe auch Gefahren in denen ich mich erproben kann, mitunter sehnte ich mich in meiner bisherigen wissenschaftlichen Laufbahn jedoch nach einem rettenden Arm oder Ufer oder danach mich mit dem Strom treiben zu lassen.

Hürde 3: Der in der Medizin häufige empirisch-analytische Methodenbereich bemüht sich um Beobachterunabhängigkeit und Objektivität und dies ist für die psychosomatische Frauenheilkunde und Geburtshilfe nur schwer umsetzbar. Traditionellerweise wird dem analytisch empirischen Zugang als Repräsentanten der Beobachtungsebene Wissenschaftlichkeit zuerkannt. (Harari 2001, Henrickson und McKelvey 2002) Erinnern Sie sich bitte an das von Herrn Kentenich hierzu erläuterte. Dem Beziehungsaspekt, dem subjektiven Erleben, dem Dialog wird diese Wissenschaftlichkeit jedoch häufig abgesprochen. Engel sieht den klinischen Forscher in beiden Bereichen gefordert (Engel 1987).

Das Subjektive betrifft in der Medizin sowohl den Forscher wie auch den Forschungsgegenstand. Dass das empirisch analytische Vorgehen aber auch in anderen Wissenschaften kein rein objektiver Vorgang ist, beschreibt bereits der Biologe und Nobelpreisträger Max Delbrück wie folgt: »Das zu Untersuchende ist untrennbar mit dem Forscher verbunden. Er entwickelt geistige Konzepte seiner Erfahrungen mit dem Untersuchungsgegenstand, mit dem Ziel sei Verständnis von dessen Eigenschaften und Verhalten zu erfassen.« Der Physiker Werner Heisenberg drückte dies so aus: »Was wir beobachten ist nicht die Natur an sich, sondern das Zusammenspiel zwischen der Natur und uns; Wissenschaft beschreibt die Natur so, wie sie sich unseren Fragen öffnet.« (Heisenberg 1958)

Obwohl gerade in der Medizin die Bedeutung des subjektiven Faktors ins Auge springt oder vielleicht gerade deshalb ist die medizinische Wissenschaft so stark an »objektiven«, messbaren Ergebnissen interessiert. Wenn wir mit so viel Subjektivem zu tun haben, müssen wir Mediziner vielleicht besonders auf dem (scheinbar) Objektiven insistieren. So objektive Disziplinen wie Mathematik und Physik haben im Gegensatz dazu schon lange die Bedeutung des Subjektiven in der Forschung erkannt und akzeptiert. Sinnvolle Ansätze, subjektive und objektive Parameter zu verbinde, finden sich zum Beispiel in psychoneuroimmunologischen Forschungskonzepten (Kiecolt Glaser et al. 2002).

Amüsant und interessant sind in diesem Zusammenhang vielleicht eigene Erfahrungen aus den Anfängen psychosomatischen Arbeitens. Noch zu DDR-Zeiten bemühten wir uns um eine ganzheitliche Betreuung von Schwangeren die zum Beispiel wegen vorzeitiger Wehentätigkeit damals noch wochenlang mit iv-Tokolyse behandelt wurden. Wir boten den Frauen ein Entspannungstraining an, dass später durch die Möglichkeit des respiratorischen Biofeedback ergänzt wurde. Das Gerät hatten wir in Kooperation mit unserem Biophysiker, in einer »Raubkopie« westlicher Veröffentlichungen entlehnt, nachgebaut. Zunächst maßen wir die Entspannung an den subjektiven Angaben der Schwangeren. Doch erst als wir die Entspannung »operationalisierten«, d.h. wiederum in Eigenbau ein Gerät einsetzten, das den Hautleitwert als Maß der Entspannung festhielt (Anmerkung: es handelte sich übrigens »nur« um die Frequenz von Knackgeräuschen, die in Relation zum Entspannungszustand der Schwangeren stand), wurden unsere Ergebnisse zum Teil enthusiastisch aufgenommen und wir durften auf verschiedenen nationalen und internationalen Kongressen auftreten. Sicher sind objektiv messbare Ergebnisse wichtig, aber sind sie wirklich wichtiger als das subjektive Erleben des Betroffenen. Ist im konkreten Fall nicht das subjektive Erleben sich entspannt zu fühlen genauso wichtig wie der objektiv gemessene Hautleitwert? Sind wir als Forscher erst dann glaubhaft und akzeptabel, wenn wir objektiv messbare Ergebnisse nachweisen können. Und was sind überhaupt objektiv messbare Ergebnisse?

Der Forscher, die Forscherin

Doch wenden wir uns nun dem Bereich der Forscherinnen und Forscher zu.

Hürde 4: Warum ein Forscher, eine Forscherin, die eigentlich mit der Gynäkologie ein operatives Fach gewählt hat, sich irgendwann psychosomatischen Fragestellungen zuwendet, hat häufig wohl etwas mit individuellen Biographien zu tun. Wie wir schon mehrfach gehört haben, kann es kaum der Wunsch nach einem einfachen, hürdenlosen Weg, nach schneller Anerkennung, nach Ruhm und Ehre oder nach großen Forschungsgeldern sein.

Berichten kann und möchte ich hier nur zu meinem eigenen Weg, der im Grundkonzept aber vielleicht nicht untypisch ist. Begonnen hat es für mich mit dem Gefühl, dem Anliegen und den Bedürfnissen meiner Patientinnen nicht zu genügen und der klinischen Erfahrung, dass eine Erkrankung häufig nur im Kontext der Lebenssituation der Patientin und ihrer Persönlichkeit versteh- und erklärbar wurde. Ganz gravierend war für mich dann eigenes Erleben bei der Totgeburt meines ersten Kindes. Ich fühlte mich organmedizinisch von meinen Kolleginnen und Kollegen gut betreut aber menschlich völlig alleingelassen. Ich glaube damals begann in mir der Entschluss zu reifen, nach einer anderen, »ganzheitlichen« Form von Medizin zu suchen, die ich mir für mich, aber auch für die mir anvertrauten Patientinnen wünschte. Genauso wird es vice versa Gründe geben, warum jemand sich genau dieser Form von Medizin und Forschung nicht öffnen möchte.

Psychosomatisches Arbeiten bedeutet, sich unmittelbar als Person auch mit den eigenen Vorstellungen und Emotionen einzubringen, sensibel zu werden für die Patientin aber auch für sich selbst. Dies trifft selbstverständlich nicht nur auf die Arbeit mit der Patientin im klinischen Alltag zu sondern auch auf die Beschäftigung mit Forschungsgegenständen in der Psychosomatischen Frauenheilkunde zu. Sich zu öffnen macht aber auch verletzbar. Im härter werdenden Konkurrenzkampf um beruflichen und wissenschaftlichen Erfolg können Offenheit und Sensibilität als Handicap erlebt werden. Als positiv kann sich eine solche Sensibilität nur in einem akzeptierenden, psychosomatisch aufgeschlossenen Umfeld erweisen. Ich kann mich noch gut an eigene Erfahrungen erinnern, bei denen ich zutiefst verletzt, unter Tränen meinem Gegenüber versuchte zu erläutern, dass genau diese Tränen Ausdruck meiner emotionalen und forscherischen Kompetenz wären. Doch in welchem Forscherteam wird so etwas akzeptiert? Welche Ängste können auch im Umfeld entstehen, wenn jemand unter Einbringung seiner Person und seiner Emotionen arbeitet und forscht?

Hürde 5: Wir lernen beim psychosomatischen Arbeiten auch, dass wir nur dann ein guter Therapeut, eine gute Therapeutin sind, wenn wir auch gut für uns selbst sorgen. Dies ist sicher eine Eigenschaft, die im Wissenschaftsbetrieb unüblich ist. Über solche Bedürfnisse kann man gut in einem psychosomatischen und eher schlecht in einem anderem Klima sprechen.

An Universitätskliniken ist es noch immer nicht unüblich, dass man auf einer halben Forschungsstelle für die volle Patientenbetreuung zuständig ist und für die Forschung seine Freizeit benutzt. Die Bereitschaft sich auf solche »Sklaven-Dienste« einzulassen scheint jedoch auch in der Medizin zu sinken.

Der Stellenangebotsteil im deutschen Ärzteblatt ist inzwischen fast so dick wie der Berichtsteil und sogar in so renommierten Zeitschriften wie »Nature« und »Science« mehren sich die Artikel bezüglich der Sorgen um den wissenschaftlichen Nachwuchs in der Medizin (Rosenberg 1999).

Abbildung 1: Graduating medical students with strong research career intentions, 1989–1996. Rosenberg LE (1999) Science-magazine 285: 331–332.

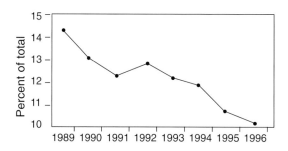

Dies wird durch eine Untersuchung an Wissenschaftlerinnen und Wissenschaftlern der Charité bestätigt. Nach einem Rückblick befragt, gaben 31 Prozent der Befragten an, ihren Berufsweg nicht noch einmal beschreiten zu wollen. Dies waren signifikant mehr Frauen als Männer. Da diejenigen, die das Universitätsklinikum verlassen haben, nicht über die Gründe dafür befragt werden konnten, ist anzunehmen, dass die Zahl von 31 Prozent die Situation eher unterschätzt – eine alarmierende Feststellung (Kaczmarczyk 1999)!

Dies hat wohl auch etwas mit dem Mythos eines Wissenschaftlers zu tun. Wissenschaft fordert den ganzen Menschen, daneben ist kein Platz für Privatleben. In der klinischen Medizin gibt es eine doppelte Forderung, da der Arztberuf Berufung ist. Ein Wissenschaftler ist darüber hinaus sowohl der Forschung wie der Lehre verpflichtet, wobei die Forschung der edlere Teil ist. Die Initiationsriten der Hochschulen fördern diesen Mythos. Immer weniger junge Ärzte sind aber bereit diesem Mythos ihr Leben zu opfern.

Wenn es also nicht gelingt allgemein menschliche Lebensbedürfnisse und wissenschaftliche Karriere in Einklang zu bringen, dürfte es schlecht um die wissenschaftliche Zukunft in der Medizin, aber wohl auch in anderen Forschungsbereichen bestellt sein. Von in der psychosomatischen Frauenheilkunde und Geburtshilfe Tätigen wird dabei kaum weniger als von in anderen Bereichen Tätigen verlangt werden. Wir haben uns zu solchen Frage aber bisher nicht zu Wort gemeldet. Warum ist dies wohl so ?

Hürde 6: Der Gender-Aspekt aus individueller Sicht: In der DGPFG sind aktuell etwa 60 Prozent weibliche und 40 Prozent männliche Mitglieder. Da sich das Geschlechterverhältnis in der Frauenheilkunde gerade in weibliche Richtung ändert, d. h. deutlich mehr Frauen als Männer die Weiterbildung in unserem Fachgebiet beginnen, werden wohl zukünftig auch noch mehr Frauen im Bereich der Wissenschaft der Psychosomatischen Frauenheilkunde und Geburtshilfe tätig sein. Merbach, Hauffe und Brähler schlussfolgern in ihrer

kurzen Analyse zu Forschungsaktivitäten in der psychosomatischen Gynäkologie und Geburtshilfe, dass sich das Geschlechterverhältnis bei den unterschiedlichen Publikationen unterscheidet. Während sich noch dreimal so viele
Frauen wie Männer in Dissertationen und Habilitationen qualifizieren, über-
treffen die Wissenschaftler die Wissenschaftlerinnen in ihren Veröffentlichungen in Fachzeitschriften um das Doppelte (Merbach et al. 2001). Angesichts
eines alten Spruches der da heißt : »Wer schreibt der bleibt« und anlässlich der
Relevanz des Impact-Factors, von unserer Frauenbeauftragten in »Schwindel-
faktor« umbenannt, wird bereits deutlich welche genderspezifischen Probleme
in der Wissenschaft auftreten können. Und dies ist nur ein Schlaglicht.

Vielleicht kann ich einige Schwierigkeiten an meiner eigenen Entwicklung
deutlich machen.

Ich bin die Tochter eines Frauenarztes und einer Lehrerin, und hatte so lange
ich denken kann den »unverschämten« Anspruch, sowohl eine Familie mit
mehreren Kindern haben zu wollen als auch voll berufstätig zu sein – und das
auch noch an einer Universität als Forschende und Lehrende. Meine Mutter
hat, entsprechend dem Frauenbild ihrer Zeit, im Interesse der Familie ihren
Beruf aufgegeben. Ich hatte immer das Empfinden, dass das sehr schade war,
auch für das, was sie hätte beruflich weiter leisten können. Ich habe nach
ihrem Tod noch Briefe von Schülerinnen erhalten, nach 50 Jahren, die auf
ihre großen Fähigkeiten als Lehrerin verwiesen. Auf diesem Erfahrungshinter-
grund entwickelte sich mein Wunsch eine Familie mit mehreren Kindern und
eine wissenschaftliche Laufbahn in der Medizin zu verbinden. Ich studierte an
der Humboldt-Universität zu Berlin Medizin, widersetzte mich nach dem
Staatsexamen erfolgreich der Lenkung in ein städtisches Krankenhaus und
bemühte mich DDR-untypisch selbst um eine Anstellung an der Universitätsfrauenklinik in Berlin-Ost. Dort habe ich in den verschiedenen geburtshilflichen und gynäkologischen Bereichen gearbeitet und 1980 den Facharzt
gemacht. Die bereits eingangs erläuterten Erfahrungen in traditionellen »wissenschaftlichen Familien« bestärkten mein ohnehin vorhandenes Interesse an
wissenschaftlichem Arbeiten.

Bereits 1973 hatte ich geheiratet, für die DDR in einem ganz normalen
Heiratsalter. Mein Alter bei der Geburt unseres ersten Kindes war dann mit
27 Jahren aber eher untypisch. Viele meiner Kommilitoninnen hatten ihre
ersten Kinder bereits während des Studiums bekommen, statistisch gesehen
wohl ungefähr 70–Prozent. Ich wollte zunächst einmal im Beruf Erfahrungen
sammeln und die Doktorarbeit abschließen. Das hatte übrigens auch mein
Chef von mir erwartet. So wurde nach unserer 1978 totgeborenen Tochter
unser erster Sohn 1979 und der zweite 1982 geboren. Als ich mit dem zwei-

ten Kind im Erziehungsurlaub war, bekam ich einen Anruf von der damaligen Inhaberin des Lehrstuhls für Soziale Gynäkologie, dies war einer von drei Lehrstühlen an der Charité. Sie sagte: »Frau Rauchfuß, ich kann eine Gynäkologin einstellen, habe das Empfinden, sie haben Interesse an Wissenschaft. Wenn sie im Klinikbereich bleiben, werden sie verheizt und haben keine Möglichkeit zum Forschen. Kommen sie doch zu mir.« Ich legte schweren Herzens quasi das Skalpell aus der Hand, ging in die Soziale Gynäkologie und merkte sehr bald, dass ich mir damit ein sehr spannendes Gebiet eröffnet hatte und eben auch die Möglichkeit, wissenschaftlich zu arbeiten. 1986 begann ich, gemeinsam mit einer Soziologin, eine große Studie zu Partnerschaftskonflikten und psychosomatischen Störungen in Gynäkologie und Geburtshilfe, aus der unsere Habilitation werden sollte. Dies auch mit der Überlegung, den Lehrstuhl vielleicht später einmal, wenn es denn möglich sein sollte, übernehmen zu können. 1987 wurde unser drittes Kind, eine Tochter geboren. Ich kann mich noch gut erinnern, wie ich im zweiten Schwangerschaftsmonat auf dem Europäischen Perinatalogenkongreß in Leipzig meinen ersten Vortrag in englischer Sprache gehalten habe. Ich litt unter starker Übelkeit, sicher auch deswegen, weil ich selbstverständlich hin- und hergerissen war zwischen dem Wunsch nach wissenschaftlicher Karriere und dem Wunsch nach einem weiteren Kind. Auch in der ehemaligen DDR lag die Verantwortung für Kinder primär bei den Frauen und ich habe mich natürlich gefragt, ob ich denn eine genügend gute Mutter sein werde, wenn ich mich auch der Wissenschaft verschreibe. Ich habe meiner Tochter später gern erzählt, dass wir beide diesen aufregenden Auftritt zwar mit Anstrengung aber auch mit Erfolg gemeistert haben. Die Verhältnisse in der ehemaligen DDR ermöglichten es mir, sicher wesentlich besser als dies heute möglich wäre, nach der Geburt meines dritten Kindes zügig wieder in die Arbeit einzusteigen. Dann kam die Wende, und wir haben erwartet, dass nun unser Fachgebiet Psychosoziale Frauenheilkunde stärker etabliert würde. Das passierte aber nicht, im Gegenteil, der Lehrstuhl wurde aus der Struktur der Frauenklinik gestrichen, was meiner Habilitation auch einen argen Schlag versetzt hat.

Organisatorisch institutioneller Rahmen

Und damit sind wir bei dem dritten Komplex von Hindernissen, dem organisatorisch-institutionellen Rahmen.

Hürde 7: Fehlende Strukturen: Meine Chefin ging 1994 in den Ruhestand. Ich habe die kommissarische Leitung der dann »Noch-Abteilung« bekommen, weil ich zu dieser Zeit ein großes BMBF gefördertes Forschungsprojekt hatte. Das Projekt habe ich wohl auch deshalb erhalten, weil es zum Bewerbungszeitpunkt noch besagte Struktureinheit mit entsprechender Men- besser »Womenpower« gab. Denn auch in der Wissenschaft gilt, wo ist wird dazugegeben. Im Rahmen der Umstrukturierungsmaßnahmen an der Charité wurde die Abteilung Psychosoziale Frauenheilkunde aus der Frauenklinik ausgegliedert und später dem neu gegründeten Institut für Sexualwissenschaft und Sexualmedizin zugeordnet, dessen Leiter eher sexualmedizinisches als psychosomatisch gynäkologisches Arbeiten förderte und erwartete.

Betrachten wir die Situation in der gesamten Bundesrepublik, so wird der Strukturmangel noch deutlicher. Psychosomatisch gynäkologische Struktureinheiten an Universitätsfrauenklinken gibt es nur in München, Düsseldorf, Bonn und inzwischen Lübeck. In Hannover und Berlin sind entsprechende Abteilungen und Arbeitsgruppen an anderen Kliniken beziehungsweise Instituten angesiedelt, und es gibt psychosomatische Forschergruppen zum Beispiel auch an den Frauenklinken der Mainzer und Freiburger Universität sowie an einigen außeruniversitären Einrichtungen wie zum Beispiel der Berliner DRK-Frauenklinik Westend und dem Kreiskrankenhaus Bad Säckingen. Insgesamt ist aber die Psychosomatische Frauenheilkunde und Geburtshilfe in universitären und außeruniversitären Forschungsstrukturen kaum vertreten. (Braun et al. 1997, Rauchfuß 2000)

Wir haben vorhin über die Bedeutung der Entwicklung einer »Forscheridentität« gesprochen. Wo Strukturen fehlen ist die Entwicklung einer solchen Identität erschwert. Ohne einen solchen Hintergrund ist es auch schwierig innovative Konzepte zu entwickeln und zum Beispiel Forschungsgelder zu aquirieren. Psychosomatische Forschung ist nur dort mit Power möglich, wo sie auch vom Klinikchef unterstützt und vom Klinikteam zumindest mitgetragen wird. Meist wird psychosomatische Forschung jedoch, wenn sie denn stattfindet, nur als schmückendes Beiwerk gesehen. Das richtige Geld gibt es für andere Forschungsvorhaben. Dies werden sicher nicht wenige von uns schmerzlich mit gut durchdachten und konzipierten aber dann letztendlich doch abgelehnten Forschungsanträgen erlebt haben.

Hürde 8: der Gender-Aspekt aus struktureller Sicht. Erfahrungsgemäß fördern Menschen eher Menschen des eigenen Geschlechts. Wenn es aber wie bisher wenig Frauen auf den oberen Treppchen der Wissenschaft gibt, werden auch weniger Frauen gefördert. Wie man an meinem beruflichen Werdegang erkennen kann, fehlt diesem das, was man Karriereplanung nennen würde. Vielmehr ist dieser Weg gekennzeichnet durch eine Reihe von scheinbar zufälligen äußeren Einflüssen, die mich auf einen Weg gebracht haben den ich rückblickend als richtig und für mich sehr befriedigend bezeichnen würde, der aber eben auch nicht geradlinig und zügig verlief. Und damit bin ich typisches Beispiel für weibliche Forschungskarrieren. Selbstkritisch muss ich sagen, dass bei all den beschriebenen Dingen, auch bei den Strukturfragen, immer wieder meine eigene wissenschaftliche Karriere aus meinem Blickzentrum geraten ist. Deswegen war 1998 der Ruf auf eine Gastprofessur nach Magdeburg im doppelten Sinne wichtig. Die Dorothea Erxleben-Gastprofessur wird von der Otto von Guericke Universität ausgeschrieben, um die Karriere von Frauen zu fördern, insbesondere in solchen Bereichen, in denen Frauen unterrepräsentiert sind. Diese Professur soll Jahr für Jahr an eine andere Fachrichtung vergeben werden. 1998/99 wurde sie an die Medizinische Fakultät vergeben, und ich hatte die Ehre, auf diese Stelle berufen zu werden. Man hat sich damit für ein Fach entschieden, wie ich es vertrete, nämlich die Psychosomatische Frauenheilkunde, durchaus nicht ganz ohne streitbare Auseinandersetzungen. Aber ich habe das für mich und für mein, unser Fachgebiet als sehr ermutigend empfunden. Ich denke auch, dass dieses Verfahren eine gute Möglichkeit ist, Frauen oder auch unser Fachgebiet zu fördern.

Im Kontext der oben angesprochenen Gastprofessur habe ich gemeinsam mit der stellvertretenden Direktorin des dortigen Institutes einen Workshop »Frauen fördern Frauen« veranstaltet, in dem wissenschaftlich tätige Frauen aus den verschiedensten Fachgebieten diese Erfahrung bestätigten.

Die bereits zitierte Befragung von Wissenschaftlerinnen und Wissenschaftler an der Charité brachte hinsichtlich des Gender-Aspektes noch andere interessante Ergebnisse.

Frauen, die in Partnerschaft mit Kindern lebten, hatten bisher am seltensten eine Habilitation geschafft und planten sie zu 65 Prozent nicht, Männer in derselben Situation erreichten die gegenteilig hohen Werte, 23 Prozent der Gruppe war bereits habilitiert und nur 21 Prozent strebten keine Habilitation an. In einem Zeitraum von 6 bis 8 Jahren schafften nur 20 Prozent der Mitarbeiter und Mitarbeiterinnen die Habilitation, von diesen 25 Personen waren 22 männlich.

Die allermeisten der Befragten (81 %) haben wegen ihres Berufes nicht auf Kinder verzichtet. Von denjenigen Befragten, die wegen des Berufes auf Kinder verzichtet haben, sind jedoch sehr viel mehr Frauen, nämlich 13 Prozent aller befragten Frauen gegenüber sechs Prozent aller befragten Männer. Hier bestehen sehr große Differenzen vor allem zwischen Ost und West.

35 Prozent der Frauen, die in der BRD studiert hatten, haben auf Kinder verzichtet, aber weniger als 11 Prozent der Frauen mit DDR-Studium gaben diesen Verzicht an. Selbst »West-Männer« verzichteten mit 14 Prozent häufiger auf Kinder als »Ost-Frauen«.

79 Prozent der Frauen sind der Meinung, dass ihnen durch Kinder berufliche Nachteile entstanden sind, jedoch nur 33 Prozent der Männer (Kaczmarczyk 1999). Noch immer gibt es die Ansicht, dass Mutterschaft nicht vereinbar mit anderen Lebensbereichen ist und dass es daneben keinen Platz für Beruf oder gar Karriere gibt. Die Mutter ist die Versorgungsinstitution und darüber hinaus auch für die psychische Konstitution des Kindes verantwortlich. Familie und damit die Mutter ist die beste Erziehungsinstanz. Dieser Mythos fördert das schlechte Gewissen vieler Mütter. Viele Forscherinnen kenne wohl die Ambivalenz zwischen kulturellen Weiblichkeitsstereotypen (Bescheidenheit und Altruismus) und der Realität als Wissenschaftlerin, die unter ständigem Erfolgsdruck steht. Vielleicht sind auch deswegen Karrieren von Frauen wesentlich seltener geplant als die von Männern.

Und damit schließt sich der Kreis der Hürden. Forschung in der psychosomatischen Frauenheilkunde hat im übertragenen Sinnen viele weibliche Seiten und hat diese meiner Ansicht nach auch nötig. Die von mir angesprochenen acht Hürden, die nur meine subjektive Auswahl darstellen konnten, hängen vielleicht auch damit zusammen. Doch erinnern wir uns an den bereits eingangs zitierten sokratischen Satz: Nicht weil etwas schwierig ist wagen wir es nicht, sondern weil wir es nicht wagen ist es schwierig.

Neben individuellen und strukturellen Hürden konnte ich aber auch viel Ermutigendes erfahren. Zu dem letzteren gehören auch meine Aktivitäten im seit 1999 an der Charité laufenden Reformstudiengang Medizin. Unter anderem bin ich dort als Dozentin in der Interaktion tätig und konnte bei Prüfungen am vergangenen Freitag mit Freude sehen, welche emotionale Kompetenz und Gesprächskompetenz die zukünftigen Kolleginnen und Kollegen bereits am Ende des dritten Semesters erworben haben. Im vierten Semester haben alle Studieren ein Forschungswahlpflichtpraktikum zu absolvieren. Im vergangenen Jahr haben vier Studentinnen dies in meiner kleinen Forschungsgruppe getan und dabei wohl so viel Interessantes erlebt, dass drei von ihnen später bei mir promovieren wollen. In diesem Jahr sind es mit insgesamt sieben Studierenden (4 Frauen und 3 Männern) schon mehr als 10 Prozent der Studentinnen, die sich für ein Forschungspraktikum in unserem Fachgebiet interessieren. Das finde ich sehr ermutigend.

Schlussfolgerungen

Schließen möchte ich schlaglichtartig mit acht Schlussfolgerungen. Für die Etablierung einer qualitativ hochwertigen Forschung in der Psychosomatischen Frauenheilkunde und Geburtshilfe sind nach meiner Ansicht folgende Strategien bedeutungsvoll:

- Wissenschaftlichkeit der Forschungsmethoden in unserem Fachgebiet darstellen und nachweisen
- Entwicklung einer psychosomatisch-gynäkologischen ForscherInnenidentität
- Auch psychosomatisch-gynäkologische ForscherInnenkarrieren müssen geplant werden
- Einführung eines Mentoringsystems zur Förderung des wissenschaftlichen Nachwuchses
- Bildung von institutions- und fachübergreifenden Forschungsnetzwerken
- Erhalt und Schaffung von psychosomatischen gynäkologischen Strukturen an Universitäten und Forschungseinrichtungen
- Kampf um die Bereitstellung von mehr Forschungsgeldern für unser Fachgebiet
- Voraussetzungen für die Vereinbarkeit von beruflicher Tätigkeit als Arzt/Ärztin und Forscher/Forscherin und einem »normalen« Familienleben schaffen.

Und last but not least ist es wichtig, dass wir Freude und Befriedigung bei unserer Forschungstätigkeit erleben können. Dann stehen wir am Ende erschöpft aber auch zufrieden und entspannt am Ziel.

Literatur

Blumberg, H. & Schelsky, H. (Hg.) (1967): Wissenschaftstheorie – Wissenschaftspolitik – Wissenschaftsgeschichte, Bd. 4. Gütersloh (Bertelsmann).

Braun, M. & Kentenich, H. (1997): Psychosomatische Medizin in Frauenkliniken und deren Probleme – eine Bestandsaufnahme. In: Bauer, E.; Braun, M.; Hauffe, U. & Kastendieck, M. (Hg): Psychosomatische Gynäkologie und Geburtshilfe. Gießen (Psychosozial-Verlag), S. 77–88.

Engel, G. L. (1987): Physician-scientists and scientific physicians: Revolving the humanism-science dichotomy. In: Am J Med 82, S. 107–111.

Harari, E. (2001): Whose evidence? Lessons from the philosophy of svience and the epistemology of medicine. In: Aust N Z J Psychiatry 35, S. 724–730.

Heisenberg, W. (1958): Physics and Philosophy. The Revolution in Modern Science. New York (Harper).

Henrickson, L. & McKelvey, B. (2002): Foundations of »new« social science: institutional legitimacy from philosophy, complexity science, postmodernism, and agent-based modeling. In: Proc Natl Acad Sci USA 99 Suppl. 3, S. 7288–95.

Kaczmarczyk, G. (1999): Wissenschaftliche Arbeit und Qualifizierung am Universitätsklinikum Charité. Berlin (Eigenverlag Charité).

Kiecolt-Glaser, J. K.; McGuire, L.; Robes, T. F. & Glaser, R. (2002): Psychoneuroimmunology and psychosomatic medicine: back to the future. In: Psychosom Med 64, S. 15–68.

Merbach, M.; Hauffe, U. & Brähler, E. (2001): Forschungsaktivitäten in der psycho-somatischen Gynäkologie und Geburtshilfe. Kurze Analyse 1990–1999. In: Gynäkologe 34, S. 183–188.

Pickren, W. E. (1996): Psychologists and physicians in the borderlands of science. Dissertation. Abstracts International Vol. 56 (11-B) pp 6373

Rauchfuß, M. (2000): Integration der Psychosomatik in die Frauenheilkunde. In: Neises, M. & Ditz, S. (Hg.): Psychosomatische Grundversorgung in der Frauen-heilkunde. Stuttgart (Thieme), S. 2–10.

Rosenberg, L. E. (1999): Physician-Scientists – endangered and essential. In: Science magazine 283, S. 331–332.

III.

Beratungsaufgaben und Beratungsstruktur

Carmen Dietrich

Beraten und Behandeln – Raten oder Handeln

Im folgenden geht es um »Ein Betrachten unserer ärztlichen Beratungsmöglichkeiten im Diskurs mit der mehr oder weniger informierten Patientin« oder darum, »dass ich nicht mehr mit saurem Schweiß zu sagen brauche, was ich nicht weiß...« (J. W. Goethe, Faust Teil I)

Lassen Sie mich das oben genannte Motto aus dem Faust I, das die im Titel benannte Ratlosigkeit gewiss überzeichnet, zunächst durch Erfahrungen aus der täglichen Praxis belegen, die Ihnen vertraut sein dürften. Dann will ich versuchen, die Möglichkeiten und Chancen der ärztlichen Beratung für unser Gesundheitssystem zu benennen.

Am Anfang stellt sich für uns die Frage, ob ärztliche Beratung überhaupt noch erwünscht und notwendig ist bei der Fülle an medizinischer Information, die durch Gesundheitsberatung und den massenhaften Angeboten durch die Medien vermittelt wird. Die Patientinnen sind weitaus informierter über die Möglichkeiten der Behandlung als früher und es kann passieren, dass sie im Einzelfall über detailliertere Kenntnisse ihres Krankheitsbildes verfügen als die Ärztin oder der Arzt. Zudem hat die miserable Vergütung unserer Leistungen zur Folge, dass immer mehr Patientinnen in einer immer kürzeren Zeit die Sprechstunde zur Untersuchungsstunde werden lassen, eine Funktionalisierung der Begegnung, die weder den Patientinnen noch uns Ärztinnen und Ärzten gut tut.

Nicht zuletzt durch das Angebot der individuellen Gesundheitsleistungen, IGEL, entsteht der Eindruck, dass sich die Arzt-Patientin-Beziehung zu einem Verhältnis zwischen Partnern auf einer bestimmten Geschäftsgrundlage entwickelt.

Ich zitiere Prof. Dr. Kluth, Lehrstuhl für öffentliches Recht der Martin-Luther-Universität Halle-Wittenberg, (Deutsches Ärzteblatt 51/52, 2001):

»Allerdings hat sich das so genannte paternalistische Leitbild, nach dem die Angehörigen der freien Berufe die Interessen ihrer Vertragspartner in der Regel nach der Maßgabe ihres Berufsethos und ihrer fachlichen Qualifikation schützen, inzwischen überlebt.«

Diese treuhänderische Konzeption sei durch eine privatautonome Konzeption ersetzt worden. Dabei trete der Verbraucher oder Patient als autonomes Subjekt stärker in den Vordergrund; dessen Interessen würden nicht allein durch objektive Standards, sondern gerade auch durch die Einbeziehung seiner Sicht der Dinge, seine Zustimmung nach Aufklärung und weitere damit verbundene informatorische und verfahrensmäßige Vorkehrung berücksichtigt.

Allerdings wird im gleichen Artikel bezweifelt, ob das Arzt-Patient-Verhältnis es zulässt, dass es unter dem Begriff Verbraucherschutz zu diskutieren sei. Vielmehr wird noch einmal darauf hingewiesen, dass die Ärztin oder der Arzt über Jahre hinweg der vertraute Begleiter seiner Patienten sei, die Not leiden und Hilfe suchen.

Zwischen diesen beiden Auffassungen, also dem traditionellen Bild der Ärztin/des Arztes und der Verbraucher-/Leistungserbringer-Haltung bewegen wir uns heute und die Balance zu finden kann schwierig sein, bei den verschiedenen Anforderungen, die an uns gestellt werden.

Die moderne Medizin hat in den letzten Jahren Voraussetzungen geschaffen, besonders auch in unserem Fachgebiet, die auch ohne Krankheit und innere Not Entscheidungen möglich machen. Hier will ich an die verschiedenen Möglichkeiten der Empfängnisverhütung, der Hilfe beim Fruchtbarwerden, der Zyklusregulierung, Vorsorgeleistungen, pränatale Diagnostik erinnern.

Es sind Entscheidungen in unserem Fach Frauenheilkunde immer häufiger gefragt, die keiner Erkrankung, sondern den Möglichkeiten entsprechen. Des Weiteren nimmt das Diagnostizieren von lebensbedrohlichen Erkrankungen wesentlich weniger Raum ein, als die Angst davor, das Ausbrechen einer bösartigen Erkrankung zu übersehen. Allein die Möglichkeit beschäftigt uns hinreichend.

Statt mit realen Erkrankungen setzen wir uns zunehmend mit den Ängsten davor auseinander und zwar auf diagnostischer Ebene. Inwieweit dies die Ängste unserer Patientinnen sind oder aber vielmehr unsere eigenen Ängste, ist oft schwer auszumachen, könnte aber großen Einfluss auf unser tägliches Tun haben. Auch dieser Kontrollzwang, der unsere Zeit prägt, hat das Verhältnis zur Patientin verändert.

Es kann durchaus in Gegnerschaft umschlagen, wenn Erwartungen an Sorgfalt und in Unfehlbarkeit der Ärztin oder des Arztes enttäuscht werden.

Wir kommen häufiger als früher in die Situation, dem Wunsch der Patientinnen zu entsprechen, selbst wenn wir grundsätzlich anderer Auffassung sind.

Wenn wir hier über Beratungsaufgaben sprechen, müssen wir unsere Haltung zu diesen gravierenden Veränderungen im Gesundheitssystem überdenken und eventuell eine neue Orientierung finden, die den Patientinnen und uns die Würde lässt und unser Verhältnis nicht zu dem von Dienstleitungserbringern und Verbrauchern reduziert. Das beratende Gespräch zwischen Ärztin/Arzt und Patientin hatte früher, so scheint es oft, mehr Gewicht. Mir fallen ältere Frauen ein, die sich an den Rat eines Arztes erinnern: » ... das und das hat er mir vor zwanzig Jahren empfohlen und er hatte recht, es hat geholfen.« Aus der Distanz der Jahre kann ich dem beileibe nicht immer zustimmen, hüte mich aber wohlweislich, die Verklärung zu entzaubern. Das Gefühl, das es dieser Arzt gut gemeint hat, lässt sich nicht mit logischen Argumenten entkräften.

Das blinde Vertrauen in die Heilkraft der Ärztin oder des Arztes ist in unserer Zeit der Überinformation in ein blindes Vertrauen in die wissenschaftliche Information und Machbarkeit gewichen. Beide Verhaltensweisen drücken Extreme aus, die unser Verhältnis zu Patientinnen belasten können, weil sie realitätsfern sind. Also gilt es, einen Weg im Beraten und Behandeln zu finden, welcher der Patientin und mir Raum lässt, der unser beider Grenzen respektiert, der die Möglichkeiten der modernen Medizin sinnvoll nutzen kann, aber nicht muss.

In Vorbereitung dieses Vortrages habe ich meine Beratungen mit Patientinnen etwas genauer beobachtet, dabei ist mir offenbar geworden, dass das Wort Beratung ein miteinander impliziert. Man berät etwas miteinander. Ein Rat setzt das Vertrauen des Ratsuchenden und das Ansehen des Ratgebers voraus. Die Beratung unterscheidet sich von der ausführlichen Information über Risiken und Nebenwirkungen medizinischer Eingriffe, zu denen ich selbstverständlich das Verordnen von Medikamenten zähle, durch die persönliche Zugewandtheit und den Wunsch, beraten zu werden. Die lückenlose Abdeckung mit Informations- und Aufklärungsmaterial kann dies keinesfalls ersetzen.

Die Beratung ist die Brücke, die wir zur Verständigung mit der Patientin haben. Ist diese Brücke tragfähig, endet eine Beratung mit einer Vereinbarung zwischen Ärztin/Arzt und Patientin.

Lassen Sie mich zum besseren Verständnis die beiden Pfeiler dieser Brücke einmal näher in Augenschein nehmen: Für die Patientin hat das beratende Gespräch einen hohen Stellenwert. Sie bringt ihre Beschwerden, Vorstellungen und Ängste ein, wenn sie Vertrauen hat und Anteilnahme spürt. Dies setzt eine langjährige Beziehung voraus oder aber eine spontane Verständigungsmöglichkeit.

Kann sie aus den verschiedensten Gründen nicht vertrauen, wird sie verstärkt eigene Vorstellungen entwickeln, wird versuchen, die Ärztin/den Arzt zu kontrollieren und zu manipulieren. Solche Patientinnen können selbst für die gesprächstrainierte Ärztin zur Herausforderung werden. Hier ist wichtig, eine klare Grenze von unserer Seite zu ziehen und für die Patientin erkennbar zu werden in unseren Ansichten. Die Verständigung muss immer wieder von beiden Seiten neu errungen und besprochen werden.

Mir ist zum Beispiel aufgefallen, dass in den langjährigen Patientinnenkontakten der Wunsch nach ausführlicher Diagnostik immer seltener vorgetragen wird. Das könnte ein Vertrauensbeweis sein; gleichzeitig werde ich gefordert, Verantwortung zu übernehmen und den Prozess im Auge zu behalten. In der Sprechstunde kann ich beobachten, wie sensibel meine Bereitschaft zum Gespräch von Patientinnenseite wahrgenommen wird. Die offene Haltung, die erst eine wirkliche Begegnung möglich macht, wird auf Seiten der Patientin erspürt und genutzt.

Wie ordnet sich für uns Ärztinnen und Ärzte in der täglichen Arbeit die Beratung ein? Selbstverständlich gehört sie zur Behandlung, sogar im zweifachen Sinn: Einmal weil sie die Medizin oder den Eingriff heilsamer werden lässt, wenn das echte und angemessene Wort zur rechten Zeit in ein offenes Ohr fällt; zum anderen funktionell und gerichtet: Was kann erwartet werden für das Körper- und Gefühlserleben, welche Komplikationen könnten eintreten?

Beratung, wie ich sie verstehe, ist also nicht reine Informationsvermittlung mit anschließend freier Entscheidung, sondern ein gemeinsames Besprechen der günstigsten Möglichkeit für eben diese Frau mit eben dieser Ärztin oder eben diesem Arzt. Sie kann nur persönlich sein.

Wenn sich Behandlung und Beratung trennen, und dies ist mit zunehmender technischer Entwicklung immer öfter der Fall, wird es schwieriger für die Patientinnen und auch für uns. Im ungünstigsten Fall wird die Verantwortung abgegeben und der Patientin das Übermitteln von Botschaften überlassen. Dies wäre eine völlig falsch verstandene Autonomie, die ich eher als Alleingelassensein erlebe. Viel wohler ist mir, wenn ich sowohl mit der überwiesenen Patientin, aber auch mit den behandelnden Kolleginnen und Kollegen in Kontakt bleibe. Gerade in der Koordination und der Vermittlung von Möglichkeiten aber auch den Grenzen sehe ich die Aufgaben der niedergelassenen Ärztinnen und Ärzte und auch eine große Aufgabe der psychosomatischen Frauenheilkunde in der Praxis.

Ich möchte die Gelegenheit nutzen und hier noch einmal auf Beratungsstellen, die im Falle des Schwangerschaftsabbruches bei der Neuregelung des Paragrafen 218 gegründet worden sind, eingehen. Hier sind Diagnosestellung, Beratung und Behandlung (auch wenn Behandlung kein guter Begriff ist für das Ausführen des Schwangerschaftsabbruches) völlig getrennt worden. Auf jeden Fall habe ich als Frauenärztin das Bewusstsein, dass die schwangere Frau an geeigneter Stelle noch einmal die Möglichkeit zur Reflexion hat, als entlastend empfunden. Das Für und Wider wird auch bei mir in der Sprechstunde geäußert, aber die Möglichkeit, noch eine Instanz bei dieser schwierigen Entscheidung in Anspruch nehmen zu können, verteilt die Last.

Da ich guten Kontakt zur Beratungsstelle habe und von 1994 bis 2001 Beraterinnen supervidiert habe, kann ich mir ein Urteil erlauben und möchte das Konzept als gelungen bezeichnen. Ich könnte mir auch gut vorstellen, dass die Kompetenz und Professionalität der Beraterinnen für die Entscheidungsfindung zur Pränataldiagnostik und zur irreversiblen Kontrazeption mehr genutzt werden, wenn beratender und ausführender Arzt ein und dieselbe Person sind. Immerhin geht es auch hier um ein Drittes oder möglichen Drittes, das eines besonderen Schutzes bedarf.

Um zum Ausgangspunkt meiner Frage zurückzukehren, ob ärztliche Beratung überhaupt noch nötig sei: ja, sie ist es mehr denn je, denn sie gewährleistet Verbindlichkeit und Orientierung, wenn sie ihre Möglichkeiten nutzt.

Robin Schwerdtfeger

Beratungsaufgaben in der gynäkologischen Praxis

Beispiele in der Pränataldiagnostik

»Ich möchte wissen ob mein Kind gesund ist.« Diesen Satz höre ich in meiner pränataldiagnostischen Praxis jeden Tag. Er ist nachvollziehbar, verständlich und als Frage an mich gerichtet, aber von seinem Inhalt her von mir gar nicht zu beantworten. Denn ich kann nicht sagen, ob der Fetus gesund ist.

Wie kommt es, dass bei Ultraschalluntersuchungen diese Frage gestellt wird? Von der Pränatalmedizin erhofft sich die Schwangere ein perfektes Resultat und es gibt wohl keine Methode der medizinischen Diagnostik, die in ihrer Sicherheit so überschätzt wird wie die Pränataldiagnostik.

Wir wissen, dass Anspruch und Wirklichkeit hier weit auseinander klaffen. Es existiert die allgemeine Vorstellung, mit den Mitteln der modernen Medizin – insbesondere Pränatalmedizin –, könnte man eine Garantie abgeben für ein perfektes, gesundes Kind. An unseren Apparaturen sitzend, sehen wir aber täglich, wie wenig wir wirklich wissen und können. Wieso ist da eine solche Diskrepanz?

Ultraschall als »Babyfernsehen«, 3D Ultraschall, tägliche Informationen über neue noch bessere Analyseverfahren, »medizinische Selbstdarstellung« und Technikgläubigkeit haben in der Öffentlichkeit zu einer völlig überzogenen Vorstellung von den Möglichkeiten der PND geführt. An dieser Entwicklung sind wir – die Ärzte und Ärztinnen – maßgeblich beteiligt, weil wir uns in den unstreitbaren Erfolgen dieser Methoden gesonnt haben, ohne den Problemen, Lücken und Schattenseiten ein ebenso großes Podium zu bieten.

Vereinfacht haben wir zwei Welten:

- *die Welt der Schwangeren:* Urvertrauen, Naivität, Freude, Angst, Unsicherheit, Wunsch nach einem gesunden Kind und
- *die Welt der Ärzte:* medizinisches Wissen, nüchterner Umgang mit der Methode, Wunsch zu helfen, Angst vor Fehldiagnose, juristische Zwänge, Zeitdruck.

Das Wesen der Beratung besteht nun darin, sich gegenseitig in diesen Welten so anzunähern, dass eine sinnvolle, verständliche und fruchtbare Kommunikation in beide Richtungen stattfindet.

Dazu gehören meines Erachtens einige einfache, grundsätzliche Aspekte:

- Eine verständliche Sprache: keine Fachwörter, keine negativ besetzten Wörter. Statt Missbildungsdiagnostik sollte der Begriff Fehlbildungsdiagnostik synonym benutzt werden. Bestimmte Wörter der Umgangssprache sind so negativ besetzt, dass sie nicht benutzt werden sollten (z.B. Wasserkopf, Wolfsrachen).
- Eine vernünftige räumliche Beratungssituation: am Tisch sich zusammensetzend, nicht die typische Situation: die Schwangere auf der Liege, der Arzt daneben sitzend (oben – unten).
- Die Beratung muß vollständig, kompetent, ehrlich und neutral sein.
- In manchen Situationen helfen auch Zusatzinformationen: Info-Blätter, Internet, Bekannte und Verwandte, die zweite Meinung.

Ziel der Beratung ist es dann eine eigenständige Entscheidung über den persönlichen Weg im Rahmen der Pränataldiagnostik zu finden. Dieser muss natürlich nicht unbedingt kongruent mit Vorstellungen des Beratenden sein.

Ich möchte nun auf ein paar Beispiele aus meiner Praxis mit Situationen *vor, während* und *nach* pränataler Diagnostik näher eingehen.

Beispiel 1: Der Triple-Test

Eine 32-jährige Schwangere wird wegen eines so genannten auffälligen Triple-Test-Ergebnisses in der 16+SSW überwiesen. Das Risiko für eine Trisomie 21 wurde mit 1:150 angegeben. Sie begrüßt mich mit folgendem Satz: »Ich möchte, dass Sie erst mal einen Ultraschall machen und dann entscheiden, ob eine Fruchtwasseruntersuchung nötig ist oder nicht.«

Analysiert man diesen Satz, ergeben sich für die nun notwendige Beratung folgende Aspekte:

- Mit dem Ultraschall ist niemand in der Lage, Chromosomenstörungen direkt zu erkennen. Höchstens Hinweiszeichen lassen sich detektieren, die dann wiederum eine Risikobeurteilung zur Folge haben. Die Untersuchung wird häufig in ihren Möglichkeiten deutlich überbewertet.
- Die Entscheidung zur Durchführung einer Amniozentese kann die Schwangere nicht auf mich übertragen, sondern muss sie selbst treffen, nachdem die Gesamtsituation auch mit Hinweis auf Risiken und Konsequenzen einer solchen Diagnostik besprochen wurde.

- Sie muss durch die Beratung in der Lage sein, für sich selbst abzuwägen zwischen Risiken und Konsequenzen einer Amniozentese und der Situation ein Kind mit einer Trisomie 21 zu bekommen.
- Die Übertragung der Entscheidung sollte unbedingt vermieden werden. Typisch sind in diesen Gesprächen oft folgende Fragen: »Wie würden Sie entscheiden«, »Was würden Sie Ihrer Frau raten?«

Beispiel 2: Das Ersttrimesterscreening

Eine relativ neue Methode zur Risikoeinschätzung für Chromosomenstörungen ist das Ersttrimesterscreening (Risikoberechnung aus: Ultraschallmessung der Nackentransparenz, Bestimmung der Serumparameter PAPP A und free ß-HCG, Gestationsalter, Alter der Schwangeren).

Zur Amniozentese wird mir eine 29-jährige Lehrerin überwiesen. Das Ergebnis eines zuvor durchgeführten Ersttrimesterscreenings erbrachte bei ihr folgendes Ergebnis: die Nackentransparenz war dünn gemessen worden, das ergab ein Risiko von 1:2000 für einen Feten mit Down-Syndrom. Die Blutergebnisse erbrachten aber ungünstigere Werte, sodass das Kombinationsrisiko aus Blutuntersuchung und Ultraschall nun ein Risiko von 1:350 ergab. Das erste günstige Ergebnis war ihr mitgeteilt worden und hatte sie sehr beruhigt. Nach Mitteilung des endgültigen deutlich abweichenden Ergebnisses einen Tag später war sie sehr beunruhigt und konnte diese Diskrepanz nicht verstehen.

In der Beratung sollten nun folgende Aspekte Berücksichtigung finden:
- Der Umgang mit Statistik und Risikoeinschätzungen ist häufig schwer verständlich zu machen.
- Es muß genau erklärt werden, wie Risikoeinschätzungen entstehen. Das so genannte individuelle Risiko der Schwangeren für ein Kind mit Down Syndrom ist statistisch trotzdem immer noch sehr gering, auch das muss klar ausgearbeitet werden.
- Es darf keine Bewertung geben. Die Ergebnisse sind nicht gut oder schlecht. Allenfalls würde ich von günstig oder ungünstig bei der Abwägung von Risiken sprechen.

Bei der Gesamtbetrachtung dieses Beispiels sollte aber darauf geachtet werden, eben nur *ein* Risiko, nämlich das Kombinationsrisiko als Ergebnis mitzuteilen, um eine emotionale Achterbahnfahrt möglichst zu vermeiden.

Die Patientin entscheidet sich gegen eine Amniozentese. Sie vertraut dem Ergebnis des Ultraschalls da diese Untersuchung für sie nachvollziehbar ist und sie diese miterlebt hat. Wie verhalte ich mich während der US-Untersuchung? Da die Untersuchung häufig eine hohe emotionale Anspannung und Reaktion erzeugt und nicht selten zunächst mit der Angst verbunden ist, der Arzt könnte etwas Auffälliges finden, kommentiere ich meine Untersuchung fortlaufend und erkläre möglichst neutral meine Beobachtungen. Ich vermeide jede Form von Verniedlichung und versuche auch, eine gewisse Distanz zu wahren. Es ist eine medizinische Untersuchungsmethode und als solche sollte man sie auch erkennen können!

Gerade bei Auffälligkeiten ist es sonst sehr schwer, wieder auf den Weg der neutralen Betrachtung zurückzukommen. Bei Auffälligkeiten führe ich die Untersuchung zunächst vollständig durch, um mir ein Gesamtbild zu verschaffen. Ich versuche auch weiter, normal meine Untersuchung zu kommentieren. Das führt aber auch zu ausweichenden Antworten und kürzeren Kommentaren, die den in dieser Richtung hoch sensiblen Schwangeren häufig nicht verborgen bleiben.

Was läuft gleichzeitig in meinen Kopf für ein Prozess ab? Zunächst gibt es ein gewisses Erschrecken, gefolgt einer Art innerem Appell, die Situation möglichst unemotional zu bewerten. Dann vermischen sich detektivische Neugierde mit Überlegungen zu Diagnose, Differentialdiagnose und eventuell notwendigen Zusatzuntersuchungen. Ich versuche eine Prognose abzuschätzen. Im weiteren Untersuchungsgang mache ich mir Gedanken darüber, wie ich meinen Befund den Eltern »beibringe«. Ich wappne mich quasi für die Situation nach der Untersuchung.

Beispiel 3: Die zwei Sichtweisen

Frau B. ist Hausgeburtshebamme und Filmemacherin und erwartete ihr viertes Kind. Sie kam in der 20. SSW zu einem Fehlbildungsultraschall in meine Praxis, bei dem ich ein schweres, komplexes Fehlbildungssyndrom mit infauster Prognose diagnostizierte. Die Patientin hat diese Situation in ihrem autobiographischen Dokumentarfilm »mein liebes Kind« festgehalten.

Im folgenden zitiere ich aus diesem Film: »23. Juni. Schweigsam fährt der Arzt für Pränataldiagnostik mit dem Ultraschallkopf im kühlen Gel auf meinem Bauch herum. Ich sehe mein Kind schwarzweiß auf dem Bildschirm: alles ist dran … es gefällt mir, wie es sich bewegt, den Messungen des Arztes ausweicht, ein stiller Einklang. Nachher werde ich die Praxis verlassen mit der Gewißheit, dass alles in Ordnung ist.

Der Arzt antwortet einsilbig auf meine Fragen, vertröstet mich auf später. Ich bleibe arglos. Hinterher erfahre ich, dass der Arzt ein völlig anderes Kind gesehen hat, als ich selbst: Er hat einen dem Tod geweihten Fötus untersucht, mit vielfältigen Störungen, wie er sie so nur selten diagnostiziert.

Ich habe mein Kind gesehen mit Freude und Stolz, das für mich vollkommen war, weil ich seine Abweichungen vom Normalen im Bild des Monitors nicht erkennen konnte. Im ersten Moment bin ich entsetzt über diese verschiedenen gleichzeitigen Wirklichkeiten.

»Warum haben Sie mir das nicht sofort gesagt?« Der Arzt bietet mir eine zweite Ultraschalluntersuchung an. Ich möchte vier Tage später wiederkommen, um alle Details seiner Diagnose im Ultraschallbild direkt mit eigenen Augen zu sehen.

Am Ende schenkt er mir das Video-Band mit diesen Aufzeichnungen von seiner Untersuchung. Im Nachhinein weiß ich: die beiden unterschiedlichen Sichtweisen sind erhalten geblieben.

Beispiel 4: Die Trisomie 21

Eine 41-jährige Erstgebärende kommt in der 20+ SSW zu einer Ultraschalluntersuchung und sagt folgenden Satz zu mir: »Ich komme nur zum Ultraschall, weil ich keine Amniocentese wollte, da ein Abbruch der Schwangerschaft für mich nicht in Frage kommt.«

Bei der folgenden Ultraschalluntersuchung finden sich fast alle typischen sonographischen Hinweiszeichen einer Trisomie 21: (kurzer Femur, Nackenödem, Ventrikelseptumdefekt, Nierenstau bds., flaches Profil, kurze Finger). Alle diese Hinweiszeichen stellen keine lebensbedrohliche Situation für das Kind post partum dar. Sie zeigen auch nicht eindeutig eine kindliche Erkrankung auf.

Soll ich gegenüber der Patientin meinen Verdacht, dass der Fetus eine Trisomie 21 haben könnte, äußern? Will sie überhaupt diese Information von mir? In welchen Konflikt bringe ich die Schwangere aufgrund dieser Verdachtsdiagnose? Darf ich, auch unter juristischen Aspekten, auf eine Mitteilung meines Verdachts überhaupt verzichten? Hat vielleicht die pränatale Diagnose auch einen positiven Einfluß auf den direkten Verlauf post partum, da sich die Mutter auf ihr besonderes Kind einstellen kann?

Alle diese Fragen werden in dieser Situation aufgeworfen. Letztendlich habe ich ihr in einem Beratungsgespräch im Anschluß an die Untersuchung meine erhobenen Befunde genau erklärt und den Verdacht einer Trisomie 21 mitgeteilt.

Zwei Tage später kam sie erneut in meine Praxis und wünschte nun nach reichlicher Überlegung eine Amniocentese, um definitive Gewissheit darüber zu haben ob das Kind ein Down-Syndrom hat. Die Untersuchung wurde durchgeführt und erbrachte den Befund einer Trisomie 21.

Diese nun eindeutige Diagnose führte zu einer großen Verunsicherung und einem schweren Schwangerschaftskonflikt. Mittlerweile war aber auch die 21+SSW erreicht. Es folgten ausgiebige Beratungen durch Humangenetiker, Kinderärzte und Angehörige von Selbsthilfegruppen. Sie entschied sich die Schwangerschaft auszutragen und das Kind mit seiner Besonderheit anzunehmen. Im weiteren Schwangerschaftsverlauf wurde sie durch ihre normale Gynäkologin und eine Psychotherapeutin betreut.

Sie kam in der Schwangerschaft noch zweimal zu mir zu Verlaufskontrollen und machte dabei einen zutiefst verunsicherten Eindruck. Sie beklagte sich insbesondere, dass alle nun medizinisch Beteiligten zum Beispiel in der Geburtsklinik nur noch auf die Besonderheit der Trisomie 21 eingehen würden und ihr nicht die Möglichkeit gäben, die Schwangerschaft und Geburt »normal« zu erleben.

Das Kind ist dann ein paar Wochen vor dem Termin per Sectio geboren worden. Die Patientin ist nach der Geburt psychisch schwerst dekompensiert und brauchte stationäre psychiatrische Hilfe. Ich habe keinen Kontakt mehr zu ihr und weiß nicht, wie es ihr geht.

Dieses letzte Beispiel zeigt noch einmal deutlich, wie wichtig es ist, im Vorfeld einer Diagnostik durch entsprechende Beratung genau zu klären, welche Diagnostik wirklich gewünscht ist. Dabei müssen auch die sich aus einer Untersuchung ergebenden möglichen Konsequenzen klar herausgearbeitet werden. Somit sind Beratungskompetenz und Einfühlungsvermögen eines Diagnostikers mindestens genauso hoch einzuschätzen wie seine fachliche Qualifikation.

Filmzitat: Katja Baumgarten: »Mein kleines Kind«; Uraufführung: Berlinale, Berlin 2002; www.viktoria11.de.

IV.

Transkulturelle Aspekte
der muslimischen Patientin
in der Psychosomatischen
Frauenheilkunde

Hanns-Richard Falck

Soziokulturelle Probleme und psychosomatische Erkrankungen

Die muslimische Patientin in unserer Gesellschaft

Weltweit gehören über eine Milliarde Menschen dem Islam an. Etwa ein Viertel aller Staaten der Erde hat eine muslimische Bevölkerungsmehrheit (Abbildung 1, nächste Seite). So leben in Asien 800 Millionen Muslime. Allein in Pakistan sind 97 Prozent und in Indonesien 90 Prozent der Einwohner Muslime; in Afrika 310 Millionen vorwiegend in der Subsahara, Westafrika bis zum Roten Meer, Kenia, Nigeria und Somalia. In Europa leben 31 Millionen, davon in Deutschland, der Schweiz und in Österreich 3,5 Millionen. Hunderttausende Deutsche jährlich verbringen ihren Urlaub in islamisch geprägten Ländern und erleben eine Gastfreundlichkeit, die ihresgleichen sucht. Leider wird der Islam gleichgesetzt mit spektakulären Aktionen fundamentalistischer islamischer Gruppen, die zum »heiligen Krieg« (Dschihad) aufrufen.

Nach dem Fischer Welt Almanach 2001 (Tabelle 1) leben in Deutschland bei insgesamt 82 Millionen Einwohnern fast 7,4 Millionen Migranten unter uns, davon sind nahezu 1,6 Millionen Migranten der zweiten Generation. Etwa 3,1 Millionen, gleich 3 Prozent der Einwohner unseres Landes, gehören im Jahr 2000 einer muslimischen Religionsgemeinschaft (Tabelle 1 und 2) an gegenüber 2,5 Millionen im Jahr 1998. Es sind vorwiegend Sunniten, die in 2500 Gemeinden organisiert sind. Von ihnen sollen nach dem Bundesministerium des Inneren 34 000 bis 37 000 extremen Muslimgruppen nahestehen. Vergleichsweise leben in Frankreich 5 Millionen Muslime, das ist der höchste Anteil in einem europäischen Staat.

Der Flüchtlingsanteil liegt geschätzt bei 370 000 Personen. Ende 1998 wurden 100 000 Flüchtlinge aus Bosnien-Herzegowina registriert. Aus dem Kosovo mit einer 90-prozentigen albanisch muslimischen Bevölkerungsmehrheit leben seit 1999 180.000 Personen bei uns, die vor dem Bürgerkrieg hierher geflüchtet sind. Die Anerkennungsquote von Asylbewerber ist im Jahr 2001 gegenüber 2000 auf 2,96 Prozent = 135 504 Personen gestiegen. Sie kommen aus folgenden Ländern: Irak, BR Jugoslawien, Türkei (Kurden),

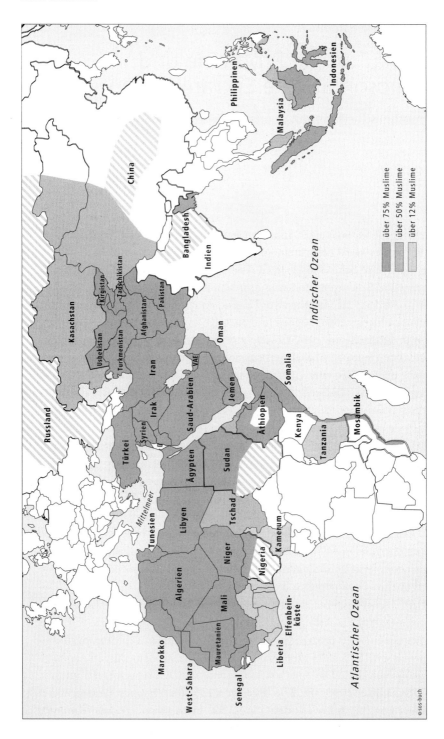

Tabelle 1: Bevölkerungszahlen

Bevölkerung Bundesrepublik Deutschland

Einwohnerzahl
1987: 61.077 000
1998: 82.037 011
1999: 82.163 475, darunter 9 Prozent Ausländer = 7.296 817 (–0,6 Prozent gegenüber 1998)

Männer: 4.025 872, davon in Deutschland geboren: 839 619
Frauen: 2.293 721, davon in Deutschland geboren: 751 617
Insgesamt wurden 1.591 236 = 21,7 Prozent aller Ausländer in Deutschland geboren.

Einbürgerungen 1999: 248 206 (1998: 106 790), davon über 50 Prozent Türken. Dabei liegt Deutschland unter den europäischen Einwanderungsländern an 10. Stelle. 14 Prozent eingebürgerte Deutsche, vor allem Türken, haben ihre alte Staatsangehörigkeit behalten.

Migration 1985 bis 1999: 10,5 Millionen Zuwanderer gegenüber 7 Millionen Abwanderern. Die meisten Zuwanderer wurden 1992 registriert: 800 000.

Aussiedler (vorwiegend Rußland), darunter 2/3 Familienangehörige: 95 615 im Jahr 2000 gegenüber 104 916 im Jahr 1999.

Befristete Aufenthaltsgenehmigungen 1999: 1,2 Millionen
Flüchtlinge Ende 2000: 180 000 (1998: 198 00), darunter aus dem ehemaligen Jugoslawien 100 000 und Bosnien-Herzegowina 23 000 (1998: 100 000). Die reale Zahl aller Flüchtlinge ist jedoch nach amtlichen Schätzungen weitaus höher: 370 000 bis 1,1 Millionen am 31.12.2000. Darunter finden sich Personen nicht nur aus Bürgerkriegsregionen, sondern z. B. auch Juden aus der ehemaligen UDSSR (137 000). Aus dem Kosovo leben seit 1999 (DPA 30.10.1999) in Deutschland 180 000 Flüchtlinge, darunter in Niedersachsen 16 000.

Asylanten: Die Anerkennungsquote ist gegenüber 2000 in 2001 auf 2,96 Prozent = 135 504 gestiegen. Herkunftsländer sind der Irak, BR-Jugoslawien, Türkei (Kurden), Afghanistan, Iran und Syrien.

Muslimische Religionsgemeinschaften: ungefähr 3,1 Millionen (Dunkelziffer) im Jahr 2000 gegenüber 2,5 Millionen im Jahr 1998; das sind aktuell 3 Prozent der Einwohner unseres Landes, die einer muslimischen Glaubensgemeinschaft, vorwiegend Sunniten, 2500 Gemeinden zugeordnet, angehören. Von ihnen sollen nach dem Bundesministerium des Inneren 34 000 bis 37 000 extremen Muslimguppen nahestehen. Vergleichsweise leben in Frankreich 5 Millionen Muslime, das ist der höchste Anteil in einem europäischen Staat.

Quelle: Bundesverwaltungsamt 2000, stat. BA 2000, Fischer Welt Almanach 2002 (betr. 2001)

Afghanistan, Iran und Syrien. 1999 erfolgten 248 206 (1998: 106 790) Einbürgerungen, darunter über 50 Prozent Türken. Dabei liegt Deutschland unter den europäischen Einwanderungsländern an 10. Stelle. 14 Prozent eingebürgerte Deutsche, vor allem Türken, haben ihre alte Staatsangehörigkeit behalten. Bei der Migration von 1985 bis 1999 wurden 10,5 Millionen Zuwanderer gegenüber sieben Millionen Abwanderen festgestellt, was zumindest auf eine starke Mobilität hinweist.

Eine Verteilung der aus dem muslimischen Kulturkreis stammenden Ausländer ist aus der Tabelle 2 zu entnehmen. Bei der Bewertung dieser Zahlen

Tabelle 2: Weitere Bevölkerungszahlen

Ausländer aus dem muslimischen Kulturkreis in Deutschland
Türken: 1.998 534 = 28 Prozent (1999: 2.053 564)
BR Jugoslawien: 662 495 = 10 % (1999: 737 204)
Bosnien-Herzegowina: 156 294 (1999: 267 690)
Iran: 107 397 (1999: 116 446)
Marokko: 80 266 (1999: 81 450)
Afghanistan: 72 199 (1999: 71 955)
Libanon: 51 375 (1999: 54 063)
Italien 8 Prozent, Griechenland 5 Prozent
(Stichtag 31. 12. 2000, Ausländerbeauftragte des Bundes)

sollte berücksichtigt werden, dass weltweit ungefähr vier Milliarden Menschen in Armut und Krankheit dahinvegetieren, weitere 50 bis 125 Millionen Menschen auf der Flucht sind und Deutschland etwa 0,28 Prozent aller Flüchtlinge aufnimmt (Sigusch 1997).

Eine weitere Zahl ist beschämend: Pro Jahr werden 500 000 muslimische Frauen aus Afrika, Mittel und Ostafrika sowie Asien nach Europa zur Prostitution verschleppt. In der Kinderrechtskonvention vom 20.11.1998 wird festgestellt, dass es weltweit 600 Millionen Kinder gibt, die vorwiegend in muslimisch geprägten Ländern in absoluter Armut leben, und dass die Zahl der Aidswaisen besonders in Afrika von Jahr zu Jahr zunimmt; neueste Schätzungen gehen für das Jahr 2000 von 13 Millionen Aidswaisen aus.

Jeder 5. Ausländer ist bei uns arbeitslos gemeldet. Nach den Angaben des Niedersächsischen Justizministeriums im März 1998 waren von 49 000 Strafgefangenen in deutschen Gefängnissen 13 800 Ausländer, das entspricht einem Ausländeranteil von rund 28 Prozent. In Niedersachsen stammt die Hälfte aus Osteuropa, insbesondere aus dem ehemaligen Jugoslawien, und ein Drittel aus der Türkei.

In Niedersachsen (11/2000) leben zur Zeit ungefähr 180 000 Muslime aus 40 Staaten. Die meisten von ihnen sind Türken, Migranten, die in den 60er und 70er Jahren nach Deutschland kamen. In Hannover sind 76 420 Ausländer gemeldet, das sind 14,75 Prozent von ganz Niedersachsen, darunter an erster Stelle 27 120 Türken. Aus dem ehemaligen Jugoslawien stammen fast 9000, aus dem Iran 3 320, aus dem Irak 2 107 und aus Afghanistan 1 148 Personen. Im Vergleich dazu leben in Berlin 130 000 Türken.

Ich gehöre einer Generation an, der durchaus bewusst ist, welches schreckliche Unheil Nazideutschland und deren Vorläufer über ihre Nachbarn, die Russen, die Balkanvölker, die Juden, die Sinti und Roma und viele andere mehr gebracht haben. Nicht zuletzt dadurch erlitt die deutsche Zivilbevölkerung zahlreiche Opfer in den Bombennächten, auf der Flucht, durch Vergewaltigung und Tod aus den Ostgebieten und schließlich auch den endgültigen Verlust der Heimat. Nach der erfolgreichen Integration von über 12 Millionen Flüchtlingen und Vertriebenen 1945/1946 müßte es doch unsere Verpflichtung sein, Immigranten, Flüchtlinge und Asylanten bei uns aufzunehmen, ihnen Schutz und angemessene Arbeit zu bieten, unter Wahrung ihrer kulturellen Identität, was aber auch die Achtung vor unserem Grundgesetz mit einschließt. B. Brecht läßt im kaukasischen Kreidekreis den Alten sagen:

»Das neue Weideland ist nichts, was immer die Jungen sagen. Ich sage, man kann nicht leben dort. Es riecht nicht einmal nach Morgen dort am Morgen«; und der Sachverständige antwortet: »Warum liebt man die Heimat? Deswegen: Das Brot schmeckt da besser, der Himmel ist höher, die Luft ist da würziger, die Stimmen schallen da kräftiger, der Boden begeht sich da leichter. Ist es nicht so?«

H. M. Enzensberger beschreibt 1957 in »Verteidigung der Wölfe« sozusagen den anderen Pol des Fremdseins:

»Lern unerkannt gehn, lern mehr als ich: / das Viertel wechseln, den Paß, das Gesicht, / versteh dich auf den kleinen Verrat, die tägliche schmutzige Rettung.«

V.S. Naipaul (1963, 2001), der 2001 den Nobelpreis trotz zahlreicher Anfeindungen aus dem Westen und Osten erhielt und als einer der größten Englisch sprachigen Schriftsteller gilt, sieht als Wanderer zwischen den Welten überall Auflösung und Verfall, im Imperialismus wie auch in der dritten Welt, verschärft durch Hunger, Ausbeutung und weltweit agierende religiöse Fundamentalisten.

In diesem Beitrag gehe ich auf folgende Bereiche ein:
- Soziokulturelle Grundwerte des Islam
- Angst vor dem Fremden, psychodynamische Aspekte aus analytischer Sicht
- Gynäkologische biopsychosoziale Sprechstunde
- Interaktionsprobleme zwischen Arzt und Patientin
- Diagnostisch therapeutische psychosoziale Begleitung
- Besonderheiten des Krankheitserlebens der muslimischen Patientin
- Eigene Beobachtungen von 1972 bis 12/2001
- Ehe, Sexualität und sexuelle Störungen
- Vorschläge zur Verbesserung der gynäkopsychosomatischen Versorgung der muslimischen Patientin.

Soziokulturelle Grundwerte
des traditionellen und modernen Islam

Eine gute Basisliteratur über den muslimischen Kulturkreis (Tabelle 5) bieten M. Chebel (1997), S. Kakar (1997), W. Lerch (2000), A. Schimmel (1996, 1998), Y. Thoravall (1999) und B. Tibi (2000, 2001). Eindrucksvoll beschreibt H. Becker (1997) den schwierigen Weg zum Frieden in dem israelisch-arabisch-palästinensischen Konflikt.

Der Koran wurde werkgetreu von R. Paret (1982) übersetzt, während schon F. Rückert (posthum 1866) eine Auswahl anbot und H. Zirker (1999) den Koran zeitgemäß kommentiert.

Der Islam ist auf fünf Säulen aufgebaut, die im Hadith, den Aussprüchen des Propheten Muhammad, festgelegt sind: dem Bekenntnis, dass es keinen Gott gibt außer Gott und dass Muhammad der Gesandte Gottes ist; dem Verrichten des Gebets; dem Almosengeben; der Pilgerfahrt zum Hause Gottes und dem Fasten im Monat Ramadan.

Der Koran ist das grundlegende heilige Buch des Islam, aufgeteilt in 114 Suren (Kapitel). Er enthält die von dem Propheten Muhammad empfangenen göttlichen Offenbarungen. Er schreibt die grundlegenden Glaubenslehren, die Gesetze sowie die islamische Ethik vor. Hinzu kommen Berichte über die Schöpfungsgeschichte, das Jenseits und vieles andere mehr. Viele Muslime lernen den Koran auswendig, der ähnlich umfangreich wie das Neue Testament ist. In der *Sunna* sind ergänzende Erklärungen des Korans zusammengefaßt über das, was der Prophet gesagt oder getan hat. In den überlieferten Erzählungen, der *Hadithe*, werden die Aussagen und Taten Muhammads gesammelt und an die nachfolgenden Generationen weitergeleitet. Besonders zwei Gelehrte taten sich mit dieser Sammlung hervor: Bukhari und Muslim. Bis auf den heutigen Tag sind zwei Feste von hoher Bedeutung: Das *Große Fest* (alId al Kabir), das Opferfest, zum Abschluß der Pilgersaison und das *Kleine Fest* zum Abschluß des Ramadan.

Vor dem Hintergrund der schrecklichen Erfahrungen, die mit dem 11. September 2001 verknüpft sind, soll an dieser Stelle an die über acht Jahrhunderte vorgelebte Toleranz zwischen der muslimischen Mehrheit und den jüdischen und christlichen Minderheiten in Andalusien erinnert werden. Im 12. Jahrhundert vor der christlichen Reconquista wirkten in Cordoba zwei große Persönlichkeiten: der jüdische Arzt und Philosoph Musa Ibn Maimun (Maimonides), dem Lessing mit Nathan dem Weisen ein literarisches Denkmal für Toleranz und Achtung des Andersgläubigen gesetzt hat, und der muslimische Philosoph Ibn Ruschd, auch Averroes genannt, der als Oberrichter und oberster Hofarzt ein Universalgelehrter war. Er verteidigte die Philosophie gegenüber den Theologen, übersetzte und kommentierte griechische Klassiker und kritisierte schonungslos Despotie und Frauenunterdrückung. Ehrfürchtig stehen wir heute in der Mezquita von Cordoba, noch heute die architektonisch größte Kultstätte des Islam, in deren Säulenhallen die Christen nach ihrem Sieg über die Mauren 1236 mitten in der Moschee eine Kathedrale bauen ließen.

Angst vor dem Fremden, psychodynamische Aspekte aus analytischer Sicht

In seinem soziologischen Essay über den Fremden aus dem Jahr 1908 legt G. Simmel eine soziale Form dar, die die gruppendynamischen Vorgänge der Auschließung verständlich machen. Die Gruppe als eine Gemeinschaft benötigt ein Gegenüber, den Fremden, um so, wie wir heute sagen würden, eigene unerträgliche Defizite und tiefe Ängste vor dem Unbekanntem abzuwehren.

Der Psychoanalytiker S. Kakar führt 1997 in seinem Buch: »Gewalt der Frommen«, in dem er unter anderem das Zusammenleben von Muslime und Hindus beschreibt, aus: »...die Erfahrung des Selbst, wer bin ich, wohin gehöre ich, welchen Status hat meine Gruppe, ist für das Identitätsgefühl zentral. Das narzißtische Gleichgewicht der Personen, der Massen in den städtischen Slums, hat durch die Modernisierung und Globalisierung gelitten, die ihnen ihre alten Werte und Gewohnheiten nahm. Sie haben ihre Beziehungen an das Land, an die traditionelle Kultur, an eine stabile Gesellschaft, an Religion und Moral verloren. Ihre Gesellschaft hat sich aufgelöst, ihre Lebensumstände und ihr Handwerk haben sich zu einer bröckelnden, wegbrechenden Welt verändert. Da sie nicht wissen, wohin sie gehören, fühlen sie sich unecht und hilflos und werden zur leichten Beute für Fundamentalisten. Das kulturelle Gedächtnis, die imaginäre Basis der Identität eines Volkes läßt sich leicht ausbeuten. Der Andere, der vielleicht bis vor einer Woche ein Nachbar war, wird zum Feind.«

Die psychologischen Hintergründe einer Ideologisierung analysiert V.B. Volkan (1999), der Regierungen in Krisenregionen berät und über die Psychoanalyse nationaler und religiöser Konflikte denkenswertes darlegt. So finden sich bei Großgruppen, die in einem politischen Spannungsfeld leben, ideologische, rituelle und projektive Impulse, die eine Regression, Umdeutungen von Niederlagen oder Siegen fördern und eine Trauerarbeit nach A. Mitscherlich entscheidend behindern.

V. Anselm (2001) erläutert den engen Zusammenhang von sozialen Traumen, Aggression und Gewalt.

Hanns-Richard Falck

Die gynäkologische biopsychosoziale Sprechstunde

Seit mindestens 25 Jahren bemühen sich immer mehr Frauenärzte darum, eine traditionelle, biologisch somatisch orientierte Sprechstunde auf psychosoziale und interaktionelle Sichtweisen zu erweitern. Dabei waren insbesondere Thure von Uexküll (1995) in der inneren Medizin und Hans Molinski (1980) in der Gynäkologie und Geburtshilfe richtungsweisend. Was früher in Balintgruppen und auf psychosomatischen Fachtagungen erst mühsam erworben werden musste, wird jetzt schon im Rahmen der Psychosomatischen Grundversorgung während der Weiterbildungszeit vermittelt. Die Vielschichtigkeit eines Krankheitsbildes in seinen biologischen, psychosozialen und tiefenpsychologischen Teilen wird als ein Ganzes gesehen. Das Individuum, die Frau, das Paar, die Familie stehen im Vordergrund, nicht die Krankheit oder der Fall. Gleichzeitig bilden Arzt und Patientin vorübergehend eine dyadische Beziehung, in die ähnliche, aber auch unterschiedliche psychogenetische und soziokulturelle Kräfte einfließen und ein Spannungsfeld bilden. Insbesondere bei der gynäkologischen Untersuchung werden die Grundkonflikte Vertrauen vs. Mißtrauen, Nähe vs. Distanz, Selbständigkeit vs. Scham, sowie Intimität vs. Trennung hautnah erlebt. Während Arzt und Patientin in Deutschland und den Nachbarländern eine gemeinsame Sprache und eine westlich geprägte Kultur verbinden, kann dies nicht bei den muslimischen Patientinnen erwartet werden. Dies begünstigt Unsicherheiten und Vorurteile auf beiden Seiten. Leider gibt es nur wenige Publkationen zu diesem wichtigen Thema, zum Beispiel J. Collatz (1985), M. David u. a. (2000), C. Dincer (1987), H. R Falck (1985, 1990), E. Günay (1990), H. Kentenich (1995).

Konzepte für die psychiatrische Arbeit mit Menschen aus anderen Kulturen legen T. Hegemann und R. Salman (2001) vor. Unsere Schwierigkeiten, einen psychodynamisch wirksamen Zugang zu Patienten anderer Kulturen, insbesondere den Muslimen zu finden, beschreibt R. Cogay (2001) in ihrem Beitrag über Fremdheit und interkulturelle Kommunikation. Hier, wie auch bei E. Zimmermann (2000), bestätigt sich unsere Erfahrung, dass psychische Probleme in der islamischen Tradition und Kultur als Krankheit zumindest in der ersten und nicht selten auch in der zweiten Generation unabhängig vom Alter weitgehend tabusiert werden.

J. Shaban (2001) weist darauf hin, dass im Koran genaue Aussagen über die Fertilisierung und die frühe Embryonalperiode zu finden sind. So sagt der Prophet Muhammad »...nicht von der ganzen Flüssigkeit wird das Kind erschaffen. Vom männlichen Tropfen und vom weiblichen Tropfen...«

N. Cumart, der als Sohn türkischer Eltern 1964 in Deutschland geboren wurde und nach seinem Studium der Turkologie, Arabistik und Islamwissenschaft zahlreiche Kultur und Literaturbeiträge vorgelegt hat, sagt in seinem Gedichtsband Das Ewige Wasser (Grupello Verlag Düsseldorf 1990) unter dem Titel:

Unsere Erde

hier auf unserer erde
gleicht kein geschöpf dem anderen
überall sind verschieden
die farben der gesichter
vereint nur durch den atem
die liebe zu den bäumen

hier auf unserer erde
ist die sonne weit entfernt
hier werfen kriege schatten
sechs tage schienen umsonst
auch der siebte mit mühe
verheerend scheint das kleinhirn

hier auf der erde
teilt ein fluß entzwei
eine handvoll ton
mit leben gehaucht

in den wäldern
brüderlich die wölfe
in den städten
menschen ohne augen

Interaktionsprobleme zwischen Arzt und Patientin

Obwohl ich schon lange muslimische Patientinnen und deren Familien betreue, stoße ich immer wieder auf vielfältige sprachliche, kommunikative und insbesondere kulturelle Probleme, die eine patientengerechte Behandlung erschweren. Gleiches erfahre ich in meinen Supervisionsgruppen nicht nur von deutschen, sondern auch von Kollegen und Kolleginnen aus dem muslimischen Kulturkreis, die hier seit vielen Jahren leben. A. Zink (1985) hat am Beispiel der türkischen Frauen die Interaktionsschwierigkeiten aus der Sicht der behandelnden Ärzte eindrucksvoll dargelegt.

Es lassen sich, darauf bezogen, vier Arzttypen unterscheiden:

- Die mütterlich annehmende, infantilisierend umsorgende Hausärztin, die ein grenzenloses Verständnis für ihre Patientinnen aufbringt, sie umhegt und versorgt und mit einer gläubigen Dankbarkeit belohnt wird.

- Der männliche Hausarzt, der ein gewisses, wenn auch begrenztes Verständnis für die kulturellen Besonderheiten hat, den guten familiären Zusammenhalt hervorhebt und sich bewusst distanziert gegenüber den türkischen Frauen verhält. Die ihre Frauen begleitenden Männer werden mit einbezogen, während er sich unwohl in der Anwesenheit von begleitenden Frauen und Kindern fühlt.

- Die jüngere Fachärztin, die sich mit den Patientinnen solidarisiert und nur schwer deren anderes Rollenverhalten akzeptiert. Sie neigt dazu, mehr oder weniger offen Vorwürfe gegen das rücksichtslose und autoritäre Verhalten der Ehemänner zu äußern. Sie versteht nicht, warum sich diese Frauen nicht wehren, und fühlt sich in ihrem eigenen Rollenverständnis provoziert. Sie versucht, die Triade zwischen Ärztin, Patientin und Ehemann aufzubrechen und will mehr oder weniger bewusst, ein schwesterliches Bündnis herstellen. Die psychosomatisch ausgebildete Kollegin jedoch nimmt diese oder andere Gegenübertragungsgefühle wahr und fragt sich, wieviel sie sich einmischen darf und ob nicht durch ihr forciertes Drängen, familiäre Strukturen der Patientin zu verändern, diese stark verunsichert und schutzlos macht.

- Der Akkulturation fordernde Facharzt, der keine Unterschiede in der Behandlung zwischen deutschen und türkischen Frauen macht und eine kulturelle Anpassung der Türkin fordert. Die Ehemänner spielen keine Rolle, es wird eine weitgehende Adaption an den organmedizinisch orientierten Praxisstil erreicht.

Eine effektive gesundheitliche Versorgung von Migranten wird oft durch interkulturelle Kommunikationsstörungen und ethisch-kulturell bedingte Mißverständnisse erschwert (M. David, T. Borde, H. Kentenich, 2000).

Diagnostisch-therapeutische psychosoziale Begleitung

Abgesehen von der wichtigen Basisinformation, die uns im Rahmen einer biopsychosozialen Sprechstunde wertvolle anamnestische und soziokulturelle Hinweise über das Heimatland der Patientin gibt, können wir als teilnehmender Beobachter, die Kleingruppe, z. B. die Patientin mit ihrem Partner, ihren Kindern oder anderen Begleitpersonen aus dem nächsten Bekanntenkreis oder mitgebrachte Dolmetscherinnen szenisch erfassen. Dabei lassen wir die

Kleinfamilie oder die Wahlfamilie als »Gestalt« auf uns einwirken. Wir versuchen, auf der interaktionellen Ebene durch Erkennen (Wahrnehmen, Fühlen, Assoziieren), Verstehen über die Vorgeschichte und Interaktion, Raten über Nachfragen und eigene Fantasie einen beiderseits vertrauensvollen Zugang zu finden. Nicht selten ist es ratsam, erst nach mehreren Gesprächsbegegnungen eine gynäkologische Untersuchung vorzunehmen.

Folgende Fragen sollten geklärt werden:

- Liegt eine allgemeine Befindlichkeitsstörung vor, die zunächst ohne eine körperliche Untersuchung behandelbar ist oder kann aus medizinischen Gründen auf eine körperliche Exploration nicht verzichtet werden?
- Wird die Erkrankung durch das familiäre Klima unterstützt?
- Liegen krankheitsfördernde psychosoziale Faktoren außerhalb der Familie vor?
- Wie reagieren die Angehörigen auf die Erkrankung der Frau?
- Was können die einzelnen Familienmitglieder zur Bewältigung der Krankheit beitragen?
- Was empfinden oder besser vermitteln uns die wichtigsten Bezugspersonen, z. B. über Anteilnahme, eigene psychosomatische Beschwerden, Hilflosigkeit, Unverständnis, Desinteresse?
- Wie ist der soziokulturelle Hintergrund: Integration, Akkulturation, Übernahme der traditionellen Werte nach Deutschland, religiöse Bindung und unsere Kenntnisse darüber, z. B. über den Koran (H. Zirker 1999)?
- Können wir uns sprachlich ausreichend miteinander verständigen oder sind wir auf eine Vermittlung angewiesen?
- Wie ist die konkrete wirtschaftliche Lage der Patientin und die ihrer Familie, ihre Wohnverhältnisse, die Arbeitsplatzsituation?
- Steht die Patientin unter der dreifachen Belastung von Beruf, Haushalt und Familie oder ist sie isoliert und fest im Haus eingebunden ohne wesentliche Außenkontakte?
- Wer versorgt die Kinder bei einem geplanten Krankenhausaufenthalt?
- Was weiß die Patientin über ihren Körper, insbesondere Zyklus, Empfängnis, Schwangerschaft, Geburt, Intimpflege und Sexualität?
- Wie wird die Geburtenplanung gehandhabt? Welche kontrazeptiven Maßnahmen können angeboten und akzeptiert werden?

Zusammenfassend läßt sich sagen, dass eine eher abwartende, taktvoll beobachtende ärztliche Haltung eine vertrauensvolle längerfristige Arzt-Patientenbeziehung ermöglicht.

Besonderheiten des Krankheitserlebens
der muslimischen Patientin

Nach Günay und Haag (1990) leiden türkische Frauen signifikant mehr unter Kopfschmerzen, Schwächegefühl, Hitzewallungen, Nacken- und Gliederschmerzen, Schwindelgefühlen, Kälteüberempfindlichkeit, Abdominalbeschwerden im Sinne einer Multisymptomatik, was auf mehrfache psychosoziale Belastungen in einem fremden Land, Beruf und Familie hindeutet. Türkische Arbeitnehmer zeigen unter Streß Kopfschmerzen und andere psychosomatische Reaktionen, während deutsche nur halb so oft körperliche Symptome aufweisen. Darüber hinaus sind Türken viel stärker als Deutsche sozialen Normen unterworfen, die es erschweren, eigenständig und selbstverantwortlich zu handeln. Bei der Mitteilung einer schweren Erkrankung bevorzugen Deutsche den emotionalen Rückzug oder eine intellektuelle Auseinandersetzung, während Türken eher zur Verharmlosung und Bagatellisierung neigen.

Dies drückt auch die subjektive Krankheitsstheorie der von mir befragten Patientinnen und deren Angehörigen aus, was J. Collatz (1985), ebenfalls bestätigt, während M. David u.a. (2000) keine wesentlichen Unterschiede in der subjektiven Krankheitstheorie zwischen Türkinnen und Deutschen feststellten, was möglicherweise mit der Dauer ihres Aufenthaltes in Deutschland (1. bis 3. Generation), ihrem sozialen Status und der Akkulturation zu tun haben könnte.

Übrigens ergab eine Studie der Medizinischen Klinik 3 Gießen 1995 (H. Klör), dass die koronare Herzkrankheit bei türkischen Männern signifikant viel häufiger auftrat als bei gleichaltrigen deutschen Männern. Die KHK-Mortalität stieg von 14 Prozent im Jahre 1980 auf 35 Prozent im Jahre 1991 an.

F. Mernissi (1993) konstatiert einen Wandlungsprozeß der Frau in der islamischen Welt, insbesondere in Marokko, Jordanien und Ägypten, der noch vor einigen Jahren undenkbar war und ein neues Selbstbewusstsein ermöglicht.

Bei meinen muslimischen Patientinnen der ersten und weniger der zweiten Generation fällt im Gegensatz zu deutschen Patientinnen auf, dass sie ihre Befindlichkeitsstörungen selten auf ein Organ zentrieren, sondern sich insgesamt als Kranke erleben. Eine ganzheitliche Betrachtungsweise wird uns hier angeboten, die den Psychosomatiker erfreut, den Organiker verwirrt. Besondere Schwierigkeiten bereitet es, eine larvierte Depression in ihren soziokulturellen, intra- und interpersonellen Schattierungen und Varianten zu erkennen. So finden sich Unterleibsschmerzen ohne Organbefund, anhaltende Kreuzschmerzen, Trennungsblutungen des Uterus, Pelipathien und neuerdings insbesondere bei jüngeren Patientinnen der 2. bis 3.Generation eine ausgeprägte urogenitale Symptomatik im Sinne einer unbewussten urogenitalen Abwehr, die nicht selten medikamentöse oder sogar operative Verfahren provozieren. Nach einem mehr oder weniger längeren Verlauf können diese Dysfunktionen über einen anhaltenden Strain morphologisch nachweisbare Veränderungen im Urogenitalbereich und noch häufiger im Magendarmtrakt und Iliosacralbereich (Ischias, Lumbago) hervorrufen. Psychodynamisch verbirgt sich dahinter nicht selten ein ungelöster Konflikt zwischen Abhängigkeitsbedürfnissen und Unabhängigkeitsbestrebungen. Erschwerend für unser Verständnis ist das mystische Körperbilderleben dieser Patientinnen. So sprechen sie bei dem chronischen Unterleibsschmerz ohne Organbefund von einem »Nabelfall«, bei dem der Nabel innerlich verrutscht sei und bei dem Untersucher möglicherweise homerisches Gelächter auslöst. Zu erinnern wäre in diesem Zusammenhang an R. W. Fassbinders 1974 gedrehten Film: »Angst essen Seele auf«, in dem er in einem Liebes- und Sozialdrama eine intensive Liebesbeziehung zwischen einer deutschen Witwe und einem 20 Jahre jüngeren Marokkaner einfühlsam beschreibt, der nichts an seiner damaligen Realität verloren hat und uns auch heute noch wachrüttelt.

N. Cumart (1990) schreibt über seinen Vater unter dem Titel:

Urteil

Mein vater
der greise patriarch

meine mutter
die leidende halbgöttin
stießen mich

in ihre welt
mit dem richtspruch
der sohnschaft
lebenslänglich

begnadigung
schien nicht in sicht
zur wolfsbrut wurde ich

schlug meine eckzähne
in fleischige zukunft.

Eigene Beobachtungen (Tabelle 3)

Von 1972 bis 2001 einschließlich habe ich über 1000 muslimische Patientinnen betreut, darunter 400 Frauen während ihrer Schwangerschaft bis zur Geburt ihres Kindes. Von diesem Personenkreis waren 70 Prozent türkischer Herkunft. Während des genannten Beobachtungszeitraums sind drei Perioden zu unterscheiden:

Periode 1972 bis 1980

Deutsche Firmen warben in diesen Jahren und in den Jahren zuvor »Gastarbeiter« in der Türkei, Spanien, Jugoslawien, Italien, Griechenland, Portugal und anderen Ländern an. Nur zögerlich holten sie ihre Frauen, Mütter, Kinder und andere Familienangehörige nach. Während dieser Jahre hatte ich, meine Praxis liegt in einem damaligen Arbeiterviertel, einen Ausländeranteil von 30 Prozent, von denen etwa 65 Prozent aus der Türkei stammten, bei insgesamt 2500 bis 3000 Patientinnen im Quartal. Die 14- bis 25-jährigen Mädchen bzw. Frauen aus der Türkei gingen hier zur Schule oder arbeiteten in deutschen Firmen. Sie kleideten sich unauffällig westlich, sprachen oft besser türkisch als deutsch, schienen nicht besonders religiös zu sein und begleiteten als Kinder ihre traditionell gewandeten Mütter, die relativ isoliert in ihren Großfamilien lebten, zu den Behörden und Ärzten, um zu dolmetschen. Ihr Hauptanliegen war die Schwangerschaftsbetreuung. Bei insgesamt 200 Graviden im Quartal stammten 30 Prozent aus dem muslimischen Kulturkreis, vorwiegend aus der Türkei, aber auch aus Marokko, Tunesien, Syrien, dem Libanon und Afghanistan. Sie waren verläßlich, pünktlich, ernährten sich in der Schwangerschaft angemessen und folgten auf ärztlichen Rat hin nicht den Regeln des Ramadan. Nach der Entbindung kamen sie nur selten wieder bzw. erst dann, wenn sie wieder schwanger geworden waren. Während Deutsche und Ausländerinnen aus anderen Ländern zur Krebsfrüherkennungsuntersuchung motiviert werden konnten, war das bei der ersten und zweiten Generation schwierig. Deshalb wurde nach der Feststellung einer Schwangerschaft statt einer Krebsfrüherkennungsuntersuchung nur ein zytologischer Abstrich entnommen und ausgewertet.

An dieser Stelle möchte ich anmerken, dass viele muslimische Akademiker, die aus dem Iran, der Türkei, dem Maghreb und Ägypten stammen, hier studierten und danach als Ärzte und Diplomingenieure z. B. arbeiten. Ohne ihre Mitarbeit wären viele Kreiskrankenhäuser, aber auch Universitäten und mittelständische Betriebe in ernsthafte Schwierigkeiten geraten. Viele interkulturelle Freundschaften hätten sich nicht gebildet, unser Leben wäre um deren kulturelles Erbe ärmer gewesen. Etwa 70 Prozent unserer Kollegen aus dem islamischen Kulturkreis zogen dennoch Partnerschaften mit Frauen aus ihren Ländern vor, 30 Prozent gingen Mischehen mit deutschen Frauen ein.

Tabelle 3: Psychosomatische Patienten 1985 bis 12/2001

	alle Patienten	deutsche Patienten	Muslim. Patienten	sonstige Migranten
Sterilität	95	73 = 76,8 % (3x Refert., 5x unbearbeitet)	9 = 9,5 % (1x Refert.)	3 = 3,2 %
Abruptio	215	100 = 46,5 %	29 = 13,5 %	86 = 40 %
Pille danach	160	140 = 87,5 %	10 = 6,3 %	10 = 6,2 %
Grav. Konfl.	358	319 = 89,1 %	30 = 8,4 %	9 = 2,5 %
5,5				
Ca. Pat.	581	544 = 93,6 %	6 = 1,0 %	31= 5,4 %
Mamma Ca.	201	185 = 92,0 %	2 = 1,0 %	14 = 7,0 %
Collum Ca	208	197 = 94,7 %	1 = 0,5 %	10 = 4,8 %
Corpus Ca	62	60 = 96,8 %	1 = 1,6 %	1 = 1,6 %
Ovarial Ca	45	42 = 93,3 %	1 = 2,2 %	2 = 4,5 %
Vulva/Vag. Ca	65	60 = 92,3 %	1	4 = 7,7 %
Virgobescheinigungen	30	-	28	2
sex. Funktionsstörungen, darunter	462	400 = 86,6 %	47 = 10,2 %	15 = 3,2 %
Mann Symptomträger	15	-	1 (konvert. Deutsch.)	1
Victimie	79	74 = 93,7 %	5 = 6,3 %	-
Inzest	73	68 = 93,1 %	5 (2 anal) = 6,9 %	-
Lesb. Störungen	50	49	-	1
Bisex.	14	13	1	-
ranssex.				
Mann zu Frau	7	7	-	-
Frau zu Mann	3	1	2	-
Genitale Beschneidung (Sunna, Excision d. Klitoris, Infibulation)	4	-	4	-
Perversionen	20	15	-	5
Andere psychsomat. Erkr. z. B.	861	793 = 92,1 %	64 = 7,4 %	4 = 0,5 %
sekund. Amenorrhoe, A. N	130	122 = 93,9 %	5 = 3,9 %	3 = 2,2 %
Bulimie	83	77 = 92,8 %	2 = 2,4 %	4 = 4,8 %
sek. A.-Bulimie	17	17	-	-
Chronic pelvic pain	86	42 = 48,8 %	44 = 51,2 %!	-
Urogen. Abwehr	212	200 = 94,3 %	5 = 2,4 %	7 = 3,3 %
Summe	**2149**	**1796 = 83,6 %**	**195 = 9,1 %**	**158 = 7,3 %**

G. Wallraff (1985) schildert seine Erfahrungen als Türke Ali von ganz unten. Sein Bericht avancierte zwar zu einem Kultbuch, bewirkte aber letztendlich nur wenig.

Periode 1981 bis 1991

Wegen der Ausweitung meiner psychotherapeutischen Tätigkeit versorgte ich jetzt nur noch etwa 1600 Patientinnen im Quartal. Der gesamte Anteil von Schwangeren von vorher 7 Prozent ging auf 4,6 Prozent zurück, während die muslimischen Patientinnen mit jetzt 46 Prozent der Schwangeren deutlich zulegten. Die Mädchen und Frauen der 2. und 3. Migrantengeneration sprachen jetzt besser deutsch als türkisch, erschienen oft mit gleichaltrigen Freundinnen und kleideten sich traditionell mit einem Kopftuch und einem den ganzen Körper verhüllenden Kleid. Sie waren freundlich zugewandt, fröhlich unbekümmert und zeigten keinerlei Scheu vor der gynäkologischen Untersuchung durch einen Mann. Nicht selten stellten sie erfreut fest, dass ich sie schon im Mutterleib kennengelernt und ihre Geburt geleitet habe, ich sei also kein Fremder. Ob ich mich denn auch daran erinnern würde, wie sie damals bei ihrer Mutter gedolmetscht habe? Dennoch lebten sie zwischen zwei Welten: zu Hause in einer streng patriarchalischen – oder besser matriarchalischen – Welt, draußen aber, argwöhnisch von ihren Brüdern oder Vettern bewacht, nutzten sie jede Gelegenheit, kleine Freiräume wie Rauchen und Besuch einer Jugenddisko zu erkämpfen. Ihre religiöse Erziehung hatten nahezu alle, wie die Jungen auch, in sogenannten Hinterhofmoscheen, von der deutschen Öffentlichkeit kaum wahrgenommen, vermittelt bekommen. Sie durften nur am Mädchensportunterricht, aber nie am Sexualkundeunterricht teilnehmen. Etwa ein Viertel meiner muslimischen Patientinnen gaben an, gläubig zu sein und sich mehr oder weniger genau an die islamischen Gesetze zu halten, während die älteren Männer ihrer Familie die Gebetsvorschriften streng einhielten und auch Suren aus dem Koran zitierten. Da aber von diesen Frauen sich nicht alle traditionell kleiden und die zwischen zwei Welten lebenden Frauen genau dieses tun, kann vermutet werden, dass das Kopftuch ein Identitätssymbol darstellen könnte wie früher das Palästinensertuch einiger Studenten. W. Heitmeyer (1997) sieht als Ursache der verstärkten Hinwendung muslimischer Jugendlicher zu Religion und Kultur eine von Desinteresse, Unverständnis bis hin zur Feindseligkeit geprägte Ablehnung durch ihre deutsche Umwelt. In diesem Klima könnten islamistische Töne leichter Gehör finden als in einer sich gegenseitig respektierenden und auf einander zugehenden Gesellschaft.

Das gynäkologische Behandlungsspektrum veränderte sich von der vorher überwiegenden Mutterschaftsvorsorge zur Konzeption, Kontrazeption und Unterleibsschmerzen ohne Organbefund. Während in der ersten Generation eher über diffuse Beschwerden geklagt wurde, werden jetzt konkrete Angaben gemacht: »es sind die Eierstöcke«, »ich habe einen Pilz«, »meine Blutungen sind nicht normal«, »mein Rücken schmerzt.« Die Jungfräulichkeit soll attestiert werden, immer noch warte man auf ein Kind, beim Sex schmerze es und der Bauch sei so seltsam dick, obwohl sie noch nicht mit einem Mann geschlafen habe.

Die Inanspruchnahme der Krebsfrüherkennungsuntersuchung verbesserte sich nicht gegenüber der ersten Generation.

Periode 1991 bis 2001

Diese 3. bis 4. Generation ist heterogen und wird beeinflußt von einer zunehmenden Migration, Bürgerkriegsflüchtlingen und Asylanten aus dem Kosovo zum Beispiel. In Filmen, Prosastücken, Gedichten, Musik und Kunst bieten hier lebende Muslime ein breites Spektrum ihrer Kreativität an. Die in Deutschland lebende türkische Autorin und Schauspielerin E. Özdamar, die in Yasemin von Hark Bohm und Happy Birthday, Türke z. B. bekannt wurde, läßt ihre Heldin zwischen die Fronten ihrer türkisch-orientalischen Heimat und dem modernen Großstadtleben in Mitteleuropa geraten auf der Suche nach Unabängigkeit und erotischem Glück (Die Brücke vom Goldenen Horn, 1998). Sozusagen als Kontrapunkt dazu versteht sich der Wahlkieler Feriden Zaizuglu, der sich der Kanakasprak humorvoll bedient. Auch das Bildungsniveau verändert sich. Gut 70 Prozent meines muslimischen Klientels sind jetzt Realschülerinnen, Abiturientinnen und Hochschülerinnen. Gleichzeitig damit nähert sich das Diagnose-Behandlungsspektrum immer mehr dem der deutschen Patientinnen an. So leiden sie jetzt unter funktionellen Sexualstörungen, unerfülltem Kinderwunsch, einer urogenitalen Abwehr und Essstörungen. Ihre Partner, die sie früher eher selten begleiteten, beziehen sich aktiv, also auch als Patient, mit ein wie zum Beispiel bei unerfülltem Kinderwunsch, Sexualstörungen, Infektionen der Sexualorgane und plötzlichem Kindstod.

Bei diesen selbstbewusst auftretenden jungen Frauen erlebe ich jedoch eine unerwartet plötzliche Veränderung, wenn von ihren Familien in traditioneller Weise ein Ehemann aus der Türkei erwählt, dort geheiratet wurde und beide nach Deutschland kommen. Die junge Frau leidet unter Schlafstörungen, einer zunehmenden sexuellen Inappetenz verbunden mit einem dringenden Kinderwunsch bei unbewusster Ambivalenz. Y. Erin (2001) bestätigt in ihrem Bericht über muttersprachliche Gruppentherapie mit türkeistämmigen Migrantinnen meine Beobachtungen.

Bei den mir bekannten 143 Mischbeziehungen zwischen einer Muslima und einem Deutschen waren 130 deutsche Patientinnen, die nach einem Schulabschluß als Sonderschülerin einen sozial höher stehenden Muslim geheiratet hatten, aber äußerst selten dessen Religion übernahmen und 13 deutsche Akademikerinnen, die einen Muslim mit einem niedrigeren Sozialstatus heirateten und sich bei mir einer Langzeitpsychotherapie unterzogen.

An drei Kasustiken der ersten Generation, 1978 bis 1981, nämlich Unterleibserkrankung, Schwangerschaft und Empfängnisregelung, soll verdeutlicht werden, wie langsam sich eine tragende Patientinnen-Arzt-Beziehung entwickeln und wie spannend, aber auch belastend dieser Prozeß sein kann.

Unterleibserkrankung

Diagnose: Prolaps uteri et vaginae, Uterus myomatosus, Harninkontinenz, HWS- und LWS-Syndrom, ständige Bauchschmerzen. Alter: 47 Jahre, Ehemann 52 Jahre.

Die 1943 geborene Patientin stammt aus einem kleinen Ort in Mittelanatolien, lebt seit 9 Jahren in Deutschland, ist verheiratet, hat sechs Kinder geboren und ist Hausfrau. Der fünf Jahre ältere Ehemann arbeitet auswärts auf Montage. Die Frau spricht nur türkisch, der Mann gebrochen deutsch. In Hannover leben sie mit einem jungen türkischen Ehepaar in einer Wohnung. Wegen der zunehmenden Unterleibsschmerzen, verbunden mit starken Regelblutungen ist eine Hysterektomie mit einer Plastik angezeigt. Dies wird im Beisein einer Schwiegertochter und danach mit einer jungen türkischen Nachbarin an mehreren Tagen besprochen. Dabei weise ich darauf hin, dass die Eierstöcke erhalten bleiben und weiterhin hormonell aktiv sein werden und die Wechseljahre nicht früher eintreten würden. Entscheidend sei aber, dass mit einem Verschwinden der Schmerzen, nicht zuletzt beim Intimkontakt zu rechnen sei. Die Patientin nimmt dies erfreut zur Kenntnis, befürchtet aber, dass ihr Mann durch diese Operation leiden könne. Die junge Dolmetscherin teilt mir mit, dass der Ehemann einverstanden sei, die Patientin aber gerne noch mal mit ihm sprechen wolle. Sie selbst als Frau dürfe aber eigentlich nicht mit ihm darüber reden. Es sei üblich, dass sich nur Frauen mit Frauen und Männer mit Männern über diese intimen Dinge austauschen. Ein erneuter Rückmeldungstermin wird vereinbart. Wenn keine Notfallsituation vorliegt, die ein sofortiges Eingreifen erfordert, sollte auch über einen längeren Zeitraum der Entscheidungsprozeß von dem Arzt teilnehmend unterstützend mitgetragen werden. Dabei kann es durchaus sein, dass ich im Einverständnis mit der Patientin mit ihrem Ehemann ein Einzelgespräch führe. In diesem Fall wurde die Patientin nach drei Monaten erfolgreich operiert, unterstützt von ihrem Mann, der einen Kurzurlaub nahm.

Anders verhielt es sich bei einer ähnlichen Krankheitsgeschichte. Eine türkisch sprechende jüngere Ärztin hatte nach mehreren Frau zu Frau Unterredungen eine 42-jährige Patientin davon überzeugen können, dass eine Uterusentfernung dringend erforderlich sei, ohne dabei an den Ehemann zu denken. Kurz vor der Operation verließ die Patientin auf eigenen Wunsch das Krankenhaus und mußte wenige Tage später notfallmäßig operiert werden. Nach einem glatten

Heilungsprozeß erkrankte sie jedoch an diffusen Ober- und Unterbauchbeschwerden, Schwindelzuständen und einer inneren Unruhe, die die gesamte

Familie mobilisierten. Mehrere Ärzte deutscher und türkischer Herkunft wurden erfolglos konsultiert, die keinen organpathologischen Befund erheben konnten. Es handelte sich um eine larvierte Depression mit psychosomatischen Reaktionsbildungen mehrerer Organsysteme, die durch den medizinisch durchaus indizierten Eingriff im Genitale reaktviert und durch die Ausgrenzung des Ehemannes gefördert wurde. Als der bisher gesunde Mann von der geplanten Operation seiner Frau erfuhr, erkrankte er an einer schweren Bronchopneumonie, die zunächst als ein Myocardinfarkt diagnostiziert wurde und die Familie in Aufregung versetzte. Dem Wunsch der Familie, das Paar in der selben Klinik zu behandeln, konnte leider nicht entsprochen werden.

Schwangerschaftsverhalten

Der Ehemann, 42 Jahre alt, seine Frau 37 Jahre alt, ist Gastarbeiter in einer großen hannoverischen Firma. Beide stammen aus der Osttürkei, sind Kurden, leben seit 1974 hier und sprechen kein Wort Deutsch. Die Patientin ist mir seit 1979 bekannt und wurde mir damals von der Familienhebamme vorgestellt, die in sozialen Brennpunkten tätig ist und von der kassenärztlichen Vereinigung und der Stadt Hannover bezahlt wird. Sie vermutet bei der Fünftpara eine Frühschwangerschaft, die von mir in der 12. SSW bestätigt wird. Die engmaschigen Mutterschaftsvorsorgeuntersuchungen werden, von der Familienhebamme diskret und behutsam unterstützt, konsequent wahrgenommen. Während der gesamten Schwangerschaft läßt sich die Patientin jedoch nicht vaginal untersuchen, auch nicht von Ärztinnen in der Klinik. So kann bei Überschreitung des mutmaßlichen Entbindungstermins um 10 Tage eine Amnioskopie nicht erfolgen. Die Patientin entbindet dann spontan einen Tag nach der Klinikeinweisung. Auch im Wochenbett werden vaginale Untersuchungen nicht zugelassen. Ein halbes Jahr später kommt die Patientin erneut in meine Praxis, diesmal wegen anhaltender Unterleibsschmerzen und einer Amenorrhoe. Diesmal läßt sie sich aber, ohne zu zögern, vaginal untersuchen. Dabei wird folgender Befund erhoben: doppelmannsfaustgroßer Uterus myomatosus, cystisches Ovar links, Verdacht auf Frühgravidität, was im Sonogramm bestätigt wird. Der Befund wird der sie begleitenden, gut Deutsch sprechenden Verwandten mitgeteilt. Dabei schlage ich vor, zusammen mit dem Ehemann nochmals zu kommen, da nicht sicher sei, ob die Schwangerschaft angenommen würde. Eine psychosoziale Notlage wäre bei der Multipara bei insgesamt 10 Schwangerschaften gegeben. Eine Woche später wird im Beisein der Dolmetscherin mitgeteilt, dass der Mann das Kind unbedingt behalten wolle, er dies mir aber leider nicht persönlich mitteilen könne. Der weitere Schwangerschaftsverlauf ist durch eine Hyperemesis kompliziert, alle engmaschigen Kontolltermine werden eingehalten. In der rechnerisch 15. SSW kommt es zu einer missed abortion, die ausgeräumt wird. Auch danach werden die vaginalen Untersuchungen ohne weiteres erlaubt, der sprachliche Kontakt wird immer besser. Neun Monate nach dem letzten Abort kommt die Patientin freundlich lächelnd in die Praxis, nachdem sie sechs Monate vorher einen Termin für eine Krebsfrüherkennungsuntersuchung nicht eingehalten hatte. Die letzte Regel sei vor zwei Monaten gewesen, allen ginge es gut, der Mann warte mit dem jüngsten Sohn im Wartezimmer und wünsche sich sehnsüchtig eine Tochter. Sie erzählt etwas zögerlich, dass sie Schreiben nie gelernt habe, das sei eben so bei ihnen zuhause, aber Kinder zu bekommen, dass sei ein großes Glück. Dabei strahlt sie mich offen an, deutet dann vielsagend auf das Ultraschallgerät, lächelt mir aufmunternd zu und sagt: »Mann wartet draußen!.« Sie holt ihren Ehemann in das Untersuchungszimmer, beide lassen sich das Ultraschallbild erklären, wobei sie ihm alles übersetzt, während er etwas ungläubig auf das Bild starrt. Dann überreicht er mir mit einem gewissen Stolz den Mutterpaß, den wir bei der vorletzten Schwangerschaft angelegt hatten. Anschließend schickt sie ihren Mann und ihr Kind wieder hinaus und läßt sich vollständig gynäkologisch untersuchen.

Ich rätselte, wo sie so gut in der Zwischenzeit Deutsch gelernt hatte und erfuhr später, dass sie ein kurdisches Frauenzentrum mit dem Namen »Nadelöhr« gegründet hatte, wo auch Deutschkenntnisse für den Alltag vermittelt werden.

Empfängnisregelung

Die jetzt 38jährige, aus Mittelanatolien stammende verheiratete Türkin hatte 1973 ihr erstes Kind im sechsten Lebensmonat in der Heimatstadt verloren, ohne dass die Todesursache eruiert wurde. Zwei Jahre später folgt sie, die sich als Analphabetin nur auf türkisch verständigen kann, ihrem 3 Jahre jüngeren Ehemann, der seit seinem 3. Lebensjahr in Deutschland lebt und mit dem sie entfernt verwandt ist, nach Hannover. Sie wird hier erneut schwanger. Die ersten Mutterschaftsvorsorgeuntersuchungen, die im übrigen genau eingehalten werden, erfolgen in der 16. SSW. Nach einem glatten Schwangerschaftsverlauf wird die Patientin termingerecht in der Klinik entbunden, obwohl die Hebamme eine Hausentbindung empfahl. Das dritte Kind, ebenfalls ein Junge, wird elf Monate später im Krankenwagen auf dem Wege in die Klinik geboren, nachdem diese Schwangerschaft ebenfalls erst seit der 16. SSW und nur bis zur 34. SSW betreut wurde. Gegen ärztlichen Rat fuhr die Familie in ihrem Sommerurlaub in die Heimat. Wenige Tage vor dem errechneten Entbindungstermin kommen sie völlig erschöpft von dieser beschwerlichen Reise zurück. Während der beiden letzten Mutterschaftsvorsorgeuntersuchungen und auch bei der Nachuntersuchung ist der Ehemann anwesend. Dabei werden beide auf kontrazeptive Maßnahmen hingewiesen, was scheinbar auch verstanden wird: der Ehemann blickt ernst, seine Frau kichert etwas beschämt. Zwei Monate nach dem Abstillen erfolgt in der 12. SSW ein Schwangerschaftsabbruch bei sozialer Notlage. Danach läßt sich die Patientin eine Spirale einlegen. Nach einigen Monaten klagt die Patientin über zunehmende Nabel-, Unterleibs- und Rückenschmerzen bei einwandfrei liegender Spirale und ohne Hinweis auf eine Infektion. Somatisch gesehen, lassen sich ihre Beschwerden nicht erklären, die diffus »es tut da überall weh« beschrieben werden. Es stellt sich heraus, dass sie seit mehreren Monaten keinen Intimkontakt mehr haben, da sie »keine Zeit« dafür hätten, wobei sie vielsagend lächelt. Bevor die Spirale auf den Wunsch der Patientin hin entfernt wird, erfolgt eine ausführliche kontrazeptive Beratung des Paares. Sie kann sich jedoch nicht für eine Dreimonatsspritze entscheiden, da die fehlende Regelblutung sie krank machen würde und die Pille sei auch nicht gut. Sechs Monate später wird mir die Patientin von ihrem türkischen Hausarzt überwiesen wegen anhaltender Unterleibsschmerzen. Die sprachliche Verständigung ist weiterhin gut. Als palpatorisch und im Sonogramm eine intakte Schwangerschaft der 8. SSW festgestellt wird, reagiert die Patientin unerwartet heftig: »Scheiße, wegschmeißen.« Der draußen wartende Ehemann wird von seiner Frau aufgefordert, an dem weiteren Gespräch teilzunehmen. Er betont, dass er gerne noch einmal Vater werden möchte, so sei es bei seinem Vater, Großvater auch gewesen. Er könne aber auch seine Frau gut verstehen, nach den vielen Schwangerschaften kein weiteres Kind mehr haben zu wollen. Außerdem kümmere sich seine Frau auch um das vierjährige Waisenkind seines verstorbenen Bruders. Er lächelt seiner Frau freundlich zu, die seinem Blick ausweicht. Für eine Sterilisation fühle er sich zu jung, eine Spirale sei sicher der beste Weg, da seine Frau die Pille früher weggeworfen habe. Nach dem Abbruch wird die Spirale eingelegt, die diesmal bestens toleriert wird.

Im Vergleich zwischen meinen deutschen und muslimischen Patientinnen von 1985 bis Ende 2001 (siehe Tabelle 3), die an gynäkologischen psychosomatischen Erkrankungen leiden, fällt die große Zahl von dem Unterleibsschmerz ohne Organbefund (chronic pelcic pain) bei den Muslima, insbesondere Frauen der ersten Generation, die eher einen niedrigeren Bildungsstand haben, auf.

Vorwiegend in der muslimischen Mittelschicht der nachfolgenden 2. bis 4. Generation verschiebt sich das Behandlungsspektrum auf die Sterilität, den Schwangerschaftsabbruch, die urogenitale Abwehr, die Anorexia nervosa, die Bulimie und insbesondere die funktionellen Sexualstörungen. Es handelt sich um einen Symptomwechsel von vorher mehr diffusen Beschwerden zu konkreten, insbesondere das verunsicherte weibliche Körperbilderleben betreffende Missempfindungen bzw. Krankheiten.

Folgende Besonderheiten der muslimischen Patientinnen sind gegenüber den deutschstämmigen Frauen herauszuheben: Chronic pelvic pain 51,2 Prozent, Abruptio 13,5 Prozent, Schwangerschaftskonflikte 8,4 Prozent, ausgesprochen selten auftretende Genitalcarcinome mit 1,0 Prozent und funktionelle Sexualstörungen bei ansteigender Tendenz mit 10,2 Prozent.

Insgesamt behandelte ich in diesem Zeitraum 2 149 Patientinnen psychotherapeutisch. Die Therapieform kann der Tabelle 4 entnommen werden. Von den psychotherapeutischen Patienten waren 83,6 Prozent Deutsche, darunter etwa 10 Prozent Männer, 9,1 Prozent Muslime und 7,3 Prozent Angehörige anderer Nationalitäten. In der Methode begründet, aber auch sprachlich bedingt, habe ich bei eindeutiger Indikation etwa 5 Prozent muslimische Migranten oder Asylanten nicht erreichen können.

Alle muslimischen Patienten (9,1 % meines psychotherapeutischen Klientels) wurden im Rahmen der psychosomatischen Grundversorgung betreut. Nur 20 Frauen und Männer befanden sich in der Kurzzeittherapie und weitere fünf Muslima in einer analytischen Langzeittherapie gegenüber sieben anderen Ausländerinnen bei einer Gesamtzahl von 952 Langzeittherapien.

Tabelle 4: Therapieformen (1985 bis 2001)

	alle Patienten	Deutsche	Muslime	Sonst. Migranten
Kurzzeittherapie	180	150 = 83,3%	20 = 11,1%	10 = 5,5 %
Tiefenpsycholog. fund. PT-Psychosomatik	145	140 = 96,6%	3 = 2,0%	2 = 1,4%
Tiefenpsycholog. fundierte PT/Analyt. PT	807	800 = 99%	2 = 0,25%	5 = 0,7%
darunter:				
Paartherapie, KZT	60	56 = 93,3%	3 = 5%	1 = 1,7%
Paartherapie, LZT	97	95 = 98,0%	2 = 2,1%	-
Gruppen, analyt. LZT	89	88	-	1
Paargruppen, analyt. LZT	28	28	-	-

Ehe, Sexualität und sexuelle Störungen

Bevor ich über die zunehmenden sexuellen Funktionstörungen berichte, die nicht nur durch das Aufeinanderprallen der westlichen und muslimischen Welt erklärbar sind, sondern auch durch eine mangelhafte Aufklärung über sexualphysiologische Abläufe, alterspezifische biologische Veränderungen, konzeptive und kontrazeptive Maßnahmen verständlich werden, will ich einige religiöse und kulturelle Rituale des muslimischen Kulturkreises herausstellen, die u. a. auf dem islamischen Recht, der Scharia gründen:

Die *Scharìa* wurde im 2. bis 3. Jahrhundert islamischer Zeitrechnung entwickelt, gilt prizipiell in allen islamischen Ländern, wird aber liberaler in Ägypten, in Marokko und in der Türkei gehandhabt. Es betont die Ungleichheit der Geschlechter im Bereich des Ehe-, Familien- und Erbrechts. Die Ehe ist ein privatrechtlicher Vertrag, der zwischen dem Vater der Braut und dem Bräutigam abgeschlossen wird. Die unmündige Tochter, es gibt kein Mindestalter, kann von ihrem Vater zur Heirat gezwungen werden. Die Polygamie für Männer mit vier Frauen gleichzeitig ist statthaft. Der Mann sorgt für den Unterhalt, die Frau verpflichtet sich zum unbedingten Gehorsam. Nur der Mann kann sich jederzeit scheiden lassen. Vor Gericht gilt die Aussage einer Frau nur halb so viel wie die eines Mannes.

Die *Verhüllungen* des Körpers außerhalb des Hauses sind zwingend vorgeschrieben, so der *Tschador*, der den ganzen Körper verschleiert und die *Abaya*, die als Umhang dient.

Übrigens werden im Koran die Verhüllungen des Körpers nur am Rande erwähnt. Während die Frauen bis auf ihr Gesicht, die Hände und die Füße den ganzen Körper bedecken müssen, in einigen Ländern nehmen sie nur noch über Sehschlitze ihre Umwelt wahr (N. Bassini 1998; Lativa, 2001) dürfen die Männer vom Bauchnabel bis zum Knie keine Haut zeigen.

Die rituelle *Beschneidung* des Knabens wird weder im Koran noch in den Hadithen erwähnt, jedoch die Enthaarung des weiblichen und mancherorts auch des männlichen Genitale.

Die *Virginität* ist eine unabdingbare Voraussetzung dafür, dass die Braut eine Ehe schließen kann und soll in der letzten Zeit immer häufiger von Ärzten attestiert werden (MW Frank 1999). Sie wird in den Hadithen, den gesammelten Lebenssprüchen des Propheten Muhammad, ausdrücklich gefordert, ist somit einem strengen religiösen Dogma unterlegt und wird als ein prachtvolles Geschenk dem Bräutigam in der Hochzeitsnacht überreicht.

Die Verstöße gegen das religiöse Gebot der Reinheit werden als *Hadath* bezeichnet und sind mit dem Austreten von Körperflüssigkeiten verbunden, zum Beispiel der nächtliche Samenerguß, die Monatsblutung und die sexuelle Vereinigung während der Fastenzeit. So ist eine völlige sexuelle Enthaltsamkeit während der Menstruation und tagsüber während des Ramadan einzuhalten.

Die Polygamie gestattete Muhammad (570 bis 632), der Begründer des Islam, um die hohe Kindersterblichkeit, die lange Stillzeit und den frühen, klimatisch bedingten Verlust der Zeugungskraft auszugleichen. In der Türkei und Tunesien ist die Polygamie, welche das islamische Recht bis zu vier Frauen gestattet, verboten. Allerdings gibt es in den ländlichen Regionen Mehrfrauenehen, die ohne eine amtliche staatliche Bescheinigung durch den Imam geschlossen werden.

Die *Sterilitätstherapie* ist auf den Mann zentriert, d.h. alles soll getan werden, um seine Zeugungsfähigkeit herzustellen. Dazu gehören vorwiegend die psychogene Impotenz behandelnde Salben auf die Penishaut (A. Gomaa 1996), sowie Sildafenil bei erektilen Dysfunktionen.

Schönheitsoperationen sind unvereinbar mit dem Koran, da die Reize der Frau nicht hervorgehoben werden dürfen – so der Mufti Scheich Muhammed Sajid al Tantawi in Ägypten.

Abtreibungen sind unter keinen Umständen erlaubt, selbst bei Vergewaltigung nicht.

Schwangerschaft und Stillzeit werden sehr ernst genommen; aus gesundheitlichen Gründen darf eine Schwangere während des Ramadan auch tagsüber essen und Medikamente nehmen.

Trotz dieser repressiven, von Männern bestimmten Haltung verwandelt sich das Selbstverständnis der islamischen Frauen (F. Mernissi 1993).

Sexualität

In der Kunst und Literatur des islamischen Kulturkreis finden sich zwar faszinierende Darstellungen von Erotik und Sexualität, doch sind sexualmedizinische Abhandlungen rar.

Erwähnenswert sind jedoch die Publikationen von M. Chebel »die Welt der Liebe im Islam« (1997), sowie von A. Poroy »Türkische Sexualität zwischen Patriarchat und neuer Lust« (1998).

Die *Masturbation* ist, wie jede Form der Autoerotik, nach islamischen Recht eine widernatürliche Abwendung des Zeugungsaktes. Im Maghreb und in Ägypten wird Allah am Tage des Jüngsten Gerichts die Onanisten missachten und der Hölle übergeben. Nach M. Chebel (2) hält hingegen Shazali, geboren 1058, die Onanie wie auch die Unzucht als eine vorübergehende und behandelbare Schwäche. Dabei unterscheidet er drei Stufen der Schwäche: das geringste Übel ist die Heirat einer Sklavin, schlimmer die Masturbation und das Schlimmste ist die Unzucht. Die Gefährten des Propheten und die frühen

Religionsgelehrten sind jedoch eher verständnisvoll, insbesondere bei Kriegen, während die muslimische Geistlichkeit später viel strenger urteilte.

Der *Analverkehr* gilt auch im Islam als eine widernatürliche Liebesverbindung eines Mannes mit seiner Frau oder mit einem anderen Mann. Die islamische Hölle sieht den ersten Platz der sieben Todsünden für diese sexuelle Praktik für beide Beteiligten vor. Es sind aber auch medizinische Abhandlungen nach M. Chebel bekannt, in dem von einem stellvertretenden Analverkehr gesprochen wird, bis der vaginale Zugang wieder möglich ist. Da die Jungfräulichkeit bis zum heutigen Tage unerläßlich ist und widrigenfalls mit dem Verstoßen der Ehefrau geahndet werden kann, praktizieren junge islamische Paare zunehmend in den letzten Jahren ein intensives *Petting* bis hin zum Orgasmus, seltener auch den analen Verkehr.

Homoerotische Neigungen zwischen Knaben und Männern alleine oder in einer Gruppe oder im Verhältnis zwischen einem Lehrer und Schüler werden als Homosensualität bezeichnet, und wird insbesondere bei den Arabern gesellschaftlich akzeptiert. Man führt auf dem Wege zur Heterosexualität ein Gruppenleben, schläft im selben Raum, badet gemeinsam, dialogisiert, darf sich auch berühren, die Knaben masturbieren zusammen, um sich so auf die Verführung des anderen Geschlechts vorzubereiten. Eindeutig überwiegt die Pädophilie gegenüber der erwachsenen Homosexualität. Die passive penetrierende Haltung wird verachtet, die aktive jedoch mehr oder weniger offen bewundert. Im Koran hingegen wird die *Homosexualität* zwischen Männern in sieben Suren besprochen und eindeutig verurteilt (Koran 7: 80,81; siehe auch H. Zirker 1999). Die lesbische Liebe jedoch wird im Koran nicht erwähnt und wurde auch in den frühen Zeiten wenig beachtet. Ahmad al-Titaski (gestorben 1253) beschreibt das lustvolle bis zum Orgasmus führende Reiben zweier Frauen aneinander als Safranmassage. Auch in 1001 Nacht wird das lesbische Liebesspiel lustvoll beschrieben.

Trotz zahlreicher weltweiter Proteste und allgemeiner Ächtung finden die grausamen *rituellen Beschneidungen* junger Mädchen in Nord- und Westafrika weiterhin statt.

Nach der WHO werden drei Formen der weiblichen genitalen Verstümmelung unterschieden, die in der Regel zwischen vier und acht Jahren während eines großen Familienfestes entgegen den gesetzlichen Bestimmungen des Sudan z. B, vorgenommen werden (M. Afifi 1998; H. Lightfoot-Klein 1993, M. Mahran 1981; A. Walker 1992, Athanassiou u. a. 1999, N. Dirie 1998):

- Sunna: Entfernung der Vorhaut der Klitoris
- bei der Klitoridektomie wird die Klitoris vollständig oder teilweise, zusammen mit den kleinen Labien amputiert

- bei der »pharaonischen« Infibulation werden zusätzlich die großen Labien abradiert und zusammengenäht bzw. mit Dornen zusammengeheftet, wobei nur eine winzige Öffnung erhalten bleibt, die den Urinfluß nur unvollständig ermöglicht. Diese grausamste Beschneidungsform macht etwa 15 Prozent aller Verstümmelungen aus und wird in Ländern, wie im Sudan und Somalia bei fast 85 Prozent aller Mädchen praktiziert. Jede dritte überlebt diesen Eingriff nicht.

Weltweit sind nach Angaben der WHO 100 Millionen Mädchen und Frauen genital verstümmelt worden, jedes Jahr kommen etwa zwei Millionen dazu. Der brutale Eingriff wird ohne Betäubung im Alter zwischen vier und acht Jahren von Frauen vorgenommen, mit schrecklichen Folgeschäden. Im Koran findet sich keine Stelle, die diese Prozedur fordert. Besonders hinweisen möchte ich in diesem Zusammenhang auf den eindrucksvollen Roman von Alice Walker: Possessing the secret of joy (1992).

Nach Terre des Femmes (1990) wurden weltweit weiterhin etwa 150 Millionen Mädchen beschnitten, davon leben in Deutschland 21 000 und weitere 6 000 Mädchen bei uns sind davon bedroht, genital verstümmelt zu werden.

Glücklicherweise sind mir bisher erst vier Frauen aus Nordafrika mit einer im Kindesalter vorgenommenen genitalen Verstümmelung begegnet. Die eine Patientin kam aus Westafrika mit einer Entfernung der Klitorisvorhaut (Sunna) und konnte wegen heftigster Schmerzen keinen vaginalen Verkehr zulassen. Die anderen Frauen, aus Nigeria und Somalia stammend, hatten als Kind eine vollständige Klitorektomie und eine partielle Infibulation erlitten.

Paardynamik
Überwiegend fand ich bei allen, vorwiegend aus der Türkei stammenden 60 Paaren folgende Auffälligkeiten:

- frühe Trennung von den Eltern, die zum Gelderwerb nach Deutschland zogen, während die Kinder bis zu ihrem 10. Lebensjahr in der Großfamilie blieben.
- fast alle Männer berichteten über passagere, meist passive, d. h. anal erduldende homosexuelle Praktiken durch meist ältere entferntere Verwandte. Ihre heterosexuellen Ersterfahrungen erwarben sie unter dem Schutz von Verwandten in Bordellen.
- fast alle Frauen waren erfahren in lesbischen Spielen mit gleichaltrigen Mädchen, die als angenehm kribbelnd, aber nicht orgastisch erlebt wurden, und gingen als Jungfrauen in die Ehe.
- fast 30 Prozent dieser Frauen, später Mütter von mehreren Kindern, blieben »jungfräulich« und ließen stattdessen analen Verkehr trotz der heftigen Schmerzen zu.

- beide Familien handelten einen Ehevertrag aus, über dessen Inhalt die Braut nichts erfuhr.
- fast alle Frauen hatten ihren Gatten, der nicht selten ein entfernter Verwandter war, noch nie zuvor gesehen, während der Bräutigam Fotos der Ausgewählten vorgelegt bekam.
- überraschend für mich waren die meisten Frauen ihren Männern an Schulabschluß und Bildung überlegen, sprachen sehr gut deutsch und mussten ihnen vieles übersetzen.

Die beiden folgenden Geschichten können einen soziokulturellen Ambivalenzkonflikt von Paaren beleuchten, die unruhig zwischen den Welten des Morgen- und Abendlandes hin und her wandern und diesen Konflikt auch sexuell austragen.

Frau A., 24 Jahre alt und zwei Jahre jünger als ihr Ehemann, lebte bis zu ihrem 10. Lebensjahr zusammen mit ihrem Bruder bei entfernten Verwandten in der Türkei, während ihre Eltern in Westdeutschland arbeiteten. Über die farbigen Berichte ihres Vaters, die mitgebrachten Geschenke und spannenden Videofilme hatte sie sich ein glamouröses Bild über ihre neue Heimat gemacht. Ihre Eltern waren keine strenggläubigen Muslime, hatten auch deutsche Freunde und waren stolz auf ihre kleine Tochter, die rasch die deutsche Sprache beherrschte und ihnen bei Behördengängen half. Vor ihrem qualifizierten Realschulabschluß – auf das Abitur hatte sie zugunsten ihres Bruders verzichtet – freundete sie sich mit einem gleichaltrigen deutschen Jungen an, dessen Familie mit ihren Eltern gut befreundet war. Außer Petting, was beide genossen, ließ sie keine weiteren Intimitäten zu. In ihren großen Ferien besuchte sie mit ihren Eltern die Großfamilie in Westanatolien. Nach der Rückkehr wurde ihr mitgeteilt, dass man sich mit einer entfernt verwandten Familie über die Heirat mit deren ältesten Sohn, den sie noch nie gesehen hatte, glücklich geeinigt habe, sie sich ab sofort als Verlobte zu betrachten habe und alsbald mit den Hochzeitsvorvorbereitungen begonnen würde. Ihr Verlobter wünsche nicht, dass sie die Freundschaft mit dem Deutschen fortsetze. Während der Hochzeitsnacht mißlang die Defloration, jedoch wurde ein mit Lämmerblut getränktes Laken, was ihre Mutter heimlich arrangiert hatte, der begeisterten Hochzeitsgesellschaft stolz demonstriert. Nach zwölf weiteren Monaten wurde sie, zwar immer noch Jungfrau, schwanger und ließ sich während der Mutterschaftvorsorge nur äußerlich und ganz selten rektal untersuchen. Dieses Kind wie auch ein zweites wurden durch einen Kaiserschnitt geboren. Mit der Diagnose Vaginismus wird sie mir von ihrer Gynäkologin überwiesen. Sie berichtet mir von früheren, eher oberflächlichen lesbischen Kontakten mit Freundinnen. Seit ihrer Hochzeitsnacht sei sie hin und her gerissen zwischen Lust- und Ekelgefühlen gegenüber dem vaginalen Verkehr, wogegen sie sich nicht wehren könne. Stattdessen »lasse ich meinen Mann rasch zwischen meinen Oberschenkeln kommen oder erlaube ihm trotz der Schmerzen den hinteren Zugang.« Hellhörig werde ich, als sie mir berichtet, dass sie ihn wie eine Schwester liebe, sich ihm deshalb wohl nicht normal hingeben könne und sich während des ehelichen Zusammenseins immer andere Männer vorstelle, von denen sie sich lustvoll verführen lasse. Eigentlich würde sie »dieses Spiel« lieber beibehalten wollen und käme nur auf den Wunsch ihres Mannes hin. Auch eine vaginale gynäkologische Untersuchung lasse sie unter keinen Umständen zu. Auf meine Frage hin, ob ihr Mann vielleicht an den Gesprächen teilnehmen wolle, macht sie unmißverständlich klar, dass dies allein ihre Sache sei. In der 10. Sitzung eröffnet sie mir, dass sie endlich normal und lustvoll mit einem Mann schlafen könne und uneingeschränkt glücklich wäre, wenn sie nicht verheiratet wäre. Sie habe eine Affäre mit einem wenig älteren, ebenfalls verheirateten Türken, der ihr intellektuell gleichwertig sei und mit dem sie sich heimlich bei Freunden oder im Hotel treffe. Sie wird von ihm schwanger, treibt widerstrebend ab und erwägt, sich in absehbarer Zeit von ihrem Mann zu trennen, unabhängig davon, wie sich ihr Freund entscheidet.

Die 32-jährige **Geschäftsfrau K.,** aus dem Mittelstand in der Nähe von Istanbul stammend, ist seit 12 Jahren mit einem drei Jahre älteren türkischen Kaufmann verheiratet, der im Gegensatz zu ihr, obwohl seit der Einschulung fast ausschließlich in Deutschland lebend, fast kein Wort deutsch spricht. Sie wird mir ebenfalls von einer Gynäkologin überwiesen, die mit der muslimischen Kultur vertraut ist, wegen einer »unvollzogenen Ehe.« Auch sie war Mutter von zwei Kindern, die durch eine Sectio caesarea geboren wurden. Nach zwei Paargesprächen, die hauptsächlich dazu dienten, den nachvollziehbaren Argwohn des Mannes zu mindern, der sich dann aber, wohl um den Schein zu wahren, wegen dringender Geschäfte entschuldigen ließ, was mir die Patientin amüsiert ausrichtet, finden sich auch bei diesem Paar alle vorher genannten Auffälligkeiten. Die analen Penetrationen erlebt sie außerordentlich schmerzhaft, zumal weder ein Liebesspiel noch eine klitoridale Reizung erfolgen. Im übrigen sei sie durch eine homologe Insemination beide Male schwanger geworden. Da er ein guter Vater der beiden Söhne sei und ihr alle möglichen Freiheiten zusammen mit Freundinnen ließe und sich danach alles ausführlich berichten lasse, habe sich eine Art Vertrautheit entwickelt, die man vielleicht als geistige Liebe bezeichnen könne. Deshalb wolle sie sich auf keinen Fall von ihm trennen. Im Laufe der folgenden Sitzungen erzählte sie von lustvollen Träumen mit Männern, die zum Teil ihrem Mann, aber auch, was sie schockiere, ihrem Vater ähnelten. Dabei habe sie erstmals in ihrem Leben so etwas wie einen Höhepunkt erlebt und, dadurch angeregt, für sich selbst angenehme masturbatorische Techniken entwickelt. Als ich andeutete, ob sie vielleicht das selbst Erprobte auch mal mit ihrem Mann versuchen könne, zögert sie einen Augeblick und meint dann, dass sie daran auch schon gedacht, aber sich bisher nicht getraut habe. Nach einem Kurzurlaub mit ihrem Mann erscheint sie fröhlich: »alles hat sich wie von Zauberhand gelöst, er ist sehr gelehrig, ich zeige ihm den Weg, wir haben sogar schon normal miteinander geschlafen.«

Vorschläge zur Verbesserung der psychosomatischen Betreuung muslimischer Patienten

Dabei sollten wir uns folgende Tatsachen vergegenwärtigen:

- Deutschland mit seinen 82 Millionen Einwohnern ist ein Einwanderungsland und aus ethischen, aber auch demographischen Gründen – zu erinnern ist an die Alterspyramide – verpflichtet, nicht nur bei uns fehlende Spezialisten aufzunehmen.
- Deutschland hat 1945/1946 über 12 Millionen Flüchtlinge und Vertriebene, vorzugsweise aus den früheren deutschen Ostgebieten innerhalb kurzer Zeit integriert.
- Nach Westdeutschland sind bis zum Bau der Mauer 3,8 Millionen DDR-Bürger gekommen und haben sich hier eine Existenz aufgebaut.
- Deutschland steht an der Spitze der Länder, die ihre Ferien und Bildungsreisen in muslimisch geprägten Ländern verbringen, so z. B. in der Türkei, Ostasien und den arabischen Ländern Nordafrikas. Dort erleben sie eine beispielhafte Gastfreundschaft. In Andalusien z. B. in Granada und Cordoba, zweifellos ein europäisches Land, können wir eindrucksvolle Beispiele im Mittelalter gelebter Toleranz zwischen Arabern, Mauren, Juden und Christen auf uns einwirken lassen. Erinnern wir uns an Lessings Nathan den Weisen oder an König Friedrich den Zweiten von Preußen, der formulierte und dies zum Dekret erhob: »Alle Religionen sind gleich und gut, wenn nur die Leute, die sie professieren, ehrliche Leute sind. Und wenn Türken und Heiden kämen und wollten das Land populieren, so wollten wir ihnen Moscheen und Kirchen bauen.«

Unsere Realität hingegen sieht erschreckend aus: Die Fremdenfeindlichkeit bei uns steht über dem EU-Schnitt. 30 Prozent der Deutschen wollen keine Ausländer ins Land lassen und 50 Prozent nur unter strengen Auflagen. Im Widerspruch dazu steht die Meinung von 51 Prozent der befragten Deutschen, die meinen, dass Minderheiten das kulturelle Leben hier bereichern (Hannoversche Allgemeine, 20.4.2002).

Konkrete Empfehlungen, um eine beiderseitige Annäherung ohne Assimilation zu erreichen:

- Grundkenntnisse über die kulturellen, religiösen und politischen Hintergründe der Herkunftsländer und die soziokulturelle Realität der Muslime bei uns erwerben.
- Integration, so von den Muslimen gewünscht, ist ein dialogischer Prozeß unter Wahrung der Integrität und Autonomie des anderen M. Buber (1984).
- Beratungsangebote einschließlich Dolmetscherdienste von Beratungsstellen annehmen, z. B. in Hannover von dem Ethnomedizinischen Zentrum.
- Informationen über die Ausländerbeauftragten der Bundesländer und der Bundeszentrale für gesundheitliche Aufklärung (mehrsprachige Broschüren über Schwangerschaft, Sterilität, Sexualität, sexuell übertragbare Erkrankungen usw.) anfordern.
- Kontakte zur Anlauf- und Koordinierungsstelle zur gesundheitlichen Aufklärung für Migranten, z. B. in Berlin vermitteln (AK Migration und Gesundheit des Vereins Gesundheit e.V.).
- Kontakte zum Verband binationaler Familien und Partnerschaften vermitteln.
- Eigene Kontakte zum Ausländerbeirat und der islamischen Gemeinde vor Ort suchen, wie auch Kontakte zu der türkischen Gemeinde pflegen.
- Informationen einholen bei dem Behandlungszentrum für Folteropfer in Berlin
- Beratungen bei türkischen Anwälten für Familien, Arbeits- und Ausländerrecht, z. B. in Hannover bei Frau RÄ Elif Gencay vermitteln.
- Zusammenarbeit mit der Deutsch Türkischen Gynäkologengesellschaft in Deutschland anstreben bzw. ausbauen.

Während der Expo 2000 in Hannover stieß ich auf dem Stand der Sahelzone auf folgende Weisheit. Der Schüler fragt den Lehrer: »Woran merke ich, dass der Tag beginnt?« Der Lehrer antwortet: »Die Nacht ist dann vorbei, wenn Du das Gesicht eines Fremden siehst und erkennst, dass es Dein Bruder ist.«

Zusammenfassung

In Deutschland mit insgesamt 82 Millionen Einwohnern leben 3,1 Millionen Muslime, das sind 3 Prozent aller Einwohner. In dieser Arbeit werden zunächst die religiösen und soziokulturellen Hintergründe des Islam angerissen,

sodann näher auf die gynäkologisch biopsychosoziale Sprechstunde, die Interaktionsprobleme zwischen dem Arzt und der Patientin, die diagnostisch therapeutische und psychosoziale Begleitung, Besonderheiten im Krankheitserle-
ben der Muslimin, die Sexualität und deren Störungen eingegangen. Ich
berichte über meine eigenen Erfahrungen mit über 1000 muslimischen Patientinnen in den Jahren 1972 bis 2001 einschließlich und einer auffälligen
Symptomverschiebung von vorher mehr diffusen zu jetzt konkreten psychso-
matischen Beschwerden. Zum Schluß werden Vorschläge zur Verbesserung
der gynäkopsychosomatischen Versorgung der muslimischen Patientin unter-
breitet.

Literatur

Afifi, M. (1998): Wir werden unsere Mädchen weiter beschneiden. In: Sexualmedizin
20, S. 22.

Anselm, S. (2001): Soziale Traumen, Aggression und Gewalt. Psyche 55, S. 379–391.

Athanassiou, N. u. a. (1999): Geburt nach Beschneidung des weiblichen Genitales.
In: Frauenarzt 40, S. 1400–1406.

Bassini, N. (1998): Nicht ohne die Schleier des Vorurteils. Kritische Anmerkungen
einer iranischen Frauenrechtlerin zu Betty Mahmoudys Buch. Zur Lage der Frau
im Iran. Stuttgart (Horizont).

Becker, H. u. a. (1997): Der schwierige Weg zum Frieden. Der israelisch-arabisch-
palästinensische Konflikt. Hintergründe, Positionen, Perspektiven. Gütersloh
(Gütersloh).

Buber, M. (1984): Das dialogische Prinzip. Heidelberg (Lambert Schneider).

Chebel, M. (1997): Die Welt der Liebe im Islam. München (Antje Kunstmann).

Collatz, J. u.a. (1985): Die Betreuung türkischer Familien im Rahmen des Modell-
versuchs Aktion Familienhebamme. In: Collatz, J. (Hg.): Gesundheit für alle.
Hamburg (Rissen), S. 370–399.

Collatz, J. u. a. (Hg.) (1985): Gesundheit für alle. Hamburg (Rissen).

Cogoy R (2001): Fremdheit und interkulturelle Kommunikation in der Psychotherapie. In: Psyche 55, S. 339–357.

Cumart, N. (1990): Das Ewige Wasser. Düsseldorf (Grupello).

David, M.; Borde, T. & Kentenich, H. (Hg.) (2000): Migration – Frauen – Gesundheit. Gießen (Mabuse).

Dincer, C. & Stauber, M. (1987): Empirische Daten aus einer Spezialsprechstunde
für türkische Frauen. In: Stauber, M. Diederichs, P. (Hg.) (1996): Psychosomatische Probleme in der Gynäkologie und Geburtshilfe. Berlin (Springer), S. 87–92.

Dirie, W. (1998): Desert Flower. NY (William Morrow). (Deutsche Übersetzung:
Wüstenblume. München (Schneekluth).)

Enzensberger, H. M. (1957): Verteidigung der Wölfe. Frankfurt/Main (Suhrkamp).

Erin, Y. (2001): Muttersprachliche Guppentherapie mit türkeistämmigen Migrantinnen. In: Gruppenpsychother. Gruppendynamik 37, S. 158–176.

Falck, H. R. (1985): Medizinische Versorgung von türkischen Frauen. In: Collatz, J. u.a. (Hg.): Gesundheit für alle. Hamburg (Rissen), S. 451–454.

Falck, H. R. (1990): Die ausländische Patientin in der gynäkologischen Praxis. In: Frauenarzt 31, S. 39–46.

Fischer Weltalmanach 2002. Frankfurt (Fischer Taschenbuch).

Frank, M. W. u. a. (1999): Virginity examinations in Turkey: role of forensic physicians in controlling female sexuality. In: JAMA 282 (5), S. 485–490.

Gomaa, A. (1996): Zur Behandlung der männlichen Impotenz.. In: Br. Med. J. 312, S. 1512–1515.

Günay, E. & Haag, A. (1990): Krankheit in der Emigration – eine Studie an türkischen Patientinnen in der Allgemeinmedizin aus psychosomatischer Sicht. In: Psychother.Psychosom.med.Psychol. 40, S. 417–422.

Hegemann, T. & Salman, R. (2001): Transkulturelle Psychiatrie. Bonn (Psychiatrie Verlag).

Heitemeyer, W. (1997): Verlockender Fundamentalismus. In: Bielefelder Studie. Zit. nach: Topcu, C.: Auf der Suche nach Geborgenheit. HAZ 20. 11. 1999.

Hoffman, B. (1999): Terrorismus – der unerklärte Krieg. Frankfurt/Main (S. Fischer).

Karatepe, H. (1996): Sexualstörungen bei Migranten. Vergleichende Beobachtungen bei türkischen und deutschen Männern in Deutschland. In: Sexualmedizin 18, S. 20–21.

Kakar S (1997): Die Gewalt der Frommen. Zur Psychologie religiöser und ethnischer Konflikte. München (H Beck).

Kentenich, H. u. a. (1995): Soziale Konflikte und gynäkologische Erkrankungen. In: Sexuologie 3(2), S. 235–249.

Klör, H. (1995): In der Fremde bricht das Herz. In: Ärzl. Praxis 45 (9).

Lativa & Hachemi, C. (2001): Das verbotene Gesicht. Mein Leben unter den Taliban., München (Marion von Schröder).

Lerch, W. (2000): Denker des Propheten. Die Philosophie des Islam., Düsseldorf (Patmos).

Lightfoot-Klein, H. (1993): Sexuelles Erleben beschnittener Frauen. In: Sexualmedizin 22, S. 251–258.

Mahran, M. (1981): Gesundheitsschäden durch Beschneidung bei Frauen. In: Pro familia Information 3, S. 22–24.

Mernissi, F. (1993): Die vergessene Macht. Frauen im Wandel der islamischen Welt. Berlin (Orlanda).

Molinski, H.; Hertz, D. (1980): Psychosomatik der Frau. Berlin (Springer).

Naipaul, V. S. (1963): Eine islamische Reise. Unter den Gläubigen. Drei Kontinente. München (Deutscher Taschenbuchverlag).

Naipaul, V. S. (2001): Half a life. New York (A. A. Knopf)

Mahrad, A. Niedersächsisches Ministerium für Bundes- und Europaangelegenheiten (Hg) (1990): Muslime in der modernen Welt Westeuropas – Wege zu einer Verständigung zwischen dem pluralistischen Weltbild der Europäer und den Lebensformen des Islam. Tagungsbericht.

Özdamar, E. (1998): Die Brücke vom goldenen Horn. Köln (Kiepenheuer und Witsch).

Peters, M. (1999): Verstümmelte Frauen – Objekte ärztlicher Neugier? In: AP Gynäkologie 4, S. 52.

Poret, R. (1982): Koran – werkgetreue Übersetzung. Stuttgart (Kohlhammer).

Poroy, A. (1988):Türkische Sexualität. Zwischen Patriarchat und neuer Lust. Sexualmedizin 17, S. 588–592.

Rückert, F. (2000): Koran (Auswahl, Nachdruck 1866). Würzburg (Ergon).

Schimmel, A. (1996): Im Namen Allahs des Allmächtigen. Düsseldorf (Patmos).

Schimmel, A. (1998): Die Welt des Islam. Walter, Olten

Shaban, J. u. a. (2001): Embryologie und Koran. Frauenarzt 42, S. 657–661.

Sigusch, V. (1997): Metamorphose von Leben und Tod. Psyche 51, S. 835–874.

Simmel, G. (1908): Exkurs über den Fremden. In (1992): Gesamtwerke Band 11. Frankfurt (Suhrkamp), S. 764–771.

Thoraval, Y. (1999): Lexikon der islamischen Welt. Darmstadt (Primus).

Tibi, B. (2000): Fundamentalismus im Islam. Darmstadt (Wissenschaftl. BG).

Tibi, B. (2001): Einladung in die islamische Geschichte. Darmstadt (Wissenschaftl. BG).

Uexküll, T. (1995): Psychosomatische Medizin. München (Urban und Schwarzenberg).

Volkan, V. B. (1999): Das Versagen der Diplomatie. Zur Psychoanlyse nationaler und religiöser Konflikte. Gießen (Psychosozial Verlag).

Walker, A. (1992): Possessing the secret of joy. New York (Pocket books).

Wallraff, G. (1985): Ganz unten. Erfahrungen in der Rolle des Türken »Ali«. Köln (Kiepenheuer und Witsch)

Zimmermann, E. (2000): Kulturelle Mißverständnisse in der Medizin. Bern (Hans Huber).

Zink, A. (1985): Türkische Frauen als Patientinnen. Interaktionsproblem aus der Sicht der behandelnden Ärzte. In: Collatz, J. u.a. (Hg.): Gesundheit für alle. Hamburg (Rissen).

Zirker, H. (1999): Der Koran – Zugänge und Lesarten. Darmstadt (Wissenschaftliche BG).

Basisliteratur Islam

Koran

Paret, R. (1982): Koran – werkgetreue Übersetzung. Stuttgart (Kohlhammer).

Rückert, F. (2000): Koran – Auswahl von 1866. Würzburg (Ergon).

Zirker, H. (1999): Der Koran – Zugänge und Lesarten. Darmstadt (Wissenschaftl. BG).

Islam

Lerch, W. (2000): Denker des Propheten. Die Philosophie des Islam. Düsseldorf (Patmos).

Schimmel, A. (1998): Die Welt des Islam. Olten (Walter).

Thoraval, Y. (1999): Lexikon der islamischen Welt. Darmstadt (Primus).

Tibi, B. (2000): Fundamentalismus im Islam. Darmstadt (Wissenschaftl. BG).

Tibi, B. (2001): Einladung in die islamische Geschichte. Darmst. (Wissenschaftl. BG).

Ethnomedizin

Hegemann, T. & Salman, R. (2001): Transkulturelle Psychiatrie. Bonn (Psychiatrie Verlag).

Zimmermann, E. (2000): Kulturelle Mißverständnisse in der Medizin. Bern (Hans Huber).

Belletristik

Özdamar, E. (1998): Die Brücke vom goldenen Horn. Köln (Kiepenheuer und Witsch).

Lativa; Chekeba Hachemi (2001): Das verbotene Gesicht. Mein Leben unter den Taliban. München (Marion von Schröder).

Amir, E. (2000): Der Taubenzüchter von Bagdad. Bergisch Gladbach (BLT Lübbe).

Elçin Kürşat-Ahlers

Transkulturelle Aspekte der muslimischen Familie im Wandel

Die Auswirkung der Migration auf die Familie wird unterschiedlich beurteilt. Die These vom »Kulturschock« geht davon aus, dass eine transkulturelle Wanderung immer konflikthaft erfolgen muss, da die bisherigen kulturellen Werte und Identitäten in Frage gestellt werden. Sozialisationstheoretisch werden durch unterschiedliche Bedingungen der Primärsozialisation starke Werte-Differenzen zwischen der ersten und der zweiten Generation und daher konflikthafte intergenerative Beziehungen angenommen. Aber seit den 50er Jahren, beginnend mit Schelsky, gibt es auch die Akzentuierung, dass die Schwierigkeiten der Migration zu einer hohen Familienkohäsion und somit zu einer Konvergenz von Einstellungen zwischen den Generationen führen. Nicht ein konflikthaftes intergeneratives Beziehungsmuster und eine Desintegrationstendenz der Familie sondern genau das Gegenteil, nämlich ein starker Zusammenhalt folgt der Wanderung nach diesem Ansatz.

Sluzki, ein Familientherapeut in den USA dagegen, stellte ein Prozessmodell dar, das den Wandel der Migrantenfamilien erklärt (Sluzki 1979, S. 383–387). In langfristig aufeinander folgenden Phasen der familialen Anpassung an die Migration erscheinen beide Phänomene, also eine erhöhte Kohäsion als erste Phase und Desorientierung, Anomie und Auflösungstendenzen als nächste Phase in der Familienbiographie.

In der ersten Zeit nach der Einreise hält sich die Familie eng zusammen. Selbst bestehende Konflikte und Spannungen werden vergessen und verdrängt. In dieser sogenannten Überkompensationsphase ist die Gesamtfamilie sehr damit beschäftigt sich zu etablieren, ökonomisch zu festigen und den Schock der Migration und der fremden Umgebung zu bewältigen. Energien sind nach außen gerichtet. An bestimmten Gewohnheiten, Ritualen und tradierten Gebräuchen, die jede Familie als Teil ihrer Geschichte und Identität hat, wird festgehalten.

Die Religion als familiale und subjektive Wertesystemorientierung erweist sich als ein wichtiger kohäsiver Faktor. Untersuchungen zeigen, dass der Islam nach der Migration immer mehr vom öffentlichen Raum zum privaten und familialen gedrängt worden ist.

Die Ergebnisse einer breit angelegten komparativen Forschung haben ergeben (Diehl u. a. 1998), dass 40 Prozent der Türken nie religiöse Veranstaltungen in Deutschland besuchen und somit sogar seltener am Gottesdienst teilnehmen als zum Beispiel Griechen und Italiener. In dieser Hinsicht ist ihr Verhalten ziemlich vergleichbar mit Deutschen, von denen 43 Prozent nie einen Gottesdienst besuchen. Entgegengesetzt zum stark religiösen Bild der Türken in der Öffentlichkeit gehen zwei Drittel nie oder nur sehr selten in eine Moschee.

Tabelle 1: Besuchshäufigkeit von Gottesdiensten und religiösen Veranstaltungen nach Nationalität im Jahr 1996 (in Prozent)

	Deutsche	Türken	Ex-Jugo-slawen	Griechen	Italiener	Spanier
nie	43,1 %	40,0 %	48,0 %	29,5 %	38,1 %	46,9 %
selten	34,1 %	23,9 %	26,6 %	38,1 %	31,0 %	30,1 %
jeden Monat	10,8 %	16,2 %	13,4 %	25,0 %	16,1 %	12,4 %
jede Woche	12,1 %	19,9 %	12,0 %	7,4 %	14,8 %	10,6 %

Daten aus: Diehl u. a. 1998

Tabelle 2: Wichtigkeit von Religion für die Lebenszufriedenheit nach Nationalität im Jahtr 1996 (in Prozent)

	Deutsche	Türken	Ex-Jugo-slawen	Griechen	Italiener	Spanier
unwichtig	17,9 %	3,7 %	11,3 %	5,3 %	6,3 %	11,4 %
weniger wichtig	37,8 %	19,4 %	31,6 %	24,4 %	25,9 %	21,1 %
wichtig	33,0 %	33,6 %	35,9 %	49,2 %	48,4 %	50,9 %
sehr wichtig	11,3 %	43,3 %	21,2 %	21,1 %	19,4 %	16,7 %

Daten aus: Diehl u. a. 1998

Die Bedeutung der Religion aber als ein *psychischer* Faktor liegt in allen untersuchten Migrantengruppen wesentlich höher als bei den Deutschen. Für 43,3 Prozent der Türken ist die Religion für die subjektive Lebenszufriedenheit von *sehr großer Bedeutung* und für weitere 33,6 Prozent *wichtig*. Nach den Ergebnissen dieser komparativen Untersuchung ist somit die Religiosität für 77 Prozent der Türken, 67 bis 70 Prozent der Griechen, Italiener und Spanier ein sinn- und identitätsstiftender Faktor. Somit unterscheiden sich die türkisch-muslimischen Familien kaum von anderen Migrantengruppen, wohl aber von den Deutschen. Die subjektive Bedeutung der Religion als ein kohäsiver Faktor steigt in der ersten Phase der Migration.

Die zweite Phase der familialen Anpassung an die Migration nach der Überkompensation ist die *Dekompensationsphase*, die häufiger durch die Kinder eingeleitet wird, weil sie einen schnelleren Anpassungsprozess durchmachen als ihre Eltern. Sie beginnen, sich zunehmend an der Immigrationsgesellschaft zu orientieren und nicht am Familienzusammenhalt. Ein gewisser Auflösungsprozess beginnt. Die Dekompensationsphase ist die Zeit des Wiederauflebens der bisher verborgen gebliebenen und verdrängten Familienkonflikte und Krisen. Meine These ist, dass die Mehrzahl der muslimisch-türkischen Familien noch in der Phase der Überkompensation verharren oder sich erst an der Schwelle des Übergangs befinden. In einer empirischen Untersuchung hat Nauck (2000, S. 347–388) in der Tat festgestellt, dass die integrative Transmission, das heißt die Vermittlung der Einstellungen, Meinungen und Werte an die Kinder in den türkischen Familien hier im Vergleich zu nicht ausgewanderten Familien in der Türkei zunimmt. Migration führt zu einer stärkeren Ko-Orientierung der Familienmitglieder aneinander. Ferner sind in Mutter-Tochter-Dyaden Transmissionsprozesse stärker als in Vater-Sohn-Dyaden.

Die Trauer um das Verlorene beginnt in der Migration nach einer Latenzzeit (Grinberg und Grinberg 1990). Damit beginnt auch die Zeit der Vorwürfe zwischen den Ehegatten. Diejenige (meistens die Frau), die dem Auswanderungswunsch des Partners gefolgt ist und selber nicht in der Entscheidungsrolle war, rächt sich an ihrem Partner für das Leid und den Kummer, die er ihr zugefügt hat. Wenn diese Auseinandersetzungen nicht offen stattfinden, neigen Mann/Frau eher dazu, den Partner über Umwege zu verletzen. *Nicht offen ausgetragene Schuldzuweisungen und Abrechnungen belasten die Ehegattenbeziehungen ganz erheblich.* Die im Rahmen der Familienzusammenführung zu ihren Ehefrauen nachgezogenen Männer, die sich in der Wartezeit für die Arbeitserlaubnis oder einer längeren Arbeitslosigkeit befinden, fühlen sich gedemütigt und wertlos, wie kastriert, weil sie ihre traditionelle Aufgabe, die Familie zu ernähren, nicht erfüllen können. Auf der unbewussten Suche nach

Nachweisen von Männlichkeit und Stärke neigen diese Männer nicht selten zur verbalen oder physischen Gewalttätigkeit, oder manchmal zu unbewussten schädigenden Verhaltensweisen. Auch wenn beide Ehepartner zusammen ausgewandert sind, können ähnliche Paarprobleme auftreten, denen an den Partner gerichtete Vorwürfe, Wut und Zorn zu Grunde liegen. *Schmerzen suchen häufig Schuldige!* Und Migration ist voller Schmerzen, Diskriminierungen, Ehrverletzungen und Demütigungen im Alltag und auch das Bewusstsein ihrer niedrigen gesellschaftlichen Stellung produzieren einen *Aggressionsstau* in Männern. Die schwere Arbeit, zu wenig Freizeit und Ruhe tun ihr letzteres. Die Aggressionen richten sich entweder gegen ihre eigenen Körper (dann entstehen Krankheiten) oder gegen ihren Nächsten. Die Frustrationen werden dann an Ehefrauen und Kindern ausagiert. Ein weiterer Faktor für den Aggressionsstau ist die niedrige soziale Stellung.

Übermäßige Arbeit lässt häufig keine ausreichende Kommunikation im Familienleben und in der Partnerschaft zu. Die Ausarbeitung und Verhandlung eines neuen Rollenverteilungs- und Beziehungsmodus ist trotz der schleichenden Akkulturation häufig gehemmt.

In traditionellen Ländern steuern strenge Verhaltensregeln die Großfamilie, das Dorfleben und die Beziehung zwischen den Geschlechtern (Kürsat-Ahlers 1994, S. 78–105). Das Verhalten ist vorgegeben und vorgeschrieben. Ferner ist der/die Einzelne zeitmäßig viel länger auf der Arbeit und hält sich danach in gleichgeschlechtlichen Gruppen auf. Nach der Entwurzelung wächst die Notwendigkeit, neue Regeln und Bedingungen der Beziehung auszuhandeln, – das heißt die Notwendigkeit der *Selbststeuerung in der Beziehung* – wächst immens. Daher empfinden Eheleute eine größere Unsicherheit, ein Desorientierungsgefühl im Verhalten zueinander. Man hat jetzt größere Freiheit in der neuen Gestaltung der Beziehung, aber auch größere Spannungen und eine erhöhte Konfliktträchtigkeit.

Durch die Übernahme von an Generationensequenzen orientierten Assimilationsmodellen (Treiber 1999, Kürsat-Ahlers 2001, S. 31–62) pflegt man auch noch heute in Deutschland von sauber getrennten ersten, zweiten und dritten Generationen zu sprechen. In Wirklichkeit reproduziert sich die erste Generation der türkischen Einwanderer permanent dadurch, dass die Partnerwahl häufig aus der Herkunftsgesellschaft stattfindet.

Die Paarbeziehungen mit den aus der Türkei neu eingeheirateten Bräuten haben spezifische Probleme. Die Phantasien und Träume der jungen Frauen über Deutschland vermischen sich unvermeidlich mit dem ebenfalls zum größten Teil phantasierten Bild des zukünftigen Ehemannes, der als Persönlichkeit wenig bekannt ist. Die Idealisierung des Ehemannes ist untrennbar von dem irrealen idealisierten Deutschlandbild der Braut. Die Enttäuschung über das Immigratonsland, über die realen Lebensbedingungen, wird dann später auf den Ehemann übertragen. Das heißt, die *De-Idealisierung Deutschlands geht häufig mit der De-Idealisierung des Partners einher*, die nach der euphorischen Phase kommt.

Die Eltern der ersten Generation haben große Schwierigkeiten, ihre erwachsenen Kinder, insbesondere ihre Söhne, loszulassen. Besonders bei Familien aus der ersten Generation ländlicher Herkunft überlebt noch das Ideal eines Lebensstils in einer Großfamilie sowie eines gemeinsamen Haushalts aus Ersparnisgründen. Die neue Braut aus der Türkei, die ihren Ehemann kaum ausreichend kennt, kommt nicht selten unmittelbar in die Wohnung der Schwiegereltern. Diese Lebensform in der Großfamilie ist ihr häufig unbekannt, denn sie ist für viele Regionen, Städte und Familien im Herkunftsland bereits überholt.

Einige Aspekte der Eltern-Kind-Beziehung

Untersuchungen zeigen, dass Kinder von Migration und Flucht psychisch viel stärker betroffen werden (Grinberg und Grinberg 1991), als Erwachsene. Die Migration nach Deutschland verursachte in den 60er und 70er Jahren eine zeitlich *befristete Trennung der Kinder von ihren Familien*. Nur sechs Prozent der Kinder konnten in diesem Zeitraum mit der gesamten Familie auswandern, das heißt, 94 Prozent haben eine Trennung von der Familie erleiden müssen (Kürsat-Ahlers 1994, S. 94). Auch bei der seit den 80er Jahren an Bedeutung gewonnenen *Flucht* kommt es nicht selten zu familialen Trennungen. Wut, Zorn und Rachegefühle des zeitweise verlassenen Kindes und Schuldgefühle der Eltern prägen dann die Eltern-Kind-Beziehung. Die Formen der kindlichen Vergeltung – schlechte Schulleistungen, Verhaltensstörungen, Sprachverweigerung, alles was die Eltern ärgern und ihnen Kummer machen würde – können noch Jahre später auftreten. Schuldgefühle der Eltern drücken sich häufig in over-protection der Kinder aus. Eine andere, gegenteilige Form der Reaktion auf das Alleingelassen worden sein durch die Eltern im Kindesalter ist ein *verängstigtes Anklammern an die Mutter*, die Unfähigkeit eine gewisse Selbständigkeit in der Familie zu entwickeln. Das Klammerverhalten und die Verlustängste des Kindes fallen auf fruchtbaren Boden: *Auch viele Migranteneltern haben unverarbeitete Trennungsängste durch die Migration* (Kürsat-Ahlers 1991, 1994, 1996), *Ängste, verlassen zu werden*. Diese *Trennungsängste übertragen die Eltern unbemerkt und unbeabsichtigt auf die Kinder*, vor allem wenn ihre ersten Abnabelungsversuche zu spüren sind. Aber die Eltern sind auch in der Bewältigung des Alltags auf Kinder als Dolmetscher und Vermittler zu Behörden, Ärzten, überhaupt zur Außenwelt angewiesen. Viele Migranteneltern können ihre Kinder nur schwer loslassen, nicht nur aus emotionalen Gründen, sondern auch weil sie sie häufig zu Geiseln ihrer eigenen mangelhaften Integration machen.

Somit trifft das Klammern der Kinder an ihre Eltern, die sie in ihren frühen Jahren entbehren mussten und daher in emotionaler Abhängigkeit von ihnen verharren, auf das Klammern der Eltern sowohl wegen der unbewältigten Trennungsängste als auch wegen ihrer alltäglichen Angewiesenheit auf ihre Kinder.

Häufig ist die übermäßige Behütung (over-protection) seitens der Eltern auf die Übertragung ihrer eigenen Ängste vor der immer noch als fremd und feindlich wahr genommenen sozialen Umwelt auf die Kinder zurückzuführen: Die Eltern empfinden die Immigrationsgesellschaft als bedrohlich und übertragen diese Ängste auf ihre Kinder, die sie in Gefahr sehen und schützen wollen. Der Ausweg ist ihre Autonomie und Bewegungsfreiheit zu minimieren.

Auch in den nicht zerstückelten Migrantenfamilien entstehen elterliche Schuldgefühle wegen der realen zeitlichen Vernachlässigung der Kinder, weil die Eltern in den entscheidenden Jahren der Kindesentwicklung mit der Etablierung in einer neuen Gesellschaft, Spar- und Aufstiegsleistungen beschäftigt waren. Die Migranteneltern haben häufiger versäumt, sich ausreichend um die psychischen Bedürfnisse ihrer Kinder zu kümmern, ihnen einen Teil ihrer Zeit und Energie zu widmen. Wenn das Kind zusammen mit der Mutter im Herkunftsland gelebt hat, empfindet es die familiale Wiedervereinigung durch die Einreise zum Vater in Deutschland als den Mutterverlust an den Vater.

Eine Folge der *Trennung vom Vater,* der zuerst in die Bundesrepublik eingereist war, ist eine *kaum mehr nachholbare Affekt- und Beziehungsarmut* zu diesem, während die Mutter das Ziel der gesamten kindlichen Liebe wird. Emotional vaterlos aufgewachsene Türken der zweiten Generation, die jetzt ihre eigenen Familien gegründet haben, haben selbst häufig Schwierigkeiten, die Vaterrolle zu übernehmen. Ihnen fehlt es an Vorbildern.

Ein anderer Grund für die emotionale Vernachlässigung der Kinder kann die Depression und Trauer der Eltern durch die Migration sein. Trauernde sind immer mit sich selbst und mit eigenen Verlusten beschäftigt. *Eltern, die selbst verunsichert, im Zustand des Traumas, der Angst und Verlustschmerzen sind, können ihren Kindern keinen Halt, kein Gefühl der Sicherheit vermitteln.* Depressive Eltern, insbesondere die Mütter übertragen ihre mangelnde Lebensfreude und ihren mangelnden Lebenswillen unbewusst auf ihre Kinder. Kinder von durch die Migration gestressten und verängstigten Eltern, insbesondere wenn Flucht der Grund war, zeigten selbst klinische Streßsymptome (Grinberg und Grinberg 1990, S. 62).

Das unterschiedliche Tempo der Anpassung an die neue soziokulturelle Welt schafft zwei weitere Probleme in der Eltern-Kind-Beziehung: Das erste ist die *Statusinkonsistenz der Kinder*. Das Kind empfindet chronischen Stress, weil es zwei entgegen gesetzte Rollen einnimmt und damit mit zwei widersprüchlichen Erwartungen der Eltern konfrontiert wird. Einerseits muss das Kind zum Dolmetscher, kulturellen Übersetzer und damit zur führenden Person der Familie in der Außenwelt werden, andererseits muss es in der Erziehung die Rolle des Gehorchenden und des Lernenden einnehmen. Die Statusinkonsistenz kann auch schon im Herkunftsland aufgetreten sein, wenn der Vater als erster ausgewandert ist. Dann übernimmt das Kind, das bei der Mutter bleibt, häufig die emotionale Funktion des Partners für die Mutter und ist damit überfordert. Eine weitere Folge des unterschiedlichen Tempos der Integration zwischen den Eltern und den Kindern kann *die unterminierte elterliche Autorität* sein. Die mangelnde kulturelle Kompetenz der Eltern trifft mit dem beruflichen und sozialen Statusverlust der Eltern zusammen. *Das Kind erkennt die niedrige, verachtete Stellung der Eltern in der Immigrationsgesellschaft, wodurch diese ihre Vorbild- und Identifikationsfunktion verlieren.*

Alle Eltern neigen dazu, *ihre im Leben nicht erreichten Ziele und Träume an die nächste Generation – zu delegieren*. Die Migranteneltern, insbesonder die türkischen, neigen in einem viel stärkeren Ausmaß dazu, weil sie in einem höheren Maße Erniedrigungen und die Aushöhlung des Selbstwertgefühls in der Aufnahmegesellschaft erlebt haben. Diese Demütigungen und nicht erreichten Aufstiegsziele sollen die Leistungen und Errungenschaften ihrer Kinder kompensieren. Die Mobilitätsaspirationen der türkischen Eltern sind höher als in der Herkunftsgesellschaft (Nauck 2000, S.375). *Die zweite und dritte Generation werden häufig als Wiedergutmachungsfiguren den hohen, real nicht erreichbaren Erwartungen der Eltern ausgesetzt.* In allen Untersuchungen sind zu hohe Bildungs- und Karriereziele der türkischen Eltern unabhängig vom Geschlecht der Kinder festgestellt worden. Die Kinder können als Angehörige einer mit vielen Benachteiligungen behafteten Minderheit diese hoch gesteckten Leistungs- und Aufstiegsziele ihrer Eltern häufig nicht erfüllen. Insbesondere die Söhne empfinden Versagens- und Schuldgefühle gegenüber den Eltern.

Tabelle 3: Rangplätze der Dimensionen elterlicher Erziehungshilfe in der Wahrnehmung griechischer, italienischer und türkischer Eltern und Jugendlichen (Quelle: Nauck, S. 380)

		1. Rang	2. Rang	3. Rang	4. Rang	5. Rang
Griechen	Väter	Empathie	Religion	Leistung	Rigidität	Behütung
	Mütter	Empathie	Religion	Leistung	Behütung	Rigidität
	Söhne	Empathie	Rigidität	Religion	Leistung	Behütung
	Töchter	Empathie	Religion	Rigidität	Leistung	Behütung
Italiener	Väter	Empathie	Religion	Leistung	Rigidität	Behütung
	Mütter	Empathie	Religion	Leistung	Behütung	Rigidität
	Söhne	Empathie	Rigidität	Leistung	Religion	Behütung
	Töchter	Empathie	Religion	Rigidität	Behütung	Leistung
Türken	Väter	Leistung	Empathie	Religion	Rigidität	Behütung
	Mütter	Empathie	Leistung	Behütung	Rigidität	Religion
	Söhne	Leistung	Empathie	Rigidität	Religion	Behütung
	Töchter	Empathie	Leistung	Rigidität	Behütung	Religion

Nach den empirischen Befunden verknüpfen sich also zwischen den Generationen mit hohen Leistungserwartungen in türkischen Familien enge emotionale Bindungen, und zwar weit höher als in griechischen oder italienischen Familien. Ferner spielt die Religion als Erziehungsziel die geringste Rolle in türkischen Familien im Vergleich zu den anderen Gruppen. Diese Befunde, nämlich geringe Religiosität, geringer Autoritarismus, hohe Bildungs- und Leistungserwartungen in der Erziehung widersprechen der verbreiteten Auffassung über den muslimischen Erziehungsstil.

Diese hohe Bildungs- und Leistungsaspiration türkischer Eltern, die im Zusammenhang mit intergenerativen Statusmobilitätserwartungen steht, muss im Rahmen des gesamten Wertes der Kinder gesehen werden. Es wurde festgestellt, dass der höchste psychologisch-emotionale Wert von Kindern für Eltern zwar in türkischen Migrantenfamilien zu finden war, aber türkische Eltern hegten auch die höchste ökonomisch-utilitaristische Erwartung an ihre Kinder, insbesondere hinsichtlich der Alterssicherung. Das heißt, das übliche Muster der direkten Transferzahlungen zwischen den Generationen im Herkunftsland, bestimmt auch in Deutschland die Generationenbeziehungen, da das soziale Netz unzureichend ausgebaut ist. Je größer die Rückkehrillusion sowie die vermeintliche oder tatsächliche Unsicherheit im Aufenthaltsstatus, desto mehr gewinnt auch die finanzielle Familiensolidarität bzw. das familiale

Alterssicherungssystem an Bedeutung. Mit dem höheren Bildungsgrad der Eltern nimmt der ökonomisch-utilitaristische Wert der Kinder ab.

Die Geschlechterdifferenzierung befindet sich gerade in dieser Hinsicht im Wandel (Herwartz-Emden und Westphal 2000, S. 245–249). Aber der Wandel in der Geschlechtsrollenorientierung verläuft nach einem anderen Muster als in westlichen Industriegesellschaften. Egalitäre Vorstellungen zur weiblichen Geschlechtsrolle werden nicht mit Selbständigkeit und Individualismus verknüpft, eine Gleichwertigkeit der Töchter in bestehenden hohen utilitaristischen und Bildungserwartungen an Nachkommen zugunsten der Solidargemeinschaft Familie setzt sich durch.

Literatur

Diehl, C.; Urbahn, J.; Esser H. (1998): Die soziale und politische Partizipation von Zuwanderern in der Bundesrepublik Deutschland. Bonn (Forschungsinstitut der Friedrich-Ebert-Stiftung, Abteilung Arbeit und Sozialpolitik).

Grinberg, L. & Grinberg, R. (1990): Psychoanalyse der Migration und des Exils. München-Wien (Internationale Psychoanalyse).

Herwartz-Emden, L. & Westphal, M. (2000): Akkulturationsstrategien im Generationen- und Geschlechtervergleich bei eingewanderten Familien. In: Sachverständigenkommission 6. Familienbericht Bd. I (Hg.) (2000): Familien ausländischer Herkunft in Deutschland. Empirische Beiträge zur Familienentwicklung und Akkulturation. Opladen (Leske und Buderich), S. 229–272.

Kürsat-Ahlers, E. (1991): Migration – Abschiednehmen von den Wurzeln. In: Pflüger, P. M. (Hg.) Abschiedlich leben. Olten (Walter-Verlag) .

Kürsat-Ahlers, E. (1994): Einwandererfamilien, ihr Struktur- und Funktionswandel im Migrationsprozess. In: Buchheim P. (1994): Neue Lebensformen – Zeit – Krankheiten und Psychotherapie. Berlin-Heidelberg (Springer-Verlag), S. 78–105.

Kürsat-Ahlers, E. (1995): Migration als psychischer Prozess – Vortrag am Kongress für Klinische Psychologie und Psychotherapie (XIII. in Berlin, 20.–25. Feb. 1994) In: Attia, I. u. a. (Hg.): Multikulturelle Gesellschaft und Monokulturelle Psychologie? Tübingen (dgvt-Verlag).

Kürsat-Ahlers, E. (1996): Die Erfahrung der Migration. In: Nolte, H.-H. (Hg.): Deutsche Migrationen. Münster (Lit-Verlag).

Kürsat-Ahlers, E. & Waldhoff, H.-P. (2001): Die langsame Wanderung. Wie Migrationstheoretiker der Vielfalt gelebter Migration nachwandern. In: Gesemann, F. (2001): Migration und Integration in Berlin. Opladen (Leske und Buderich), S. 31–62.

Leyer, E. M. (1991): Migration, Kulturkonflikt und Krankheit, Opladen (Westdeutscher Verlag).

Nauck, B. u. a. (1997): Familiäre Netzwerke, intergenerative Transmissionen und Assimilationsprozesse bei türkischen Migrantenfamilien. In: Kölner Zeitschrift für Soziologie und Sozialpsychologie 2, Ig, 49, S. 477–499.

Nauck, B. (2000): Eltern-Kind-Beziehungen in Migrantenfamilien – ein Vergleich zwischen griechischen, italienischen, türkischen und vietnamesischen Familien in Deutschland. In: Sachverständigenkommission 6. Familienbericht, Bd. II (Hg.) (2000): Familien ausländischer Herkunft in Deutschland. Empirische Beiträge zur Familienentwicklung und Akkulturation. Opladen (Leske und Buderich), S. 347–389.

Sluzki, C.E. (1979): Migration und Family Conflict. In: Familiy Process 18, 4: 379–390.

Treibel, A. (1999): Migration in modernen Gesellschaften. Weinheim-München (Inventa).

Matthias David, Theda Borde, Heribert Kentenich

Türkische Migrantinnen in deutschen Kliniken und Praxen

Besonderheiten bei der gynäkologisch-geburtshilflichen Betreuung

Unsere ärztliche Sicht auf die Migration gilt weniger den Chancen eines Migrationsprozesses, als vielmehr den negativen Folgen für den zugewanderten Patienten. Ziel ist die Beseitigung oder zumindest Abmilderung resultierender krankhafter Störungen. Abnorme Erlebnisreaktionen im Zusammenhang mit Migration, vor allem aber die Entwicklung psychischer bzw. psychosomatischer Beschwerden bei Arbeitsmigranten werden seit den 30er Jahren des 20. Jahrhunderts untersucht.

Aber schon vor über 300 Jahren vermuteten Ärzte einen Zusammenhang zwischen einem erzwungenen Wanderungsprozeß und einem – wie wir heute sagen würden – somatisierten depressiven Syndrom im Sinne der Migrations-Stress-Hypothese.

»Das Heimweh, diese so oft tötende Krankheit…, ist bisher von den Ärzten gar noch nicht, so sehr sie es auch verdient, beschrieben; … Der … Name zeigt den Schmerz an, den die Kranken deshalb empfinden, weil sie sich nicht in ihrem Vaterlande befinden, oder es niemals wieder zu sehen befürchten … Das Heimweh entsteht von einer unrichtigen Einbildungskraft. Zu den … inneren Ursachen gehören jede gefährliche Krankheiten, in welchen diese Personen nicht gut behandelt oder nach Wunsche verpflegt werden … Die äußeren Ursachen fließen aus der ganz veränderten Lage…, das mehrste tun die fremden Sitten, Gewohnheiten und ganz verschiedene Lebensart; … vielleicht auch zugefügtes Unrecht; welches alles sie an das bessere Vaterland zurückerinnert.«

So beschrieb Johannes Hofer in seiner 1688 in Basel erschienenen Doktorarbeit die auch als Entwurzelungsreaktion bezeichnete Heimwehkrankheit, der er den Namen »Nostalgia« gab.

Nachfolgend werden aktuelle Forschungsergebnisse unserer Berliner Arbeitsgruppe vorgestellt, die wir aus mehreren vergleichenden Befragungen von türkischen Migrantinnen erhalten haben.

Die türkische Zuwanderergruppe ist an unserer Klinik, in Berlin und auch in ganz Deutschland mit circa 2 135 000 Menschen die weitaus größte und bedeutendste Migrantengruppe. Wenngleich die Untersuchung dieser Teilpopulation nur eine Facette des Zuwanderungsprozesses widerspiegelt, glauben wir, daß sich unsere Studienergebnisse zumindest auch auf andere muslimische Migrantinnengruppen übertragen lassen.

Vier Fragen werden wir nachfolgend beantworten und damit auf einige Besonderheiten bei der gynäkologisch-geburtshilflichen Betreuung und Behandlung türkischstämmiger Migrantinnen in deutschen Kliniken und Praxen eingehen:

- Nimmt die psychische Belastung für Migrantinnen ab, je angepaßter an die Einwanderungsgesellschaft sie sind?
- Wie stark sind türkische Patientinnen bei der Erklärung ihrer Krankheit durch Mythen und magisches Denken beeinflußt?
- Ist die Hyperemesis gravidarum heute hauptsächlich eine Erkrankung von Migratinnen?
- Gehören türkische Väter in den Kreißsaal?

Psychische Belastung von Migrantinnen

Ein Einfluß der Migrationserfahrung auf die psychische Befindlichkeit ist bereits vielfach beschrieben worden: Der Migrationsprozess selbst, die Situation als Ausländerin in Deutschland, Kommunikationsschwierigkeiten, soziale und kulturelle Barrieren können sich ungünstig auswirken.

Wir wollten in einer größeren Befragung von je 300 deutschen und türkischen Patientinnen wissen, ob sich ein differenziertes Bild hinsichtlich der psychischen Belastung innerhalb der türkischen Migrantinnen-Gruppe in Abhängigkeit von der Migrationsgeneration oder dem Akkulturationsgrad zeigt. – Unsere Einteilung der türkischen Migrantinnenpopulation unterscheidet dabei in ersten und zweiten Generation sowie die sog. nachgezogenen Ehefrauen, die im Prinzip eine neue erste Generation darstellen. Unter Akkulturation verstehen wir einen Prozeß der Angleichung, in dessen Verlauf die Zuwanderer kulturelle Orientierungsmuster, Eigenschaften und Verhaltensweisen in den institutionalisierten Teilbereichen der Aufnahmegsellschaft übernehmen.

Um eine »Ethnisierung des Sozialen« zu vermeiden, haben wir Unterkollektive gebildet, die eine ähnliche sozio-demographische Zusammensetzung aufweisen und einen deutsch-türkischen Vergleich ermöglichen. Dieser zeigte für die Gruppe der befragten türkischstämmigen Patientinnen in den meisten Einzelskalen als auch global eine höhere psychische Symptombelastung. Sie bewegte sich allerdings in den Grenzen der Standardabweichung einer deutschen Normierungsstichprobe.

Innerhalb der türkischstämmigen Patinetinnengruppe fühlten sich – was zunächst überrascht – die Frauen der zweiten Migrationsgeneration psychisch am meisten belastet.

Für die erste Migranten-Generation wird angenommen, daß sie sich aufgrund ihrer zum Migrationszeitpunkt abgeschlossenen Sozialisation in der Regel nur partiell in die Aufnahmegesellschaft eingliedert. Emotional und von der Identifikation her sind für sie weiterhin herkunftsorientierte Bezüge bestimmend. Die zweite Migrantinnengeneration dagegen erlebt im Alltag den Einfluß von zwei divergierenden Kulturen in einer Phase der noch nicht abgeschlossenen Persönlichkeitsbildung Diese zweiten Generation befinden sich in einem Identitätskonflikt zwischen der Loslösung von ihrem Ursprung und den tradierten Normen auf der einen sowie der Anpassung an neue Lebensformen auf der anderen Seite. Mit steigender »Anpassung« und durch die zunehmende «Endtraditionalisierung des Rollenverständnisses« nimmt der subjektiv empfundene Streß zu. Diese Gefühle werden auch als Akkulturationsstress bezeichnet, der für die zweite Migrantinnengeneration motivierend aber offenbar auch psychisch sehr belastend sein kann.

Unterschiede in der subjektiven Krankheitstheorie bei deutschen und türkischstämmigen Patientinnen

Unter einer solchen subjektiven Krankheitstheorie versteht man gedankliche Konstrukte Kranker über das Wesen, die Verursachung und die Behandlung ihrer Erkrankung.

Untersuchungen zeigen, daß die Kenntnis dieser Vorstellungen durchaus praktische Relevanz für die medizinische und psychosoziale Versorgung von Patientinnen hat. Sie beeinflussen nämlich die Compliance, die Akzeptanz psychologischer und psychosozialer Unterstützungsmaßnahmen, die Behandlungserwartungen der Patientin und die Krankheitsverarbeitung.

Für die Erfassung der individuellen Ursachentheorie wurden die bereits erwähnten circa 600 Patientinnen deutscher und türkischer Herkunft mit dem Laientheoriefragebogen von Bischoff und Zenz befragt. Die hier enthaltenen 46 möglichen krankheitsverursachenden Umstände werden für die Ergebnisinterpretation zusammengefaßt: Man unterscheidet dazu vereinfachend in psycho-soziale, naturalistische und durch ein bestimmtes Gesundheitsverhalten bedingte Krankheitsursachen.

Nur für die angegebenen naturalistischen Krankheitsursachen zeigten sich signifikante Unterschiede. Das heißt, die Patientinnen türkischer Herkunft vermuteten deutlich häufiger Erklärungen im Sinne der Kategorie ›naturalistisch außen‹ – das sind äußere Umstände wie körperliche Belastung, Klima, Lärm u. a. Die deutschen Frauen nahmen dagegen öfter an, daß ihre Erkankung durch einen naturalistischen Sachverhalt aufgrund der eigenen inneren körperlichen Verfassung zum Beispiel schwacher Kreislauf, geerbte Anfälligkeit, genetische Faktoren usw. bedingt ist. Dieses quantitativen Ergebnis konnten in vertiefenden Interviews bestätigt werden.

Mystisch-magische Erklärungen wie der »böse Blick« wurden nur zweimal – und zwar als Ursache einer Fehlgeburt – angegeben. Magische Kräfte spielen in den Krankheitstheorien der türkischen Migrantinnen demnach bei weitem nicht die oft in der Literatur postulierte Rolle

Worauf sind nun die festgestellten kulturell-ethnische Unterschiede vermutlich zurückzuführen?

Zumindest die medizinische Forschung der westlichen Industrieländer beschäftigt sich ja seit einigen Jahren mit der Aufdeckung genetischer Ursachen für verschiedene Erkrankungen. Meldungen wie zum Beispiel über anlagebedingte Karzinomerkrankungen könnten Einfluß auf die subjektive Theoriebildung bei den deutschen Patientinnen haben. In den westlichen Ländern – jedenfalls in den mittleren und oberen sozioökonomischen Schichten – haben sich die Krankheitsvorstellungen soweit aneinander angeglichen, daß das primär biomedizinische ärztliche Modell in der Arzt-Patient-Beziehung quasi zum gemeinsamen Nenner geworden ist. Im Denken der meisten türkischen Patienten wird Krankheit hingegen hauptsächlich als etwas von außen in den Körper Eindringendes angesehen. Erklärungsmodelle, die Faktoren in der Lebensgeschichte oder die Patienten selbst für die Erkrankung mitverantwortlich machen, ohne daß zum Beispiel religiöse Tabus durchbrochen wurden, werden nicht angenommen. Möglicherweise ist die Tendenz der türkischstämmigen Migrantinnen zu naturalistischen, von außen kommenden Ursachenzuschreibungen auch als Hinweis auf die besondere Bedeutung des Körpers als »Arbeitsmittel« zu verstehen.

Einfluß der Migration auf das Entstehen einer Hypermesis gravidarum

Das Hyperemesis-Syndrom ist ein multifaktoriell bedingtes Krankheitsbild mit dem Schwerpunkt auf psycho-sozialen Ursachen, aber welchen Einfluß hat die Migrationserfahrung dabei? Aus der täglichen klinischen Arbeit und aus Gesprächen mit niedergelassenen Kollegen ergab sich die Frage: Ist die Hyperemesis gravidarum heute vor allem eine Erkrankung von Migrantinnen?

Eine Auswertung aller stationären Behandlungsfälle unserer Klinik der letzten sechs Jahre ergab, daß der Anteil von – zumeist türkischstämmigen, libanesischen oder jugoslawischen – Migrantinnen unter den wegen Hyperemesis gravidarum in der Klinik behandelten Patientinnen mit 75 Prozent im Verhältnis zur altersstandardisierten Wohnbevölkerung überproportional hoch ist. Diese Patientinnen waren häufig wenig akkulturierte Migrantinnen beziehungsweise sog. neu nachgezogene Ehefrauen, die noch nicht lange in Deutschland leben. Auch drei Autorengruppen in Norwegen bzw. Kanada haben eine höhere Inzidenz der Hyperemesis gravidarum bei Migrantinnen im Vergleich mit einheimischen Schwangeren festgestellt, was die Vermutung, daß es einen kausalen Zusammenhang zwischen Migrationserfahrung und Auftreten einer Hyperemesis-Symptomtik gibt, unterstützt. Die betroffenen jungen Migrantinnen sind durch die Schwangerschaft offenbar besonders belastet. Psychodynamisch gesehen verstärkt vermutlich die Unsicherheit in der gerade vollzogenen Migration die Schwangerschaftsambivalenz, so daß es einer Kopplung, unter Umständen sogar Potenzierung von zwei Ambivalenzkonflikten kommt. Hinzu treten in unterschiedlicher Wichtung interpersonelle Faktoren: die Beziehung zum Ehemann – insbesondere bei der Gruppe der nachgezogenen Ehefrauen muß man von einem hohen Anteil vermittelter Ehen ausgehen –, der sekundäre Krankheitsgewinn und die im Krankenhaus mögliche Erholung von der ggf. belastenden häuslichen Umgebung. Auf ein Problem bei der Hyperemesis-Behandlung sei an dieser Stelle hingewiesen. Zwar ist – nach Ausschluß anderer Ursachen – die ›somatische‹ Therapie ohne Schwierigkeiten durchführbar. Wenn über die mit der Klinikaufnahme automatisch verbundene Herausnahme aus dem stressenden häuslichen Milieu hinaus eine zusätzliche psychosomatisch orientierte Behandlung notwendig ist, scheitern diese Versuche oft an Sprachbarrieren oder auch an dem allgemeinen Problem der Nicht-Zugänglichkeit von Schwangeren aus anderen Kulturkreisen für westlich geprägte Psychotherapiemodelle.

Matthias David, Theda Borde, Heribert Kentenich

Gehören türkische Väter in den Kreißsaal?

Die von uns angeschriebenen Chefärzte von fünf großen Klinken in Ismir, Ankara und Istanbul verneinten diese Frage. In den meisten türkischen Krankenhäusern ist die Vateranwesenheit bei der Geburt nicht möglich, obwohl es eine wachsende Nachfrage insbesondere aus der städtischen Ober- und Mittelschicht gibt. Einen Teil der Gegenargumente kennen wir aus der Zeit, als sich in Deutschland diese Art der Geburtsbegleitung durchzusetzen begann. Daß man sich offenbar am Anfang eines Diskussionsprozesses befindet, zeigen zum Beispiel Beiträge in der türkischen überregionalen Zeitung Hürriyet.

Obwohl in den meisten anderen Kulturen – wie auch in der Vergangenheit in Europa – bis auf wenige Ausnahmen Männer und insbesondere werdende Väter vom Geburtsereignis ausgeschlossen sind, beobachten wir an unserer Klinik in den letzten Jahren, daß zum Beispiel türkische Schwangere zunehmend nicht mehr ausschließlich von weiblichen Familienangehörigen während der Geburt begleitet werden, sondern auch von ihren Ehemännern. An praktisch allen deutschen Entbindungskliniken ist die Anwesenheit des Vaters bei der Entbindung als Bestandteil des Konzepts der individuellen familienorientierten Geburtshilfe seit Beginn der 80er Jahre die Regel, vom deutschen Vater wird die Geburtsbegleitung geradezu erwartet.

Die von uns befragten je 100 deutschen und türkischstämmigen Paare bezeichneten jeweils zu 90 Prozent und mehr die Geburtsbegleitung durch den Partner als notwendig. Für fast alle deutschen Frauen war der begleitende Mann die wichtigste unterstützende Person während der Geburt, gefolgt von der Hebamme. Die türkischen Frauen schätzten die Hilfe der Hebamme etwas höher ein als die Unterstützung durch den Ehemann. Circa 60 Prozent der deutschen und circa 60 Prozent der türkischen Väter würden die Vaterteilnahme an der Geburt anderen Männern bzw. Paaren ausdrücklich empfehlen. Da relativ viele türkischen Männer ein insgesamt positives Resümee bezüglich der Vateranwesenheit bei der Entbindung zogen, können Hebammen und Ärzte unentschlossene türkische Väter durchaus auch ›auf Probe‹ zum Wohle der Frauen zur Geburtsteilnahme motivieren. Er wird, wie die begleitenden weiblichen Familienangehörigen, auch häufig als Sprachmittler dringend gebraucht…

Die in Deutschland lebenden Türken befinden sich in einer Situation des soziokulturellen Umbruchs. Traditionen aus dem Heimatland treffen auf Vorstellungen und Abläufe des modernen deutschen Medizinbetriebs. Diese Konfrontation kann zum einen zu verstärktem Beharren auf traditionellen Werten und Verhaltensweisen führen, zum anderen aber auch zu einer – zumindest partiellen – Anpassung an die neuen Verhältnisse. Die Geburtsteilnahme türkischer Väter in Deutschland ist offenbar Ergebnis eines Akkulturationsprozesses in der Migration, wobei sich Phänomene des soziokulturellen Umbruchs – nämlich die Männerbegleitung bei der Geburt – und die Tradierung von Bekanntem – d. h. Begleitung durch Frauen – miteinander vermischen, sich im besten Falle sogar ergänzen.

Anregungen für eine Culture based Medicine

Wir sind uns bewusst, daß man mit einer die Kultur bzw. die ethnische Herkunft überbetonenden Sichtweise Gefahr läuft, kulturelle Regeln und Normen als allgemeingültige Verhaltensdeterminanten zu betrachten und Abweichungen vom ›kulturellen Prototyp‹ zu vernachlässigen. Außerdem kommt es ja innerhalb der Migrantengruppen durchaus zu sozialen Veränderungen, Entwicklungen und einem Wertewandel, der zu beachten ist.

Trotzdem schlagen wir vor, der allgemein anerkannten Evidence based Medicine das Konzept einer Culture based Medicine an die Seite zu stellen. Dabei meint Evidence based Medicine das Bemühen, diagnostisches oder therapeutisches Vorgehen zunehmend auf Verfahren mit nachgewiesener und nachvollziehbarer Wirksamkeit zu konzentrieren. Culture based Medicine wäre dann als Pendant das Bemühen, diagnostisches oder therapeutisches Vorgehen zunehmend auf Kulturabhängigkeit hin zu überprüfen und unter Berücksichtigung der Kulturabhängigkeit gesundheits- und krankheitsbezogenen Verhaltens und Erlebens ggf. zu modifizieren.

Neben der dringend notwendigen Lösung organisatorisch-strukturellen Fragen in den Kliniken und Praxen bei der Versorgung von Migrantinnen wäre für die dort Tätigen der ›Erwerb‹ einer gewissen inter- oder transkulutrellen Kompetenz im Umgang mit Menschen aus anderen Kulturen erstrebenswert. Diese könnte auf drei Säulen ruhen, nämlich Einfühlungsvermögen, Selbstreflexion, Wissen und Erfahrung.

Das heißt: Für eine erfolgreiche ›interkulturelle Begegnung‹ ist es wichtig, sich zunächst bewusst zu machen, wie sehr man von seiner eigenen Kultur geprägt ist. Dazu ist es nötig, sich selbst zurück- und die Rolle eines aufmerksamen Beobachters einzunehmen und Gemeinsamkeiten zu suchen, wobei auf persönliche Erfahrungen nicht verzichtet werden kann. Denn Wissen über religiöse oder kulturelle Hintergründe allein genügt nicht, um sich darüber klar zu werden, wie tief die Normen und Werte der eigenen Kultur verinnerlicht sind und wie stark sie unser Denken und Handeln bestimmen. So sollte man gelegentlich gleichsam neben sich treten, um zu erkennen, was man vielleicht gerade nicht ganz richtig gemacht hat, obwohl es gut gemeint war.

V.

Posiumsdiskussion
zum Thema Lifestyle

Martin Langer

Geburtshilfe – eine Form der Lifestyle-Medizin?

Es ist bereits ein nahezu trivialer Gemeinplatz, Schwangerschaft und Geburt als bio-psycho-soziale Ereignisse zu bezeichnen. In Artikeln über Psychosomatik eignet sich der sperrige Terminus als identitätsstiftendes Bekenntnis, aber auch in jenen Broschüren, mit denen sich geburtshilfliche Abteilungen selbst darstellen, gehört es mittlerweile zum guten Ton, psychische und soziale Aspekte der Geburtshilfe zu betonen.

Häufig wird dabei unterstellt, dass die psychosozialen Phänomene gleichsam Begleiterscheinungen der biologischen Vorgänge der Schwangerschaft seien oder sich direkt aus ihnen ableiten ließen. Die bekanntesten Beispiele dafür sind etwa Geburtsängste, Partnerschaftskonflikte, die postpartum Depression oder Rollenkonflikte in Bezug auf Berufstätigkeit oder Kindererziehung. Für manche Fragen mag diese Einweg-Kausalität auch zutreffen. Bei anderen Problem wiederum wird man der komplexen Wirklichkeit nur dann gerecht, wenn man Interaktionen annimmt, d. h. auch die sozialen Einflüsse auf die medizinischen Abläufe untersucht und damit die Auswirkungen der historischen Entwicklungen der Gesamtgesellschaft auf die Geburtshilfe erkennt.

Ein umfassendes, d. h. vor allem auch geschichtliches Konzept psychosozialer Aspekte zeigt klar, dass die Geburtshilfe in allen Epochen die allgemeinen gesellschaftlichen Entwicklungen widerspiegelte. Ein Blick auf die letzten drei Jahrzehnte des vorigen Jahrhunderts kann dafür als Illustration dienen: der Technikeuphorie der 70er Jahre entsprach die programmierte Geburt, die Frauen- und andere soziale Bewegungen der 80er Jahre forderten die »Sanfte Geburt«, die real-time des Internet ab 1990 mit ihrem Zugang zur ›Evidence based Medicine‹ brachte ein Hinterfragen alter Gewohnheiten, die sich ihrerseits nur auf eminence berufen konnten.

Wie sieht in der Verlängerung dieser Zeitreihe die Geburtshilfe im Jahr 2002 aus, in welcher Weise sind soziale und medizinische Variable heute miteinander verknüpft? Wird die Geburtsmedizin (E. Saling) zu einer Lifestyle-

Medizin, und wenn ja, was könnte diese Entwicklung bedeuten? Diese Fragen möchte ich anhand einiger Beispiele beantworten, die auch in der Öffentlichkeit zum Teil heftig diskutiert wurden: die elektive Sektio, die Periduralanästhesie (PDA), sowie die Anonyme Geburt. Zuvor sind allerdings noch die Klärungen jener Begriffe notwendig, die später zueinander in Beziehung gesetzt werden.

Versucht man, den zwar flotten, aber naturgemäß völlig unpräzise definierten Begriff »Lifestyle« für die Bedürfnisse einer geburtshilflichen Erörterung in erster Näherung zu operationalisieren, erweist er sich als durchaus zwiespältig. Wir finden zwei Pole vor: einerseits ein positiv konnotiertes Bedeutungsfeld von Modernität, rascher Veränderung, Jugendlichkeit und Genussorientiertheit, andererseits negativ getönte Attribute wie Oberflächlichkeit, purer Hedonismus und inhaltlicher Beliebigkeit bis hin zur Leere.

Die für die Geburtshilfe relevanten gesellschaftlichen Veränderungen können hier nur angeführt und ihre Auswahl nicht weiter begründet werden. Die Kinderzahl ist in den letzten Jahren weiter zurückgegangen und liegt derzeit in Österreich und Deutschland bei ca. 1,3 Kindern/Frau. Die Geburt ist daher ein seltenes Ereignis, das genau geplant wird; mehrgebärende Frauen sind selten. Durch Pränataldiagnostik und Berichte von Fortschritten der Gentechnik wird die natürlich nur teilweise richtige Illusion geschaffen, es sei möglich, alle Eigenschaften des Kindes vorherzusagen oder sogar – zu bestimmen. Das Sicherheitsbedürfnis ist gestiegen, Komplikationen werden nicht mehr akzeptiert, sondern tatsächliche oder vermeintliche medizinische Fehler in höherem Maße gerichtlich geklagt. Die Arzt-Patienten-Beziehung hat sich von einem patriarchalischen zu einem partnerschaftlichen Verhältnis gewandelt, in dem die Bedürfnisse der Frauen höheren Stellenwert erhalten. Auf der politischen Ebene hat sich M. Foucault's Diktum bewahrheitet, dass in der »Politik des modernen Menschen sein Leben als Lebewesen auf dem Spiel steht.«

Eine ironische Pointe, die sich aus der Integration dieser Tendenzen und des Lebensgefühls im 21. Jahrhundert in die Geburtshilfe ergibt, sei vorweggenommen: die angeführten Veränderungen wirken sich in völlig unterschiedliche Richtungen aus, und zwar dermaßen, dass sie mit ausgleichender Gerechtigkeit allen professionellen Gruppen Schwierigkeiten bereiten. Traditionelle Gynäkologen, sanfte Geburtshelfer, Hebammen, Psychosomatiker, auch ich selbst, sie alle begrüßen jeweils einige neue Entwicklungen und lehnen andere als zeitgeistige Verirrung vehement ab. Ähnlich geht es Gesundheitspolitikern, Journalisten und vor allem Patientinnen, die gezwungen sind, für ihre Schwangerschaft die für sie passende Kombination aus dem verwirrenden Angebot von Standpunkten auszuwählen.

An der Sectio caesarea, an der »richtigen« Sectiofrequenz und an den akzeptablen Indikationen dazu entzünden sich seit jeher die Diskussionen und zwar sowohl der Geburtshelfer als auch der Öffentlichkeit. Ausgangspunkt für die derzeitigen Überlegungen sind einerseits medizinische Verbesserungen wie routinemäßige Spinalanästhesie, vereinfachte Operationstechnik, Antibiotika- und Thromboseprophylaxe, die in Summe eine extrem niedrige kindliche und mütterliche Morbidität – wohlgemerkt der geplanten, primären Sektio – bewirken. Die Anwesenheit des Partners während der Operation sowie die Wachheit und Schmerzfreiheit danach ermöglichen ein emotionell befriedigendes Geburtserleben mit Beziehungsaufbau zum Kind.

Andererseits haben sich die Indikationen zur primären Sektio gewandelt: klassische Indikationen wie Bekkenendlage oder Geminischwangerschaft wurden erweitert, neue wie Zustand nach vorangegangener traumatisierender Geburt oder nach intrauterinem Fruchttod sind hinzugekommen. Zur Indikation werden diese anamnestischen Belastungen vermittels des Aufklärungsgespräches zwischen Arzt und Patientin, in das jeder der beiden Partner seine Prioritäten und die Verarbeitung der vergangenen Ereignisse einbringt, aus denen dann die Geburtsplanung resultiert. Dazu muss allerdings angemerkt werden, dass in die Sektioindikation immer schon soziale Parameter eingegangen sind, die früher nur verschämt hinter Scheinindikationen wie »primäre Wehenschwäche« oder »relatives Schädel-Becken-Missverhältnis« verschleiert wurden. Man kann von der Sektio-Indikation also durchaus als *soziales Konstrukt* im Sinn des Naturwissenschafts-Philosophen Ian Hacking sprechen, umso mehr, als bereits seit langer Zeit die positive Korrelation zwischen Sozialschicht der Patientin und Sektiohäufigkeit bekannt ist.

Die rein elektive Sektio, verstanden als nach unkomplizierter Schwangerschaft ohne anamnestische Belastungen, aus Schädellage am Geburtstermin, die manchen Kritikern als Perversität erscheint, ist also nur der vorläufige Endpunkt einer vielschichtigen, aber durchaus rational nachvollziehbaren Entwicklung. Arzt und Patientin ziehen die Konsequenz aus den technischen Möglichkeiten und den persönlichen Werten, wobei Sicherheit, Planbarkeit und Kontrollierbarkeit höher veranschlagt werden als Spontanität, Natürlichkeit und körperliches Erleben.

Diese Überlegungen gelten in etwas abgeschwächter Form auch für die Periduralanästhesie. Der Autor der biblischen Genesis deutet den Geburtsschmerz als Strafe Gottes für den Sündenfall, womit er aber gleichzeitig zumindest implizit einen hypothetischen Zustand quo ante mit schmerzfreier Geburt und eine soziale Komponente des Geburtsschmerzes unterstellt (siehe auch Decretum Gratianum, 12. Jh). Sind mit der leichten Verfügbarkeit und Sicherheit der PDA nun jene paradiesischen Verhältnisse eingetreten, die es den Frauen endlich ermöglichen, den Fluch eines sadistischen männlichen Gottes zu überlisten? Oder sind Frauen heute einfach schmerzempfindlicher, weniger bereit, jene Überwindung auf sich zu nehmen, die noch vor wenigen Jahren ihre Müttergeneration als selbstverständlichen Preis für ein Kind ansah? Oder werden, nach einer weiteren Lesart, Schwangere durch eine männlich dominierte Medizin und deren Gebärneid, mittels verordneter PDA um das Urerlebnis Geburt betrogen?

Es ist eine weithin bekannte Tatsache, dass die Angst vor dem Schmerz eine der zentralen Komponenten der Geburtsängste darstellt; vor allem die Angst vor dem Kontrollverlust, der mit unerträglichen Schmerzen einhergeht, gehört hierzu. Weiters weiß man aus vielen Arbeiten zur psychosomatischen Geburtshilfe, wie ungünstig sich Ängste auf den Geburtsverlauf auswirken und welche großen Anstrengungen in Geburtsvorbereitungskursen unternommen worden sind, um diese Schmerzen und Ängste kontrollierbar zu machen. Es erscheint mir daher als eine logische Schlussfolgerung, die PDA ohne Vorbehalte und bereits antizipierend in die Planung einer Geburt einzubeziehen, um eine relativ angstfreie Spontangeburt evt. überhaupt zu ermöglichen.

Die Anonyme Geburt wurde in neuerer Zeit in Frankreich in den Wirren nach dem II. Weltkrieg eingeführt; der Deutsche Bundestag hat im Juni 2002 eine derartige Regelung vorläufig abgelehnt. In Österreich gab es am Ende des 18. Jahrhunderts im Allgemeinen Krankenhaus Wien die Möglichkeit der Anonymen Geburt für ›gefallene Mädchen‹ der unteren Sozialschichten. Im Jahr 2001 wurde hier per Verordnung festgelegt, dass in öffentlichen Spitälern auf Wunsch der Frau die Anonymität der Gebärenden gewahrt werden könnte, wenn sie das Kind zur Adoption freigäbe. Die Befürworter, vor allem Gesundheitspolitiker und nicht praktisch tätige Mediziner oder Sozialarbeiter, erhoffen durch diese Maßnahme einen Rückgang der Fälle von Kindesweglegung oder -mord. Die Frau solle sich in einer Krisensituation, die anders nicht zu lösen sei, autonom gegen die soziale Anerkennung der biologischen Tatsache Schwangerschaft und Geburt entscheiden können. Als Gegenargumente wurden genannt: die Verhinderung von Infantizid sei sehr unwahrscheinlich, weil es sich dabei um eine völlig andere Gruppe von Frauen handle, das Kind werde völlig von der Möglichkeit abgeschnitten, zumindest im Erwachsenenalter Erkundigungen über seine eigene Herkunft oder über die Situation der Mutter bei seiner Geburt einzuholen.

Der im eigentlichen Sinn ›Lifestyle-Aspekt‹ der Anonymen Geburt zeigt sich aber darin, wie mit jenem Konflikt umgegangen wird, der ursprünglich erst zu der Krise geführt hat. Das zugrundeliegende Problem wird nicht gelöst, ja nicht einmal benannt, es wird einfach ungeschehen gemacht, und zwar derart, dass die Frau wie in alten Zeiten zum ›gefallenen Mädchen‹ reduziert wird. (Paradoxerweise geschieht dies genau durch jene Politikerinnen, die ansonsten immer das ›empowerment‹ von Frauen fordern!) Nach unserer Erfahrung lebt nämlich die größte Untergruppe der Frauen mit Anonymer Geburt in Partnerschaften oder sozialen Verhältnissen, in denen manifeste oder angedrohte Gewalt durch Männer herrscht. Ein weiteres Segment sind illegal im Land lebende Flüchtlinge, die eigentlich das Kind annehmen wollten, aber (unbegründet) fürchten, in die Heimat abgeschoben werden. Eine dritte Gruppe stellen junge Frauen dar, die die ungewollte Schwangerschaft als Hemmschuh für die Ausbildungs- oder Berufskarriere erleben.

Allen Gruppen ist gemeinsam, dass die Konflikte mit den klassischen Strategien der Sozialarbeit oder der Psychotherapie zumindest anzugehen oder sogar zu lösen wären, innerhalb derer die geregelte Adoption, ein Frauenhaus oder in letzter Konsequenz die strafrechtliche Verfolgung von Gewalttätern mögliche Konfliktlösungen neben anderen darstellen. Dazu bräuchte es allerdings die Bereitschaft zur Konfrontation mit und zur Arbeit an den komplexen Problemen, was für die Betroffenen offenbar zu anstrengend und für die Politiker nicht medienwirksam genug ist. Langfristig kann aber nur die Bearbeitung des Konflikts zu einer Weiterentwicklung der Person führen und vor der Wiederholung einer ähnlichen Situation schützen.

Zusammenfassend läßt sich also sagen, dass Geburtshilfe auch heute – wie zu allen Zeiten – die Strömungen in der Gesellschaft reflektiert und sie nach einigen Umformungen in die medizinische Alltagsroutine einbaut. Ebenso wie die biologischen Grundtatsachen der Schwangerschaft ist der Lebensstil einer Epoche ein Rohmaterial, mit dem Ärzte und Patientinnen eine ihren Bedürfnissen gemäße Geburt gestalten können.

Claudia Schumann

»Ja zum guten Leben –
Nein zur Lifestyle-Medizin«

Plädoyer für die psychosomatische Frauenheilkunde

Das Thema Lifestyle betrifft sehr unterschiedliche Themenkomplexe. Es geht zunächst um unser sehr individuelles Bild von Frauen, wie Frauen leben bzw. aussehen sollten, und wie Frauen mit ihrem Leben umgehen, was ein »gutes Frauenleben« ist. Darüber hinaus ist unser Berufsverständnis als Frauenarzt/ Frauenärztin tangiert – gerade unter dem psychosomatischen Aspekt, der auf dieser Tagung im Mittelpunkt steht: Was ist meine ärztliche Aufgabe? Und wie verdiene ich damit Geld?

Zentral für das Thema ›Lifestlye & Ärzte‹ ist letztlich die Frage der Selbstbestimmung der Ratsuchenden, bzw. gerade das Spannungsverhältnis zwischen Selbstbestimmung und zwischen Verantwortung. Das ist das wesentliche Element für die Beziehung zwischen Arzt und Ratsuchendem, das trennt unseren Berufsstand von anderen »Leistungsanbietern«.

Lifestyle und Medizin

Die so genannte Lifestyle-Medizin erhebt Anspruch darauf, zuständig zu sein für gutes Leben und mit ihren Angeboten eine bessere Gesundheit zu ermöglichen. »Der Einsatz von Medizin … zum Erhalt der Gesundheit, zur Steigerung von Lebensqualität oder sogar zur Beeinflussung des Alterungsprozesses … ist einer der zukünftigen Megatrends.« (Klein-Gunke 2000)

Unbestritten ist: Es ist ein natürliches schönes Bedürfnis wohl von uns allen, sich zu pflegen, zu genießen, für sich zu sorgen. Oder auch sich zu »stylen« – je nach Gusto. Zur Unterstützung gibt es die entsprechenden Geschäfte und zusätzlich die ganze Palette der Wellness-Industrie, u. a. Kosmetikerinnen, Sportstudios, Schönheits-Farmen. Wichtig ist dabei: Jede/r ist als KonsumentIn für sich zuständig, wählt kritisch aus dem Angebot aus, und vertraut den

Anbietern nur bedingt, da sie natürlich vor allem Umsatz machen und verdienen wollen.

Lifestyle als Medizin kritisiere ich als Medikalisierung, die über mehrere Schritte verläuft (Kolip 2000). Zunächst werden Normen aufgestellt: So sollte eine Frau mit 40/50/60 Jahren aussehen. Dann wird anderes Sein und Aussehen pathologisiert, z.B. Falten, Figurveränderung, Energieverlust, Leistungsminderung etc. Und zuletzt werden Maßnahmen zur Heilung versprochen, wie Laser, Formula-Diät, Haarwurzel-Revival, Hormoncremes oder Vitalstoffe.

Problematisch ist nicht nur, dass Diagnose und Therapieangebote als medizinische Information deklariert werden. Dazu kommt, dass die Beweise für die Qualität dieser Angebote weitgehend fehlen. Selbst wenn mancher Lifestyler überzeugt ist von seinem Tun: Es gibt kaum größere Studien, es ist nichts wissenschaftlich bewiesen, wenn man die Kriterien der Evidence based Medicine anlegt. Und das, obwohl gerade bei der Einführung neuer Methoden objektivierbare Beweise für ihre Wirksamkeit gefordert sind.

Natürlich werden die Normen primär nicht durch die Medizin gemacht – aber: Die Lifestyle-Medizin ist auf den Zug der Medien aufgesprungen, hat den Trend geadelt – und sie bestimmt die Melodie! Obwohl aus der Gesundheitsforschung bekannt ist, dass die Zufriedenheit von Frauen zum Beispiel in den Wechseljahren abhängt von ihrem Selbstbewusstsein, ihrer gesicherten beruflichen Stellung, ihrer Einbindung in familiäre und soziale Netze – tut die Lifestyle-Medizin so, als ob Frauen dadurch zufriedener älter würden, wenn sie weniger Falten im Gesicht hätten. Wenn MedizinerInnen den Frauen, die ja gerne und vertrauensvoll zu ihren ÄrztInnen kommen, dann suggerieren, aus medizinischen Gründen sei eine Lifestylebehandlung sinnvoll – schwächen sie Frauen, sich selbst zu helfen, für sich selbst kompetent zu sein. Das hat mit psychosomatischer Medizin nichts zu tun!

Was ist psychosomatische Medizin?

Was ist die Aufgabe der praktischen Frauenheilkunde im deutschen Gesundheitssystem? Niedergelassene FrauenärztInnen besetzen eine zentrale Stelle in der Gesundheitsversorgung: Sie verbinden wissenschaftliche Erkenntnisse – im idealen Fall Evidence based Medicine – mit klinischer Erfahrung. Sie machen das anwendbar für alle, was in der Forschung erarbeitet wurde. Sie sind Transmitter, Schnittstelle zwischen medizinischen/psychosozialen Erkenntnissen und deren Anwendung an der Basis (Schumann 1998).

Diese Aufgabe gilt es positiv zu besetzen und unsere fachliche Einzigartigkeit hervorzuheben – statt mit Kosmetikern und Heilpraktikern zu konkurrieren! Wir beraten viele Gesunde – sollten aber nicht vergessen, dass nur wir Fachleute sind für Kranke. Gerade in der ambulanten Versorgung ist der Bedarf groß: Bei chronischen Schmerzen, unerfülltem Kinderwunsch, Schwangerschaftskomplikationen und nach Krebserkrankungen wird unsere fachärztliche und psychosoziale Kompetenz gefordert.

Das aktuelle Problem ist, dass gerade dafür nicht genug bezahlt wird in unserem Abrechnungssystem. Und es fehlt der Einsatz von uns allen, auch von der DGPFG als Fachgesellschaft, den Wert unserer Arbeit zu beweisen und die entsprechende Honorierung einzufordern.

Ich bin überzeugt davon, dass wir konkret nachweisen können, wie mit psychosomatischer Medizin viel Geld eingespart und Leid verhindert werden kann. Das ist für mich unser ärztlicher Anteil an Lebens-Verbesserung. Stattdessen geht der Trend vielerorts in die Lifestyle-Medizin, in die Kombination von Medizin und Marketing. Das wird als modernes Betätigungsfeld dargestellt. Wer das nicht macht, gilt als konservativer Idealist.

Warum machen MedizinerInnen Lifestyle-Medizin?

Was hat das für Konsequenzen für die Arzt-Patienten-Beziehung und für das Berufsbild? Da ich selbst keine Lifestyle-Medizin anbiete, kann ich nur zurückgreifen auf die Selbstdarstellung der Lifestyler. Nach Klein-Gunke, Gynäkologe an der EuromedClinic Fürth, hat die Attraktivität der Lifestyle-Medizin etwas mit Langeweile zu tun. Ich zitiere aus einem Artikel mit der Überschrift »Nur Pille, Pap und Pilze – das kann es nicht sein«:

> »Seien wir ehrlich: Niedergelassener Gynäkologe zu sein ist ein ziemlich langweiliger Job. Ein bisschen Schwangerenbetreuung, reichlich Krebsvorsorgen, ein wenig Fluordiagnostik. Das ganze garniert mit etwas Kontrazeptions- und Menopausenberatung. Das war's dann auch schon.«

Auf die Klagen, »Der Job macht keinen Spaß – und Geld kann man auch keines verdienen« – weiß er die Antwort: »Vor allem die sogenannte Lifestyle-Medizin eröffnet völlig neue Zukunftsperspektiven.«

Ähnlich argumentiert Gehring, Gynäkologe in Bad Münder, in einem Serienbrief »Persönlich/Vertraulich« an niedergelassene FrauenärztInnen im Januar 2002: Er bietet an »Praxiserfolg durch Selbstzahlermedizin – EUSANA-Gesundheits- und Anti-Ageing- Konzept für den Frauenarzt.« »Möchten Sie zurück zur Freude in Ihrem Arztberuf und zum wirtschaftlichen Erfolg in Ihrer Arztpraxis? Nutzen Sie das Potential Ihrer Arztpraxis und sichern auch Sie sich zusätzliche Honorareinnahmen im Selbstzahlerbereich.«

Aber: Sind Langeweile und Verarmungssorgen ernstzunehmende Argumente für neue ärztliche Betätigungsfelder? Trägt das oft gehörte Argument, dass Frauen jede Menge Geld ausgeben für Paramedizin, für Heilpraktiker, Kosmetikerin, etc., und dass wir doch auch von diesem Kuchen nehmen könnten?

Ich sehe in der Verlockung, als Ärzte vom Wellness-Trend zu profitieren, potentiell eine Gefahr für den Berufsstand. Denn der Arztberuf ist aus gutem Grund kein Gewerbe, wir sind keine Kaufleute für Gesundheit. Das unterstreicht ein Satz aus der MBO (§11, Abs. 2): »Der ärztliche Berufsauftrag verbietet es, diagnostische oder therapeutische Methoden unter mißbräuchlicher Ausnutzung des Vertrauens, der Unwissenheit, der Leichtgläubigkeit oder der Hilflosigkeit von Patienten anzuwenden.«

Gefahr: Schädigung des Berufsbildes

Die Gefahr des Ausnutzen von Vertrauen und Leichtgläubigkeit – darin sehe ich das zentrale Problem. Denn der Kernpunkt in der Beziehung zwischen Arzt und Patient ist das Vertrauen: Das unterscheidet uns von anderen »Anbietern«. Darauf beruht unser hohes Ansehen, nur auf dieser Basis ist wirksame Medizin möglich. Der Arzt hat eine Verantwortung zur Sorge und zur Fürsorge. Das versteht man unter »Care-Ethik«, wie sie von Klaus Dörner in seinem Buch »Der gute Arzt« ausführlich dargestellt wird. Nur darin eingebettet können PatientInnen selbstbestimmt entscheiden. Als Arzt alles Mögliche nur anzubieten mit der Aufforderung »Entscheiden Sie« bedeutet keine Selbstbestimmung – sondern ein Alleinlassen. Für Kranke ist es eine Überforderung. Bei Gesunden unterstellt schon das Anbieten einer Behandlung als ärztliche Leistung, dass etwas sinnvoll sei. Es ist eine Verlockung, ein Werben mit dem ärztlichen Vertrauensvorschuß.

Mein Fazit: Wir setzen unsere Glaubwürdigkeit als Ärzte/Ärztinnen aufs Spiel, wenn wir den »Megatrend Lifestyle« mitmachen! Das Berufsbild »Arzt« erweitert sich mit der Lifestyle Medizin ungeniert in eine pseudo-medizinische Dienstleistungs-Zone, in der es um Nachfrage orientiertes Angebot geht, um Gewinn ohne Rücksicht auf den Inhalt der Leistung. Wenn Frauenärzte anfangen, Gesundheit stückweise als Konsumgut wie jedes andere auch zu vermarkten, verspielen sie das Vertrauen auf primär uneigennütziges ärztliches Handeln. Es droht ein prinzipielles Mißtrauen der Frauen gegenüber jeglichem Angebot des Arztes/der Ärztin – ähnlich wie gegenüber dem des Autoverkäufers.

Langfristig kann aus dem schnellen Gewinn mit Lifestyle eine entscheidende Schädigung unseres Berufsbildes werden, mit bedrohlichen Folgen für alle Frauenärzte/innen.

Claudia Schumann

Literatur

Dörner, Klaus (2001): Der gute Arzt. Lehrbuch der ärztlichen Grundhaltung. Stuttgart (Schattauer).

Kolip, Petra (Hg.): Weiblichkeit ist keine Krankheit. Die Medikalisierung körperlicher Umbruchphasen im Leben von Frauen. Weinheim (Juventa).

Klein-Gunke, Bernd (2000): Gynäkologie 2001 – Mehr als Pille, Pap und Pilze. In: gynäkologie + geburtshilfe 6/2000, S. 3.

Sackett, D. L. et al (1997).: Was ist Evidenz-basierte Medizin und was nicht? (1997). In: Münch. med. Wschr. 44, S. 644–645.

Schumann, C. (1998): Die Herausforderungen in der gynäkologischen Praxis. In: Frauenarzt 12, S. 1859–1862.

Hubert Speidel

Das Vertraute und das Fremde

Der Begriff »Lifestyle« bezeichnet ein Verhaltensrepertoire, das in der »postindustriellen« Gesellschaft für Menschen charakteristisch ist, die einigermaßen wohlhabend, ungebunden oder äußerlich und innerlich wenig verpflichtet sind, also typischerweise ohne Kinder und die einen großen Anteil ihrer Lebensgestaltung den jeweiligen Moden der Vergnügungen widmen, die sich unter der zeitgenössischen Bedingung reichlicher Freistellung von Arbeit und der Abwesenheit materieller Not anbieten. Stilbildend wirken besonders die in der modernen Gesellschaft dominierenden Bildmedien mit ihrem exhibitionistisch-voyeuristischem Charakter, die unter industrieller Ausbeutung unserer Triebnatur ein prostitutives Verhaltensmuster propagieren, von dem sie leben und diesem zur Anerkennung als gesellschaftlicher Normalität verhilft.

Der so zu beschreibende »Lifestyle« ist das späte Produkt einer Gesellschaft, die als individualistische ihren Ursprung im antiken Athen hat und über Groß-Griechenland, Rom, Renaissance, Aufklärung, französische Revolution unter den Bedingungen der industriellen und technischen Entwicklung in der zweite Hälfte des 20. Jahrhunderts eine große Beschleunigung erfuhr. Ihr modernes Motto »liberté – égalité – fraternité«, ursprünglich politisches Programm, hat sich zum profanen Alltags-, Verhaltens- und Werteverständnis entwickelt. Alle Werte sind im Prinzip gleichrangig geworden und Argumente für Wertehierarchien verlieren ihr Fundament; sichtbar wird dies z. B. an der gesetzgeberischen Unsicherheit und Widersprüchlichkeit im Umgang mit dem Ehebegriff und den parlamentarischen Stellungnahmen zum Umgang mit Embryonen. So wird auch die zur Zeit noch nicht durchführbare Klonung von Individuen gesellschaftliche Akzeptanz finden und Realität werden, weil der Individualismus per definitionem keine ethischen Normen entwickeln kann, die deshalb auch ausnahmslos Relikte älterer alternativer (religiöser) Gesellschaftskonzeptionen sind.

Die individualgeschichtliche Quelle des Individualismus sind Pubertät und Adoleszenz, also die Lebensphasen der Lösung (Emanzipation) aus überkommenen Bindungen. Lebensgeschichtlich steht die Emanzipation als Voraussetzung für Erwachsenenbeziehungen in einem synergistischen, gesellschaftlich in einem antagonistischen Verhältnis zum menschlichen Bindungsinteresse. Revolutionäre Entwicklungen, Grundlagen moderner staatlicher Realität, sind eine Angelegenheit junger Erwachsener, deren individuelle Wirklichkeit die Auflösung überkommener Bindungen ist, weil bei ihnen ein Maximum an Vitalität, schon entwickelter Intelligenz bei relativ geringer Lebenserfahrung, historischem gesellschaftlichem Hintergrundwissen, Ideologieanfälligkeit und noch nicht vollzogene neue, dauerhafte Bindungen veränderungsfördernd zusammenwirken. Unsere gesellschaftliche Realität ist folglich gekennzeichnet durch das Überwiegen emanzipatorischer gegenüber bindungsorientierten Werten.

Die Folgen sind bekannt: der Ruin dauerhafter Bindungen, der familiären Beziehungen und des Verständnisses vom Zusammenhang zwischen Intimität und Exklusivität, das Desinteresse an der nachfolgenden Generation mit dem Rückgang der Generativität, mit elterlicher Erziehungsinkompetenz, schlechter Pädagogik und schlechter Bildungspolitik, die Entfremdung der Geschlechter und der Generationen voneinander, die Reduktion der Sexualität um ihre soziale bzw. bindungsbezogene Dimension.

Die zu dem Manifest des Individualismus (égalité etc.) passende wissenschaftliche Theorie ist eine soziologistisch-behavioristische. Das Axiom der gesellschaftlichen Vermitteltheit menschlichen Verhaltens hat zu einem androgynen Geschlechtsverständnis geführt. Insbesondere das feministische Interesse, die Femininität zu unterdrücken und männliche Seinsformen für erstrebenswert zu halten, mit der komplementären Forderung, Männer sollten weiblicher werden, hat unsere politische Realität geprägt, bis hin zu der Verwendung sprachlicher Monstrositäten wie dem I mitten im Wort durch die Veranstalter/-innen dieses Kongresses. All das aber geschieht um den Preis der Missachtung biologischer Gesetzmäßigkeiten, mit der Favorisierung knabenhafter weiblicher Körperformen und der massenhaften Vermehrung von Körperbild- und Essstörungen. Die von der medialen Öffentlichkeit propagierten Vorbilder der modernen Frau sind folglich vor allem essgestörte Prostituierte.

Theorie und Praxis des Lifestyles stehen in scharfem Gegensatz zu den Gesetzmäßigkeiten der menschlichen Biologie, deren soziale, d. h. humanethologische Theorie die Evolutionsbiologie und -psychologie sind. Diesen Theorien gemäß überleben Kulturen, deren oberster Wert nicht individuelles Glück ist, sondern die Fitness der genetischen Durchsetzung. Diese Theoreme, deren Herkunft die tierische Ethologie ist und die beim Menschen um kulturelle Aspekte vermehrt sind – im üblichen Sprachgebrauch als Rassismus bezeichnet –, weisen diejenigen Kulturen als überlegen aus, deren dominierendes Interesse die genetische und kulturelle, d. h. »rassistische« Durchsetzung ist. Judentum und Islam sind deshalb im Sinne der Evolutionspsychologie überlegen und werden voraussichtlich überleben, während unser Lifestyle aus genetischen Gründen sich sein eigenes Grab gräbt.

Harald Walter

Podiumsdiskussion »Lifestyle«

Für einen lebhaften Abschluss der 31. Jahrestagung der DGPFG in Hannover sorgte die Podiumsdiskussion über das Thema »Lifestyle«. Die Kongressorganisatoren hatten bewusst dieses brisante Thema zur Diskussion gestellt, welches derzeit nicht nur in den Laienmedien sondern auch innerhalb einer breiten Ärzteschaft großen Raum einnimmt.

Der Podiumsleiter versuchte zunächst in einer Einführung, den etwas strapazierten Begriff »Lifestyle« mit deutschen Synonymen einzugrenzen. Er wollte hier alle Probleme, Ängste und Befindlichkeitsstörungen, aber auch die Erwartungen der Patientinnen zusammengefasst sehen, die im weitesten Sinne mit Körperbild und Gesundheitsbewusstsein zusammenhängen und streng genommen nicht in den Rahmen der solidar-finanzierten Behandlung gynäkologischer Erkrankungen gehören. Diese Bedürfnisse werden – verstärkt durch ein breites Medieninteresse – in zunehmenden Maße von den Frauen an die Frauenärzte herangetragen. Nach eigenen Untersuchungen des Podiumsleiters machen derartige Konsultationen im Schnitt 10 Prozent der täglichen Konsultationen aus. In absteigender Häufigkeit gehören hierzu Fragen zu Befindlichkeitsstörungen, Gewichtsproblemen, Hautproblemen, Fragen zu Sexualität und Intimhygiene, Nikotinsucht und weitere mehr wie Urlaubsplanung, Zyklusregulierung und Verhütung. Es ist zu vermuten, dass derartige Konsultationsanliegen in anderen frauenärztlichen Praxen ähnlich verteilt sind.

Wichtig erscheint es deshalb, wie die konsultierten Kolleginnen und Kollegen diese Anliegen der Patientinnen handhaben. Sollen sie sich mit diesen medizinischen Randproblemen beschäftigen, die Bedürfnisse der Patientinnen ernst nehmen oder sie aus ethisch-ärztlichen Gründen oder wegen vermeintlicher Unbedeutsamkeit zurückweisen? Und wenn sie darauf eingehen, wie lassen sie sich diese Hilfestellung vergüten? Schreiben sie GKV-Analogziffern an und schädigen somit in unredlicher Weise die Gemeinschaft aller Kollegen, leisten sie es als freundliche Marketingzugabe unentgeltlich, was im größeren Stil den Tatbestand des unlauteren Wettbewerbs erfüllte, oder liquidieren sie es als Wunschleistung privat? Das Dilemma ist ja, dass weder die Krankenkassen noch die Politiker unter den derzeitigen budgetierten Gegebenheiten an einer Trennschärfe zwischen Krankheit und Befindlichkeitsstörung interessiert sind, weil sie einer verwöhnten Patientenschaft gern vorgaukeln, dass »alles, aber auch wirklich alles« über die GKV abgesichert ist! Eine Anspruchshaltung, an der wir Ärzte sicher nicht ganz unschuldig sind. Klar ist für Politik und GKV aber auch, dass all diese Leistungen keine weiteren Geldzuflüsse auslösen. Schon aus diesem Grund sollten die Ärzte Lifestyle-Anliegen kritisch betrachten und ihre strikte Trennung von medizinisch indizierten Konsultationen ernstnehmen, andererseits aber auch den Mut haben, sie sich angemessen vergüten zu lassen.

Für eben diese kritische Aufmerksamkeit plädierte Gerda Enderer-Steinforth (Köln) in ihrem Beitrag. Sie wies darauf hin, dass den Patientinnen eben die herkömmlich-medizinische Versorgung nicht mehr ausreicht, dass aber diese legitimen Anliegen nicht auf Kosten der Allgemeinheit bedient werden dürfen. Werden die Patientinnen über diese Problematik ausreichend informiert, akzeptieren sie ohne weiteres Eigenverantwortung und Eigenleistung.

Dem gegenüber äußerte sich Claudia Schumann (Northeim) äußerte sich besorgt über die Gefährdung des Arztbildes als »Lifestyle-Berater« und forderte Nachdenklichkeit bezüglich des fehlgelenkten Frauenbildes, welches hinter manchem Anliegen stecken könnte. Unlauter seien besonders auch rein monetäre Motive in der Belegung dieses Beratungs- und Betreuungssektors.

Eine spezielle Sichtweise legte Viola Frick-Bruder (Hamburg) in einem mit persönlichen Reflexionen gewürzten Beitrag dar, in welchem sie darauf hinwies, dass sich die Problematik »Lifestyle« selbstbewussten Frauen eher weniger stellt und per se auch nichts mit dem Älterwerden zu tun hat. Auch sie mahnte kritischen Umgang mit der Thematik in der täglichen Praxis an.

Martin Langer (Wien) wies in seinem Vortrag darauf hin, das auch die klinische Routine von Lifestylefragen nicht verschont bleibt und sich besonders im Management geburtshilflicher Probleme ein Paradigmenwechsel andeutet. So müssen besonders die Wunsch-Sectio und die Präimplantationsdiagnostik unter diesem Aspekt kritisch betrachtet werden.

Einen ganz anderen Aspekt der Lifestyle-Bewegung beleuchtete Hubert Speidel (Kiel). Nach seiner Meinung resultiert die Störung aus dem zunehmenden Verlust wertehierarchischer Fundamente und einer Entwicklung weg von bindungsorientierten zu einseitig emanzipatorischen Wertleitbildern entspreche. Er sieht in dieser Entwicklung durch Missachtung biologischer Gesetzmäßigkeiten eine große Gefahr auch für unser kulturelles Überleben.

Johannes Bitzer (Basel) schließlich vermochte einen versöhnlichen Schlussbogen zu spannen und plädierte für eine kritische aber auch kompetente Annahme dieser neuen ärztlichen Aufgaben, in denen im Sinne eines Gesundheitsmanagements wichtige präventiv-medizinische Chancen stecken können.

Die Einbeziehung des Plenums brachte eine weitere Polarisierung zwischen Ablehnung aus Sorge um das herkömmliche Arztbild mit dem wiederholten Vorwurf von überwiegend rein monetären Interessen und den Befürwortern, die in einer kritischen, aber unvoreingenommenen Auseinandersetzung mit dem Thema »Lifestyle« durchaus eine ärztliche Aufgabe sahen, die allerdings der Solidargemeinschaft nicht anzulasten sei.

In der emotional aufgeheizten Stimmung versuchte der Podiumsleiter nochmals die wichtige Anregung Johannes Bitzers aufzugreifen, den »Lifestyle«-Gedanken zur Förderung des Gesundheitsbewusstseins zu nutzen und somit in präventiv-medizinischen Vorschub umzuformen. In einem Schlussplädoyer wies er darauf hin, dass der ärztliche Rat nach wie vor großes Gewicht in der Bevölkerung aller Altersstufen hat und der Frauenarzt der ärztliche Begleiter der Frau von der Pubertät bis ins Senium sei. Gerade die zunehmende Lebenserwartung unserer Bevölkerung stellt uns vor große präventiv-medizinische Aufgaben, welche unter anderem über die Lifestyle-Bewegung aufgegriffen werden könnte. Schon einmal wurde von Frauenärzten viel Vertrauen verspielt, als (Mitte der 70er Jahre) die Intensität des Wunsches nach familienfreundlicherem Geburtsmanagement verkannt wurde, ja ihre Protagonisten als Scharlatane verdammt wurden, ohne dass die befürchteten Risiken überhaupt wissenschaftlich gesichert waren. Die betroffenen Frauen setzten sich – unterstützt von den Medien – durch und heute sind der Ehemann am Kreißbett und das Neugeborene im Rooming-in Selbstverständlichkeiten. Derartige Fehler sollten sich nicht wiederholen! Auch im »Lifestyle«-Anliegen unserer Patientinnen müssen wir nach sozial- und präventivmedizinischen Chancen suchen, zumal gerade hier eine große Bereitschaft zu Eigenverantwortung vorliegt! In Zeiten, wo die Krebsfrüherkennung von weniger als 40 Prozent der Frauen und knapp 16 Prozent der Männer genutzt wird, erscheint das mehr als legitim und bei der geforderten kritischen Handhabung auch ärztlich seriös.

Gerade den Mitgliedern unserer Gesellschaft sollte es dabei nicht schwer fallen, die Anzeichen eines gestörten Körperbildes oder narzistischer bzw. allzu emanzipatorischer Verirrungen zu erkennen und einer geeigneten Betreuung zu zuführen, um so im Sinne Speidels sogar kulturbewahrend tätig zu sein. Natürlich war nicht zu erwarten, dass die vorgegebene Zeit reichen würde. Viele Aspekte blieben sicherlich unberücksichtigt, einiges ist uns vertrauter geworden, viel Befremdliches ist jedoch noch zu klären. Eine Fortsetzung der Diskussion wäre wünschenswert.

VI.

Freie Vorträge
Psychoonkologie

Kristin Härtl, Wolfgang Janni, Ralph Kästner,
Harald Sommer, Manfred Stauber

Brustkrebspatientinnen: Körperbild und Lebensqualität im Langzeitverlauf

Theorie

In zahlreichen Studien wird die gesundheitsbezogene Lebensqualität als wichtiger Parameter in der Beurteilung der Brustkrebsbehandlung und für den Vergleich unterschiedlicher Behandlungsmodalitäten herangezogen (Bernhard et al. 1998, Fallowfield 1995). Dabei umfasst das Konstrukt »Lebensqualität« eine Vielzahl unterschiedlicher Dimensionen. Dies spiegelt sich wider in den heterogenen Definitionen, den unterschiedlichen Messinstrumenten und widersprüchlichen Studienergebnissen (Ganz et al. 1992, Grumann et al. 2001). Gefordert werden insbesondere Langzeituntersuchungen im Bereich »Lebensqualität« und »Körpererleben« bei Brustkrebspatientinnen, da die Befundlage widersprüchlich ist. Beispielsweise zeigen die Studien von Hassey et al. (1996) und Muthny et al. (1986) negative Langzeitveränderungen der allgemeinen Lebensqualität von Brustkrebspatientinnen, wohingegen die Arbeitsgruppe von Dorval et al. (1998) dies nicht bestätigen konnte. Ähnlich heterogen sind die Studienergebnisse hinsichtlich des Einflusses medizinischer Variablen auf die Lebensqualität von Brustkrebspatientinnen (Curran et al. 1998, Hürny et al. 1996, Wenzel et al. 1999).

Folgende Fragestellungen wurden von unserer Arbeitsgruppe untersucht:
- Wie beurteilen Brustkrebspatientinnen ihr Körperbild und ihre Lebensqualität im Langzeitverlauf?
- Gibt es im Follow-up Zusammenhänge zwischen Alter, Auftreten von Rezidiven einerseits, Lebensqualität und Körpererleben andererseits?
- Unterscheiden sich Patientinnen mit brusterhaltender Therapie und Mastektomie bzgl. Lebensqualität und Körpererleben im Follow-up?
- Inwieweit stimmen Patientinnen und Ärzte in der Beurteilung des kosmetischen Ergebnisses der Operation überein?

Kristin Härtl, Wolfgang Janni, Ralph Kästner, Harald Sommer, Manfred Stauber

Methode

Stichprobe und Design

Als Einschlusskriterien für die Stichprobe wurde festgelegt, dass bei der Erstdiagnose ein Mammakarzinom des Stadiums I bis III nach UICC diagnostiziert wurde und die Primäroperation, brusterhaltende Therapie oder Mastektomie, in der I. Universitätsfrauenklinik stattfand. 306 Brustkrebspatientinnen beantworteten die Fragebögen im Rahmen der onkologischen Nachsorge nach durchschnittlich 4,2 Jahren (Standardabweichung: 4,5).

Messinstrumente

Als Messinstrument wurde der Lebensqualitätsfragebogen QLQ-C30, Version 2.0 der EORTC-Studiengruppe eingesetzt (Aaronson et al. 1993, McLachlan et al. 1998). Der Fragebogen besteht aus 30 Fragen und erfasst die gesundheitsbezogene Lebensqualität und verschiedene körperliche Symptomskalen. In Ergänzung dieses Fragebogens entwickelten wir weitere Skalen: Körperbildskala mit zwei Items, Zufriedenheit mit der Operationstechnik mit zwei Items und Beurteilung des kosmetischen Ergebnisses mit jeweils einem Item für die Patientin und den behandelnden Gynäkologen.

Statistische Analyse

Alle Rohwerte wurden durch lineare Transformationen standardisiert. Die multivariate Skalenanalyse der neu gebildeten Skalen zeigte zufriedenstellende Reliabilitäts- und Validitätswerte. Folgende nichtparametrische Tests wurden durchgeführt: Spearman-Rho, Wilcoxon-Test, Mann-Whitney-U-Test.

Ergebnisse

Klinische Charakteristika der Patientinnen

Die Patientinnen waren durchschnittlich 55,3 Jahre (Standardabweichung: 10,4) alt. Tabelle 1 zeigt die klinischen Charakteristika der Stichprobe zum Zeitpunkt der Primärdiagnose und Follow-up-Erhebung. Nach durchschnittlich vier Jahren hatten 10,2 Prozent der Patientinnen ein Rezidiv, ein geringer Prozentsatz, der sich nicht zuletzt durch die günstigen Ausgangsdaten mit überwiegend Tumorstadien I und II zum Zeitpunkt der Primärdiagnose erklären lässt.

Tabelle 1: Klinische Charakteristika der Patientinnen

Zeitpunkt der Primärdiagnose		% der Patientinnen
Alter	≤ 59 Jahre	68,9
	> 59 Jahre	31,1
Tumorstadium (UICC)	I	48,9
	II a	25,5
	II b	13,5
	III a	10,9
	III b	1,1
Primäre Operationstechnik	BET	61,9
	Mastektomie	38,1
Adjuvante Therapie	Strahlentherapie	70,9
	Chemotherapie	24,5
	Hormontherapie	19,0
Follow-up-Zeitraum[1]		% der Patientinnen
Auftreten von Rezidiven	Rezidiv	10,2
	Kein Rezidiv	89,8

n = 306;   BET: Brusterhaltende Therapie;   [1] Mittelwert: 4,2 Jahre; Standardabweichung: 4,5

Lebensqualität und Körperbild im Langzeitverlauf

Abbildung 1 zeigt die Mittelwerte der Lebensqualität und körperlichen Symptomskalen des QLQ-C30-Fragebogens im Langzeitverlauf. Höhere Werte der Lebensqualitätsskala zeigen ein Mehr an Lebensqualität, höhere Werte der Symptomskalen zeigen stärkere körperliche Symptome. Die Patientinnen gaben vier Jahre nach der Operation durchschnittlich höhere Werte an Lebensqualität an und eher mäßige Beeinträchtigungen durch körperliche Symptome. Die Skalen Fatigue, Schmerzen und Insomnie waren noch am höchsten ausgeprägt.

Abbildung 1: Lebensqualität und körperliche Symptome im Langzeitverlauf: Mittelwerte der Skalen des QLQ-C30-Fragebogens

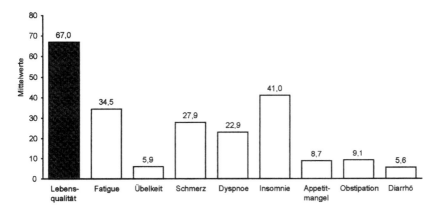

Abbildung 2 zeigt die Mittelwerte der von uns entwickelten Skalen: Höhere Werte der Skalen »Körpererleben« und »Zufriedenheit mit der Operation« zeigen stärkere Beeinträchtigungen in beiden Bereichen an. Hingegen bedeuten höhere Werte der Skala »Kosmetisches Ergebnis« eine günstigere Beurteilung. Die Patientinnen gaben nach vier Jahren eine mäßige Beeinträchtigung ihres Körpererlebens, eine hohe Zufriedenheit mit der Operation und eine positive kosmetische Beurteilung an. Der Wilcoxon-Rangsummentest zeigte keine Unterschiede zwischen den Beurteilungen der Patientinnen und der Ärzte (p=0,06).

Abbildung 2: Körpererleben, Zufriedenheit mit der Operationstechnik und kosmetische Beurteilung im Langzeitverlauf: Skalenmittelwerte

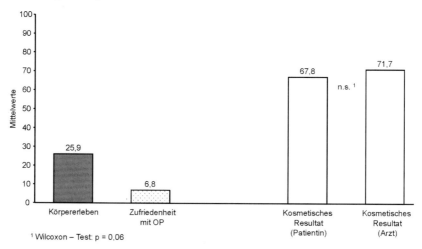

Zusammenhänge zwischen medizinischen Variablen, Lebensqualität und Körpererleben

Die Beurteilung der Lebensqualität (r=−0,09, p=0,23), der Beeinträchtigung des Körperbilds (r=−0,12; p=0,10) und der Zufriedenheit mit der Operationstechnik (r=0,08; p=0,26) waren jeweils unabhängig vom Alter. Patientinnen mit und ohne Rezidiv unterschieden sich nicht hinsichtlich der allgemeinen Lebensqualität (p=0,72), gemessen im QLQ-C30, und des Körpererlebens (p=0,17). Allerdings waren Patientinnen mit Rezidiv signifikant unzufriedener mit der Operationstechnik (p=0,04).

Abbildung 3 gibt die durchschnittlichen Ränge (Mann-Whitney) aller Skalen wieder, getrennt nach Patientinnen mit brusterhaltender Therapie (BET) und Mastektomie. Der Mann-Whitney-U-Test erbrachte bei den von uns entwickelten Skalen »Körpererleben« und »Zufriedenheit mit der Operation«

jeweils hochsignifikante Unterschiede zwischen Patientinnen mit BET und Mastektomie (p=0,00). Patientinnen mit Mastektomie gaben vier Jahre nach der Operation eine sehr viel stärkere Beeinträchtigung ihres Körpererlebens und eine größere Unzufriedenheit mit der Operation an. Bei den Skalen des QLQ-C30-Fragebogens gab es mit Ausnahme der Skala Dyspnoe keine signifikanten Unterschiede. Bezüglich der Symptomskala Dyspnoe zeigten Patientinnen mit Mastektomie mehr Beeinträchtigungen (p=0,03).

Abbildung 3: Lebensqualität, körperliche Symptome, Körpererleben, Zufriedenheit mit der Operationstechnik von Patientinnen mit BET und Mastektomie: Durchschnittliche Ränge (Mann-Whitney)

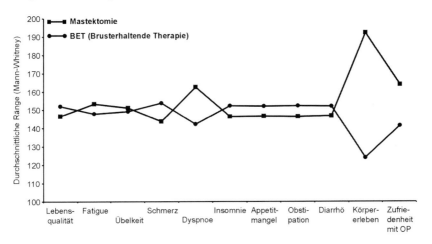

Diskussion

Die vorliegende Studie untersucht Körpererleben und Lebensqualität von Brustkrebspatientinnen im Langzeitverlauf und mögliche Zusammenhänge zu medizinischen Variablen. Die Ergebnisse lassen sich wie folgt zusammenfassen: Brustkrebspatientinnen beurteilten ihre Lebensqualität, körperlichen Symptome und ihr Körpererleben vier Jahre nach der Operation als mäßig beeinträchtigt. Sie waren mit der Operationstechnik hoch zufrieden; das kosmetische Resultat wurde von Patientinnen und Ärzten übereinstimmend als eher günstig beurteilt.

Alter und Rezidiv hatten keinen Einfluss auf die Lebensqualität wie sie im Standardfragebogen QLQ-C30 gemessen wurde sowie das Körpererleben im Follow-up. Allerdings sind die Ergebnisse mit Vorsicht zu interpretieren, da nur 10 Prozent der Patientinnen ein Rezidiv hatten und sich daher die Stichprobengrößen sehr unterschieden. In der von uns entwickelten Skala

»Zufriedenheit mit der Operationstechnik« zeigten sich hingegen signifikante Unterschiede: Erwartungsgemäß waren Patientinnen mit Rezidiv unzufriedener mit der Operation. In Übereinstimmung mit anderen Studien (Ganz et al. 1992; Janni et al. 2001; Pozo et al. 1992) konnte der QLQ C-30 keine Unterschiede in der Langzeitlebensqualität zwischen Patientinnen mit BET und Mastektomie zeigen. Signifikante Unterschiede gab es jedoch in den zusätzlichen Skalen: Auch vier Jahre nach der Operation waren Patientinnen mit Mastektomie in ihrem Körpererleben stärker beeinträchtigt und unzufriedener mit der Operation.

Die Ergebnisse werfen die Frage auf, ob der sehr häufig eingesetzte Lebensqualitätsfragebogen QLQ-C30 tatsächlich die relevanten Aspekte der Lebensqualität von Brustkrebspatientinnen erfasst. So erbrachte die Hinzufügung von drei Skalen Unterschiede zwischen Patientinnen mit und ohne Rezidiv und Patientinnen mit BET und Mastektomie, die sich im Standardfragebogen nicht gezeigt haben. Daraus schlussfolgern wir, dass Standardfragebögen zur Lebensqualität bei Brustkrebspatientinnen ergänzungsbedürftig sind durch krankheitsspezifische Parameter wie Körpererleben und Zufriedenheit mit der Operation. Sinnvoll wäre auch eine Ergänzung durch Interviews, um individualspezifische Daten zu erfassen, insbesondere bei Themen wie Sexualität, Angst vor Tod und Sterben, Sinngebung durch die Krebserkrankung.

Literatur

Aaronson, N. K.; Ahmedzai, S.; Bergman, B. et al. (1993): The European Organization for Research and Treatment of Cancer QLQ-C30: a quality-of-life instrument for use in international clinical trials in oncology. In: J Natl Cancer Inst 85, S. 365–376.

Bernhard, J.; Hürny, C.; Coates, A. S. et al. (1998): Factors affecting baseline quality of life in two international adjuvant breast cancer trials. In: Br J Cancer 78, S. 686–693.

Curran, D.; van-Dongen, J. P.; Aaronson, N. K. et al. (1998): Quality of life of early-stage breast cancer patients treated with radical mastectomy or breast-conserving procedures: Results of EORTC Trial 10801. In: Eur J Cancer 34, S. 307–314.

Dorval, M.; Maunsell, E.; Deschenes, L. et al. (1998): Long-term quality of life after breast cancer: Comparison of 8-year survivors with population controls. In: J Clin Oncol 16, S. 486–494.

Fallowfield, L. J. (1995): Assessment of quality of life in breast cancer. In: Acta Oncol 34, S. 689–694.

Ganz, P. A.; Schag, C. A. C.; Lee, J. J. et al. (1992): Breast conservation versus mastectomy: Is there a difference in psychological adjustment or quality of life in the year after surgery? In: Cancer 69, S. 1729–1738.

Grumann, M. & Schlag, P. M. (2001): Assessment of quality of life in cancer patients: Complexity, criticism, challenges. In: Onkologie 24, S. 10–15.

Hassey Dow, K.; Ferrell, B. R.; Leigh, S. et al. (1996): An evaluation of the quality of life among long-term survivors of breast cancer. In: Breast Cancer Res Treat 39, S. 261–267

Hürny, C.; Bernhard, J.; Coates, A. S. et al. (1996): Impact of adjuvant therapy on quality of life in women with node-positive operable breast cancer. In: Lancet 347, S. 1279–1284.

Janni, W.; Rjosk, D.; Dimpfl, T. et al. (2001): Quality of life influenced by primary surgical treatment for stage I–III breast cancer – Long-term follow-up of a matched-pair analysis. In: Ann Surg Oncol 8, S. 542–548.

McLachlan, S.-A.; Devins, G. M. & Goodwin, P. J. (1998): Validation of the European Organization for Research and Treatment of Cancer Quality of Life Questionnaire (QLQ-C30) as a measure of psychosocial function in breast cancer patients. In: Eur J Cancer 34, S. 510–517.

Muthny, F. A.; Koch, U. & Spaete, M. (1986): Psychosoziale Auswirkungen der Mastektomie und Bedarf an psychosozialer Versorgung – eine empirische Untersuchung mit Mammakarzinompatientinnen. In: Psychother med Psychol 36, S. 240–249.

Pozo, C.; Carver, C. S.; Noriega, V. et al. (1992): Effects of mastectomy versus lumpectomy on emotional adjustment to breast cancer: A prospective study of the first year postsurgery. In: J Clin Oncol 10, S. 1292–1298.

Wenzel, L. B.; Fairclough, D. L.; Brady, M. J. et al. (1999): Age-related differences in the quality of life of breast carcinoma patients after treatment. In: Cancer 86, S. 1768–1774.

Sabine Hawighorst-Knapstein, Götz Schönefuß, Claudia Fusshoeller, Cordula Franz, Kathrin Trautmann, Yvonne König, Rudolf Seufert, Paul Georg Knapstein

Gynäkologische Onkologie: Die Erfassung der Lebensqualität in der Mammakarzinombehandlung

Einleitung

Um dem vielfachen Wunsch der Patientinnen, sich in erster Linie von ihrem Frauenarzt bezüglich des Therapiemodus beraten zu lassen, entsprechen zu können, sollten für die Erstellung eines optimalen individuellen Therapiekonzeptes im klinischen Alltag neben den somatischen auch die psychosoziale Folgen eines Behandlungsverfahrens bekannt sein. Dies gilt insbesondere für die Planung onkologischer Interventionen wie invasiver Operationen, Strahlen- und Chemotherapien. Gerade bei letzteren ist die Erfassung der Lebensqualität in Studienprotokollen meist ohnehin schon verpflichtende Notwendigkeit. Die Verantwortlichkeit der beratenden Ärzte bezieht sich also auch auf eine »Analyse der bio-psycho-sozialen Wechselwirkungen« (Hoffmann et al. 1999), was klinisch bedeutet, dass dem Betreuungsteam neben den somatischen auch die psychosozialen Merkmale der jeweiligen Patientin bei der Therapieplanung bekannt sein sollten.

Seit Beginn der neunziger Jahre beschäftigt sich das Team für psychosomatische Frauenheilkunde der UFK mit der wissenschaftlichen Erfassung der Lebensqualität, der Angst, der Abwehr und des Körpererlebens bei Patientinnen in der Frauenheilkunde. Unter wissenschaftsmethodischer Beratung durch die Klinik für Psychosomatik (Dir. Prof. Dr. S.O. Hoffmann) wurde das Design für die prospektiven Studien geplant. Seither wurde das Konzept an den wechselnden klinischen Alltag angepasst. Zunächst wurden fortgeschritten erkrankte Patientinnen mit Unterleibskarzinomen befragt (n=112). Hierfür wurde eine psychologische Teilzeitstelle eingerichtet, da die sehr belasteten, oft jungen Frauen – mit kleinen Kindern – zudem auch für das Personal hohe Anforderungen an sachliche und psychosoziale Kompetenz stellen und eine emotionale Entlastung für alle Beteiligten wünschenswert erschien. Die nicht-wissenschaftlich dokumentierten psychologisch-psychosomatischen Gespräche des Teams belaufen sich klinikintern inzwischen auf mehrere Hundert pro Jahr und dienen sowohl der Unterstützung der Patientinnen, als auch der des medizinischen Personals. Die Zufriedenheit der Patientinnen konnte im gleichen Zeitraum nachweislich erheblich erhöht werden, so dass sich die Versorgungsqualität verbessert hat, was sich auch auf die Bereiche Beschwerde- und Risikomanagement vorteilhaft auswirkt.

In einer Erweiterung wurden auch Frauen mit Hysterektomien aus benigner Indikation (n=85) sowie Frauen mit Ultraschalluntersuchungen in der Geburtshilfe (n=72) befragt.

Nach etablierter Durchführung des psychosomatischen Evaluationskonzeptes konnte die systematische Erfassung der Lebensqualität aller Patientinnen und Diagnoseformen dank Drittmittelunterstützung der H. W. & J. Hector-Stiftung 1999 erheblich erweitert werden, so dass neben Frauen mit Unterleibskarzinomen nun auch solche mit Brustkrebs psychosomatisch begleitet werden. Dies beinhaltet, dass die Patientinnen bereits bei der Aufnahme in der Klinik mit ihrem sozialen und emotionalen Umfeld wahrgenommen werden und nicht nur mit ihren körperlichen Beschwerden. Frauen mit ausgedehnten Befunden oder persönlichen Vorbelastungen medizinischer, aber auch psychosozialer Art, sind im Verlauf der Betreuung oft erleichtert, nicht nur anonym und als »Fall«, sondern auch mit ihrem persönlichen Schicksal gerade in einer Universitätsklinik angenommen zu werden.

In der onkologischen Ambulanz wurde daher schon 1998 die psychosoziale Anamneseerhebung eingeführt, so dass persönliche Belastungen, die gerade die Durchführung einer Chemotherapie erschweren könnten, frühzeitig aufgenommen und wenn möglich auch bei der Therapieplanung berücksichtigt werden können. Dieses holistische Konzept dient zudem der Risikominderung, da im Gespräch neben medizinischen oft auch psychosoziale Risikofaktoren entdeckt werden können (Abusus, häusliche Versorgungsprobleme, Partnerschaftsprobleme u. v. a.), was angesichts zunehmend dosisintensivierter und aggressiver Therapien notwendig erscheint. Compliance-Probleme können somit fast völlig vermieden werden, da das Vorgehen zwischen Arzt und Patient im Sinne des gegenseitigen »informed consent« abgesprochen wird. Zur Minderung der auftretenden Probleme werden neben dem hauseigenen psychologischen Dienst zunehmend weitere Versorgungsinstitutionen wie das Tumorzentrum, die Hospizgesellschaft und Selbsthilfegruppen einbezogen. Des Weiteren gibt es Informationen zur Ernährung und alternativer Methoden wie Entspannungsverfahren mit begleitenden Patientenveranstaltungen und natürlich Fortbildungen für die Mitarbeiter der Klinik, der eigenen und anderer Abteilungen.

Leider ist dieser Entwicklungsbereich der medizinischen Versorgungsqualität bisher nicht als eigenständiges Forschungsgebiet der »Krankheitsverlaufsforschung«, im Gegensatz zur Lebensverlaufsforschung, weder in der Psychologie noch in der Medizin etabliert. Er muss neben klinischen Aufgaben in Gynäkologie und Geburtshilfe bewältigt werden, obwohl kaum ein Fachgebiet derart weitreichende Folgen für die persönliche Biographie hat, da nicht nur die einzelne Patientin in ihrem Intimleben Veränderungen erlebt, sondern dadurch auch die ganze Familie berührt wird.

Material und Methode

Die Patientinnen werden zum Zeitpunkt der stationären Aufnahme von Psychologinnen und wissenschaftlichen Hilfskräften darüber informiert, dass sie zu ihrer Lebensqualität im Verlauf Fragebögen ausfüllen möchten, die ihre therapiebezogene Befindlichkeit widerspiegeln, um daraus gezielte Unterstützungsangebote zu erstellen. Somit erhalten die Frauen in der Klinik die Möglichkeit, mit psychologisch und psychotherapeutisch geschulten Fachkräften über ihre Sorgen und ihren Lebenshintergrund vor, während und nach den Behandlungen zu sprechen (T1 bis T6). Die biographisch orientierten Interviews werden durch standardisierte Fragebögen ergänzt, die sich auf die Lebensqualität und Dimensionen der Krankheitsbewältigung beziehen (Angst, Abwehr, Körpererleben u. a.). Die Untersuchungen werden je nach Therapieart nach etwa vier und zwölf Monaten postoperativ wiederholt (T5 und T6). Neben den stationär geführten Gesprächen finden auch solche während der ambulanten Behandlungen (Chemotherapie, Radiotherapie) statt (T2, T3 und T4).

Laut WHO-Definition umfasst Lebensqualität das physische, psychische und mentale Wohlbefinden der Menschen. Die Lebensqualität unserer Patientinnen wird durch drei Fragebögen erhoben. Zum einen durch das amerikanische CAncer Rehabilitation Evaluation System (CARES) von Schag und Ganz (Schlag et al. 1991) in seiner Kurzform mit 59 Fragen zu den Skalen körperliche Verfassung, psychosoziale Probleme, Arzt-Patientinnen-Beziehung, Sexualität und Partnerschaft, zum anderen durch den deutschen Fragebogen zur Krankheitsbewältigung von Herschbach (1987) mit 38 Fragen zu den Skalen Schmerzen, Angst/seelische Belastung, Information, Leistungsfähigkeit, Sozialverhalten und Partnerschaft/Familie sowie den EORTC-Fragebogen QLQ-30 (Fayers et al. 1999). Bei allen Fragebögen lassen sich über

Summenscores auch vergleichend Aussagen über die allgemeine Beeinträchtigung der Lebensqualität treffen.

Die präoperative Angst wird durch den STAI (Laux et al. 1981) sowie das Körperleben durch den Fragebogen zur Beurteilung des eigenen Körpers von Strauß und Appelt (1996) erhoben. Die statistische Verarbeitung wird mittels des Programms SPSS für Windows 95 (Brosius 1988) durchgeführt. Zunächst werden aus den Rohdaten dem jeweiligen Testverfahren entsprechend Skalen- und Summenwerte errechnet. Alle Item-, Skalen- und Summenwerte werden deskriptiv dargestellt. Mittelwerte und deren Streuungen werden im zeitlichen Verlauf (Änderungen der Daten derselben Patientinnen über die verschiedenen Befragungszeitpunkte als Längsschnitt) und zwischen den Gruppen (Unterschiede der Daten verschiedener operativer Gruppen zum selben Messzeitpunkt als Querschnitt) mit t-Test für abhängige bzw. unabhängige Stichproben und F-Test auf signifikante Unterschiede hin untersucht. Zusammenhänge zwischen Kennwerten verschiedener Testverfahren und/oder einzelner Items werden korrelativ (Pearson's correlation) erfasst. Um Fehler zu minimieren werden die Rohdaten zweimal eingegeben und jeweils getrennt verrechnet. Ergeben sich bei Skalenwerten Differenzen, erfolgt eine Kontrolle und Korrektur der Eingabe.

Ergebnisse

Von Juni 1999 an wurden bisher $n=172$ Patientinnen mit Mammakarzinom in die Studie aufgenommen, wovon $n=95$ die Befragungen bereits abgeschlossen haben, auf die sich die nachfolgend exemplarisch dargestellten Ergebnisse beziehen.

Prätherapeutisch ist die Lebensqualität aller Mammakarzinom-Patientinnen unabhängig vom nachfolgenden Therapiemodus signifikant mit der Qualität der Arzt-Patientinnen-Beziehung ($r=0,73$; $p=0,000$) und der präoperativen Angst ($r=0,52$; $p=0,00$) korreliert. Vor allem von hoch ängstlichen Patientinnen werden signifikant häufiger Belastungen in der medizinischen Interaktion benannt ($r=0,36$, $p=0,000$).

Die Items »Ich finde, dass die Ärzte mir nicht genügend erklären, was sie mit mir tun.« ($r=0,35$; $p=0,00$), »Ich habe Schwierigkeiten, Ärzten Fragen zu stellen.« ($r=0,30$; $p=0,003$), »Ich finde es schwierig, zu verstehen, was Ärzte mir über meine Erkrankung oder die Behandlungen erklären.« ($r=0,33$; $p=0,001$) und »Ich hätte gern mehr Kontrolle über das, was Ärzte mit mir machen.« ($r=0,27$; $p=0,007$) korrelieren alle signifikant positiv mit den präoperativen Angstwerten des STAI.

Postoperativ wirkt sich der Behandlungsmodus deutlich auf die Lebensqualität aus: vor allem organerhaltende oder -wiederherstellende Verfahren sind mit einer günstigeren Selbsteinschätzung der Lebensqualität verknüpft. Patientinnen mit brusterhaltender Therapie ohne Aufbau unterscheiden sich in ihrem CARES-Gesamtscore zur Lebensqualität signifikant von Patientinnen mit Ablatio. Zur Mitte einer strahlentherapeutischen Behandlung (T3) liegt der Mittelwert der brusterhaltend operierten Frauen bei 0,37 (+/– Standardabweichung von 0,16), im Vergleich zu einem Mittelwert von 0,71 (+/– Standardabweichung von 0,20) bei abladierten Patientinnen (p=0,021). Zum Zeitpunkt der 5. Chemotherapie (T4) liegt der Mittelwert dieser Patientinnen bei 0,74 (+/– Standardabweichung von 0,45), im Vergleich zu einem Mittelwert von 1,05 (+/– Standardabweichung von 0,48) bei abladierten Patientinnen (p=0,001). Ein Jahr nach der Operation liegt das Mittel bei einem Wert von 0,64 (+/– Standardabweichung von 0,50) im Vergleich zu einem Mittelwert von 0,87 (+/– Standardabweichung von 0,45) bei abladierten Patientinnen (p=0,042).

Chemotherapeutisch behandelte Frauen weisen bei fortgeschrittenen oder metastasierten Karzinom die schlechteste Lebensqualität auf. Diese hängt mit dem Ausmaß der Krankheit deutlich zusammen: trotz einer Chemotherapie zum Beispiel mit Anthrazyklinen sind Frauen im T1-Stadium weniger beeinträchtigt. Patientinnen mit kombinierter Chemotherapie aus Taxanen und Anthrazyklinen im T2-Stadium sowie mit einer Monotherapie behandelte rezidivierend erkrankte Betroffene sind dagegen am höchsten belastet. Psychosoziale Belastungen überwiegen dabei mit zunehmender Verschlechterung die körperlichen Beschwerden.

In Abhängigkeit von der Therapie werden postoperativ Sexualität und Körpererleben als belastet angegeben. In der Sexualitätsskala des CARES liegt zur Mitte einer Bestrahlung der Mittelwert von brusterhaltend behandelten Frauen mit 0,75 (+/– Standardabweichung von 0,72) signifikant (p=0,001) unter dem Mittelwert von 2,02 (+/– Standardabweichung von 1,56) bei Patientinnen nach Ablatio. Nach einem Jahr liegt in dieser Skala der Mittelwert von Frauen nach brusterhaltender Therapie ohne Aufbau bei 0,84 (+/– Standardabweichung von 1,05), im Vergleich zu einem Mittelwert von 1,88 (+/– Standardabweichung von 1,32) bei abladierten Patientinnen (p=0,003). In der Skala Attraktivität/Selbstvertrauen des Fragebogens zur Beurteilung des eigenen Körpers liegt zur 5. Chemotherapie der Mittelwert der brusterhaltend therapierten Frauen mit 12,60 (+/– Standardabweichung von 1,99) signifikant über dem Mittelwert von 6,89 (+/– Standardabweichung von 4,88) bei abladierten Patientinnen (p=0,001), nach einem Jahr liegen die Mittelwerte in dieser Skala bei 11,49 (+/– Standardabweichung von 3,76, brusterhaltende

Therapie ohne Aufbau) und 8,72 (+/- Standardabweichung von 4,33, Ablatio) (p=0,010).

In gewachsenen, länger bestehenden Ehen können diese Belastungen meist besser verarbeitet werden als in weniger erprobten und jüngeren Gemeinschaften. Sexuelle Beeinträchtigungen gehen dabei mit dem Verlust des Gefühls von Attraktivität und Selbstvertauen einher und beziehen sich altersunabhängig eher auf die Patientin selbst und weniger auf die Partnerschaft. Auch Frauen über achtzig Jahren bestätigen diese Aussagen jüngerer Frauen.

Die Zeit der Strahlentherapie wird bei Brustkrebspatientinnen – im Gegensatz zu Frauen mit Genitalkarzinomen – als deutlich weniger beeinträchtigend erlebt, verglichen mit der Chemotherapie. Frauen mit ausschließlicher Bestrahlung und antihormoneller Behandlung geben die günstigste Lebensqualität an.

Diskussion

Moderne Therapieverfahren in der Frauenheilkunde werden zunehmend medizinisch individualisicrt durchgeführt. Aufgrund der medizintechnischen Möglichkeiten bieten sich den Patientinnen viele Behandlungsoptionen, die jedoch angesichts der Notwendigkeit, sich entscheiden zu müssen, auch verunsichern können. Andererseits sind die psychosozialen Auswirkungen medizinischer Behandlungsverfahren auf das Befinden der Patientin noch unzureichend bekannt. Die Indikationsstellung für eine Therapie sollte jedoch auch das Wissen um diese Folgen einbeziehen.

Erhebungsverfahren aus der psychosomatischen Forschung können dabei helfen, therapiebezogene Probleme detailliert zu erfassen (Hawighorst-Knapstein et al. 2001), um die holistische Betreuung der Patientin erfolgreich umzusetzen. Maßstab des Erfolges wird in Zukunft, vor allem nach Einführung von Qualitätsmanagement (SGB § 5), die Zufriedenheit der Patientin und auch ihrer Angehörigen sowie ihres Umfeldes sein.

Das Wissen um die psychosozialen Auswirkungen medizinischer Therapieverfahren hat sich insbesondere in der Behandlung von Mamma-Karzinomen niedergeschlagen. Heutzutage überwiegen brusterhaltende und gewebeschonende Operationstechniken, weshalb Lymphödeme des Armes und Brustamputationen wie bis vor etwa zehn Jahren üblich, mit schwerwiegenden Auswirkungen auf die Lebensqualität der Patientinnen und auch ihrer Familien, seltener vorkommen. Lange Zeit galten auch Alter und soziodemographischer Status der Frauen als limitierende Faktoren für aufwendige wiederherstellende Operationen. Neuere Ergebnisse der psychosomatischen Forschung zeigen, dass das Körperleben, Selbstwertgefühl ebenso wie die Sexualität der Frauen fast jeden Alters durch ablative Verfahren belastet werden (Trautmann et. al. 2002), auch wenn einzelne Patientinnen die radikale Operation ohne Wiederaufbau für sich als die »sicherste« Methode angeben mögen. Letzteres gilt vor allem dann, wenn private Belastungen wie ein ebenfalls an Krebs erkrankter oder pflegebedürftiger Partner die persönliche Situation der Frauen zusätzlich beeinträchtigen. Vergleichbare Aussagen lassen sich auch für Operationen bei Unterleibskarzinomen angeben: organerhaltende und wiederherstellende Verfahren verbessern die Lebensqualität der Betroffenen signifikant (Hawighorst-Knapstein et al. 1997a, 1997b, 1999, 2002; Knapstein et al. 2000), verbessern das Körpererleben (Schönefuß et al. 2001) und erleichtern die Krankheitsverarbeitung (Schönefuß et al. 1999). Falls wiederherstellende Möglichkeiten nicht sinnvoll erscheinen, sollte die psychosozial ausgerichtete Nachsorge intensiviert werden.

Die bisherigen Ergebnisse erlauben eine Fülle von Interventionsmöglichkeiten. Diese sollten präoperativ und postoperativ unterschiedlich gestaltet werden.

Präoperativ beklagen die Patientinnen vor allem bei hoher Ängstlichkeit einen Mangel an Informationen, die durch den Arzt übermittelt werden müssen. Dieser ist in der Regel weder didaktisch noch pädagogisch oder psychologisch auf den Umgang mit hochängstlichen oder aggressiven Patientinnen vorbereitet und entwickelt erst im Laufe seiner – hoffentlich wenig beklagten – Berufserfahrung persönliche Bewältigungsstrategien. Dass gerade in der Frauenheilkunde ein hoher Handlungsdruck in dieser Hinsicht besteht, zeigt auch die Tatsache, dass die Deutsche Gesellschaft für psychosomatische Geburtshilfe und Gynäkologie im Vergleich zu anderen Gesellschaften dieses Faches die höchste Mitgliederanzahl aufweist. An zweiter Stelle folgt inzwischen die Arbeitsgemeinschaft für Informationsverarbeitung in der Gesellschaft für Gynäkologie und Geburtshilfe, was auch die Bedürfnisse der Patientinnen und ihrer Ärzte/Ärztinnen widerspiegelt. In unserer Klinik wird ein Informations- und Kommunikationsprogramm geplant, das die Erfahrungen aus beiden Bereichen vernetzen soll, um schon prätherapeutisch den Patientinnen Informationen in körperlicher und psychosozialer Hinsicht optimaler anbieten zu können (Seufert et al. 2001).

Postoperativ kann anhand der bisherigen Erhebungen eine gestaffelte holistische Betreuung sowohl während der Chemotherapie bei Brustkrebs (während der Bestrahlung bei Unterleibskrebs), als auch für die Nachsorge entwickelt werden. Das Angebot sollte sich auf die Angaben der Patientin beziehen: so bedürfen Frauen mit Kleinkindern einer konkreten Entlastung im Haushalt, wie auch ältere mit pflegebedürftigen Angehörigen, bevor eine Chemotherapie beginnt. Die körperliche und emotionale Erschöpfung mit Sekundärkomplikationen könnte somit vermindert werden.

Das organschonende Operationsverfahren dient ebenfalls der raschen Verbesserung der Lebensqualität, was viele Frauen präoperativ bisher oft nicht ausreichend antizipieren können, zumal sie in dieser Zeit durch den Druck der Diagnose und Therapiezwang die Folgen des Therapieentscheids nur schwerlich einschätzen können. Die zusammenfassende Botschaft unserer Erhebungen ist, dass Frauen in frühen Stadien ohne Chemotherapie und brusterhaltend behandelt, trotz Radiatio und trotz Diagnoseschock, dank moderner Medizin eine Verbesserung ihrer Lebensqualität erreichen können. Eine psychologische Betreuung nach dem Gießkannenprinzip erscheint hier als weniger sinnvoll und umsetzbar als eine gezielte beschwerdeorientierte Begleitung. Postoperativ kann bereits mit psychoedukativen Interventionen begonnen werden, zum Beispiel in Form von Gruppen- aber auch Einzelangeboten. Hierzu zählen Informationsveranstaltungen zu Sexualität, Familie und Partnerschaft, zu Entspannungsverfahren und zur Lebensführung einschließlich der Ernährung im Sinne der »tailored medicine« – wie es im amerikanisch-dienstleistungsorientierten Sinne zutreffend formuliert wird.

Diese Beratungstätigkeiten werden gerade außerhalb des anglo-amerikanischen Sprachraums noch nicht selbstverständlich in der Akutklinik gehalten, um von dort weitere Betreuungsangebote individuell anzubahnen.

In Europa sind derzeit viele Frauen und ihre emotional belasteten Familien in dieser labilen Phase noch weitestgehend auf sich selbst und ihre eventuell noch vorhandene Handlungsfähigkeit angewiesen. Der Vorwurf an die Medizin, die Patienten in dieser »einschneidenden« Zeit manches Mal nicht ausreichend individuell und ganzheitlich zu beraten, wird auch aufgrund unserer gezeigten Daten deutlich.

Die Ergebnisse unserer prospektiven Untersuchungen sollen daher nicht nur der Therapieevaluation dienen, sondern auch die wissenschaftliche Grundlage für eine bio-psycho-soziale Handlungsorientierung im Sinne der psychosomatischen Grundversorgung in der Frauenheilkunde einerseits (Neises 2000), andererseits aber auch der verbesserten Versorgungsqualität für die Patientin und ihre Angehörigen im Sinne eines Qualitätsmanagements bilden.

In jedem Fall steht im Mittelpunkt der Erhebungen die Patientin und *ihre* Beurteilung der Behandlungen sowie *ihre* Zufriedenheit mit der Betreuung. Die langfristige Einschätzung der Lebensqualität der betreuten Frauen und ihres Umfeldes und die entsprechende Optimierung von Forschung und Lehre über Krankheitsverläufe sind daher für den klinischen Alltag wichtige Ziele. Diese Vision wurde bereits 1998 bei der 27. Jahrestagung der DGPGG in

Mainz erörtert und als »total customer care« vorgestellt. Die Bedenken, dass Patienten keine Kunden seien und Modelle der Kundenzufriedenheit in der Medizin nicht gelten, sind insofern zu überprüfen, als dass vor allem viele Patienten jüngeren Alters gerade diese Forderungen an die medizinische Betreuung stellen: sie empfinden sich nicht mehr als »geduldige *Patienten*« – wie das Wort traditionell impliziert – sondern als mündige selbstbestimmte Partner im Dienstleistungsbereich (»informed consent«). Insofern besteht unseres Erachtens kein Widerspruch zwischen psychosomatischer Frauenheilkunde und »ganzheitlicher Versorgungsqualität«, sondern im Gegenteil eröffnen sich gerade für die psychosomatische Forschung und Lehre völlig neue Möglichkeiten und Chancen, praktische Umsetzung zu finden durch Kooperation und interdisziplinäres Denken für die Patientin.

Die Ergebnisse unserer Befragungen weisen also immer wieder auch neue Bereiche und Möglichkeiten für Verbesserungen auf, weshalb wir an dieser Stelle unseren Patientinnen und ihren Angehörigen, der H. W. & J. Hector-Stiftung sowie den MitarbeiterInnen der UFK für ihre Unterstützung und Zusammenarbeit danken möchten.

Zusammenfassung

Fragestellung

Aufgrund zunehmender therapeutischer Möglichkeiten wird die Entscheidungsfindung für Patientinnen mit Mammakarzinom immer schwieriger. Das Ziel dieser prospektiven Untersuchungen ist die systematische Evaluation der Lebensqualität, abhängig vom Behandlungsmodus.

Material und Methode

Mammakarzinom-Patientinnen (n=145) wurden mit halbstrukturierten Interviews und standardisierten Testverfahren zu ihrer Lebensqualität, ihrem Körpererleben und ihren Ängsten systematisch präoperativ sowie 4 und 12 Monate (T5, T6) postoperativ befragt. Dank Drittmittelfinanzierung konnten die Tumorpatientinnen zu jeder zweiten Chemotherapie sowie einmal während der Radiatio erneut zu ihren Problemen der Lebensqualität, ihren Ängsten und Einschränkungen des Körpererlebens begleitet werden (T2, T3, T4).

Ergebnisse

Frauen mit einem hohen Angstniveau geben vor der Operation die höchste Belastung in dem Bereich Arzt-Patientinnen-Beziehung an. Postoperativ leiden Frauen ohne organrekonstruktive bzw. -erhaltende Operationstechniken und Frauen mit aggressiver Chemotherapie tendentiell höher unter psychosozialen als unter körperlichen Beschwerden. Signifikante Belastungen ergeben sich therapieabhängig im Bereich der Sexualität, unabhängig von der Partnerschaft.

Schlussfolgerungen

Psychosomatische Forschung in der Frauenheilkunde ist nicht nur zum besseren Verständnis der prä- und posttherapeutischen Bedürfnisse der Patientinnen, sondern auch für die Evaluation therapeutischer Optionen unverzichtbar. Prätherapeutisch können Informationsprogramme und psychosoziale Unterstützung für Risikogruppen die Lebensqualität und die Zufriedenheit der Patientinnen in der Arzt-Patientinnen-Beziehung verbessern. Postoperativ sollten Frauen nach Ablatio und Frauen mit Chemotherapie bei ausgedehnter Erkrankung während der Nachbehandlung und in der Nachsorge psychoedukative Interventionen erhalten.

Literatur

Brosius, G (1988): SPSS/PC+ Basics und Graphics. Hamburg (McGraw-Hill).

Fayers, P; Aaronson, N.; Bjordal, K.; Curran, D. & Groenvold, M. (1999): EORTC QLQ-C30 Scoring Manual. Brüssel (EORTC Quality of Life Study Group).

Hawighorst-Knapstein, S.; Schönefuß, G.; Hoffmann, S. O. & Knapstein, P. G. (1997): Pelvic Exenteration: Effects of Surgery on Quality of Life and Body Image – A prospective Longitudinal Study. In: Gynecol Oncol 66, S. 495–500.

Hawighorst-Knapstein, S.; Schönefuß, G.; Hoffmann, S. O.; Knapstein, P. G. (1997): Die pelvine Exenteration: Auswirkungen des Operationsmodus auf die Lebensqualität. Zentralbl Gynäkol 119, S. 160–162.

Hawighorst-Knapstein, S.; Schönefuß, G.; Hoffmann, S. O. & Knapstein, P. G. (1999): Psychosoziale Auswirkungen operativer Behandlungsverfahren. In: Zentralbl Gynakol 121, S.27–30.

Hawighorst-Knapstein, S.; Schönefuß, G.; König, Y.; Trautmann, K. & Knapstein, P.G. (2001): Integrative Frauenheilkunde: neue Behandlungsstrategien dank psychosomatischer Evaluationsmethoden. In: Zentralbl Gynäkol 123, S. 18–22.

Hawighorst-Knapstein, S.; Fusshoeller, C.; Franz, C.; Seufert, R. & Schönefuß, G. (2002): Perioperative Aufklärung und Lebensqualität bei onkologischen Patientinnen. In: Geburtsh Frauenheilk 62, Suppl.1, S. 5–8.

Herschbach, P.; Henrich, G. (1987): Probleme und Problembewältigung von Tumorpatienten in der stationären Nachsorge. Psychother med Psychol 37, S. 185–192.

Hoffmann, S. O.; Liedtke, R.; Schneider, W. & Senf, W. (1999): Psychosomatische Medizin und Psychotherapie. Denkschrift zur Lage des Faches an den Hochschulen der Bundesrepublik Deutschland. Stuttgart (Schattauer).

Knapstein, P. G.; Hawighorst-Knapstein, S. & Stief, C. (2000): Rehabilitation as an Integrative Model: Surgical and Psychological Approaches. In: Hoskins, W. J.; Perez C. A. & Young, R. C. (Hg.): Principles and Practice of Gynecologic Oncology. Third Edition. New York (Lippincott Williams & Wilkins), S. 587–610.

Laux, L.; Glanzmann, P.; Schaffner, P. & Spielberger, C. D. (1981): STAI – Das State-Trait-Angstinventar. Theoretische Grundlagen und Handanweisung. Weinheim (Beltz).

Neises, M. & Ditz, S. (Hg.) (2000): Psychosomatische Grundversorgung in der Frauenheilkunde. Stuttgart (Thieme) .

Schag, C. A. C.; Ganz, P. A. & Heinrich, L. H. (1991): Cancer Rehabilitation Evaluation System – Short Form (CARES-SF). A cancer specific rehabilitation and quality of life instrument. In: Cancer 68, S. 1406–1413.

Schönefuß, G.; Hawighorst-Knapstein, S.; Hoffmann, S. O. & Knapstein, P.G. (1999): Angst und Krankheitsbewältigung vor und nach radikaler gynäkologischer Chirurgie. In: Zentralbl Gynäkol 121, Suppl. 1, S. 46–49.

Schönefuß, G.; Hawighorst-Knapstein, S.; König, Y.; Trautmann, K. & Knapstein, P. G. (2001): Das Körpererleben gynäkologischer Patientinnen vor und nach radikaler Chirurgie. In: Zentralbl Gynakol 123, S. 23–26.

Seufert, R.; Molitor, N.; Pollow, K.; Woernle, F. & Hawighorst-Knapstein, S. (2001): Prinzipien und aktuelle Techniken der Internetpräsentation in der Frauenheilkunde. In: Zentralbl Gynäkol 123, S. 454–457.

Strauß, B. & Richter-Appelt, H. (1996): Fragebogen zur Beurteilung des eigenen Körpers (FbeK) – Handanweisung. Göttingen (Hogrefe).

Trautmann, K.; Schönefuß, G.; König, Y. & Hawighorst-Knapstein, S.: Körpererleben, Partnerschaft und Sexualität bei Brustkrebspatientinnen. In: Brandenburg, U.; Leeners, B.; Petermann-Meyer, A.; Schwarte, A.; Dohmen, C. & Neises, M. (Hg.) (2002): Psychosomatische Gynäkologie und Geburtshilfe. Beiträge der Jahrestagung 2001 der DGPFG. Gießen (Psychosozial-Verlag), S.245–248.

Christoph Gutenbrunner, Kristine Voß, Petra Rambow-Bertram, Beate Laux und Axel Gehrke

Rehabilitationsmassnahmen für Frauen mit behandeltem Mammakarzinom

Retrospektive Analyse über die Gründe für die Nichtteilnahme

Einleitung

Das Mammakarzinom gehört in Deutschland zu den häufigsten Tumorerkrankungen der Frau (ca. 19 %) und führt mittlerweile zwischen dem 35. und 55. Lebensjahr die Einzeltodesstatistik bei Frauen an. Trotz verbesserter Früherkennungs- und Therapiemöglichkeiten und obwohl die Diagnose eines Mammakarzinoms für die Patientinnen einen gravierenden Einschnitt in ihr Leben bedeutet, wird die rehabilitative Versorgung mit den Möglichkeiten der Verbesserung der individuellen Lebensqualität, auch heute noch vernachlässigt. So fehlen insbesondere Ansätze, eine geschlossene Rehabilitationskette aufzubauen oder die Kommunikation und Kooperation zwischen den an der Behandlung von Patientinnen mit Mammakarzinom beteiligten Berufsgruppen und Einrichtungen zu optimieren.

Fragestellung und Methodik

In der Abteilung für Physikalische Medizin und Rehabilitation wurde daher 1998 eine prospektive randomisierte Studie geplant, mit dem Ziel eine geschlossenen Rehabilitationskette für Patientinnen mit behandeltem Mammakarzinom aufzubauen. Hierfür wurde ein ambulantes Rehabilitationsprogramm von sechs Monaten Dauer entwickelt und solchen Patientinnen angeboten, die ein stationäres Heilverfahren in einer Rehabilitationsklinik durchlaufen hatten. Die Interventionsgruppe erhielt über sechs Monate ein ambulantes Rehabilitationsprogramm mit niederfrequenter (1 bis 2 mal pro Woche) durchgeführter Physiotherapie, Gruppengesprächen, Sozialberatung und anderem; die Kontrollen blieben ohne Zusatzintervention. Messwerte waren u. a. Funktionsstatus und Beschwerden (BL, EORTC), der Reha-Status (z.B. IRES) sowie die Krankheitsverarbeitung (FKV) und die Kontrollüberzeugung (FKK). Das Follow-up wurde bis zwölf Monate nach Heilverfahrensende fortgeführt. In dieser Veröffentlichung wird allerdings nicht über die Ergebnisse der Heilverfahren bzw. über die Wirkungen der ambulanten Zusatzintervention berichtet werden, vielmehr werden anhand einer Dropout-Analyse die Gründe für die Nichtteilnahme der Patientinnen am Nachsorgeprogramm untersucht.

Ergebnisse

Beschreibung der Stichprobe

Insgesamt wurden 105 Patientinnen von ihren Sozialarbeitern bzw. den behandelnden Ärzten in den Rehabilitationskliniken für die Studie ausgewählt und um Teilnahme gebeten. Hiervon haben sich 86 zur Teilnahme an der Studie grundsätzlich bereit erklärt. Nach Prüfung sämtlicher Ein- und Ausgangskriterien verblieben 71 Patientinnen für die Teilnahme an der Studie. Ihr mittleres Alter lag bei 53,5 Jahren (Tabelle 1), ein für das Krankheitsbild relativ niedriger Altersdurchschnitt, der aber durch die Rekrutierung aus Patientinnen mit stationärem Heilverfahren der Rentenversicherung entstanden ist.

Tabelle 1: Mittleres Alter der Patientinnen, mittlere Zweitpunkte der Diagnosestellung und Operation sowie weitere Diagnose- und Behandlungskriterien des untersuchten Kollektivs von Patientinnen mit Mamma-Carcinom (n = 71)

Alter bei Studienbeginn						$53,5 \pm 7,1$ Jahre	
Erstdiagnose						September 1999	
Operationsdatum						Dezember 1999	
Tumorlokalisation	Rechts					44,9 %	
	Links					46,3 %	
	Beidseits					8,8 %	
Operationstechnik	Tumorextirpation					50,3 %	
	Segmentresektion					14,3 %	
	Modifizierte Mastektomie					5,9 %	
	Ablatio mammae					29,5 %	
Tumorstadium		0	1	2	3	4	
	T	0 %	56,1 %	40,9 %	1,5 %	1,5 %	
	N	63,6 %	34,9 %	0 %	1,5 %	0 %	
	M	100 %	0 %	0 %	0 %	0 %	
Chemotherapie						45,1 %	
Bestrahlung						73,2 %	

Tabelle 2: Vierfeldertafel der Patientinnen mit und ohne Studienabbruch in Abhängigkeit von der Zuteilung in die Studien- und Kontrollgruppe. Es handelt sich um den Studienabbruch nach Mitteilung des Ergebnisses der Randomisierung. $x^2 = 10,3$; $p = < 0,001$.

		Studienabbruch		
		nicht abgebrochen	abgebrochen	Gesamtzahl
Gruppe	Studiengruppe	12	23	35
	Kontrollgruppe	26	10	36
Gesamtzahl		38	33	71

Der Vergleich von Studiengruppe und die Kontrollen in Bezug auf die wichtigsten Studienparameter zeigte weder bei der Intensität von Beschwerden noch bei den psychischen Dimensionen Angst, Depression, Selbstkonzept sowie Kompetenz und Kontrollüberzeugung Unterschiede zwischen beiden Gruppen. Auch in den rehabilitationswissenschaftlich relevanten Fragebogenwerten des IRES und des EORTC fanden sich keine signifikanten Unterschiede zwischen Studien- und Kontrollgruppe. Zusätzlich zu den Standardfragebögen wurden die Patientinnen auch nach ihren eigenen Rehabilitationszielen gefragt. Auch hier unterschieden sich die Gruppen in Bezug auf die Rehabilitationsziele Schmerzbeseitigung, Rückbildung des Lymphödems, Verbesserung des psychischen Zustandes und Rückbildung der Erschöpfung sowie Verbesserung der Lebensqualität nicht voneinander. Es kann also festgestellt werden, dass die Randomisierung zu einer Gleichverteilung der entstehenden Gruppen geführt hatte.

Drop-out-Analyse

Die Drop-out-Analyse zeigt nun, dass in der Studiengruppe mehr als die Hälfte der Patientinnen die Studie nach der Randomisierung bzw. nach der Mitteilung über die Gruppenzugehörigkeit abgebrochen haben (Tabelle 2). In der Kontrollgruppe lag dieser Anteil bei unter einem Drittel. Dieser Unterschied war im Chi^2-Test statistisch hoch signifikant.

Zur weiteren Analyse dieses unerwarteten Ergebnisses wurde die Gruppe der Studienabbrecherinnen mit denjenigen, die an der Studie teilgenommen haben, in Bezug auf psychische Variablen und den Reha-Status beziehungsweise die Beschwerdeintensität verglichen (Tabelle 3). Hierbei zeigten sich keinerlei Unterschiede in Bezug auf Alter noch in der Beschwerdeintensität sowie die erfassten psychischen Dimensionen Angst und Depression, Selbstkonzept sowie Kompetenz und Kontrollüberzeugung. Auch die zusätzlich erfragten eigenen Ziele der Rehabilitation sind in den genannten Gruppen nicht unterschieden, und zwar weder im Bereich der Schmerzbeseitigung, des

Tabelle 3: Mittlere Werte des Alters der Patientin, der Beschwerdeintensität, der psychischen Variablen des Reha-Status sowie der Rehabilitationsziele in der Patientengruppe, die die Studie durchgeführt hat sowie bei den Patientinne, die die Studie abgebrochen haben. Die Messungen beziehen sich auf den Zeitpunkt M2 (Ende des stationären Heilverfahrens). Die Signifikanzangaben sind das Ergebnis eines t-Tests für unverbundene Stichproben. Aus technischen Gründen können Ergebnisse des Rehastatus nicht in Differenzierung zwischen diesen beiden Gruppen ausgewertet werden.

Parameter	abgebrochen (n=36)	nicht abge-brochen (n=21)	Signifikanz
Allgemeine Daten			
Alter bei Erstuntersuchung	53,1 ± 7,3	53,8 ± 7,0	n.s
Beschwerden			
Beschwerden (BL n. Zerssen)	24,3 ± 8,8	25,7 ± 10,6	n.s
Angst und Depression			
Depressivität (ADS-L)	13,3 ± 8,1	14,3 ± 10,2	n.s.
Zustandsangst (STAI)	39,7 ± 8,5	37,9 ± 9,7	n.s
Ängstlichkeit (STAI)	41,3 ± 8,5	43,8 ± 9,8	n.s
Selbstkonzept			
Leistungsfähigkeit (FSAL)	45,1 ± 8,1	44,8 ± 6,9	n.s
Problembewältigung (FSAP)	45,6 ± 6,7	43,6 ± 6,8	n.s
Empfindlichkeit und Gestimmtheit (FSEG)	20,8 ± 4,0	20,8 ± 5,5	n.s.
Wertschätzung durch andere (FSWA)	28,0 ± 5,1	27,2 ±5,3	n.s.
Irritierbarkeit durch andere (FSIA)	22,0 ± 5,9	22,6 ± 6,4	n.s.
Kompetenz- und Kontrollüberzeugung			
Selbstkonzept eigener Fähigkeiten (FKK-SK)	49,7 ±9,3	47,3 ± 9,5	n.s.
Internalität (FKK-I)	52,2 ± 9,8	48,2 ± 1,9	n.s.
Soziale Externalität (FKK-P)	49,2 ± 10,1	47,3 ±10,1	n.s.
Fatalistische Externalität (FKK-C)	51,7 ±10,7	53,7 ±7,8	n.s.
Reha-Status			
»Reha-Status« (n. IRES)	6,99 ± 0,99	6,69 ± 1,13	n.s.
Genereller Gesundheitsstatus (EORTC)	40,6 ± 11,7	37,0 ± 9,5	n.s.
Eigene Ziele			
»Schmerzbeseitigung«	1,7 ± 0,9	1,5 ± 0,8	n.s
»Rückbildung des Lymphödems«	1,5 ± 0,9	1,5 ± 0,8	n.s
»Verbesserung des psychischen Zustandes«	1,5 ± 0,7	1,4 ± 0,7	n.s
»Rückbildung der Erschöpfung«	1,5 ± 0,8	1,2 ± 0,5	n.s
»Verbesserung der Lebensqualität«	1,4 ± 0,8	1,2 ± 0,6	n.s

Tabelle 4: Prozentuale Häufigkeit der von den Patientinnen angegebenen Gründe für die Nichtteilnahme der Studie in der Interventionsgruppe (n=26).

Anfahrt zu weit	43,5 %
Zu wenig Zeit	17,4 %
Interventionsprogramm zu aufwendig	17,4 %
Kosten zu hoch	13,0 %
Gesundheitszustand zu schlecht	13,0 %
Wunsch nach Abstand	13,0 %
Umfang der Fragebögen zu groß	8,7 %
Umfang der Therapie zu groß	8,7 %
Sonstige	8,7 %
Keine Angabe	4,3 %

Zieles einer Rückbildung des Lymphödems, einer Verbesserung des psychischen Zustandes, der Rückbildung der Erschöpfung sowie der Verbesserung der Lebensqualität. Daher ergeben sich keine Hinweise für die Interpretation des Abbruchverhaltens aus den erhobenen psychometrischen und rehabilitationswissenschaftlichen Daten.

Zur Erfassung der Abbruchgründe wurden die Patientinnen, die die Studie unterbrochen hatten, zunächst direkt nach ihren Beweggründen befragt (Tabelle 4). Als Antworten wurde als häufigster Grund für die Nichtteilnahme eine zu weite Anfahrt zu den Rehabilitationsmaßnahmen in der Medizinischen Hochschule Hannover genannt (43,5 %). An zweiter Stelle der Häufigkeiten wurde angegeben, dass die Patientinnen zu wenig Zeit für die Interventionen haben und dass das geplante Programm insgesamt zu aufwendig sei (jeweils 17,4 %). Bei einigen Patientinnen spielen offenbar auch die Kosten sowie der allgemeine Gesundheitszustand eine Rolle. 13,0 Prozent der Patientinnen gab weiterhin an, dass sie psychisch zunächst den Wunsch nach Abstand des Erlebten haben. Unter 10 Prozent liegen die Häufigkeiten der Angaben, dass der Umfang der Fragebögen und der Therapie zu groß sei.

Diese eher allgemein gehaltenen Antworten sprechen insgesamt dafür, dass sehr praktische Gründe für die Nichtteilnahme eine Rolle gespielt haben, insbesondere der Aufwand für die Fahrt sowie der Aufwand an Zeit für die Durchführung des Reha-Programmes.

Die nicht sehr schlüssigen Ergebnisse dieser Befragung haben uns veranlaßt, nach weiteren möglichen Unterschieden zu suchen, wobei weitere Faktoren des sehr umfangreichen Erhebungsinstrumentariums ausgewertet wurden.

Tabelle 5: Prozentuale Häufigkeiten der aufgelisteten Aufgaben zur familiären Situation und zur Ausbildung sowie zu der Reha-Situation und den eigenen Rehabilitationszentren bei den Patientinnen, die die Studie abgebrochen haben im Vergleich zu denjenigen, die an der Studie teilgenommen haben. Die statistische Auswertung erfolgt über den Chi²-Test

Frage	Abge-brochen (n=33)	nicht ab-gebrochen (n=38)	Chi²-Test	
Familiäre Situation				
Anzahl der Ein-Personen-Haushalte	20,0%	5,6%	$\chi^2=10,1$	p<0,01
Anzahl Unverheirateter	40,0%	13,9%	$\chi^2=18,3$	p<0,001
Pflege von Angehörigen	5,7%	19,4%	$\chi^2=9,3$	p<0,01
Finanzielle Schwierigkeiten	22,9%	30,6%	$\chi^2=1,7$	n.s.
Wohnsituation				
Entfernung zur MHH über 20 km	66,1%	52,8%	$\chi^2=4,1$	p<0,05
Häufigkeit ländlicher Wohnort	40,0%	22,2%	$\chi^2=7,3$	p<0,01
Berufliche Situation und Ausbildung				
Volksschulabschluß	55,6%	74,3%	$\chi^2=8,0$	p<0,01
Anzahl der Berufsangabe »Hausfrau«	25,0%	14,3%	$\chi^2=3,7$	n.s.
Anzahl von Krankschreibungen	39,4%	53,6%	$\chi^2=4,0$	p<0,05
Anzahl der Rentenantragstellerinnen	6,8%	17,9%	$\chi^2=6,0$	p<0,05
Unangenehme Beanspruchung am Arbeitsplatz	6,1%	25,0%	$\chi^2=13,6$	p<0,001
Reha-Situation und -Ziele				
Heilverfahren länger als 4 Wochen	22,7%	42,8%	$\chi^2=9,2$	p<0,01
Verbesserung der Lebensqualität »sehr wichtig«	20,5%	45,5%	$\chi^2=14,1$	p<0,001
Rückbildung v. Therapienebenwirkungen «sehr wichtig«	18,2%	45,5%	$\chi^2=17,0$	p<0,001

So zeigt Tabelle 5 Faktoren der familiären Situation, der Wohnsituation, der beruflichen Situation und Ausbildung sowie der individuellen Reha-Situation und Reha-Ziele. Dabei finden sich nunmehr einige deutliche und hoch aufschlußreiche Unterschiede zwischen der Gruppe der Patientinnen, die die Studie abgebrochen hat und derjenigen, die weiterhin teilgenommen haben. So beinhaltet die Abbrecherinnengruppe eine sehr viel höhere Zahl von Patientinnen, die allein leben und unverheiratet sind. Diese Unterschiede sind statistisch hoch signifikant. Eine hohe Belastung durch die Pflege von Angehörigen ist allerdings eher in der Gruppe nachweisbar, die an der Studie teilgenommen hat. Auch bei den finanziellen Schwierigkeiten scheinen die Teilnehmerinnen insgesamt höhere Werte zu haben, obwohl der Unterschied bei diesem Parameter statistisch nicht signifikant war.

Entsprechend der bereits dargestellten Angabe der Patientinnen zum Abbruch wegen der großen Entfernung des Wohnortes zur Medizinischen Hochschule ergeben sich auch in der objektiven Entfernung des Wohnorts zur MHH statistisch signifikante Unterschiede zwischen der Patientinnengruppe, die die Studie abgebrochen bzw. der, die die Studie nicht abgebrochen haben.

Weit größer ist allerdings der Unterschied zwischen der Wohnortgröße in beiden Gruppen, so dass vor allem der ländliche Charakter des Wohnortes eine Rolle bei der Verhinderung der Teilnahme an dem ambulanten Rehabilitationsprogramm zu spielen scheint.

Was die berufliche Situation angeht, so scheinen die Patientinnen, die an der Studie teilgenommen haben, insgesamt stärker durch ihre gesundheitliche Beeinträchtigung an der Teilnahme am beruflichen Leben eingeschränkt zu sein. So ist die Zahl der Krankschreibungen und die Häufigkeit von Rentenantragstellungen in der Teilnehmergruppe signifikant höher. Diese Patientinnen geben auch häufiger unangenehme Beanspruchungen am Arbeitsplatz an. Für einen stärkeren Reha-Bedarf der Gruppe, die teilgenommen hat, spricht auch die Tatsache, dass die Heilverfahren in dieser Gruppe signifikant häufiger verlängert worden waren, so wie die Angabe einer größeren Wichtigkeit der Rehabilitationsziele »Verbesserung der Lebensqualität« sowie »Rückbildung von Therapienebenwirkungen«

Diskussion und Schlußfolgerungen

Insgesamt zeigen sich also einerseits soziale Hinderungsgründe für die Teilnahme an der ambulanten Intervention, die durch die Situation des Alleinlebens und des Lebens in ländlicher Umgebung gekennzeichnet ist. Andererseits scheinen die Patientinnen, die die Studie abgebrochen haben, weniger stark durch die Krankheit beeinträchtigt zu sein, insbesondere in Bezug auf die berufliche Situation. Für einen besseren allgemeinen Gesundheitszustand spricht auch die geringere Gewichtung von Rehabilitationszielen sowie die im Mittel kürzeren Heilverfahrensdauern.

Über die Nichtteilnahme solcher Patientinnen an ambulanten psychosozialen Betreuungsangeboten liegt allerdings eine Pilotstudie an insgesamt 162 Patientinnen vor (Brusis und Mitarbeiter 1993). Neben dem Nichtwissen vom Angebot sind in dieser Studie die Befürchtung einer zusätzlichen Belastung und – ähnlich wie in unserer Untersuchung – weite Anfahrtswege, mangelnde Ressourcen (Zeit, Geld) und eine allgemeine Erschöpfung die am häufigsten genannten Hinderungsgründe (vgl. hierzu auch Cotanch 1983; Domar und Mitarbeiter 1987; Fawzy und Mitarbeiter 1990). Darüber hinaus scheinen ausreichende Ressourcen im Sinne von Unterstützung durch Angehörige und Freunde sowie durch medizinisches Personal eine Nichtteilnahme zu begründen (Neises 2000). Abwehrhaltungen treten demgegenüber als Ablehnungsgründe auch in dieser Studie in den Hintergrund.

Die oben beschriebenen, nur als Trend zu interpretierenden Ergebnisse der Befragung der Patientinnen, die unsere ambulante Intervention bereits zu deren Beginn abgelehnt haben, sprechen dafür, dass die Gründe für die Nichtteilnahme ähnlich sind wie die für psychosoziale Nachbetreuungsangebote. Bezüglich der Teilnahme an Rehabilitationsprogrammen der Rentenversicherungsträger sind darüber hinaus frauenspezifische Hemmnisse im Antragsverfahren zu vermuten (Niehaus 1998). Diese leiten sich – wie erwähnt – aus der Entwicklung und den gesetzlichen Grundlagen der Rehabilitation der Rentenversicherung ab, die primär dem Ziel der Verhinderung von Verrentungen und einer beruflichen Wiedereingliederung dienen. Die Bedürfnisse von häufig nicht berufstätigen, besonders auch älteren Frauen, werden hierbei naturgemäß nicht oder nicht ausreichend berücksichtigt. Es kann davon ausgegangen werden, dass die Notwendigkeit, Familienangehörige zu versorgen, einen weiteren frauenspezifischen Hinderungsgrund für die Teilnahme an rehabilitativen Maßnahmen darstellt, und zwar insbesondere in sozial schwächer gestellten Familien.

In dieser Situation muss also von einem Mißverhältnis zwischen dem sowohl durch die Betroffenen als auch durch Experten eingeschätzten Rehabilitationsbedarf und der tatsächlichen Inanspruchnahme ausgegangen werden. Über die Ursachen für diese Situation bzw. die Hinderungsgründe für die betroffenen Frauen, an psychosozialen und rehabilitativen Interventionen teilzunehmen, liegen keine ausreichend validen Daten vor. Daher gibt es heute auch keinen begründeten Ansatz zur Änderung an dieser Situation, die aus der Sicht der Autoren nur in einer Anpassung der rehabilitativen Angebote an die Bedürfnisse und Möglichkeiten der betroffenen Frauen bestehen kann.

Literatur

Brusis, J.; Vogel, B. & Mai, N. (1993): Warum nehmen Brustkrebspatientinnen nicht an (ambulanter) psychosozialer Nachbetreuung teil? In: Muthny, F. A. & Haug, G. (Hg.): Onkologie im psychosozialen Kontext. Stuttgart (Asanger), S. 214–229.

Cotanch, P. (1983): Relaxation training for control of nausea and vomiting in patients receiving chemotherapy. Cancer Nursing 6: 277–283.

Domar, A. D.; Noe, J. M. & Benson, H. (1987): The preoperative use of the relaxation response with ambulatory surgery patients. J. Human Stress 13: 101–107 (1987).

Fawzy, F. I.; Kemeny, M. E.; Fawzy, N. W.; Elashoff, R.; Morton, D.; Cousins, N. & Fahey, J. L. (1990): A structured psychiatric intervention for cancer Patients. In: Arch. Gen. Psychiatry 47: 729–735.

Neises, M. (2000): Ambivalenz von Mammakarzinom-Patientinnen in der Inanspruchnahme von psychosozialen Betreuungsangeboten – Ergebnisse einer Interventionsstudie. (Abstract).

Niehaus, M. (1998): Einblicke in aktuelle Forschungsergebnisse zu frauenspezifischen Zugangsbarrieren und Teilnahmehemmnissen. In: Verband Deutscher Rentenversicherungsträger (Hg.): Interdisziplinarität und Vernetzung. 7. Rehabilitationswissenschaftliches Kolloquium, DRV-Schriften Band 11, Frankfurt. S. 185–186.

Heidrun Luck, Hans Caffier, Johannes Dietl, Hermann Faller,
Bernhard Weber

Hilfe bei familiärem Brust- und/oder Eierstockkrebs

Psychosoziale Aspekte der genetischen Beratung

Einleitung

In Deutschland können sich Ratsuchende mit dem Anliegen nach Aufklärung einer möglichen Vererbung von Brust- und/oder Eierstockkrebs in ihrer Familie an 12 Zentren wenden, in denen Humangenetiker, Gynäkologen und Psychologen/psychotherapeutisch ausgebildete Ärzte die verschiedenen Aspekte thematisieren und besprechen. Die Modellprojekte werden von der Deutschen Krebshilfe unterstützt. Zunehmend finden die Beratungen aber auch in der freien Praxis statt, so dass einerseits Fragen nach den Standards einer genetischen Beratung drängender werden, andererseits sich die Frage nach der Betreuung der Risikofamilien nach Beendigung der Modellprojekte stellt.

Ungefähr sieben Prozent der Brustkrebsfälle und ungefähr zehn Prozent der Eierstockkrebsfälle basieren auf einer autosomal dominanten Vererbung. Die Mehrzahl basiert auf Keimbahnmutationen im BRCA1- oder BRCA2-Gen. Bei beiden Genen handelt es sich um Tumorsuppressorgene. Das BRCA1-Gen wurde 1994 als Grundlage für erblichen Brustkrebs identifiziert. 1995 folgte die Entdeckung des BRCA2-Gens. Bei Vorhandensein einer BRCA1- oder BRCA2- Mutation wird das Lebenszeitrisiko für die Erkrankung an Brustkrebs mit bis zu 83 Prozent angegeben. BRCA1- und BRCA2- Mutationen sind mit einem frühen Erkrankungsalter assoziiert, einem erhöhten Risiko für erneute Brust-/Eierstockkrebserkrankungen und einem erhöhten Risiko – insbesondere bei BRCA2- Mutationen – auch für männlichen Brustkrebs (American Medical Association).

Das erklärte Ziel einer genetischen Beratung von Familien mit einer Häufung von Brust- und/oder Eierstockkrebs ist die Ermittlung und Besprechung des Erkrankungs- und Vererbungsrisiko sowie die Beratung hinsichtlich einer intensivierten Früherkennung und eventueller prophylaktischer Maßnahmen, welche zu einer Reduktion von Morbidität und Mortalität führen sollen.

Heidrun Luck, Hans Caffier, Johannes Dietl, Hermann Faller, Bernhard Weber

Studien zu psychosozialen Faktoren der genetischen Beratung und Untersuchung beschäftigen sich mit der Inanspruchnahme der BRCA-Diagnostik, dem Wissen, mit Einstellungen, der subjektiven Einschätzung an Belastung, der eigenen Risikowahrnehmung sowie der Testmotivation. Die Stichproben sind häufig durch Krebsregister selektioniert und umfassen bisher nur kürzere Beobachtungszeiträume.

Eine Mehrheit von Frauen aus Risikofamilien überschätzt ihr Erkrankungsrisiko. Die Überschätzung kann durch Beratung relativiert werden, aber Frauen mit großer Angst vor Brustkrebs bleiben trotz Beratung bei ihrer Überschätzung (Lerman et al. 1995, Kash et al. 1995).

In einigen Studien konnte der Verdacht entkräftet werden, dass eine genetische Beratung generell eine zusätzliche psychische Belastung bedeutet (Croyle et al. 1997, Lerman et al. 1996, Schwartz et al. 2002, Faller et al. 2002). Die Mitteilung des Testergebnisses bei einer Mutation führt nicht zu einer Erhöhung von Belastungswerten, aber zeigt günstige Auswirkungen in Form einer Abnahme depressiver Symptome, Angst und Belastungswerten für diejenigen, die ein negatives Testergebnis erhielten. Croyle et al. (1997) identifizierten eine Untergruppe von Frauen, die mit einer Erhöhung der psychischen Belastung reagieren, und zwar diejenigen, die eine Mutation tragen, aber bisher nicht an Krebs erkrankt sind.

Das Hauptanliegen der Ratsuchenden liegt in einer ausführlichen Erörterung genetischer Grundlagen, der Grenzen und Risiken einer genetischen Untersuchung sowie familienrelevanter Fragen und Informationen über Handlungsoptionen zur Risikoreduktion (Audrain et al. 1998).

Lodder et al. (1999) konnte zeigen, dass der wichtigste Prädiktor für generellen und krebsspezifischen Distress die antizipierten Probleme nach einer ungünstigen Befundmitteilung sind. Weitere Prädiktoren sind die Vorstellung, sich einer prophylaktischen Mastektomie zu unterziehen, eine eher pessimistische Einstellung, eine Haltung, seine Gefühle nicht auszudrücken, jüngeres Alter sowie mehrere erkrankte Familienmitglieder.

Als Motive für die BRCA-Diagnostik werden von ratsuchenden Frauen am häufigsten der Wunsch nach Gewissheit und Verringerung der Unsicherheit genannt, Information über Früherkennung und das Erkrankungsrisiko der Kinder und anderer Familienmitglieder sowie eine erwartete psychische Entlastung bei negativem Befund (Lerman et al. 1995, Lynch et al. 1999, Kash et al. 1999).

Die hier berichtete Teiluntersuchung beschäftigt sich mit Fragen der Erwartungen, Befürchtungen und vermuteten Konsequenzen einer genetischen Beratung und Untersuchung. Darüber hinaus werden, angeregt durch das Thema der diesjährigen Jahrestagung der Deutschen Gesellschaft für Psychosomatische Frauenheilkunde und Geburtshilfe – das Vertraute und das Fremde – diese beiden Begriffe in ihrer Bedeutung für die genetische Beratung beleuchtet.

Obwohl ein Gen in jeder unserer Körperzellen vorhanden ist, also ein fester Bestandteil von uns ist, beginnen wir, verstärkt durch die zunehmende molekulargenetische Forschung, uns Gedanken über die Bedeutung der Gene für unser Dasein, unsere Gesundheit und unsere Krankheit zu machen. In den Beratungen zu den genetischen Grundlagen des familiären Brust- und Eierstockkrebses wird deutlich, wie schwierig es allein schon ist, die Bedeutung zweier entschlüsselter Gene, des BRCA1 und BRCA2, für viele Aspekte unseres Lebens zu verstehen. So kann ein Gen, ausgelöst durch die Bewusstmachung, dass dieses überhaupt vorhanden ist, und gegebenenfalls auch durch die genetische Analyse als befremdlich erlebt werden. Der Austausch von nur einer Aminosäure kann Veränderungen des Sicherheitserlebens und des familiären Selbstverständnisses auslösen. So beschrieb eine ratsuchende Frau nach der Befundmitteilung einer verursachenden Mutation ihr Gefühl mit den Worten, »ich fühle mich wie ein schöner Apfel, der von innen her fault«.

Eine Beratung über die molekulargenetischen Ursachen von familiär vererbten Krebserkrankungen kann helfen, Mythen zu entlarven, kann aber auch neue Aufgaben und Schwierigkeiten mit sich bringen. Das Konzept der simultanen interdisziplinären Beratung (vgl. Hofferbert et al. 2000) sieht vor, dass die Beratung mit einem/er Humangenetiker/in, einem/er Kliniker/in und einem/er psychotherapeutisch ausgebildeten Arzt/Ärztin gemeinsam erfolgt. Zunächst wird mit den Ratsuchenden ein Stammbaum erstellt, aus dem dann das individuelle Risiko Genträgerin zu sein und auch das Lebenszeitrisiko berechnet wird. Dann werden den Ratsuchenden der derzeitige Forschungsstand der molekulargenetischen Grundlagen des erblichen Brust- und/oder Eierstockkrebses vermittelt. Anschließend erfolgt, bezogen auf das jeweilige Risiko, eine Erläuterung der intensivierten Früherkennungsmaßnahmen und Möglichkeiten der primär prophylaktischen Maßnahmen wie prophylaktische Mastektomie, prophylaktische Oophorektomie und Chemoprävention. Darüber hinaus werden auch Ernährungsprinzipien vermittelt. Von psychologisch/psychotherapeutischer Seite erfolgt die Einschätzung der Motivation zur Beratung und Untersuchung für die Familie, die Ermittlung des Informations- und Wissensstandes, eine Einschätzung, ob weiterer Betreuungsbedarf besteht und ob Kontraindikationen gegen eine Testung von psychischer Seite vorliegen.

Worringen et al. (2000) haben aus gemeinsamen Falldiskussionen aus den 12 Zentren vier Typisierungen von Ratsuchenden beschrieben: der unvoreingenommene Typ, der sich im Vorfeld wenig Gedanken über den Ablauf und die Art der Beratung gemacht hat, der skeptische Typ, der einer Beratung eher skeptisch und zögerlich gegenübersteht, der Wissenschaftstyp, der in der Regel bereitwillig Auskunft über die persönliche Situation oder Krankheitsgeschichte macht und der Beratung einen hohen Stellenwert beimißt und der bedürftige Typ, der aufgrund der Familienanamnese an starken Ängsten leidet.

Für all diese Typen kann allein schon die Stammbaumanalyse, welche am Anfang der Beratung steht, potenzielle Konflikte liefern, wie an einem Beispiel verdeutlicht werden soll.

Abbildung 1: Stammbaum einer ratsuchenden Familie

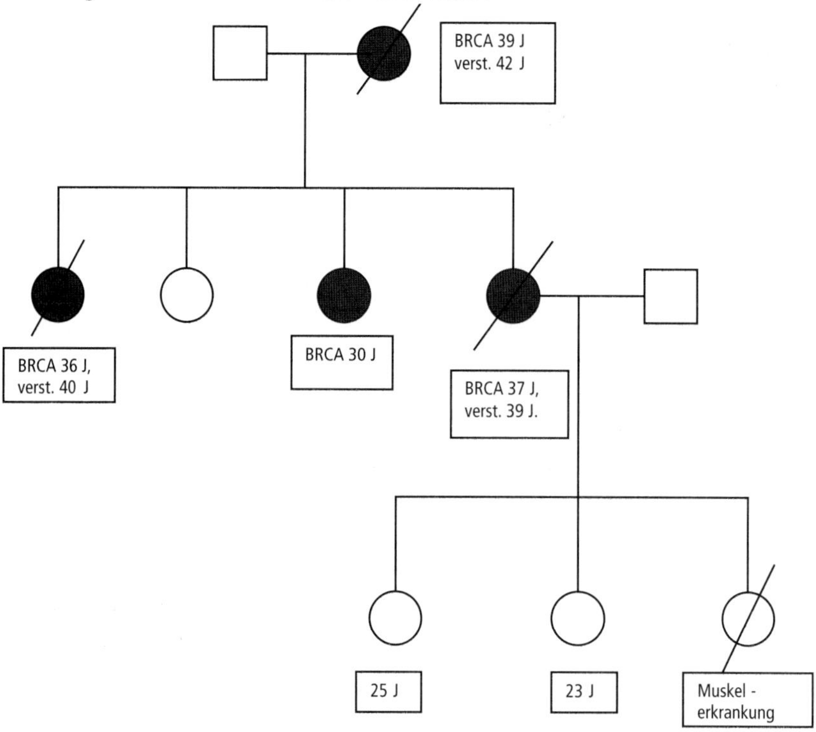

Wegen dem Tod ihrer Schwester in Folge einer Muskelerkrankung, begannen zwei Schwestern, 25 und 23 Jahre alt, zu erforschen, ob es sich um eine erbliche Form der Muskelerkrankung handelte und ob noch weitere Familienmitglieder erkrankt waren. Erschwert war die Suche, da ihre Mutter in einem Heim aufgewachsen war und mit 39 Jahren in Folge einer Brustkrebserkrankung verstorben war. Über das Jugendamt erfuhren sie von drei weiteren Schwestern der Mutter, zwei von ihnen ebenfalls an Brustkrebs erkrankt.

Durch die Nachforschungen lernten sie die Familie kennen, was sie als sehr positiv empfanden, aber durch die Häufung an Brustkrebsfällen auch ein Erschrecken bedeutete.

Dieses sicherlich extreme Beispiel verdeutlicht, dass eine Stammbaumanalyse das Bewußtsein der verwandtschaftlichen Beziehungen und der familiären Gesundheit/Krankheit verstärken kann. Weitere Fragen mit möglicherweise konflikthaftem Inhalt ergeben sich dann aus der Beratung: Will man eine genetische Untersuchung? Wenn ja, wollen auch gesunde Familienmitglieder anschließend eine prädiktive Testung? Welche Familienmitglieder sollen von der Beratung und Untersuchung erfahren? Wie nimmt man mit Familienmitgliedern, zu denen schon lange kein Kontakt mehr bestanden hat diesbezüglich Kontakt auf? Wie kann die weitere Familienplanung mit einer Mutation aussehen, wenn eine ursächliche Mutation vorliegt? Wie bereitet man sich auf eine Ergebnismitteilung vor? Was ist die beste Option für ein Risikomanagement? All diese Fragen und Bedenken können derzeit durch die großzügigen Beratungsmöglichkeiten ausführlich erörtert werden.

Stichprobe und Methode

Von 1997 bis Mitte 2001 nahmen in Würzburg 271 Personen an der interdisziplinären Beratung teil (Tabelle 1). 170 Personen waren Ratsuchende, welche nicht an Krebs erkrankt waren, 101 waren an Krebs erkrankte Ratsuchende (Betroffene). Das Durchschnittsalter der Ratsuchenden betrug 37 Jahre, der Betroffenen 50 Jahre.

Von den Ratsuchenden waren 57 Prozent verheiratet, von den Betroffenen 75 Prozent. In der Gruppe der Ratsuchenden gab es mit 27 Prozent mehr Ledige als in der Gruppe der Betroffenen mit 4 Prozent. Die Ratsuchenden verfügen mit 35 Prozent über das Abitur als höchsten Schulabschluß, und somit über eine höhere Schulbildung als die Gruppe der Betroffenen, in der 16 Prozent das Abitur als höchsten Schulabschluß angaben.

Den Teilnehmern wurde insgesamt zu sieben Zeitpunkten ein Fragebogen vorgelegt. Exemplarisch werden hier die Ergebnisse von zwei Befragungszeitpunkten vorgestellt. Vor der Beratung wurden die Teilnehmer gebeten, einen Fragebogen hinsichtlich ihrer Erwartungen, Befürchtungen und Bedenken im Hinblick auf die Beratung und die genetische Untersuchung auszufüllen. 8 bis 12 Monate nach der Ergebnismitteilung oder der Mitteilung, dass keine Genanalyse angeboten werden kann (entweder auf Grund der Stammbaumanalyse, welche kein hohes Risiko ergeben hatte, oder weil kein erkranktes Familienmitglied zur Testung zu Verfügung stand), wurden die Beratenen nochmals hinsichtlich ihrer Erwartungen und Befürchtungen im Hinblick auf

Tabelle 1: Stichprobe

	Betroffene n = 101	Ratsuchende n = 170
Alter		
Mittelwert	50	37
SD	9,59	11,13
Familienstand		
Ledig	4 (4%)	45 (26,6%)
Verheiratet	75 (75%)	97 (57,4%)
Getrennt	4 (4%)	4 (2,4%)
Geschieden	12 (12%)	18 (10,7%)
Verwitwet	5 (5%)	5 (3,0%)
Höchster Schulabschluß		
Hauptschulabschluß	44 (44,4%)	48 (28,4%)
Realschule/Mittlere Reife	35 (35,4%)	57 (33,7%)
Abitur	16 (16,2%)	59 (34,9%)
Ohne Abschluß		1 (0,6%)
Sonst. Abschluß	4 (4%)	

die Beratung und die genetische Untersuchung befragt. Weiterhin wurde die Einschätzung erwarteter Konsequenzen aus der Aufklärung über das Risiko, Brust-/Eierstockkrebs zu vererben, für vorgegebene Lebensbereiche erfragt.

Alle Item- und Skalenwerte werden deskriptiv mit Prozentangaben dargestellt. Die Antwortmöglichkeiten *ziemlich und sehr* wurden bei den Fragen nach Erwartungen, Befürchtungen und Bedenken im Hinblick auf die Beratung und die genetische Untersuchung zusammengefaßt. Zusätzlich werden die Mittelwerte angegeben. Entsprechend dem Skalenniveau werden die Gruppe der an Krebs erkrankten Ratsuchenden, im Weiteren als Betroffene bezeichnet, mit den nicht an Krebs erkrankten Ratsuchenden, im Weiteren als Ratsuchende bezeichnet, verglichen. Der Vergleich wird entweder mittels des t-Tests für unabhängige Stichproben oder des U-Tests nach Mann und Whitney durchgeführt.

Ergebnisse

Vor der Beratung war es 87 Prozent der gesunden Ratsuchenden vor allem sehr wichtig zu erfahren, ob sie die Früherkennungsuntersuchungen verstärken sollten (Tabelle 2). Den Betroffenen war es in ähnlich großer Anzahl von 86 Prozent sehr wichtig, etwas über das Risiko ihrer Kinder zu erfahren. Gewißheit zu erlangen war beiden Gruppen mit 75 Prozent bzw. 78 Prozent etwa gleich bedeutsam. Für etwa die Hälfte ist die Erwartung, Hilfe bei der Entscheidung über chirurgische Maßnahmen zu bekommen, sehr wichtig. Entgegen der Vorannahme war die weitere Familienplanung als Thema einer genetischen Beratung in beiden Gruppen bei nur etwas über 10 Prozent der Befragten ein sehr wichtiges Thema.

Tabelle 2: Erwartungen und Befürchtungen im Hinblick auf eine genetische Beratung und Untersuchung vor der Erstberatung (p < .05, U-Test nach Mann und Whitney für unabhängige Stichproben).

Erwartungen und Befürchtungen	Ratsuchende n = 162 % der Zustimmungen mit sehr wichtig	Betroffene n = 98 % der Zustimmungen mit sehr wichtig	Rat- suchende MW (SD)	Betrof- fene MW (SD)	P<.05
Zu wissen, ob Früherkennungs- untersuchungen verstärkt werden sollten	87%	77%	2,84 (,46)	2,66 (,66)	*
Gewißheit zu erlangen	75%	78%	2,68 (,61)	2,72 (,57)	
Etwas über das Risiko meiner Kinder zu erfahren	66%	86%	2,49 (,77)	2,80 (,54)	*
Entscheidungen über chirurgische Maßnahmen treffen zu können	46%	57%	2,17 (,86)	2,29 (,89)	
Etwas für die Zukunft planen zu können	42%	58%	2,20 (,78)	2,35 (,83)	
Ängste abzubauen	42%	54%	2,20 (,77)	2,32 (,81)	
Die Frage, ob ich Kinder bekommen möchte	13%	11%	1,38 (,71)	1,27 (,66)	

Vor der Beratung hatte der größere Teil der Befragten kaum oder keine Bedenken im Hinblick auf die Beratung und die Untersuchung (Tabelle 3). Bei 34 bzw. 36 Prozent der Befragten war die Befürchtung, eine Krebserkrankung nicht verhindern zu können, ziemlich und sehr vertreten. Die Betroffenen hatten signifikant höhere Befürchtungen im Hinblick auf die Reaktionen ihrer Familie. 28 Prozent der Betroffenen hatten starke Sorgen, wie ihre Familie damit fertig wird, und 20 Prozent sorgten sich, dass ihre Angehörigen schlecht mit einem ungünstigen Testergebnis fertig werden könnten. Dass man selber mit einem ungünstigen Testergebnis nicht fertig werden könnte, fürchteten nur 16 Prozent der Betroffenen und 12 Prozent der Ratsuchenden stark. Obwohl nur wenige der Befragten angaben, kein Vertrauen in die moderne Medizin zu haben, waren es mit sieben Prozent mehr die Betroffenen, die diesem Item ziemlich und sehr zustimmten.

Tabelle 3: Bedenken im Hinblick auf eine genetische Beratung und Untersuchung vor der Erstberatung (p<.05, t-Test für unabhängige Stichproben)

Bedenken	Ratsuchende (n=164) % der Zustimmungen mit ziemlich und sehr vorhanden	Betroffene (n=89) % der Zustimmungen mit ziemlich und sehr vorhanden	Rat- suchende MW (SD)	Be- troffene MW (SD)	p<.05
Glaube, Krebserkrankung nicht verhüten zu können	34%	36%	2,2 (,95)	2,15 (1,03)	
Sorge, wie meine Familie damit fertig wird	18%	28%	1,73 (,86)	1,99 (,99)	*
Verwandte könnten zu große Angst haben, sich testen zu lassen	16%	18%	1,6 (,91)	1,84 (1,03)	
Sorge, dass Angehörige schlecht mit einem ungünstigem Testergebnis fertig werden können	13%	20%	1,64 (,78)	1,88 (1,04)	*
Sorge, dass alles viel zu lange dauern könnte	12%	9%	1,46 (,83)	1,38 (,84)	
Mit ungünstigem Testergebnis nicht fertig zu werden	12%	15%	1,62 (,74)	1,55 (,90)	
Testergebnisse könnten ungenau sein	4%	8%	1,43 (,61)	1,45 (,68)	
Sorgen wegen Lebensversicherung	3%	4%	1,17 (,51)	1,1 (,46)	
Kein Vertrauen in moderne Medizin	2%	7%	1,19 (,45)	1,38 (,70)	*

8 bis 12 Monate nach der Befundmitteilung oder der Mitteilung, dass keine Genanalyse durchgeführt werden kann, unterschieden sich die Gruppe mit einer Genanalyse von derjenigen ohne eine Genanalyse in ihren erinnerten Erwartungen an eine Beratung und Untersuchung nur in der Erwartung, dass durch die Beratung und Untersuchung Ängste abgebaut werden können (Tabelle 4). 68 Prozent der Gruppe ohne Genanalyse erinnerte sich, dass es ihnen sehr wichtig gewesen war, durch die Beratung Ängste abzubauen, während dies nur bei 38 Prozent derjenigen mit Genanalyse als sehr wichtige Erwartung erinnert wurde.

In den Lebensbereichen, für die Konsequenzen aus der Risikomitteilung, Brust-/Eierstockkrebs zu vererben, erwartet werden, unterschieden sich die Betroffenen signifikant von den Ratsuchenden im Hinblick auf ihre Gesundheit (Tabelle 5). 41 Prozent der Betroffenen erwarteten *ziemlich und sehr* für ihre gesundheitliche Situation Konsequenzen, während dies nur 14 Prozent der Ratsuchenden *ziemlich und sehr* vermuteten. Auch Auswirkungen auf die

Tabelle 4: Retrospektiv ertragte Erwartungen und Befürchtungen im Hinblick auf eine genetische Beratung und Untersuchung. 8–12 Monate nach Ergebnismitteilung oder der Mitteilung, dass keine Genanalyse durchgeführt werden kann (p < .05, U-Test nach Mann und Whitney für unabhängige Stichproben).

Erwartungen und Befürchtungen	Ohne Genanalyse n = 44 % der Zustimmungen mit sehr wichtig	Mit Genanalyse n = 32 % der Zustimmungen mit sehr wichtig	Ohne Genanalyse MW (SD)	Mit Genanalyse MW (SD)	P<.05
Zu wissen, ob Früherkennungs-untersuchungen verstärkt werden sollten	77%	68%	2,75 (,49)	2,58 (,67)	
Gewißheit zu erlangen	63%	55%	2,47 (,77)	2,42 (,72)	
Etwas über das Risiko meiner Kinder zu erfahren	47%	66%	2,14 (,89)	2,50 (,76)	
Entscheidungen über chirurgische Maßnahmen treffen zu können	36%	36%	1,93 (,90)	1,94 (,89)	
Etwas für die Zukunft planen zu können	21%	39%	1,66 (,81)	1,97 (,91)	
Ängste abzubauen	68%	38%	2,60 (,63)	2,21 (,73)	*
Die Frage, ob ich Kinder bekommen möchte	15%	8%	1,39 (,75)	1,16 (,55)	

körperliche Verfassung wurden signifikant häufiger von den Betroffenen erwartet. Aber auch für die Sexualität und die Freizeit erwarteten die Betroffenen mit 27 Prozent und 24 Prozent häufiger ziemliche und starke Konsequenzen. Für die Partnerbeziehung und die zwischenmenschlichen Kontakte erwarteten beide Gruppen nur wenig Konsequenzen aus der Risikomitteilung. Keinen Unterschied in den erwarteten Konsequenzen aus der Risikomitteilung, findet man zwischen den Personen mit einer Genanalyse und denen ohne einer Genanalyse.

Diskussion und Schlussfolgerung

Unsere Daten zeigen, dass der Großteil der Frauen, die eine genetische Beratung aufsuchen, wenig oder keine Befürchtungen oder Bedenken haben. Eine Ursache hierfür könnte in unserer Studie in der Stichprobe liegen, die sich aus aktiv die Beratung und Untersuchung anstrebenden Frauen zusammensetzt. Möglicherweise scheuen diejenigen, welche eine Beratung und/oder Untersuchung eher fürchten, überhaupt das Aufsuchen einer Beratung. So fand auch Kash et al. (2000), in einer Stichprobe von über 1000 Frauen, dass Frauen, welche weniger negative Aspekte und mehr positive Erwartungen gegenüber einer genetischen Untersuchung äußerten, eine solche auch eher in Anspruch

Tabelle 5: Erwartete Konsequenzen aus der Risikomitteilung, Brust-/Eierstockkrebs zu vererben. 8 bis 12 Monate nach Ergebnismitteilung oder der Mitteilung, dass keine Genanalyse durchgeführt werden kann (p< .05, t-Test für unabhängige Stichproben)

Lebensbereiche, für die Konsequenzen aus der Risikomitteilung erwartet werden	Betroffene (n=22) % der Zustimmungn mit ziemlich und sehr vorhanden	Ratsuchende (n=42)	Betroffene (n=22) MW (SD)	Ratsuch- ende (n=42) MW (SD)	P<.05
Gesundheitliche Situation	41%	14%	2,32 (1,09)	1,60 (,96)	*
Körperliche Verfassung	33%	17%	2,10 (1)	1,60 (,99)	P=.06
Persönliche Situation	29%	21%	1,90 (1,04)	1,74 (,96)	
Allgemeine Lebenssituation	27%	12%	1,91 (1,02)	1,55 (,89)	
Sexuelle Situation	27%	5%	1,95 (1,09)	1,31 (,72)	*
Freizeitsituation	24%	5%	1,76 (,83)	1,24 (,62)	*
Berufliche Situation	19%	7%	1,81 (1,08)	1,31 (,60)	
Familiäre Situation	14%	14%	1,64 (,95)	1,48 (,86)	
Partnerbeziehungen	9%	10%	1,59 (,91)	1,33 (,72)	
Zwischenmenschliche Kontakte	9%	5%	1,41 (,80)	1,26 (,54)	
Finanzielle Situation	9%	10%	1,45 (,80)	1,29 (,71)	

nehmen. Allerdings fand sie auch, dass Frauen mit einer höheren Angst vor Brustkrebs häufiger eine genetische Beratung aufsuchen im Vergleich zu Frauen mit weniger Angst vor Brustkrebs. So ist zu vermuten, dass es sich bei den Frauen, welche eine genetische Beratung aufsuchen, trotz der geringen geäußerten Bedenken um eine vulnerable Personengruppe handeln wird. So konnten wir auch zeigen, dass die an Krebs erkrankten Frauen (Betroffene) ein besonderes Augenmerk auf Auswirkungen der genetischen Testung auf ihre Angehörigen haben. Dies ist für die nicht an Krebs erkrankten Ratsuchenden, obwohl sie häufiger als die an Krebs erkrankten Ratsuchenden, die Initiative für die Beratung und Untersuchung ergreifen, nicht in dem Ausmaße relevant. Möglicherweise gehen die höheren Befürchtungen bei den Betroffenen im Hinblick auf die Reaktionen ihrer Familie mit einem Schuldgefühl einher. Für die nicht an Krebs erkrankten Frauen (Ratsuchende) steht stärker das Bedürfnis nach einer Beratung hinsichtlich einer intensivierten Früherkennung im Vordergrund, obwohl die Betroffenen auch das Risiko einer erneuten Krebserkrankung tragen. Gezeigt werden konnte auch, dass für einen Teil der Betroffenen neben den gesundheitlichen Konsequenzen insbesondere Konsequenzen aus der Risikomitteilung für die Sexualität und die Freizeit erwartet werden. Auch für die berufliche Situation werden insbesondere von den Betroffenen mit 19 Prozent Konsequenzen erwartet, während dies weniger für die familiäre Situation, die Partnerschaft und die zwischenmenschlichen Kontakte erwartet wird. Möglicherweise stellen die Bereiche Sexualität, Freizeit und Beruf stärker Lebensbereiche dar, in denen vermutet wird, dass ein intakter gesunder Körper wichtig ist, da diese Bereiche verstärkt von den an Krebs erkrankten Beratungsteilnehmerinnen aufgeführt wurden. Weiterhin wäre denkbar, dass die Antwort bei der Frage nach den Folgen der Risikomitteilung über die Wahrscheinlichkeit, dass es sich um eine erbliche Krebserkrankung handelt, bei den erkrankten Frauen mit dem Erleben ihrer Erkrankung konfundiert ist.

So konnte in einigen Studien zwar der Verdacht entkräftet werden, dass eine genetische Beratung generell eine zusätzliche psychische Belastung bedeutet (Croyle et al. 1997, Lerman et al. 1996, Schwartz et al. 2002, Faller et al. 2001), was aber sicherlich nicht zu dem Schluß führen sollte, dass die Ratsuchenden, die Personen aus Familien mit einem erhöhten Risiko an Krebs zu erkranken, keine Betreuung benötigen. Denn zum einen zeigen die Studien, wie auch die vorgestellten Ergebnisse, dass es bestimmte Untergruppen gibt, für die eine Belastung durch die Testung und Bewusstmachung der genetischen Grundlagen gegeben ist und zum anderen stammen die Daten zumeist aus mehr oder weniger stark betreuten Stichproben.

Ein Teil der Beratenen aus der vorgestellten Stichprobe nimmt das intensive psychosoziale Betreuungskonzept während des gesamten Beratungsprozesses und darüber hinaus in Anspruch. Dabei können wir verfolgen, dass das Verständnis, also das Sich-Vertrautmachen mit einer genetischen Gegebenheit (und ihrer Auswirkungen auf unser Gesundheits- Krankheits- und Sicherheitserleben) auch Zeit benötigt. So wird auch erst die Längsschnittanalyse der größeren Stichprobe, wie sie durch Zusammenführung der Daten in den deutschen Zentren möglich wird, Aussagen über Auswirkungen auf die psychischen Befindlichkeiten entlang einer längeren Zeitspanne machen können, sowie Richtlinienempfehlungen für Betreuungskonzepte im klinischen Alltag möglich machen.

Zusammenfassung

Seit 1997 besteht in Deutschland für Frauen mit einem familiären Risiko für Brust-/Eierstockkrebs die Möglichkeit der Inanspruchnahme einer interdisziplinären Beratung, einer genetischen Untersuchung und Betreuung im Rahmen des Schwerpunktprogramms der Deutschen Krebshilfe. In Deutschland werden diese Modellprojekte von der Deutschen Krebshilfe unterstützt.

Die hier berichtete Teiluntersuchung beschäftigt sich mit Fragen der Erwartungen, Befürchtungen und vermuteten Konsequenzen einer genetischen Beratung und Untersuchung. Von 1997 bis Mitte 2001 nahmen 271 Frauen an der Beratung im interdisziplinärem Brustkrebszentrum Würzburg teil. Der Großteil der Frauen, die eine genetische Beratung aufsuchten, äußerten wenig oder keine Befürchtungen oder Bedenken. Nur eine kleine Untergruppe erwartete aus der genetischen Beratung und Untersuchung starke Konsequenzen für verschiedene Bereiche ihres Lebens. Bereits erkrankte Ratsuchende zeigten häufiger einen besonderen Augenmerk auf Auswirkungen der genetischen Testung auf ihre Angehörigen, während dies für die gesunden Ratsuchenden, obwohl sie häufiger die Initiative für die Beratung und Untersuchung ergriffen, nicht in dem Ausmaße relevant war. Für diese Gruppe stand stärker das Bedürfnis nach einer Beratung hinsichtlich einer intensivierten Früherkennung im Vordergrund, obwohl die Betroffenen auch das Risiko einer erneuten Krebserkrankung tragen. Ein Teil der an Krebs erkrankten Ratsuchenden erwartete nach der Risikomitteilung, Brust-/Eierstockkrebs zu vererben, neben gesundheitlichen Konsequenzen insbesondere für die Sexualität und die Freizeit Konsequenzen. Auch für die berufliche Situation werden insbesondere von den Betroffenen mit 19 Prozent Konsequenzen erwartet, während weniger starke Konsequenzen für die familiäre Situation, die Partnerschaft und die zwischenmenschliche Kontakte erwartet wird.

Zunehmend finden die genetischen Beratungen auch in der freien Praxis statt, und die Förderung der Modellprojekte geht ihrem Ende entgegen, so dass die Frage nach Richtlinien der genetischen Beratung und integrierter Betreuung während des gesamten Prozesses drängender wird. Erst die Längsschnittuntersuchung einer größeren Stichprobe, wie sie durch Zusammenführung der Daten in den deutschen Zentren möglich wird, wird Aussagen entlang einer längeren Zeitspanne machen können sowie Richtlinienempfehlungen für Betreuungskonzepte im klinischen Alltag möglich machen.

Literatur

American Medical Association Continuing Medical Education Program (2001): Identifying and Managing Hereditary Risk for Breast and Ovarian Cancer. In: Monograph. American Medical Association. Chicago.

Audrain, J.; Rimer, B.; Cella, D. et al. (1998): Genetic counseling and testing for breast-ovarian cancer susceptibility: What do women want? In: Journal of Clinical Oncology 16, Nr. 1, S. 133–138.

Croyle, R. T.; Smith, K. R.; Botkin, J. R. et al. (1997): Psychological responses to BRCA1 mutation testing: preliminary findings. In: Health Psychology 16, S. 63–72.

Faller, H.; Albacht ,B.; Bodden-Heidrich, R.; Fuchs, D.; von der Groeben, C.; Henningsen, P.; Vodermaier, A.; Worringen, U.; Gerber, W.-D. & the German Consortium for Hereditary Breast and Ovarian Cancer (2001): Coping and Adjustment in Women Having Received Their Genetic Test Results for Hereditary Breast and/or Ovarian Cancer. In: Jordan, J.; Evans, G.; Evers-Kiebooms, G.; Julian-Reynier, C.; Kash, K. & Watson, M. (Hg.): International Meeting on Psychosocial Aspects of Genetic Testing for Hereditary Breast and/or Ovarian Cancer (HBOC) and Hereditary Non-Polyposis Colorectal Cancer (HNPCC). The Frankfurt Meeting 2001, Abstracts. Frankfurt (VAS).

Hofferbert, S.; Worringen, U.; Backe, J.; Rückert, E. M.; White, K.; Faller, H.; Grimm, T.; Caffier, H.; Chang-Claude, J. & Weber, B. H. F (2000): Simultaneous interdisciplinary counseling in german breast/ovarian cancer families: First experiences with patient perceptions, surveillance behavior and acceptance of genetic testing. In: Genetic Counseling 11, Nr. 2, S. 127–146.

Kash, K. M.; Holland, J. C.; Osborne, M. P. & Miller, D. G. (1995):Psychological counseling strategies for women at risk of breast cancer. In: Journal of National Cancer Institute Monographs 17, S. 73–79.

Kash, K. M.; Holland, J. C.; Miller, D. G. & Osborne, M. P. (1999): Psychological and ethical issues in genetic testing. In: Matsushita, M.& Funkunishi, I. (Hgs.): Cutting Edge Medicine and Liaison Psychiatry. Amsterdam (Elsevier Science BV), S. 71–82.

Kash, K. M.; Ortega-Verdejo, K.; Dabney, M. K. et al. (2000): Psychosocial aspects of cancer genetics: women at high risk for breast and ovarian cancer. Seminars in Surgical Oncology 18, S. 333–338.

Lerman, C; Lustbader, E.; Rimer, B. et al. (1995): Effects of individualized breast cancer risk counseling: a randomized trial. In: Journal National Cancer Institute 87, Nr. 4, S. 286–292.

Lerman, C.; Narod, S.; Schulman, K. et al. (1996): BRCA1 testing in families with hereditary breast-ovarian cancer. A prospective study of patient decision making and outcomes. In: JAMA 275, S. 1885–1892.

Lodder, L. N.; Frets, P. G.; Trijsburg, R. W. et al. (1999): Presymptomatic testing for BRCA1 and BRCA2: how distressing are the pre-test weeks? In: Journal Med Genetic 36, S. 906–913.

Lynch, H. T.; Watson, P.; Tinley, S. et al. (1999): An update on DNA based BRCA1/BRCA2 genetic counseling in hereditary breast cancer. Cancer Genet. Cytogenet 109, S. 91–98.

Schwartz, M. D.; Peshkin, B. N.; Hughes, C. et al. (2002): Impact of BRCA1/BRCA2 mutation testing on psychologic distress in a clinic-based sample. Journal of Clinical Oncology 20, Nr. 2, S. 514–520.

Worringen, U.; Vodermaier, A.; Faller, H. & Dahlbender, R. W. (2000): Psychotherapeutische Aufgaben im Rahmen molekulargenetischer Diagnostik bei familiärem Brust- und Eierstockkrebs. In: Zeitschrift für klinische Psychologie, Psychiatrie und Psychotherapie 2, S. 135–150.

Kornelia Zok, Hartmut Magon

Erfahrungsbericht zum Projekt Meerwind

Segeln mit krebsbetroffenen Frauen und Männern

Am *Projekt Meerwind* der Katholischen Krankenhausseelsorge der Klinik Maria Hilf GmbH und des Ev. Krankenhauses Bethesda, geleitet vom Dipl. Soz. Päd. Hartmut Magon, haben insgesamt 10 Personen, sieben Frauen und drei Männer teilgenommen. Die Altersspanne zwischen der jüngsten (38) und der ältesten Teilnehmerin (72) betrug 44 Jahre. Das Pilotprojekt fand im Herbst 2000 statt, seitdem wird es jährlich mit wechselnden Teilnehmerinnen und Teilnehmern durchgeführt.

Alle TeilnehmerInnen sind persönlich krebsbetroffen. Sie befinden sich entweder in der Nachsorge oder in einer akuten Behandlungssituation.

Der Erstkontakt mit den InteressentInnen bestand in einem ausführlichen anamnestischen Interview, besonders unter Aspekten der psychosozialen Krankheitsverarbeitung. Im Rahmen dieses Interviews und in einem Fall auf Grund einer progredienten Krankheitsentwicklung mussten zwei Interessentinnen von einer Teilnahme Abstand nehmen. Beiden Interessentinnen wur-

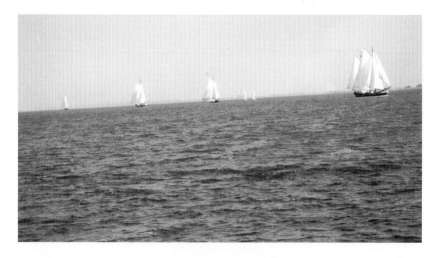

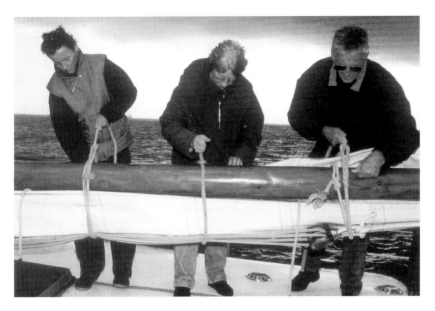

den andere Formen weiterer Begleitung angeboten. Alle Teilnehmerinnen und Teilnehmer hatten das Placet der behandelnden bzw. nachsorgenden Ärzte.

An fünf Abenden hat sich die Teilnehmergruppe auf den einwöchigen gemeinsamen Segeltörn in den Niederlanden vorbereitet. Zu dieser Vorbereitung gehörten das Erlernen bzw. Refreshing eines Entspannungsverfahrens, Visualisierungsübungen nach Art des Gesundheitstrainings nach Simonton sowie eine Ernährungsberatung zur Vorbereitung der Selbstversorgung an Bord nach den Erkenntnissen der modernen Ernährungswissenschaft. Während des Turns haben täglich je zwei TeilnehmerInnen diese Erkenntnisse in der Verpflegung der gesamten Crew praktisch umgesetzt.

Bereits an einem der ersten Vorbereitungsabenden erhielten die Teilnehmerinnen und Teilnehmer ein »persönliches Logbuch« für das Projekt Meerwind überreicht. Die Idee wurde gern von den Teilnehmern aufgegriffen und diente den meisten das ganze Projekt über als Reisetagebuch im äußeren, wie auch im inneren Erleben. Eine Teilnehmerin brachte zum letzten Vorbereitungsabend für jeden die Kopie eines Aphorismus mit, den alle in ihr Meerwind-Logbuch einklebten: »Wir müssen unsere Segel in den unendlichen Wind stellen, um zu sehen zu welcher Fahrt wir fähig sind.«

An Bord wurden alle Teilnehmerinnen und Teilnehmer an der Führung des Schiffes »Auwe Neel« aktiv beteiligt. Es hat eine Länge von 26,50 m und eine Breite von 5,65 m. Das Schiff ist ein für die Niederlande typisches Plattbodenschiff und gehört mit zwei Masten und 345 qm Segelfläche zu den grö-

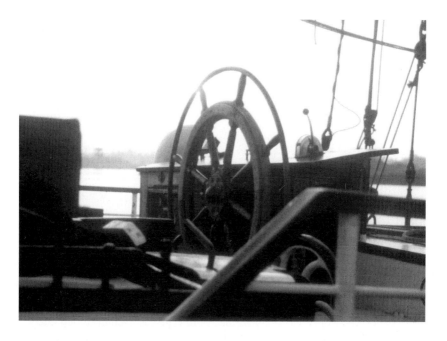

ßeren Schiffen dieser Bauart. Je nach körperlicher Verfassung wurden Segel (Fock, Hauptsegel, Besam, Klüver und Flieger) gesetzt, Seitenschwerter eingeholt und abgesenkt, Klüverbaum gehoben und gesenkt, Gaffeln bedient, Segel eingeholt, das Schiff vertäut, Fender gehalten, das Deck gereinigt und das Schiff gesteuert.

Besonders hervorgehoben werden darf der selbstverständliche Umgang von Skipper und Maat mit den Krebsbetroffenen. Beide verstanden es, die TeilnehmerInnen in geeigneter Weise zur Mitarbeit heranzuziehen und ihnen auch verantwortungsvolle Aufgaben, wie etwa die Schiffssteuerung zu übergeben, ohne jedoch zu überfordern.

Die medizinische Leitung des Projekts lag in Händen von Frau Dr. med. Zok (St. Josefshospital Uerdingen, Abteilung Gynäkologie und Geburtshilfe, Chefarzt Prof. Dr. med. Neuhaus). Frau Dr. Zok gewährleistete die ärztliche Betreuung der TeilnehmerInnen während des Segeltörns und auch während der Vorbereitungszeit in Mönchengladbach. Darüber hinaus kam ihre psychotherapeutische Qualifikation den Anliegen des Projekts sehr zugute.

Täglich gab es an Bord eine »Übung zur heilenden Spiritualität«. Die Übungen zielten darauf ab, das seelische Gleichgewicht der TeilnehmerInnen zu stabilisieren und in Zusammenhang mit der Krankheitserfahrung biographische Versöhnungs- bzw. Integrationsarbeit anzuregen bzw. zu unterstützen. Die Übungen eröffneten einen Raum zur geistlichen Vertiefung der durch die

Krankheit veränderten Lebensentwürfe. Sie boten den TeilnehmerInnen die Gelegenheit zum Austausch über damit zusammenhängende spirituelle Fragen nach Sinn und Ziel des Lebens. Die »Übungen zur heilenden Spiritualität« wurden gerne von den TeilnehmerInnen angenommen, sowohl unter dem Aspekt der Selbstreflektion, als auch des lebendigen Austauschs untereinander.

Nach dem Abendessen wurde im Hafen gemeinsam mit Skipper und Maat die Route für den nächsten Tag, je nach den zu erwartenden Witterungsbedingungen geplant. Von Monnickendam ausgehend wurde das Markermeer, das Ijsselmeer und die Waddenzee bis Vlieland und Terschelling befahren.

Die abendliche Reflexionsrunde setzte die TeilnehmerInnen untereinander und die Leitung über das individuelle Erleben der gemeinsamen Unternehmung ins Bild und diente der Leitung als Steuerungsinstrument mit Blick auf das Gruppengeschehen.

Der günstige Effekt der Gruppe bei der Krankheitsverarbeitung und bei der Wiedererlangung einer vertrauensvollen Lebensgestaltung kann nicht hoch genug bewertet werden. Die dadurch bestehende Verbindung, dass alle TeilnehmerInnen eine individuelle Krebserfahrung als gemeinsamen biographischen Hintergrund haben, war Grundlage eines tiefen gegenseitigen Verständnisses. Die TeilnehmerInnen ermutigten und erkannten einander über Altersgrenzen hinweg an, ohne dass die Erkrankung immer explizit zur Sprache kommen musste, jedoch zur Sprache kommen durfte.

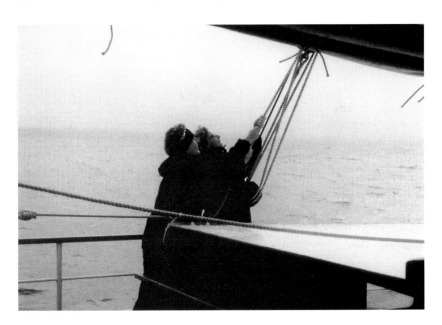

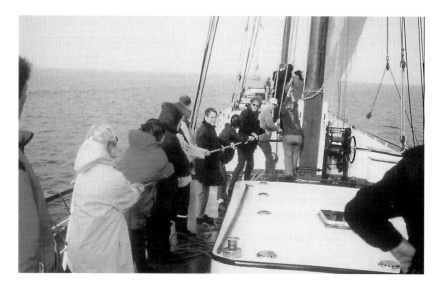

Ebenfalls waren die Möglichkeiten individualtherapeutischer Interventionen unter den entspannten Bedingungen des Projekts besonders günstig. Die TeilnehmerInnen befanden sich unter den eindrücklichen Naturerlebnissen in einem guten Kontakt mit sich selbst und gewannen durchweg das Gefühl, wieder an jenem vitalen Lebensstrom zu partizipieren, von dem Krebsbetroffene sich häufig abgekoppelt fühlen.

Die Maat der »Auwe Neel« drückte ihre Erfahrung beim Abschlussessen mit der Gruppe folgendermaßen aus: So hätte sie sich bisher als junge Frau nicht vorstellen können, dass diejenigen, die so etwas Schweres durchgemacht hätten, oder sich noch immer damit auseinandersetzen müssten, so viel Lebenswillen und Lebensfreude ausstrahlen. Und der Skipper schreibt noch Anfang Februar der Gruppe: »Wir waren sehr beeindruckt, mit welcher Lebensfreude und Bewusstheit Ihr die Segeltour mit gestaltet habt.« Über die vorgegebene Projektdauer hinaus besteht weiterhin intensiver Kontakt zwischen den Teilnehmerinnen und Teilnehmern und der Leitung. Die Gruppen treffen sich in regelmäßigen Abständen im Sinne einer Selbsthilfe.

Aufgrund der beschriebenen Erfahrungen möchte ich das *Projekt Meerwind* als eine die individuelle Krankheitsverarbeitung fördernde Maßnahme bezeichnen. Das Projekt befindet sich an der interessanten Schnittfläche von Seelsorge, Medizin und Psychotherapie. Es trägt sowohl den medizinischen Aspekten des Krankheitsgeschehens, als auch den psychosozialen Aspekten der Krankheitsbewältigung Rechnung und schließt dazu die Erfahrung einer letzten religiösen Rückgebundenheit menschlicher Existenz als Ressource des persönlichen Gesundungs- und Lebenswillens mit ein.

Christine Rost

Behandlung traumatischer Erlebnisse in Frauenheilkunde und Geburtshilfe

Als Trauma definieren wir Ereignisse, die plötzlich und unerwartet geschehen, die mit dem Gefühl verbunden sind, ausgeliefert zu sein oder die Kontrolle zu verlieren und in denen die Gefahr besteht, körperlichen Schaden zu erleiden oder gar zu sterben. Eine Traumatisierung kann auch auftreten, wenn ein Ereignis beobachtet wird, in dessen Verlauf eine Person plötzlich verletzt wird oder stirbt, zum Beispiel bei Autounfällen.

In der Frauenheilkunde und der Geburtshilfe haben wir es mit Krankheiten zu tun, bei denen ebenfalls zum Teil die Gefahr einer körperlichen Schädigung für die Frau oder das ungeborene Kind bestehen, oder sie auch sterben können. Für uns als Ärztinnen und Ärzte sind diese Situationen aber Routine. Sie kommen häufig in unserem Berufsalltag vor, und wir sind trainiert, mit ihnen umzugehen. Für die betroffenen Frauen und Angehörigen sind es aber fremde, ungewohnte Ereignisse, die sie überfordern, in denen sie sich hilflos ausgeliefert vorkommen können. Deshalb kommt es auch bei Erkrankungen zu psychischen Reaktionen, die dem Vollbild einer posttraumatischen Belastungsstörung entsprechen können.

Bei der Posttraumatischen Belastungsstörung handelt es sich um eine psychische Erkrankung, die als Folge eines, oder mehrerer traumatischer Erlebnisse entsteht, die entweder an der eigenen Person oder an anderen Personen erlebt werden können. Bei den damit verbundenen Symptomen gibt es verschiedenen Gruppen von Beschwerden. Die erste betrifft die Erinnerung an das Trauma. Es kann sich in aufdrängenden, belastenden Gedanken oder Erinnerungen äußern, wie Intrusionen (sich aufdrängende Gedanken), Alpträume oder Flashbacks (Wiederhallerinnerungen, in denen optische, akustische, sensorische oder olfaktorische Teile des Traumas wiedererlebt werden) und Körpererinnerungen. Es kann aber auch zu Erinnerungslücken für das traumatische Geschehen kann.

Die zweite Gruppe der Symptome betrifft Übererregungssymptome wie Schlafstörungen, Schreckhaftigkeit, vermehrte Reizbarkeit, Affektintoleranz oder Konzentrationsstörungen sowie körperliche Beschwerden. Die dritte Gruppe betrifft alles, was zum Vermeidungsverhalten gehört, zum Beispiel Verhaltensänderungen, sozialer Rückzug, Vermeiden ähnlicher Situationen. Der vierte Bereich ist die emotionale Taubheit, was zu Gleichgültigkeit sich selbst, anderen Menschen und der Umgebung gegenüber führen können.

Von einer Posttraumatischen Belastungsstörung sprechen wir, wenn die genannten Beschwerden länger als drei Monate anhalten. Sie können auch erst zeitverzögert nach dem Ereignis auftreten. In meiner psychotherapeutischen Praxis behandle ich viele Menschen, die ein Trauma erlebt haben. Dabei setze ich eine Methode ein, die zwischen 1987 und 1989 von Dr. Francine Shapiro am Mental Research Institut in Palo Alto, Kalifornien entwickelt wurde. Beim EMDR (Eye Movement Desensitization and Reprocessing) handelt es sich um eine manualisierte Methode mit acht Behandlungsschritten. Ich kann in diesem Vortrag nicht auf die einzelnen Schritte der Behandlung beim EMDR oder die hypothetischen Wirkmechanismen eingehen. Ich verweise hierzu auf die Webseite der EMDR-Therapeuten: www.EMDRIA.de oder auf das Buch von Arne Hofmann: »EMDR in der Therapie psychotraumatischer Belastungssyndrome«. Ich will hier nur auf die Phase drei und vier der EMDR-Therapie eingehen und Ihnen dazu einige Fallbeispiele vorstellen.

In der Phase drei des EMDR wird die Traumabearbeitung vorbereitet. Es wird die Erinnerung festgelegt, die bearbeitet werden soll. Dann wird der schlimmste Moment des Traumas herausgearbeitet sowie die negative Prägung des Selbstbildes, die im Trauma entstand. Anschließend wird eine positive Zielrichtung gesucht – wie die Patientin ihrem heutigen Wissen statt dessen über sich denken möchte. Diese positive Kognition kann typischer Weise vom Kopf her formuliert werden, ist aber emotional nicht vollständig spürbar. Dies wird auf der VOC-Skala überprüft – Validity of Cognition, wobei 1 absolut falsch und 7 absolut richtig bedeutet. Dann prüft man, welche Gefühle heute durch die Erinnerung an den schlimmsten Moment sowie die negative Kognition ausgelöst werden und wie intensiv diese sind. Dies geschieht auf der SUD-Skala-Subjective Units of Disturbance, wobei 0 neutral und 10 das Maximum bedeutet. Am Ende wird gefragt, wo die Gefühle im Körper spürbar sind. Damit werden vier Ebenen herausgearbeitet, der schlimmste Moment, der meistens ein Bild ist, ein Gedanke, ein Gefühl sowie Körperempfindungen.

In der Phase vier erfolgt die Desensibilisierung und Durcharbeitung des Traumas. Die Patientin wird gebeten, sich auf den schlimmsten Moment, das negative Selbstbild, Gefühl und Körperempfinden zu konzentrieren, während gleichzeitig die Großhirnhemisphären abwechselnd rechts und links stimuliert werden. Dies geschieht entweder über Augenbewegungen oder akustische oder sensorische Reize. Ziel ist dabei, dass die Gefühle auf das Maß zurück gehen, was für heute angemessen ist, und das negative Selbstbild sich in ein angemessenes positives Selbstbild verwandelt.

Ich möchte Ihnen nun fünf Fallbeispiele vorstellen, jeweils mit der Phase drei einer EMDR-Sitzung. Obwohl die Behandlung Monate oder Jahre nach dem Ereignis stattfand, überwiegt noch immer die negative Selbsteinschätzung und die subjektiven Belastungen sind weiterhin sehr hoch.

Bei der ersten Patientin war eine medizinische Interruptio wegen eines AT III-Mangels durchgeführt worden. Die Erkrankung hatte sich bei ihr um das 20. Lebensjahr durch Bauchthrombosen bemerkbar gemacht. Die unspezifischen Beschwerden führten dazu, dass die Diagnose erst nach Monaten gestellt wurde. Wegen der mehrfachen Bauchoperationen gingen die behandelnden Ärzte von einer Sterilität aus und empfahlen ihr keine Verhütung. Als sie dann doch schwanger wurde, wurde sie zu einem Schwangerschaftsabbruch gedrängt, weil ein hohes Risiko für erneute Thrombosen bestand. Als sie mit 37 Jahren zu mir in Behandlung kam, litt sie unter massiven Schuldgefühlen und hatte einen starken Kinderwunsch. In der ersten EMDR-Sitzung über den Schwangerschaftsabbruch gab sie als negatives Selbstbild »ich bin schuld« an. Die positive Zielvorstellung, »die Ärzte tragen die Verantwortung«, konnte sie noch gar nicht spüren, die VOC war 1. Die Belastung war mit einem SUD von 10 maximal hoch. Dabei lag das Ereignis über zehn Jahre zurück.

Frau M. kam zu mir in Behandlung wegen eines sexuellen Missbrauchs in der Kindheit und zunehmenden Konflikten mit ihrem Mann. In der Anamnese stellte sich heraus, dass sie nach den ersten beiden Kindern drei Fehlgeburten erlitten hatte, bevor sie ein drittes lebendes Kind gebar. Den Beginn der Eheprobleme verband sie selbst mit der ersten Fehlgeburt. In der ersten EMDR-Sitzung über die erste Fehlgeburt gab sie als negatives Selbstbild »ich bin schuld« an. Die Zielvorstellung war: »Ich habe mich so verhalten, wie es meiner Entwicklung entsprach«. Obwohl sie angibt, dies schon vollständig spüren zu können, war die Belastung mit 7 bis 8 noch sehr hoch. Auch hier lag das Ereignis mehr als zehn Jahre zurück.

Herr K. kam zu mir, als nach einer Sectio bei seiner Frau wegen drohender kindlicher Asphyxie die Symptomatik einer posttraumatischen Belastungsstörung wieder verstärkt auftrat. Er hatte zwei Jahre zuvor als Kunde einen Banküberfall miterlebt und war direkt bedroht worden. Damals war keine Traumatherapie durchgeführt worden. Als wir die erste EMDR-Sitzung über die Sectio durchführten, lag diese mehr als sechs Monate zurück. Das negative

Selbstbild war: »ich bin hilflos, ausgeliefert«. Die positive Zielrichtung war: »beide sind gesund«. Dies war aber erst mäßig spürbar, die VOC war 3. Die Belastung war mit einem SUD von 7 noch immer sehr hoch.

Bei Frau W. waren in der 30. Schwangerschaftswoche Gefäßmissbildungen des Kindes festgestellt worden. Sie kam drei Monate nach dem Tod des Kindes in meine Behandlung. Bei der ersten EMDR-Sitzung über die Diagnosestellung beim Ultraschall, war das negative Selbstbild: »dass kann doch mir nicht passieren«. Die positive Zielvorstellung war: »ich kann das schaffen«. Dies konnte bei einem VOC von 5 schon recht gut wahrgenommen werden. Trotzdem war die Belastung mit einem SUD von 7 noch immer recht hoch.

Das Kind war sechs Wochen nach der Geburt verstorben. Als wir über den Tod des Jungen die erste EMDR-Sitzung machten, war das negative Selbstbild »ich bin ihm etwas schuldig geblieben«. Die positive Zielrichtung konnte mit »ich habe ihm genug gegeben« mit einem VOC von 2 nur wenig wahrgenommen werden. Die Belastung war mit einem SUD von 6 noch relativ hoch.

Bei all diesen PatientInnen lagen Vollbilder einer posttraumatischen Belastungsstörung vor. Zwei der Frauen hatten »nur« medizinische Notfälle erlebt – eine AT III-Mangel mit Thrombosen sowie Operationen und eine medizinische Interruptio, bei der anderen wurde in der 30. SSW eine Gefäßmissbildung beim Kind festgestellt, woran dieses sechs Wochen nach Geburt verstarb. Bei den zwei anderen lagen mehrere Traumatisierungen vor: die Frau war von ihrem Vater in der Kindheit sexuell missbraucht worden und erlitt drei Fehlgeburten, der Mann war Opfer eines Banküberfalls gewesen und erlebte die gleiche Hilflosigkeit wieder, als bei seiner Frau plötzlich ein Kaiserschnitt wegen drohender kindlicher Asphyxie gemacht wurde musste. Der Abstand zum Trauma differierte zwischen ein paar Monate und über einem Jahrzehnt. Die Belastungen lagen bei allen noch im oberen Drittel.

Durch die Behandlung mit EMDR konnten bei drei von den vier Betroffenen deutliche Verbesserungen erreicht werden. Die Symptomatik der Posttraumatischen Belastungsstörung ging zurück. Die erste Patientin brach dagegen die Behandlung ab. Sie hatte die höchsten Belastungswerte angegeben.

Zwei Drittel aller Leute, die ein traumatisches Ereignis erleben, können dieses ohne therapeutische Hilfe selbst verarbeiten. Bei einem Drittel der Betroffenen persistieren aber Symptome über zwei bis drei Monate hinaus, die dies normalerweise braucht. Danach kann nicht mehr mit einer spontanen Remission gerechnet werden. Deshalb ist es wichtig, dass wir als Ärztinnen und Ärzte sensibilisiert sind, Betroffene wahrnehmen und ihnen eine Trauma spefizische Psychotherapie empfehlen oder sogar vermitteln. Dies sollte möglichst zeitnah zum Ereignis geschehen, um Chronifizierungen zu verhindern.

VII.

Freie Vorträge
Psychosomatische Geburtshilfe

Ingrid Kowalcek, Ina Bieniakiewitz, Claudia Lammers, Julian Brunk,
Ulrich Gembruch

Stress, Angst und Depression der Schwangeren und ihres Partners

Die Zeit vor der Pränataldiagnostik in Abhängigkeit vom Gestationsalter

Einleitung

Das Erleben der Schwangerschaft wird heute wesentlich durch die Pränatale Diagnostik bestimmt. Zunächst etablierten sich die invasiven Untersuchungsverfahren, wie die Amniozentese und die Chorionzottenbiopsie mit der Option der Vorverlegung der pränatalen Diagnostik in das frühe zweite Trimenon. Seit zehn Jahren erlauben hochauflösende Ultraschallgeräte den Ausschluss vieler struktureller Anomalien, wie die »genetische Sonographie«, die durch Ausschluss bestimmter Marker, am bekanntesten die »nuchal translucency«, unter Einbeziehung des maternalen Alters die Abschätzung des empirischen Risikos für einen auffälligen Karyotyp erlauben (Evans 1996, Mangione 2001). Durch die Ultraschalltechnik ist der Embryo oder der Fetus aus seiner pränatalen Anonymität herausgetreten und bereits vor der Geburt zum bildlich dokumentierbaren Individuum und zum Krankheitsfall geworden (Bundesärztekammer 1998). Mit kongenitalen Defekten muss bei 3 bis 5 Prozent der Geburten gerechnet werden. Fehlbildungen stehen mit 3 Prozent an der Spitze, gefolgt von monogenen Erbleiden (1,4 %) und chromosomalen Aberrationen (0,6 %) (Dürig 2001).

Die Bemühungen um die Vorverlegung der pränatalen Diagnostik werden darin begründet, dass in einem frühen Gestationsalter bei Auffinden einer Fehlbildung das medizinische Risiko sowie auch die psychische Belastung für die Betroffenen geringer sei. Ein Abbruch der Schwangerschaft werde in einem früheren Gestationsalter besser und leichter verarbeitet (Burke 1993). Die Amniozentese (Callen 2000) ist im Falle eines auffälligen Ergebnisses mit einem Abbruch der Schwangerschaft im II. Trimenon verbunden und geht mit einem größeren medizinischen Risiko und einer großen psychologischen

Belastung der Schwangeren und ihres Partners einher. Daher sind pränatale Methoden entwickelt worden, so die Chorionzottenbiopsie, um eine Vorverlegung der Diagnostik zu ermöglichen. Die höhere Abortrate nach Chorionzottenbiopsie ist nicht verfahrensbedingt, sondern durch das Gestationsalter und durch die noch vorhandenen Fehlbildungen bedingt, die möglicherweise bis zur Durchführung der Amniozentese spontan abortieren würden. Untersuchungen an frühesten morphologisch auffälligen Embryonen (Delhanty 1997) haben zeigen können, dass Chromosomenstörungen und Chromosomenmosaike zu diesem Zeitpunkt in einer überraschend hohen Frequenz nachweisbar sind. Eine abnehmende Prävalenz mit zunehmendem Gestationsalter der chormosomalen Aberrationen ist anzutreffen. Die berechnete Letalität ergibt zwischen der 10. Schwangerschaftswoche und der Geburt für Triploidien mehr als 99 Prozent, für die Trisomie 13 und 18 und das Turner Syndrom etwa 75 bis 85 Prozent, für Trisomie 21 bis 47 Prozent, während für Geschlechtschromosomenaneuploidien die Letalität bei fünf Prozent liegt (Snijders 1995).

Burke (1993) beschreibt eine höhere Ausprägung von Angst in der Amniozentese Gruppe im Vergleich zur Chorionzottenbiopsie Gruppe als Folge der höheren Bindung mit zunehmendem Gestationsalter. Andere Autoren fanden keinen Unterschied in der Ausprägung der Angst bei der Amnionzentese und der Chorionzottenbiopsie, nur einen rascheren Rückgang der Angst als Folge der zügig vorliegenderen Karyotypisierung. Wir untersuchten die emotionale Reaktion der Schwangeren und die emotionale Reaktion des werdenden Vaters auf die Pränataldiagnostik in Abhängigkeit vom Gestationsalter.

Material und Methode

Erfasst wird eine Konsekutivstichprobe von 452 Schwangeren und 274 Partnern zwischen der 7. und der 40. Schwangerschaftswoche, die sich erstmals im Bereich pränatale Medizin vorstellten. Hinsichtlich des Gestationsalters werden vier Gruppen gebildet: Gruppe 1: 7.–15. SSW (n=113), Gruppe 2: 16.–18. SSW (n=113), Gruppe 3: 19.–23. SSW (n=113), Gruppe 4: 24.–40. SSW (n=113).

Als abhängige Variablen werden mit standardisierten Messinstrumenten vor der pränatalen Untersuchung die depressive Verstimmung (Hautzinger 1992) die aktuelle Beanspruchung, die State-Angst und die Trait-Angst (Spielberger 1975) und die aktuelle Beanspruchung und die State-Angst nach der pränatalen Untersuchung. Der inferenzstatistische Vergleich zwischen den vier Gruppen erfolgt hinsichtlich der abhängigen Variablen mit der einfachen Varianzanalyse (Tabelle 1).

Tabelle 1: Untersuchungsplan

Unabhängige Variable
- Gruppe 1: 7. bis 15. SSW
- Gruppe 2: 16. bis 18. SSW
- Gruppe 3: 19. bis 23. SSW
- Gruppe 4: 24. bis 40. SSW.

Anhängige Variable
- Depression
- Aktuelle Beanspruchung
- State- und Trait-Angst
- Qualitative Antworten.

Statistik
- Einfacher Varianzanalyse.

Ergebnisse

Das Alter der Schwangeren, die Partneranwesenheit, das Gestationsalter, die Gravidität und die Parität sind Tabelle 2 zu entnehmen.

Die Mittelwertsvergleiche (Varianzanalyse) ergeben keinen signifikanten Unterschied zwischen den vier Gruppen hinsichtlich der Trait-Angst (Abbildung 1) der Schwangeren (p=0,540), der aktuellen Beanspruchung (Abbil-

Tabelle 2: Stichprobenbeschreibung

	Gruppe 1 7.-15.SSW	Gruppe 2 16.-18.SSW	Gruppe 3 19.-23.SSW	Gruppe 4 24.-40.SSW
Schwangere	113	113	113	113
Partner	66 (58,4%)	81 (71,7%)	63 (55,8%)	72 (63,7%)
Gestations-alter	11,6±2.3	15,6±0,9	19,2±1,0	29,1±4,8
Alter	33,4±4,2	34,4±4,2	31,1±4,4	29,3±5,1
Gravidität	2	2	2	2
Parität	1	1	1	0

Abbildung 1: Angst der Schwangeren

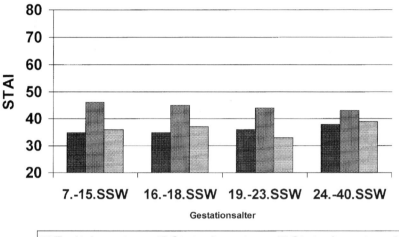

dung 2; p = 0,911), der depressiven Verstimmung (Abbildung 3; p = 0,368) vor der Untersuchung und der State-Angst (Abbildung 1; p = 0,79) nach der pränatalen Untersuchung. Die Merkmalsausprägung in der State-Angstskala vor der pränatalen Untersuchung (Abbildung 1; p = 0,032*; G 1: 46,2±12,9) und hinsichtlich der aktuellen Beanspruchung (Abbildung 2; p = 0,030*) der Schwangeren nach der pränatalen Untersuchung war signifikant verschieden.

Abbildung 2: Aktuelle Beanspruchung der Schwangeren

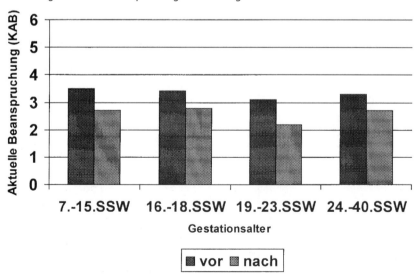

Abbildung 3: Depressive Verstimmung der Schwangeren und ihres Partners

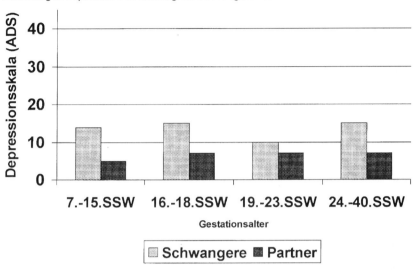

Tendenziell war die Merkmalsausprägung in Gruppe vier (24.–40. SSW) am größten. Ein signifikanter Unterschied hinsichtlich der abhängigen Variablen findet sich bei den Partnern nur hinsichtlich der aktuellen Beanspruchung (Abbildung 4; p=0,048*) nach der pränatalen Untersuchung. In der Merkmalsausprägung der abhängigen Variablen State-Angst (Abbildung 5; p=0,858), Trait-Angst (Abbildung 5; p=0,669), depressive Verstimmung

Abbildung 4: Aktuelle Beanspruchung der Partner

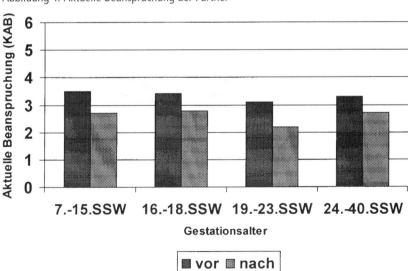

Abbildung 5: Angst der Partner

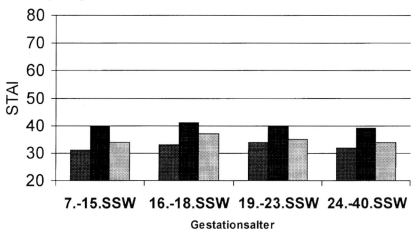

■ Trait Angst vor ■ State Angst vor ▨ State Angst nach

(Abbildung 3; p=0,314) und der aktuellen Beanspruchung (Abbildung 4; p=0,290), besteht kein Unterschied zwischen den Gruppen vor der pränatalen Untersuchung und nach der pränatalen Untersuchung in der angegebenen State-Angst (Abbildung 5; p=0,531).

Eine Auswahl der qualitativen Antworten der Schwangeren über ihre Vorstellungen über das Ungeborene in Abhängigkeit vom Gestationsalter ist in Tabelle 3 zusammengestellt.

Tabelle 3: Inhaltliche Vorstellungen über das Ungeborene in Abhängigkeit vom Gestationsalter

- 31j IG 11+6 SSW: Dass es gesund zur Welt kommt. Dass es sich in meinem Bauch geborgen fühlt
- 31j IG 0P 14+3 SSW: Kleiner Kämpfer, boxt sich durch und will leben
- 37j IIG IP 14+2 SSW: Dass es ein gesundes und fröhliches Kind ist
- 28j IG 0P15+3 SSW: Lebhaftes, kleines Geschöpf, was viel Liebe und Schutz braucht
- 37j IG 0P 15+3 SSW: Es hat es warm und gemütlich und hat alle Gefühle und Empfindungen wie alle Menschen
- 35j II G I P 17+0 SSW: Dass der kleine Erdenbürger gesund ist und eine positive Ausstrahlung hat
- 34j II G, I P 21+6 SSW: Das ungeborene Kind nimmt schon an der Umgebung teil, reagiert schon, z.B. auf Musik
- 31j I G 0P 21+6 SSW: Ein neuer Erdenbürger, den wir beschützen, unterstützen und lieben werden; ihm alle Möglichkeiten eröffnen, die Welt zu entdecken
- 26j IG 22+6 SSW: Ich stelle mir häufig ein zartes schmusiges und schutzbedürftiges kleines Wesen vor, das man einfach nur liebhaben kann
- 33j IG 0P 33+4 SSW : Zuversichtlich, eigenwillig, gesund

Diskussion

Der vermutete Zusammenhang zwischen früher pränataler Diagnostik und geringerer psychischer Belastung (Blumberg 1975) findet keine Bestätigung. Die emotionalen Reaktionen der Schwangeren und ihres Partners auf die pränatale Diagnostik ist unabhängig vom Gestationsalter. Gerade bei der Einführung der Chorionzottenbiopsie wurde das frühe Schwangerschaftsalter mit einem geringeren psychischen Trauma gleichgesetzt. Die erhoffte höhere Akzeptanz der Chorionzottenbiopsie aufgrund der Tatsache, dass die Diagnose in dem frühen zweiten Trimenon vorliegt und ein Schwangerschaftsabbruch zu diesem Zeitpunkt mit weniger Komplikationen verbunden ist (Crawfurd 1983, Klapp 1984), bestätigte sich nicht. Bei der Mehrzahl der Frauen ist das Ungeborene in der 10. Schwangerschaftswoche in Phantasien, Träumen und konkreten Vorbereitungen psychisch repräsentiert (Beutel 1992). Die sonographische Darstellung konkretisiert die Vorstellungen von dem Ungeborenen, der Embryo oder der Fet wird zum Kind; der Fet wird aus seiner Anonymität herausgenommen und bereits vor der Geburt zum bildlich dokumentierten Individuum.

Problematisch ist die bei früher Diagnostik höhere Rate an Auffälligkeiten und eine unnötige Abortinduktion bei Schwangerschaften, die infolge der fetalen Erkrankung spontan abortiert hätten (Boss 1994). Die Rate an Spontanaborten in diesem Schwangerschaftsalter liegt bei 12 bis 15 Prozent, deren Ursache ist häufig in chromosomalen Aberrationen zu suchen. Nach der 16. Schwangerschaftswoche liegt die Rate an Spontanaborten bei einem Prozent. In der Folge ergibt sich ein unnötiges psychisches Trauma bei Abortinduktion (Boss 1994). Je früher die pränatale Diagnostik ansetzt, desto häufiger werden chromosomale Auffälligkeiten aufgezeigt und in der Folge psychisch belastende Situationen und Entscheidungskonflikte konkret.

Literatur

Beutel, M.; Deckhardt, R.; Schaudig, K.; Franke, S. & Zauner, R. (1992): Trauer, Depressivität und Angst nach einem Spontanabort – eine Studie über systematische Erfassung und Einflussfaktoren. Psychother Psychosom Med Psychol 42, S. 158–166.

Blumberg, B. D. & Mitchell, M. D. (1975): The psychological sequelae of abortion performed for genetic indication. In: Am J Obstet Gynecol 122, S. 799–808.

Boss, J. A. (1994): First trimester prenatal diagnosis: earlier is not necessarily better. In: J Med Ethics 20, S. 146–151.

Burke, B. M. & Kolker, A. (1993): Clients undergoing chorionic villus sampling versus amniocentesis: Contrasting attitudes toward pregnancy. In: helath core Women Int 14, S. 193–200.

Bundesärztekammer (1998): Richtlinien zur pränatalen Diagnostik von Krankheiten und Krankheitsdispositionen. In: Deutsches Ärzteblatt 95, A, S. 3236–3242.

Callen (2000): Ultrasonography in Obstetrics and Gynecology – 4th ed.USA (Saunders Company).

Crawfurd, M. (1983): Ethical and legal aspects of early prenatal diagnosis. In: Br Med Bull 39, S. 310–314.

Delhandty, J. D.; Hapter, J. A. & Ao, A. (1997): Multicolour FISH detects frequent chromosomal mosaicism and chaotic division in normal preimplantation embryos from fertile patients. In: Hum Genet 99, S. 755.

Dürig, P. (2001): Fehlbildungen: Diagnostik und Management. In: Schneider (Hg.): Geburtshilfe. Heidelberg (Springer), 135–162.

Evans, M. I.; Hume, R. F.; Johnson, M. P.; Treadwell, M. C.; Krivchenia, E. L.; Zador, I. E. & Sokol, R. (1996): Integration of genetics and ultrasonography in prenatal diagnosis: Just looking is not enough. In: Am J Obstet Gynecol 174, S. 1925–1933.

Hautzinger, M. & Bailer M. (1992): Die Allgemeine Depressions-Skala. Manual. Beltz Test, Weinheim.

Klapp, J. (1984): Die Chorionbiopsie als Mittel zur Chromosomendiagnostik im 1. Trimenon. In: Geburtsh Frauenheilk 44, S.400–402.

Mangione, R.; Guyon, F.; Taine, L.; Wen Zq; Roux, D.; Vergnaud, A.; Maugey-Laulom B.; Horovitz, J. & Saura, R. (2001): Pregnancy outcome prognosis n fetuses with increased first-trimester Nuchal translucency. In: Fetal Diagnosis and Therapy 16, Nr. 6, S. 360–363.

Müller, B. & Basler, H. D. (1993): Der Kurzfragebogen zur aktuellen Beanspruchung. Manual Beltz Test, Weinheim.

Snijders, R. J. M.; Sebire, N. J. & Nicolaides, K. H. (1995): Maternal age and gestational age-specific risk for chromosomal defects. In: Fetal Diagn Ther 10, S. 356–367.

Spielberger, C. D. (1975): Anxiety : State-trait-process. In: Spielberger, C. D. & Saraon, I. G. (Hgs.) (1975): Stress and anxiety 1. Washington.

Anja Erfmann

Sexualisierte Gewalt gegen Mädchen und Frauen

Bedeutung für Schwangerschaft, Geburt und Wochenbett

Sexueller Missbrauch

Im Rahmen meiner Diplomarbeit zur Diplom-Sozialpädagogin habe ich mich dem Thema der Auswirkungen sexualisierter Gewalt auf Schwangerschaft und Geburt gewidmet. Die überwiegend aus dem englischsprachigen Raum stammenden Studien, die bis dahin vorlagen, sind von mir ausgewertet worden. Bis heute sind im europäischen Raum kaum Forschungsarbeiten zu diesem wichtigen Thema durchgeführt worden. Die Auswertung bedarf einer wissenschaftlichen Überprüfung, die den Rahmen meiner Arbeit überstieg. Dennoch möchte ich relevante Hinweise für die Praxis geben, die sich mit meinen Erfahrungen in der Arbeit als Hebamme decken. Einige neuere Erkenntnisse seit 1998 ergänzen diesen Beitrag, andere bleiben unberücksichtigt.

Sexualisierte Gewalt gegen Mädchen und Frauen hat viele Erscheinungsformen und reicht von Vergewaltigungen, Diskriminierungen in der Werbung, in den Medien, im Internet, sexuellen Belästigungen im Alltag, am Arbeitsplatz, am Telefon, über sexuelle Übergriffe durch Therapeuten bis hin zu rituellem Missbrauch u.a. Das Motiv, sexualisierte Gewalt auszuüben, ist Macht. Sexualität wird funktionalisiert um zu unterdrücken und zu erniedrigen und sich selbst als mächtig zu erleben.

Dieser Beitrag bezieht sich auf sexuellen Missbrauch in der Kindheit und Jugend. Sollte von andauernder sexualisierter Gewalt, körperlicher oder verbaler Gewalt die Rede sein, wird dies gekennzeichnet. Dieser Artikel vernachlässigt selbstverständlicherweise sexuelle Gewalt gegen Jungen. Sexueller Missbrauch wird international, je nach Definition, mit 7 bis 36 Prozent betroffenen Mädchen erfasst (Erfmann 1998). In Deutschland ist von 15 bis 30 Prozent Opfern die Rede, wobei die Zahlen auf unterschiedliche Definitionskriterien und Forschungsmethoden zurückgehen. In der Bundeskriminalstatistik 1999 wurden 15 279 Fälle von sexuellem Missbrauch gegen Kinder (§176, 176a, 176b StGB) erhoben, wobei eine 6- bis 20mal höhere Dunkelziffer vermutet wird.

Etwa 90 Prozent der Täter, die sexuellen Missbrauch ausüben, sind männlich. Die Opfer sexuellen Missbrauchs sind zu 80 bis 90 Prozent Mädchen. 12 bis 42 Prozent der Mädchen werden von Familienangehörigen missbraucht. In 9 von 10 Fällen kommt der Täter aus dem unmittelbaren sozialen Nahraum des Kindes (z.B. Lehrer, Trainer, Freunde der Familie, Erzieher u.a.). Sexueller Missbrauch geht auf die Ausnutzung eines Vertrauens- oder Autoritätsverhältnisses durch den Täter zurück um seine Bedürfnisse auf Kosten des Kindes zu befriedigen (vgl. BaF 2001). Ich verwende die Begriffe Betroffene, Opfer und Überlebende für Mädchen und Frauen, die sexualisierte Gewalt erlebt haben. Die Termini sexualisierte bzw. sexuelle Gewalt (-erfahrungen) und sexueller Missbrauch verwende ich gleichbedeutend.

Folgen

Betroffene selbst haben den Begriff der »Überlebensstrategien« für die Folgen nach sexualisierter Gewalt entwikkelt, der auch hier verwendet werden soll. Die teilweise negativ erscheinenden Verhaltensweisen haben den Mädchen in der Vergangenheit geholfen, die Gewalt zu überstehen. Die Art und die Schwere der Folgen differiert, weil z.B. die Dauer und das Ausmaß der Gewalthandlungen, das Alter des Kindes zu Beginn des Missbrauchs, die Art der Gewalt usw. das Ausmaß der Folgen bestimmen. Sexualisierte Gewalt zu erleben kann mit einer Traumatisierung einhergehen. Es existieren einige Folgen, die bei Überlebenden von sexuellem Missbrauch gehäuft vorkommen, aber es gibt kein Symptom, aus dem man die Erfahrung eines sexuellen Missbrauches ableiten könnte. Mögliche Folgen stellen folgende Symptome dar, wobei ich diejenigen nenne, die ich für Schwangerschaft, Geburt und Wochenbett für bedeutsam halte: *Körperliche Verletzungen* in Form von Wunden/Rissen im Genitalbereich, Hämatomen, Geschlechtskrankheiten und Pilzinfektionen und HIV-Infektionen. *Körperliche und psychosomatische Symptome* finden sich als Unterleibserkrankungen, -störungen, -operationen, Essstörungen, Atemstörungen (z.B. Asthma bronchiale, Luftschlucken), Schwangerschaft, Schlafstörungen, Ohnmachtsanfällen, Kreislaufschwächen und Schmerzzuständen. *Psychische Folgen* finden Erwähnung in Form von regressivem oder aggressivem Verhalten, überangepasstem Verhalten, Rückzug und Isolation, Ablehnung der eigenen Geschlechtsrolle, Kontakt- und Beziehungsstörungen, Posttraumatischer Belastungsstörung, Depressionen, diffusen Ängsten, Angststörungen, geringes Selbstwertgefühl, Schamgefühlen, Suchterkrankungen aller Art, Zwangsstörungen, dissoziative Störungen und Psychosen.

Schwangerschaft, Geburt und Wochenbett

- Anamnestisch wird eine erhöhte Anzahl von Schwangerschaftsabbrüchen, ungeplanten Schwangerschaften und häufigeren Fehlgeburten erhoben (Van-der-Leiden & Raskin 1993, Jacobs 1992). Webster, Chandler & Battistutta (1996) bestätigen diese Daten, wobei ihre Studie sich auf vergangene und andauernde Gewalterfahrungen, als auch auf körperlichen und emotionalen Missbrauch bezieht.

- Das erhöhte Auftreten von Teenagerschwangerschaften ist, mit Ausnahme einer Studie (Spatz Widom & Kuhns 1996), mit den entsprechenden Besonderheiten und Komplikationen als Folge von sexuellem Missbrauch erkannt worden (Rainey, Stevens-Simon & Kaplan 1995, Mullen 1994, Stevens-Simon & McAnarney 1994, Stevens-Simon, Kaplan & McAnarney 1993, Berenson, San Miguel, Wilkinson et al. 1992, Boyer & Fine 1992, Butler & Burton 1990).

- Seltene oder späte Schwangerenvorsorge finden in einigen Studien Erwähnung (Mc Farlane, Parker & Soeken 1996, Mayer 1995, Bonnet 1993). Webster, Chandler & Battistutta (1996, S. 762) widersprechen dieser Aussage.

- Von erhöhtem »Substance abuse« mit Nikotin, Alkohol, Medikamenten und anderen Drogen berichten mehrere ForscherInnen (McFarlane, Parker & Soeken 1996, Webster, Chandler & Battistutta 1996, Mayer 1995, Bayatpour, Wells, & Holford 1992, Amaro, Fried, Cabral et al. 1990).

- Es wurden fast doppelt so viele Krankenhausaufenthalte in der Schwangerschaft bei Frauen mit Gewalterfahrungen erhoben, als bei Frauen ohne Gewalterfahrungen (15 % vs. 8 %) (Satin, Ramin, Paicurich et al. 1992).

- Es treten vermehrt sexuell übertragbare Erkrankungen, Infektionen des Urogenitaltraktes und der Vagina bei Frauen mit Gewalterfahrungen auf (Satin, Ramin, Paicurich et al. 1992). Weiterhin ist ein erhöhtes Vorkommen von Asthma bronchiale in einer Studie festgestellt worden (Webster, Chandler & Battistutta 1996).

- Widersprüchliche Ergebnisse ergaben sich bezogen auf den Geburtsverlauf. Die Geburtsdauer wird als protrahiert oder extrem verkürzt erhoben (Parrat 1994, Van-der-Leiden & Raskin 1993).

- Einige ForscherInnen ermitteln einen erhöhten Anteil an Schnittentbindungen oder operativen Geburten, andere können dies nicht bestätigen (Farley & Keaney 1997, Frevert, Brown & Rogers 1996, Halliday-Summer & Kozlick 1996, Northrup 1996, Olbricht 1993).

- Vorzeitige Wehentätigkeit, Frühgeburten oder Small-for-date-Babies sind zum Beispiel als Folge von sexuellem Missbrauch beschrieben worden.

Andere ForscherInnen widersprechen diesen Aussagen (Frevert, Brown & Rogers 1998, McFarlane, Parker & Soeken 1996, Jacobs 1992, Satin, Ramin, Paicurich et. al. 1992). Webster, Chandler und Battistutta (1996, S. 762) erheben eine signifikant höhere Anzahl an Totgeburten bei Frauen, die sexuelle Gewalterfahrungen gemacht haben.

- Deutlich geworden ist, dass in der Schwangerschaft, unter der Geburt und im Wochenbett Erinnerungen an sexualisierte Gewalt ausgelöst werden können (Wenninger 1994, Parrat 1994, Smith 1993).

Begleitung

Aus der Literaturrecherche als auch aus meinen Praxiserfahrungen gehen unterschiedliche Hinweise zur Begleitung von Frauen, die sexualisierte Gewalt erfahren haben, hervor. Es wird empfohlen in jede gynäkologische und geburtshilfliche Anamnese die Frage nach sexualisierten Gewalterfahrungen aufzunehmen, wobei der Zeitpunkt hierfür kritisch gewählt werden sollte. Es ist sinnvoll, über sexualisierte Gewalt auch in der Geburtsvorbereitung zu informieren. Wenn Vaginaluntersuchungen oder andere Eingriffe wie Blutentnahmen, Cardiotokographien, Brustuntersuchungen, Infusionen o.ä. notwendig werden, sollten bei der Durchführung folgende Merkmale beachtet werden: Als Untersuchende/Untersuchender sollte genügend Zeit für die Untersuchung zur Verfügung stehen. Eine Erklärung zu Untersuchungsdauer und -zweck sind unumgänglich. Fragen nach dem Befinden während des Eingriffes erweisen sich als sinnvoll, ebenso die Zusage der Möglichkeit, die Untersuchung jederzeit zu beenden. Aussagen wie »Entspannen Sie sich!« oder »Es tut doch gar nicht weh!« können ›Flashbacks‹ (plötzliche Rückerinnerungen) auslösen, die die Frau als unangenehm oder bedrohlich erleben kann. Wenn eine traumatisierte Frau sich öffnet um über ihre Erfahrungen zu kommunizieren, ist das Angebot in ruhiger Atmosphäre darüber zu sprechen, sehr entlastend. In Anwesenheit von PartnerInnen oder Verwandten und FreundInnen über die geäußerte sexualisierte Gewalt zu sprechen, sollte vermieden werden. Bei Stillproblemen ist es sinnvoll zu erfragen, ob es einen bestimmten Grund dafür geben könnte. Falls Erinnerungen unter der Geburt ausgelöst wurden oder möglicherweise eine erneute Traumatisierung stattfand, erscheint es angemessen, sich als GesprächspartnerIn zur Verfügung zu stellen.

Schlussfolgerungen

In Deutschland gibt es bislang wenige Forschungsbemühungen zu sexualisierter Gewalt und dem Zusammenhang in der Geburtshilfe. So existieren (laufende) Forschungsarbeiten zur Datenlage zu sexuellem Missbrauch von Pfurtner, Peschers, Jundt et al. (2002). Sie erhoben in der gynäkologischen Ambulanz einer Universitätsklinik von 1075 Frauen 20,1 Prozent Frauen (n=216), die sexuelle Gewalterfahrungen gemacht hatten und befragten diese Frauen nach ihren Erfahrungen mit den sie betreuenden Gynäkologinnen und Gynäkologen über deren Offenheit mit sexualisierter Gewalt. Nur eine Frau war jemals nach sexueller Gewalterfahrung gefragt worden, wobei fast zwei Drittel der befragten Frauen dieser Frage zumindest nicht ablehnend gegenüber gestanden hätten. Es stehen die Ergebnisse einer laufenden Studie zu »Auswirkungen früher Körpererfahrungen auf Schwangerschaft, Entbindung und Stillzeit« der Frauenklinik der RWTH in Aachen und den Frauennotrufen aus dem Bundesgebiet noch aus. Rauchfuß und Mark (2000) entwickelten den Entwurf einer fächerübergreifenden Leitlinie zum Umgang mit Frauen, die häusliche Gewalt erfahren haben und beschäftigen sich ebenso mit schwangeren Frauen. Die interdisziplinäre, bundesweite Arbeitsgruppe zu »Auswirkungen sexualisierter Gewalt auf Schwangerschaft, Geburt und Wochenbett« erarbeitet diesen Themenkomplex und möchte unter anderem eine Enttabuisierung und kontinuierliche Wissensvermittlung erwirken.

Sexualisierte Gewalt gegen Mädchen und Frauen ist ein politisches Thema, das nicht in den Bereich des Einzelschicksals fallen darf. Die möglichen Folgen von sexualisierter Gewalt auf Schwangerschaft, Geburt und Wochenbett fordern eine Verankerung in den Lehrplänen und der Fortbildung für die in der Gynäkologie und Geburtshilfe tätigen Menschen. Ziel soll eine sensible, adäquate Begleitung und Beratung für betroffene Frauen sein sowie die Entwicklung von Handwerkszeug für die HelferInnen, um diesem schwierigen Thema begegnen zu können.

Literatur

Amaro, H.; Fried, L. E.; Cabral, H. & Zuckerman, B. (1990): Violence During Pregnancy and Substance Use. In: American Journal of Public Health 80 (5), S. 575–579.

BaF – Bundesvernetzungsstelle autonomer Frauennotrufe (Hg.) (2001): Sexualisierte Gewalt gegen Mädchen und Frauen. Informationsmappe der Bundesvernetzungsstelle autonomer Frauennotrufe. Kiel.

Bayatpour, M.; Wells, R. D. & Holford, S. (1992): Physical and Sexual Abuse as Predictors of Substance Abuse and Suicide Among Pregnant Teenagers. In: Journal of Adolescent Health 13, S. 128–132.

Berenson, A. B., Wiemann, C. M.; Rowem, T. F. & Rickert, V. I. (1997): Inadequate Weight Gain Among Pregnant Adolescents: Risk Factors and Relationship to Infant Birth Weight. In: American Journal of Obstetrics and Gynecology 176 (6), S. 1220–1227.

Bonnet, Catherine (1993): Adoption at Birth: Prevention Against Abandonment or Neonaticide. In: Child Abuse & Neglect 17 (4), S. 501–513.

Boyer, D. & Fine, D. (1992): Sexual Abuse as a Factor in Adolescent Pregnancy and Child Maltreatment. In: Familiy Planning Perspectives 24 (1), S. 4–11 und 19.

Butler, J. R. & Burton, L. M. (1990): Rethinking Teenage Childbearing: Is Sexual Abuse a Missing Link. In: Family Relations 39, S. 73–80.

Cole, B. V., Scoville, M. & Flynn, L. T. (1996): Psychiatric Advance Practice Nurses Collaborate With Certified Nurse Midwives in Providing Health Care for Pregnant Women With Histories of Abuse. In: Archives of Psychiatric Nursing 10 (4), S. 229–234.

Erfmann, A. (1998): Auswirkungen sexualisierter Gewalt auf Schwangerschaft und Geburt. Kiel. Diplomarbeit.

Farley, M. & Keaney, J. C. (1997): Physical Symptoms, Somatization and Dissoziation in Women Survivors of Childhood Sexual Assault. In: Women & Health 25 (3), S.33–45.

Frevert, R. (1998): Unveröffentliche Ergebnisse von »Sexual Abuse an Pregnancy Outcomes. – A Descriptive Study« Persönliche, schriftliche Mitteilung vom 25.05.1998

Frevert, R., Brown, A. & Rogers, C. (1996): Sexual Abuse and Pregnancy Outcomes. A Descriptive Study. In: Proceedings der 24. Konferenz der Internationalen Hebammenvereinigung in Oslo.

Gershenson, H. P., Musick, J. S., Ruch-Ross, H. S., Magee, V., Rubino, K. K. & Rosenberg, D. (1989): The Prevalence of Corercive Sexual Experience Among Teenage Mothers. In: Journal of Interpersonal Violence 4 (2), S. 204–219.

Halliday-Summer, L. & Kozlick, D. (1996): Impact of Sexual Abuse on Breastfeeding. In: Proceedings der 24. Konferenz der Internationalen Hebammenvereinigung in Oslo.

Helton, A. S., McFarlane, J. & Anderson, E. T. (1987): Battered and Pregnant: A Prevalence Study. In: American Journal of Public Health 77 (10), S. 1337–1339.

Jacobs, J. L. (1992): Child Sexual Abuse Victimization and Later Sequelae During Pregnancy and Childbirth. In: Journal of Child Sexual Abuse 1 (1), S. 103–112.

Kendall-Tackett, K. (1998): Breastfeeding and The Sexual Abuse Survivor. In: Breastfeeding Abstracts, 17(4), S. 27–28.

McFarlane, J., Parker, B., Soeken, K. & Bullock, L. (1992): Assessing for Abuse During Pregnancy. In: JAMA, The Journal of the American Medicine Association 267 (23), S. 3176–3178.

McFarlane, J., Parker, B. & Soeken, K. (1996): Abuse During Pregnancy: Associations with Maternal Health and Infant Birth Weight. In: Nursing Research 45 (1), S. 37–42.

Mullen, P. E. (1997): Der Einfluß von sexuellem Kindesmißbrauch auf die soziale, interpersonelle und sexuelle Funktion im Leben des Erwachsenen und seine Bedeutung in der Entstehung psychischer Probleme. In: Amann, G. & Wipplinger, R. (Hrsg.): Sexueller Mißbrauch. Überblick zu Forschung, Beratung und Therapie. Ein Handbuch. Tübingen, S. 246–259.

Newberger, E. H.; Barkan, S. E.; Lieberman, E. S.; McCormick, M. C.; Yllo, K.; Gary, L. T. & Schlechter, S. (1992): Abuse of Pregnant Women and Adverse Birth Outcome. In: JAMA, The Journal of the American Medicine Association 267 (17), S. 2370–2372.

Olbricht, I. (1993): Was Frauen krank macht: Der Einfluß der Seele auf die Gesundheit der Frau. München.

Olbricht, I. (1997): Folgen sexueller Traumatisierung für die seelische Entwicklung und das Körpergefühl von Frauen. In: Arbeitskreis Frauengesundheit in Medizin, Psychotherapie und Gesellschaft e.V. AKF (Hg.): Wege aus der Ohnmacht und Gewalt. Frauengesundheit zwischen Menschenrechten und Grenzverletzung. Bünde, S. 100–113.

Olbricht, I. (1998): Folgen sexueller Traumatisierung für die seelische Entwicklung und das Körpergefühl von Frauen. In: Bremische Zentralstelle für die Verwirklichung der Gleichberechtigung der Frau (Hg.): Sexuelle Gewalt. Ursache für spezifische körperliche Beschwerden von Frauen und Mädchen. Dokumentation einer Fortbildung für Gynäkologinnen/Gynäkologen im Herbst 1996 in Bremen. Bremen, S. 27–38.

Parrat, Jenny (1994): The Experience of Childbirth for Survivors of Incest. In: Midwifery 10, S. 26–39.

Peschers, U. M.; Du Mont, J.; Jundt, K.; Pfürtner, M.; Dugan, E. & Kindermann, G. (2002): Prevalence of Sexual Abuse Among Women Seeking Gynecologic Care in Germany. Eingereichtes Manuskript.

Rauchfuß, M. & Mark, H. (2000): Entwurf einer fächerübergreifenden Leitlinie »Häusliche Gewalt gegen Frauen«. Berlin.

Rainey, D.Y., Stevens–Simon, C. & Kaplan, D. W. (1995): Are Adolescents Who Report Prior Sexual Abuse at Higher Risk For Pregnancy? In: Child Abuse & Neglect 19 (10), S. 1283–1288.

Satin, A. J., Ramin, S. M., Paicurich, J., Millman, S. & Wendel, G. D. (1992): The Prevalence of Sexual Assault: A Survey of 2404 Puerperal Women. In: American Journal of Obstetrics and Gynecology 167 (4), S. 973–975.

Smith, P. (1993): Childhood Sexual Abuse, Sexuality, Pregnancy and Birthing. A Life History Study., New Zealand. (Palmerston North).

Spatz Widom, C. & Kuhns, J. B. (1996): Childhood Victimization and Subsequent Risk for Promiscuity, Prostitution and Teenage Pregnancy: A Prospective Study. In: American Journal of Public Health 86 (11), S. 1607–1612.

Stevens-Simon, C.; Kaplan, D. W. & McAnarney, E. R.(1993): Factors Associated with Preterm Delivery Among Pregnant Adolescents. In: Journal of Adolescent Health 14, S. 340–342.

Stevens-Simon, C. & Reichert, S. (1994): Sexual Abuse, Adolescent Pregnancy and Child Abuse. A Developmental Aproach to an Intergenerational Cycle. In: Archives of Pediatrics and Adolescent Medicine 148 (1), S. 23–27.

Stevens-Simon,C. & McAnarney, E. R. (1994): Childhood Victimization: Relationship to Adolescent Pregnancy Outcome. In: Child Abuse & Neglect 18 (7), S. 569–575.

Van-der-Leiden, M. E. & Raskin, V. (1993): Psychological Sequelae of Childhood Sexual Abuse: Relevant in Subsequent Pregnancy. In: American Journal of Obstetrics and Gynecology 168 (4), S. 1336–1337.

Webster, J.; Chandler, J. & Battistutta, D. (1996): Pregnancy Outcomes and Health Care Use: Effects of Abuse. In: American Journal of Obstetrics and Gynecology 174 (2), S. 760–767.

Wenninger, K. (1994): Langzeitfolgen sexuellen Kindesmißbrauchs: dysfunktionale Kognitionen, psychophysiologische Reagiblität und ihr Zusammenhang mit der Symptomatik. Göttingen. Dissertation.

Angela Hauer

Einfluss einer Intervention zur Förderung der pränatalen Mutter-Kind-Kommunikation

Verlauf von Geburt, Wochenbett und das erste Jahr post partum

»Der Anfang ist die Hälfte des Ganzen« (Platon).

Doch wie sieht der Anfang aus?

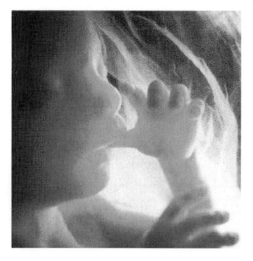

Abbildung 1

Zuerst die Eckdaten des vorgeburtlichen Lebens: In der 8. SSW ist bereits ein kleiner Mensch zu erkennen, mit der 12. SSW wird das Bewegungsrepertoire nahezu komplett. Die Mechanorezeptoren der Haut entwickeln sich in der 16. SSW, das vestibuläre System ist in der 20. SSW vollständig ausgebildet. Zwillingsbeobachtungen zu diesem Zeitpunkt lassen Emotionen und soziale Interaktionen erkennen. Mit der Myelinisierung des N. acusticus ist in der 24. SSW das Ohr voll entwickelt, ab der 28. SSW schließlich ist das extrauterine Überleben möglich.

Nach Gloger-Tippelt durchlebt die Schwangere zeitgleich folgende Phasen: Das erste Trimenon wird bestimmt durch Ambivalenz und Verunsicherung, das Geburtsangstniveau ist hoch. Ab der 15. SSW tritt die Anpassungsphase ein – die hier zumeist stattfindende Ultraschalluntersuchung lässt die Vorstellungen über das Kind klarer werden. Die ersten spürbaren Bewegungen des Kindes leiten ab der 20. SSW die Konkretisierungsphase ein, die Zeit nach der 30. SSW wird von Antizipation, Vorbereitung und einem erneuten Höhepunkt der Geburtsangst bestimmt. Nach der Geburt folgt die Erschöpfungs- und euphorische Phase.

In die prospektiv randomisierte Studie wurden – beziehungsweise werden – Primiparae der 16.–25. SSW, die älter als 18 Jahre sind und über gute Deutschkenntnisse verfügen, aufgenommen. Schwere Krankheiten des Föten oder der Mutter, Mehrlingsschwangerschaften, voraussehbare wie geplante Sectioentbindung sind Ausschlusskriterien. Neben psychologischen Tests (GAS, IPC, IIP, ADS, EPDS, Bayley) wird eine allgemeine, persönliche Anamnese und eine Sozial-, Schwangerschafts- und Geburtsanamnese durchgeführt. Per Randomisation werden die Frauen den beiden Gruppen zugeteilt – bislang 48 der Interventions- und 44 der Kontrollgruppe.

Studie

Untersuchungsplan

T1:	20.–25. SSW	*Halbstrukturiertes Interview*
		Fragebögen: GAS, IPC, IIP, ADS, EPDS
T2:	36. SSW	Fragebogen: GAS
T3:	6 Wo. p.p.	*Halbstrukturiertes Interview,* Fragebögen
T4:	12 Mo. p.p.	*Bayley-Test,* Fragebögen

Intervention

T1*:	20.–25. SSW	Anleitung Intervention
	25.–40. SSW	dreiwöchentliche Zwischenkontakte

(Abbildung 2)

Das Interventionsprogramm unterteilt sich in tägliche und wöchentliche Aktivitäten:

Täglich

- Meditation in Form von Körperwahrnehmungsübungen
- Tagebuch schreiben über Erlebnisse in Verbindung mit der SS und dem Kind
- Singen von Liebesliedern oder Kinderliedern

Wöchentlich (3x/Wo.)

- Berührung und Spiel: Stupsen und Klopfen
- Klassische Musik hören: Händel, Vivaldi, Mozart
- Sanftes Massieren mit großflächigen Streichbewegungen
- Tanzen

Nach zweimaliger Anleitung wird es von den Interventionsschwangeren selbstständig ausgeführt. Dreiwöchentliche Zwischenkontakte ermöglichen es, Akzeptanz, Durchführung und Erfolg des Programms zu erfragen.

Nun die Frage, welche die Studie zu beantworten sucht: Kann die Intervention Einfluss nehmen auf die Geburtsangst, den Geburtsverlauf, das Stillverhalten und die frühkindliche Entwicklung?

Bevor es zur Beantwortung dieser Frage kommt, sollen zuerst die allgemeinen Ergebnisse bezüglich der soziodemographischen Daten, der Schwangerschaft und der »Bilder vom Kind« zum Zeitpunkt des Eintritts in die Studie dargestellt werden. Angegebene Prozentwerte beziehen sich auf das Gesamtkollektiv – die Ergebnisse der Verteilung der Merkmale innerhalb der spezifischen Gruppen Intervention/Kontrolle entsprachen sich (Abb. 3).

Allgemeine Ergebnisse

Soziodemographische Daten
Schulbildung: HS 8%, RS 35%, GY 57%
Berufstätigkeit: 89%
Sozialstatus: verheiratet 64%, eheähnl. Gem. 27%, allein 3%

Schwangerschaft
Durchschnittsalter bei Eintritt der SS: 30 Jahre
Modus der Konzeption: geplant 83%, ungepl. erwünscht 15%
Bisheriger SS-Verlauf: komplikationslos 63%
Erleben: positiv 73%, ambivalent 18%

»Bilder vom Kind«
optische Vorst.: nein 30%, ja 66%
Kontaktaufnahme: alle   (Abbildung 3)

Da die Geburtsangst während der Schwangerschaft einen biphasischen Verlauf nimmt mit Höhepunkten im ersten und gegen Ende des dritten Schwangerschaftstrimesters, wird die Geburtsangstskala von Lukesch (GAS) in beiden Gruppen zweimalig, zu eben diesen Zeitpunkten T1 und T2, vorgelegt.

Anhand der berechneten Itemkennwerte lässt sich eine Angsthierarchie erstellen. Diese wird für beide Gruppen zu beiden Zeitpunkten von der Angst vor Komplikationen und einer langen Dauer der Geburt angeführt, zum Zeitpunkt T2 kommt in der Interventionsgruppe die Angst vor einer Sectio, in der Kontrollgruppe die Angst vor einem Abort hinzu.

Der Vergleich des GAS-Summenwertes der 36. SSW mit dem der 20. SSW ergibt innerhalb der Interventionsgruppe für die Differenz einen Median von 18,5, in der Kontrollgruppe liegt der entsprechende Wert bei 9. Der Gruppenvergleich mittels des Wilcoxon Rangsummentests zeigt einen p-Wert von 0,15, vergleicht man die Abnahme der Geburtsangst in beiden Gruppen.

Im folgenden kommt der Geburtsverlauf in beiden Gruppen zur Darstellung (Abb. 4). Spontan entbanden 42 Prozent der Interventionsschwangeren, in der Kontrollgruppe war dies bei 49 Prozent der Fall. Eine vaginal-operative Geburt, meist einer geburtsmechanischen Indikation wegen, war bei 16 Prozent der Interventionsgruppe notwendig, in der Kontrollgruppe bei 12 Prozent. Aufgrund einer Lageanomalie unterzogen sich 22 Prozent der Interventionsschwangeren und 7 Prozent der Kontrollschwangeren einer primären Sectio. Aus gemischter kindlicher und mütterlicher Indikation wurde bei 20 Prozent der Interventionsgruppe und bei 33 Prozent der Kontrollgruppe eine sekundäre Sectio durchgeführt. Von einem schönen, positiven Geburtserlebnis konnten 33 Prozent der Interventionsschwangeren im Gegensatz zu 20 Prozent der Kontrollschwangeren berichten.

Richten wir den Blick auf das unterschiedliche Stillverhalten der beiden Gruppen (Abb. 5). Nicht stillten von Beginn an nur Teilnehmerinnen der Kontrollgruppe (10 %), ebenso verhält es sich mit dem Abstillen vor der sechsten Woche post partum, welches bei 19 Prozent der Kontrollgruppe der Fall war. Ein positives Stillgefühl verspürten 91 Prozent der Interventionsgruppe

Abbildung 4: Geburtsverlauf

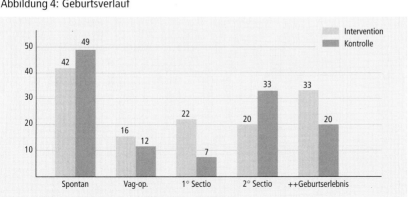

Abbildung 5: Stillverhalten

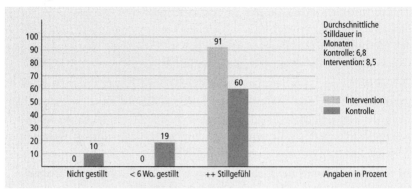

im Gegensatz zu 60 Prozent der Kontrollgruppe. Die durchschnittliche Stilldauer betrug in der Interventionsgruppe 8,5 Monate, in der Kontrollgruppe 6,8 Monate.

Vergleicht man die Kinder der beiden Gruppen hinsichtlich der frühkindlichen Entwicklung mit Hilfe des »Bayley Mental Development Index«, schneiden in der Interventionsgruppe 55 Prozent der Kinder überdurchschnittlich ab, in der Kontrollgruppe ist dies bei 40 Prozent der Fall. In beiden Gruppen verteilten sich die restlichen Prozente auf den durchschnittlichen Bereich, einem Score zwischen 85 und 115.

Fazit der Studie: Das durchgeführte Interventionsprogramm reduziert die Geburtsangst, führt zu subjektiv positiverem Geburtserleben und beeinflusst das Stillverhalten positiv.

Mit Platon habe ich begonnen – mit Hesse möchte ich schließen:

»Jedem Anfang wohnt ein Zauber inne.«

Brigitte Leeners, Peruka Neumaier-Wagner, Mechthild Neises,
Sabine Kuse, Werner Rath

Auslöser für hypertensive Schwangerschaftserkrankungen

Subjektive Belastungen während der Schwangerschaft

Einleitung

Hypertensive Schwangerschafterkrankungen (HES) stellen auch heute noch die Haupttodesursache mütterlicher Todesfälle in den westlichen Ländern dar. 20 Prozent aller Frühgeburten und perinatalen Todesfälle sind auf HES, zu denen neben der Präeklampsie, das HELLP-Syndrom, die schwangerschaftsassoziierte Hypertonie und die chronische Hypertonie zählen, zurückzuführen. Die Ursache ist trotz intensivster Forschung weiterhin ungeklärt. Damit bleibt die Beendigung der Schwangerschaft weiterhin die einzige kausale Therapie, was dann – neben den mütterlichen Komplikationen – abhängig vom Schwangerschaftsalter zu den bekannten Problemen der Frühgeburtlichkeit führt.

Für eines der Symptome dieser Erkrankungen, den Bluthochdruck, ist ein enger Zusammenhang zu psychosomatischen Faktoren bekannt. Psychosomatische Ursachen bieten im Gegensatz zu den bisherigen Therapieansätzen die Möglichkeit prophylaktischer Maßnahmen, d. h. die Chance das Risiko für das Auftreten einer HES zu reduzieren. Auch könnten ggf. besonders gefährdete Frauen durch gezielte Fragen in der Schwangerschaftsvorsorge identifiziert und damit eine besonders engmaschigen Vorsorge angeboten werden.

In unserem in Kooperation mit der Selbsthilfegruppe Gestosefrauen e.V. durchgeführten Forschungsprojekt haben wir u. a. untersucht, ob ein Zusammenhang zwischen chronischen und akuten Belastungsfaktoren in der Schwangerschaft und der Häufigkeit einer HES besteht.

Methodik

Ein speziell für diese Fragestellung entwickelter Fragebogen wurde von 1218 Frauen mit einer HES und circa 1000 Kontrollprobandinnen beantwortet.

Abbildung 1: Chronische seelische Belastungen während der Schwangerschaft

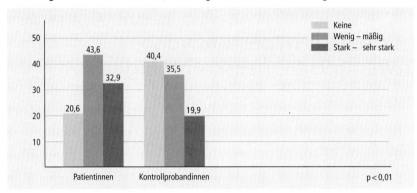

Alle von den Studienteilnehmerinnen angegebenen Diagnosen wurden anhand der Krankenakten überprüft und ggf. korrigiert. Die Gruppe der Patientinnen umfasst Frauen mit HELLP-Syndrom, mit einer Präeklampsie und mit einem schwangerschaftsassoziierten Hypertonus in mindestens einer Schwangerschaft. Die hier vorgestellten Ergebnisse basieren auf 674 Fragebögen, 289 von Patientinnen und 385 von Kontrollprobandinnen, insgesamt wurden 1145 Schwangerschaften berücksichtigt.

Ergebnisse

Während der Schwangerschaft wurden von den Frauen mit HES signifikant häufiger starke bis sehr starke chronische seelische Belastungen als von den Kontrollprobandinnen angegeben. Umgekehrt gaben die Kontrollprobandinnen signifikant häufiger keine seelische Belastung an. (Abb.1)

Abbildung 2: Akute seelische Belastungen während der Schwangerschaft

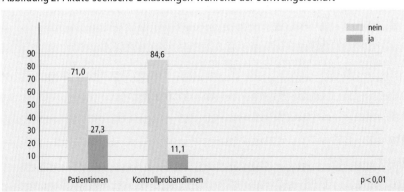

Auf die Frage nach besonders belastenden Ereignissen während der Schwangerschaft, d. h. nach einer akuten Belastung antworteten die Patientinnen mit mindestens einer HES ebenfalls signifikant häufiger mit ja, als die Kontrollgruppe (Abb. 2). Zu solchen Ereignissen zählen beispielsweise der Tod eines nahestehenden Angehörigen, Arbeitslosigkeit des Partners, eigene Unfälle oder Unfälle nahestehender Angehöriger, Untreue des Partners bzw. Trennung vom Partner etc.

Des Weiteren berichteten Frauen mit der Diagnose einer HES signifikant häufiger als Frauen mit unauffälligen Schwangerschaften über einen unruhigen bis sehr unruhigen Lebensstil während der Schwangerschaft (Abb. 3).

Abbildung 3: Einschätzung des Lebensstils während der Schwangerschaft

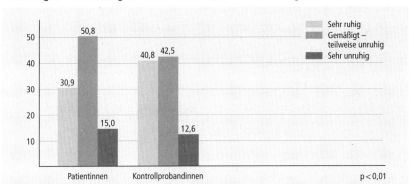

Diskussion

Zwischen Frauen mit HES und Kontrollprobandinnen zeigt sich also ein hochsignifikanter Unterschied zwischen der Häufigkeit verschiedener Belastungsfaktoren in der Schwangerschaft. Dabei wurden in beiden Kollektiven ähnliche Ereignisse als Belastungsfaktoren angegeben. D. h. trotz unterschiedlicher Schwangerschaftsverläufe scheinen die Erinnerungen an belastende Ereignisse für beide Gruppen gleich zu sein.

Die mit dieser Frage verknüpfte Intention war, Belastungsfaktoren außer der HES selbst, die mit Beginn einer umfassenden Diagnostik natürlich zu einem weiteren Belastungsfaktor wird, zu explorieren. Die Tatsache, dass in keinem Fall die HES als Belastungsfaktor genannt wurde, bestätigt, dass sowohl die chronische wie auch die akute Belastung während der Schwangerschaft nicht durch die HES selbst zu erklären ist.

Die Ergebnisse unserer Untersuchung zeigen, dass akute und chronische psychische Belastungsfaktoren während der Schwangerschaft mit einer erhöhten Prävalenz von HES assoziiert sind.

Schlussfolgerungen

Daher sollten Fragen nach subjektiven Belastungsfaktoren in die Schwangerenvorsorge integriert werden. Bei Belastungen empfiehlt sich neben psychosozialen Hilfsangeboten zur Entlastung der Schwangeren eine besonders sorgfältige Exploration der Frühzeichen von HES.

Literatur

Eicher, W. (1973): Psychosomatische Aspekte der EPH-Gestose. In: Psychosom Med 5, S. 120–127.

Eicher, W.; Lammers, H. & Heinz, F. (1974): Untersuchungen zur Persönlichkeitsstruktur bei EPH-Gestosepatientinnen. In: Rippert, C. Rippmann, E. T. (Hg.): EPH-Gestose. Bern (Huber), S. 203–209.

Page, E. W. (1953): The hypertensive disorders in pregnancy III. Springfield. Thomas publication

Rippmann (1972): EPH-Gestose. Berlin, New York (de Gruiter).

Wenderlein, J. M (1983): Gestosis and psychosomatic aspects. Gestose und Psychosomatik. In: Zentralbl Gynakol 105 (22), S. 1457–67.

Gerlinde Debus, Edeltraut Edlinger, Gerhard W. Sandner,
Cornelia Rauer, Ina Schuhmacher

Eine Schwangerschaft –
zwei Sichtweisen

Fallschilderung

Die 41-jährige Erstgebärende wird in der 25+5. SSW wegen Verdacht auf Blasensprung stationär aufgenommen. Die üblichen Routineuntersuchungen (CTG, Spiegeleinstellung mit Amnicheck und Cervixabstrich, gynäkologische Tastuntersuchung, Ultraschallmessung der Cervixlänge, Fetometrie) bestätigen den Verdacht nicht, es findet sich jedoch eine auf 23 mm verkürzte Cervix uteri mit einer Trichterbildung im Bereich des inneren Muttermundes als Ausdruck einer zervixwirksamen Wehentätigkeit und drohender Frühgeburtlichkeit.

Die Patientin erhält eine intravenöse Tokolyse, die RDS-Prophylaxe zur Induktion der fetalen Lungenreife, eine blind begonnene Antibiotika-Therapie und eine desinfizierende Scheidenbehandlung. Zur Nacht ist ein niedrig dosiertes Anxiolytikum angeordnet. Darüber hinaus soll sie strenge Bettruhe einhalten. Die Schwestern helfen ihr beim Waschen und bei den Toilettengängen.

Zu ihrer medizinischen und sozialen Anamnese gibt die Schwangere an, 1996 eine laparoskopische Myomenukleation gehabt zu haben. Seit 1997 leide sie an Bandscheibenvorfällen im LWS und SWS-Bereich. Wegen der Schmerzen sei sie seit einigen Jahren in psychotherapeutischer Betreuung und in einer Schmerzklinik. Sie ist verheiratet mit einem Software-Entwickler und habe selbst eine Ausbildung als Organisationsassistentin durchlaufen.

Die Schwangere erscheint bereits bei der Aufnahme trotz ihres Alters kindlich regressiv. Nach 48-stündiger Therapie klagt sie über ein Engegefühl in der Brust und Atemnot. Für eine Lungenembolie findet sich kein Anhalt. In den folgenden Tagen meldet sie sich immer wieder abends mit Beschwerden, für die sich kein medizinisches Korrelat findet, so dass nach einer Woche die im

Hause tätige Psychologin hinzu gezogen wird mit der Bitte um begleitende Betreuung. Sie führt mit der Patientin in zwei- bis dreitägigen Abständen Gespräche durch.

Darüber hinaus findet die Patientin immer wieder die Gelegenheit, ausführliche Gespräche mit den behandelnden Ärztinnen und Ärzten zu führen. Auch die Pfarrerin wird eingeschaltet. Viele der beteiligten Pflegenden und Ärztinnen fühlen sich von der Patientin auf das Äußerste gefordert und in Anspruch genommen. Ängstlichkeit, Regressionsverhalten und unerwartete Reaktionen wie Weinen oder Zittern am ganzen Körper lösen Unverständnis, Hilflosigkeit, aber auch Ärger und Wut bei manchen Betroffenen aus.

Mit der Ahnung, dass hier offensichtlich tief sitzende Probleme nicht nur die Schwangerschaft, sondern vor allem die Mutter-Kind-Beziehung nach der Geburt stören, fällt in der 27. Woche der Entschluss der Schwangeren eine Hilfestellung über Schwangerschaft, Geburt und Wochenbett hinaus zukommen zu lassen. Hierzu werden die Mitarbeiterinnen der Beratungsstelle für natürliche Geburt und Elternsein e. V. hinzu gezogen, die sich auf die Betreuung von Schwangeren und deren Angehörigen nach der Geburt spezialisiert und konzentriert haben.

Medizinischer Verlauf

Zwei Wochen nach der Aufnahme wird eine Cerclage durchgeführt, wenige Tage später erfolgt wegen schmerzhafter massiver Nierenstauung rechts die Einlage eines Double-J-Katheter in Ureter und Nierenbecken. Die stationäre Behandlung erstreckte sich insgesamt über elf Wochen, sie ist gekennzeichnet von einer intensiven Interaktion zwischen der Schwangeren und den sie begleitenden/betreuenden Personen. Hier findet sich alles von Freundlichkeit und Souveränität über Hilflosigkeit, bis hin zu absoluter Ablehnung.

Immer wieder wird versucht, die intravenöse Tokoloyse umzustellen auf eine orale Therapie. Dies wird von der Patientin mit den verschiedensten Symptomen bzw. Reaktionen beantwortet, die von wechselnden Schmerzangaben, Schüttelfrost über extreme Agitiertheit bis hin zu depressiven Reaktionen reichen. Die Trennung zwischen psychosomatischen und somatischen Symptomen ist nicht mehr möglich.

Einige Tage nach Einschaltung der Mitarbeiterinnen aus der Beratungsstelle für Natürliche Geburt und Elternsein e.V. wird die Betreuung der Schwangeren weniger aufwändig, die abendlichen Beschwerdeangaben lassen nach. Ab jetzt erfolgen regelmäßige Besuche und Telefonate durch die Beraterinnen. Nach elf Wochen Krankenhausaufenthalt kann Frau M. in der 35+3. SSW entlassen werden.

Die Sicht der Beraterin

Eine zierliche Frau liegt an der Infusionsnadel. Sie berichtet, dass sie das erste Mal im Leben überraschend schwanger geworden sei. Sie habe keinen Bezug zum Kind. Besuche bekomme sie keinen, obwohl die Schwestern ihr das so dringend vorgeschlagen hätten. Eltern habe sie eigentlich auch nicht. Ihre Mutter sei im Krieg verschüttet worden und danach geistig verwirrt gewesen. Mutter sei sie ihr nie gewesen. Das wurde später die Schwester der Mutter, die beide betreute. Von einem Vater wisse sie nichts. In der Schulzeit habe sie sich Väter erfunden, die ihr gefielen. Nach einer Weile schmerzt auch der Rücken wieder.

Überraschend kommt ihr Mann, nimmt 5 Stunden Weg auf sich von seiner Reha-Klinik nach einer Hüftoperation, um 2 Stunden bei seiner Frau sein zu können. Er will Anteil nehmen und Unterstützung geben, damit es ihr und seinem Kind gut geht. Die Beraterin leitet eine Berührungsentspannung an. Frau M. mag die Hand ihres Mannes auf ihrem Rücken, der Atem wird ruhiger. Sie denkt an die Geburt, fragt, wie schmerzhaft sie sein wird? Was wird ihr helfen können? Die Beraterin vermittelt ihr in einzelnen Bereichen den Geburtsablauf, weist u. a. auf die Hilfe des Atems hin.

Da Frau M. aus der Schmerztherapie Entspannungstechniken kennt, kann sie auf sie zurückgreifen. Obwohl sie bedürftig ist, spricht die Beraterin ihre vorhandenen Ressourcen an, fördert deren Intuition im Hinblick auf die Geburtsarbeit:

- Da sie im Augenblick noch keinen Bezug zum Kind hat, wird das gefördert, was sie fühlt. Aktuell ist das die Hand ihres Mannes auf dem Rücken.
- Bei einem anderen Besuch hat Frau M. Fieber und Schüttelfrost und will nichts essen, obgleich das Personal das für nötig hält. Sie wird von der Beraterin darin bestärkt, dass sie ihrem Empfinden vertrauen kann und dass der Hunger zurückkommt.

Unter extremer Belastung

Die Rückenschmerzen sind wieder massiv geworden, besonders in der Nierengegend. Beim Ultraschall wird eine verstopfte Nierenschiene gesehen. In der urologischen Klinik soll das überprüft werden. Die Beraterin begleitet sie. Circa drei Stunden warten sie auf den Transport. Im Krankenwagen erlebt die Patientin jedes Bremsen und Holpern als äußerst schmerzhaft im Rücken. Die Urologen sedieren sie wegen ihrer Schwangerschaft nicht, während sie die alte Schiene ziehen und eine Neue legen. Die lauten Schmerzensschreie muss die Beraterin vor der Tür mit anhören, ohne helfen zu können.

Aus der Behandlung kommt ein Häufchen Elend. Frau M. hat keine Kraft mehr und kann sich nicht vorstellen, eine Geburt zu erleben, die in ihrer

Phantasie ja noch weit schlimmer sein muss. Um 18 Uhr erschütterungsfreier Transport zurück in die Geburtsklinik, in der schon ihr Mann wartet. Heute darf er in der Klinik schlafen. Das hilft ihr sehr.

Unter der Geburt

In der 38. Woche morgens um 7 Uhr ein Anruf bei der Beraterin: Herr M. berichtet, dass die Ärzte nun die Geburt eingeleitet hätten. Als die Beraterin einige Zeit später in der Klinik ist, liegt Frau M. in der Badewanne in vollkommener Konzentration. Sie atmet ruhig. Im Laufe des Vormittags hat sich der Muttermund jedoch erst 3 cm geöffnet. Ihr wird geraten, die Geburt und die Eröffnung des Muttermundes durch Gabe von Dolantin zu erleichtern. Sie stimmt zu. Nach der Gabe von Dolantin reißt der Kontakt zwischen Frau M. und der Beraterin ab, sie ist mit sich beschäftigt. Der Muttermund öffnet sich und schließlich wird mit Kristellerhilfe gegen 18 Uhr ihr Sohn geboren (2980 g schwer und 51 cm lang).

Jetzt ist sie nur noch erschöpft. Ihr Mann ist überglücklich mit seinem hübschen Sohn und stolz, weil seine Frau ohne Kaiserschnitt geboren hat.

Wochenbett

Frau M. ist immer noch überrascht und verwundert, dass sie ihren Sohn im Arm hat. Sie ist stolz auf ihre Leistung, aber auch voller Sorge, ob der Sohn nicht doch geschädigt wurde durch die vielen Medikamente in der Schwangerschaft. Sie ist gerne in der Klinik und genießt sichtlich die Bewunderung des Klinikpersonals. Nach einer Woche wird sie entlassen.

Erstes Lebensjahr des Kindes

Zwei Monate später besucht die Beraterin die Familie. Es gibt Tee und Kuchen für die Beraterin und einen großen Blumenstrauß als Dankeschön.

In der Zwischenzeit haben sich für Frau M. neue Fragen gestellt:

Wie soll sie mit dem Sohn umgehen, wie oft trockenlegen? Wie stillen, wenn die Handgelenke schmerzen? Wie damit umgehen, dass ihr Mann alles so ideal haben möchte und ihr Rücken wieder schmerzt und sie doch schon so viel gegeben hat?

Nach einem unklaren Ohnmachtsanfall ihres vier Monate alten Sohnes ist sie sichtlich überfordert und denkt darüber nach, ihn zur Adoption freizugeben. Mit Hilfe der Sozialpädagogin aus der Geburtsklinik und einem Hauspflegedienst sucht sie eine Tagesmutter. Sie besucht wieder die ambulante Schmerztherapie in der Klinik. Am ersten Geburtstag ihres Sohnes hat sie sich in der neuen Situation stabilisiert.

Diskussion

Die beschriebene Arbeitsweise macht deutlich, dass es gelingen kann, eine Frühgeburt trotz vorzeitiger Wehen in einer sehr kritischen Schwangerschaftszeit zwischen der 26. und der 35. Schwangerschaftswoche durch gemeinsame Betreuung von Geburtsklinik und psychosozial arbeitender Beratungsstelle zu vermeiden. Ähnliche Erfolge zeigen Bauer und Koautorinnen (1991) bezüglich der Frühgeburtenvermeidung durch primäre Prävention vorzeitiger Wehen im ambulanten Bereich.

Es sind typische Situationen für das bevorzugte Auftreten vorzeitiger Wehen wie Ärger am Arbeitsplatz, Sorgen, Heirat und Umzug bekannt (Bauer et al. 1991) aber nicht jede Schwangere bekommt durch diese Situationen vorzeitige Wehen.

Bestimmte Persönlichkeitsmerkmale sind erforderlich für die Wehenauslösung (Dmoch und Osorio 1984):

- ehrgeizige Einstellung bezüglich des Berufs
- Verleugnung von Stress und Konflikten
- Unfähigkeit, mit Forderungen umzugehen
- stumme Erwartungen.

Sowohl die typischen Situationen als auch die erforderlichen Persönlichkeitsmerkmale für die Auslösung vorzeitiger Wehen sind allen Geburtshelfern aus ihrer Erfahrung bekannt. Allerdings ist bei drohender Frühgeburt in einer Akutklinik nur selten die Möglichkeit gegeben, eine intensive individuelle Betreuung mit Ich-Stärkung, Ermutigung und Bestätigung der Schwangeren durchzuführen. Daher ist die Zusammenarbeit mit einer Beratungsstelle, die sich auf die primäre und sekundäre Prävention von Frühgeburten spezialisiert hat, äußerst sinnvoll wie im geschilderten Fall deutlich wird.

Die unerwartete Schwangerschaft der nicht mehr ganz jungen Erstgebärenden, die bisher mit Freude, aber auch schon mit (psychosomatischen) Einschränkungen ihren Beruf ausgeübt hat, hat eine Vielzahl von Sorgen und Ängsten hinsichtlich der nun geforderten »Leistungen«, schwanger zu sein und ein gesundes Kind zu gebären, ausgelöst. In ihrer Kindheit hatte sie nie Gelegenheit gehabt, ein gesundes Selbstwertgefühl und Vertrauen zu entwickeln. So reagiert sie mit der Entwicklung vorzeitiger Wehen als einer sozial akzeptierten Krankheit auf ihr Unvermögen, mit diesen für sie neuen Forderungen umzugehen.

Die im Tagesablauf einer Akutklinik nicht leistbare intensive Betreuung, wie sie hier durch die Beraterin erfolgt ist, hat zur Stabilisierung der Schwangeren in einer schwierigen Phase der Schwangerschaft geführt und hat letztlich die drohende Frühgeburt verhindert.

Die Sinnhaftigkeit dieser Vorgehensweise wird auch durch die Ergebnisse der Psychoneuroimmunologie untermauert, die Börnges (2001) in ihrer Publikation zur psychosomatischen Disposition von Langzeit-Tokolyse-Patientinnen erwähnt. Die Psychoneuroimmunologie erbringt immer mehr Belege dafür, dass psychologische Belastungen zu einer Schwächung der Immunkompetenz führen und Schwangere so empfänglich machen für Infektionen mit der Folge vorzeitiger Wehen und drohender Frühgeburtlichkeit. Nach der These von Börnges ist in diesem Zusammenhang die Langzeittokolyse als ein Mittel zur Symptomfixierung von vorzeitigen Wehen anzusehen. Die ursächliche Behandlung ist die Reduktion psychologischer Belastungssituationen für Schwangere.

Fazit

Bei unkonventioneller Zusammenarbeit zwischen einer Geburtsklinik und einer kompetenten Beratungsstelle sind psychologische und psychosomatische Unterstützungen für Schwangere mit vorzeitigen Wehen und Frühgeburtsbestrebungen im Sinne der Sekundärpravention gesundheitsförderlich sowohl für die Frauen selbst als auch für deren Neugebore,– auch auf lange Sicht. Die Reduktion der Kosten bei der Vermeidung von Frühgeburten ist nicht zuletzt volkswirtschaftlich interessant.

Literatur

Börgens, S. (2001): Psychosomatische Disposition von Langzeit-Tokolyse-Patientinnen – wie können wir wirksamer helfen? In: MedReview 2, S. 12–13.

Bauer, E.; Hauffe, U. & Kastendieck, M (1991): Betreuung von Schwangeren – Erfahrungen eines Teams. In: Dmoch, W.; Stauber, M. & Beck, L. (Hg.): Psychosomatische Gynäkologie und Geburtshilfe. Gießen (Psychosozial Verlag), S. 145–149

Bauer, E (2000): Vorzeitige Wehen – Frühgeburt. In: Neises, M. & Ditz, S. (Hg.):

Psychosomatische Grundversorgung in der Frauenheilkunde. Stuttgart, New York (Thieme), S. 202–204.

Dmoch, W. & Osorio, C. (1984): Untersuchungen zur Psychodynamik und Persönlichkeitsstruktur bei Frauen mit vorzeitigen Wehen. Psychosomatische Probleme in der Gynäkologie und Geburtshilfe. Heidelberg (Springer).

Mechthild M. Groß, Tanja Haunschild, Tina Stöxen, Christof Sohn

Wie erleben Schwangere den Beginn der Geburt?

Erste Ergebnisse einer laufenden Untersuchung

Einleitung

Der Geburtsbeginn zeichnet sich in der Regel durch Kontraktionen des Uterus aus, die von vielen Frauen als unangenehm empfunden werden. Diese Art der Selbstdiagnose kann bei den einzelnen Frauen erheblich variieren (Crowther et al 1989). Ein subjektiv von der Gebärenden wahrgenommener Geburtsbeginn kann schlaflose Nächte verursachen, da die beginnende Wehentätigkeit nicht mehr den regenerierenden Schlaf zulässt. Dabei kann die Frau während mehrerer Nächte Wehen verspüren, ohne dass sich der Muttermund eröffnet. Diese erste Phase des Gebärens wurde im 19. Jahrhundert folgendermaßen beschrieben:

> »Die Wehen dieser Geburtsperiode … bestehen in dem vorübergehenden, von Zeit zu Zeit wiederkehrenden beängstigenden Gefühl von Zusammendrückung im Bauche, und einem lästigen, mäßig schmerzhaften Ziehen vom Kreuze nach dem Schooß, sowie in öfterem Drängen nach Urinlassen. Die Wehenpausen, welche anfangs 10 bis 15 Minuten betragen, nehmen im Laufe der Geburtsperiode merklich ab.« (Martin 1874, S.65)

Bleibt dieser subjektiv von der Gebärenden festgestellte Geburtsbeginn ohne Wirkung auf die Zervix bzw. den Muttermund, so ist die Diskrepanz mit der objektiven, durch die Betreuenden vorgenommenen, Einschätzung der geburtshilflichen Situation vorprogrammiert. In den 50er Jahren des letzten Jahrhunderts definiert Friedman (1954) eine 2 bis 15 Stunden dauernde Periode zwischen dem Beginn regelmäßiger uteriner Kontraktionen, jedoch vor dem Beginn erwähnenswerter Muttermundseröffnung, als latente Phase. Nach Friedmann (1954) beginnt die Muttermundseröffnung annäherungsweise bei 0 cm. In den meisten Fällen gibt es eine fast lineare Eröffnung von 0 auf 2,5 cm, an die sich die aktive Eröffnungsphase anschließt.

Während in den 50er Jahren noch das Gebären als Prozess betrachtet wurde, wird derzeit ein ergebnisdominierter Blickwinkel favorisiert. McNiven et al (1998) fragen, ob es eine kausale Beziehung zwischen Muttermundseröffnung zum Zeitpunkt des Krankenhauseintritts und dem Geburtsergebnis gibt. Als Ergebnisvariable wird unter anderem auch die Geburtsdauer einbezogen. Hinsichtlich der Geburtsdauer zeigt sich eine signifikant kürzere Geburtsdauer bei der Gruppe, die am *Early Labour Assessment Programm* teilnimmt. Diese Gebärenden bekommen im Vergleich zur Kontrollgruppe intrapartal seltener Oxytocin und seltener Analgetika. Ebenso werden Wehen und Geburtserfahrungen positiver bewertet als von Frauen mit der üblichen stationären Betreuung. In der Sectiofrequenz und der Rate an instrumentellen Geburten werden in beiden Gruppen keine signifikanten Unterschiede gefunden. Da nur 209 kanadische Frauen in dieser randomisierten kontrollierten Studie untersucht wurden, reichen diese Implikationen noch nicht aus, die bestehende Praxis zu ändern, sodass eine Multizenterstudie empfohlen wird. Ebenso weisen Hemminki und Simukka (1986) darauf hin, dass Frauen mit einer durchschnittlichen Muttermunderöffnung von 3 cm oder weniger bei Krankenhauseintritt eine durchschnittlich längere Geburtsdauer und eine höhere Anzahl von Interventionen aufweisen als Frauen mit einer Muttermundsweite von über 3 cm. Es wird eher die Diagnose eines protrahierten Geburtsverlaufs (*complicated labor)* gestellt. Auf diesen Zusammenhang weisen beispielsweise auch Schneider (1998) und Seelbach-Göbel und Wulff (1998) hin. Prolongierte Geburtsdauern mit einem nicht eindeutig feststellbaren aktiven Geburtsbeginn können die Indikation für eine Sectio caesarea begünstigen.

Die *Cochrane Pregnancy and Childbirth Group* verweist im Issue 2, 2002, der *Cochrane Library* auf 202 Systematische Reviews. Allein 27 Systematische Reviews haben den Geburtsbeginn zum Thema. Davon beschäftigen sich 26 Reviews mit Fragen der Weheninduktion bzw. der Zervixreifung. Nur zwei Reviews haben den nicht artifiziellen Geburtsbeginn zum Thema. Einer dieser Reviews behandelt Programme zur verzögerten Kreißsaalaufnahme (Lauzon & Hodnett 2002a), ein zweiter verweist auf die Bedeutung von Geburtsvorbereitungskursen für eine bessere Selbstdiagnose eines aktiven Geburtsbeginns (Lauzon & Hodnett 2002b).

Durch eine möglichst exakte Diagnose des Geburtsbeginns kann die Dauer des Gebärens angemessen beurteilt werden. Die Diagnose eines protrahierten Geburtsverlaufs kann nur unter Einbeziehung der Dauer der latenten und aktiven Eröffnungsphase gestellt werden. Um zu erfahren, ob der persönliche Geburtsbeginn sich durch Regelmäßigkeiten auszeichnet, stellten wir die Frage, wie Schwangere den Geburtsbeginn erleben. Dadurch soll eine kriterien-geleitete Feststellung der Anfangszeit des Gebärens möglich werden, die sowohl den subjektiven wie auch den klinischen Erhebungsfaktoren Rechnung trägt. Wir vermuten typische Angaben, die sich auf körperliche Veränderungen und persönliche Erlebensbereiche beziehen.

Methode

Gebärende, die in den Kreißsaal der Frauenklinik der Medizinischen Hochschule Hannover mit Zeichen eines Geburtsbeginns kommen, erhalten einen Fragebogen und füllen ihn möglichst während der Aufnahme aus. Darin werden die Frauen gefragt, wann und wie sie die ersten Symptome des Geburtsbeginns erlebt haben. Einlingsschwangere am Termin mit nichtinduziertem Geburtsbeginn können an der Befragung teilnehmen. – Frauen mit vorzeitigem Blasensprung um den errechneten Geburtstermin können ebenfalls teilnehmen.

Die qualitativen Aussagen der Schwangeren werden im Rahmen einer strukturierenden Inhaltsanalyse ausgewertet. Inhaltsanalyse ist eine systematische, intersubjektiv nachprüfbare Beschreibung inhaltlicher Merkmale von Mitteilungen (Mayring 1991). Im weiteren Sinne stellt Inhaltsanalyse damit eine Methode zur Erhebung der sozialen Wirklichkeit von Gebärenden dar, bei der von Merkmalen eines manifesten Textes auf Merkmale eines nicht manifesten Kontextes geschlossen wird. Die Qualität einer Inhaltsanalyse hängt von der Sorgfalt bei der Kategorienbildung ab. Für die vorliegende Untersuchung wird ein deskriptiver Ansatz gewählt, der insbesondere dem explorativen Charakter der Untersuchung Rechnung tragen soll. Zunächst werden 109 Analyseeinheiten mit einer in sich geschlossenen Bedeutungseinheit bestimmt. In einem ersten Durchgang extrahieren die Codierer unabhängig voneinander Bedeutungseinheiten aus dem Material und formulieren Kategorien. Nach Festlegung und Definition von neun Kategorien findet in einem zweiten Durchgang eine Überarbeitung statt. Nach Fertigstellung der Kategorienbildung zeigt sich eine übereinstimmende Kategorisierung bei fünf Kategorien (Emotionen, Durchfall, Fruchtwasserabgang, Schlafstörungen, Andere). Differenzen gibt es bei den vier Kategorien Wehen, wehenähnliche Symptome, Blut- und Schleimabgang und Übelkeit/Erbrechen. Unter Wehen werden Kontraktionen verstanden, die in regelmäßigen oder unregelmäßigen Abständen wiederkehren. Als wehenähnliche Symptome werden Ziehen, Druck, Rückenschmerzen und Schmerzen bezeichnet. Drei der Abweichungen in den genannten Kategorien sind durch Codierfehler im Bereich Übelkeit und Erbrechen zu erklären. Die anderen sieben Abweichungen finden sich bei den Kategorien Wehen, wehenähnliche Symptome, sowie Blut- und Schleimabgang. Der Interraterreliabilitätskoeffizient wird mit SPSS bestimmt und weist auf eine sehr gute Übereinstimmung zwischen den Codierern hin (Kappa = 0,88).

Ergebnisse

Wir berichten anlässlich der 30. Jahrestagung der Deutschen Gesellschaft für Psychosomatische Frauenheilkunde und Geburtshilfe von 95 Rückantworten, die uns im Zeitraum September bis Dezember 2001 erreichen. Ausgeschlossen werden 18 Gebärende, bei denen der Geburtsbeginn induziert worden ist. Weitere drei Fragebögen werden von Frauen beantwortet, die Mehrlinge erwarten. Von den verbleibenden 74 Gebärenden haben 66 Gebärende (89 %) Textangaben gemacht, die in neun Kategorien mit insgesamt 109 Analyseeinheiten eingeteilt sind (Abbildung 1). Bei den restlichen acht Fragebögen waren keine Textangaben vorhanden, sie enthalten jedoch Angaben zur Uhrzeit des Geburtsbeginns, die in einer weiteren Analyse ausgewertet werden. Von den 66 Gebärenden sind 35 Erstgebärende und 31 Multiparae. Die Gruppe der Multiparae setzt sich aus 23 Zweitparae, sechs Drittparae und zwei Viertparae zusammen.

Abbildung 1: Kategorien des Geburtsbeginns (n = 109 Nennungen)

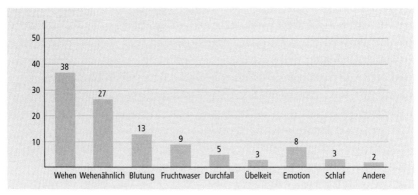

In den meisten Fällen wird der Geburtsbeginn durch Wehen erlebt (38 Nennungen), gefolgt von wehenähnlichen Symptomen (27 Nennungen). Sowohl bei Nulli- wie auch bei Multiparae erfolgen die meisten Nennungen bei den Wehen und wehenähnlichen Symptomen. Die größte absolute Differenz ergibt sich zwischen Nulli- und Multiparae bei den Nennungen zu wehenähnlichen Symptomen, jedoch ist der Unterschied nicht signifikant (p < 0.27). Neun Gebärende geben als Kennzeichen des persönlichen Geburtsbeginns Fruchtwasserabgang an (n = 5 Nulliparae, n = 4 Multiparae). Die fünf Nennungen zu Durchfall kommen bei Nulliparae und nicht bei Multiparae vor. Blutung und Schleimabgang kommen bei 13 Nennungen vor. In acht Fällen handelt es sich hierbei um Nulliparae und in fünf Fällen um Multiparae. Zeichen der Übelkeit kommen zweimal bei Nulliparae und einmal bei Multiparae vor. Emotionale Erscheinungen wie Angst, Unruhe oder Neugier werden achtmal genannt. Dies geschieht dreimal bei Nulliparae und fünfmal bei Multiparae. Schlafstörungen werden dreimal genannt (einmal bei Nulliparae und zweimal bei Multiparae). Drei Äußerungen sind keiner der neun Kategorien zuzuordnen (z.B. Ankommen im Kreißsaal). Bei den insgesamt acht Dritt- und Viertparae entsteht der Eindruck, dass der Geburtsbeginn weniger durch Wehen und wehenähnliche Symptome erlebt wird, sondern eher durch andere Begleiterscheinungen wie Übelkeit, Blutung und Schleimabgang, emotionales Erleben und Schlafstörungen. Wehen und wehenähnliche Symptome kommen nur bei fünf Nennungen vor.

Sechs prototypische Einzelfälle, die jeweils von zwei Erstgebärenden, zwei Zweitgebärenden und zwei Drittgebärenden stammen, illustrieren das Erleben des Geburtsbeginns in Relation zur Muttermundsweite bei Kreißsaalaufnahme und dem Zeitpunkt der Geburt:

- Eine Erstgebärende gibt um 4.00 Uhr nachts »Durchfall, Bauchschmerzen, Scheidenkrämpfe, Rückenschmerzen, alles gleichzeitig« an. Um 9.00 Uhr kommt sie mit einer Muttermundsweite von 2 cm in den Kreißsaal und gebiert um 17.55 Uhr ihr Kind.
- Eine Erstgebärende bemerkt um 15.00 Uhr »Wehen mit Schmerzen, bislang traten sie ohne Schmerzen auf«. Die Kreißsaalaufnahme erfolgt um 18.30 bei einer Muttermundsweite von 2 cm, der die Geburt um 10.56 Uhr am nächsten Morgen folgt.
- Eine Zweitgebärende gibt um 5.30 Uhr morgens ihren persönlichen Geburtsbeginn an mit »Häufiges unregelmäßiges Ziehen im Unterleib, circa 6.00 Uhr leichter blutiger Ausfluss«. Um 8.15 Uhr kommt sie mit 3 cm Muttermundseröffnung in den Kreißsaal. Die Geburt ihres Kindes erfolgt um 10.20 Uhr.
- Um 6.30 Uhr morgens bemerkt eine Zweitgebärende »Leichtbeginnende Schmerzen im Unterleib, Angst begleitet durch Neugier, leichte Blutungen.« Sie kommt um 20.30 Uhr abends mit einer Muttermundsweite von 4 cm im Kreißsaal an und bringt um 21.13 Uhr ihr Kind zur Welt.
- Eine Drittgebärende gibt nachts um 1.30 Uhr einen persönlichen Geburtsbeginn mit folgenden Symptomen an: »Das Fruchtwasser hat angefangen zu laufen, kurz darauf Wehen.« Um 2.45 kommt sie mit einer Muttermundsweite von 2 cm im Kreißsaal an. Das Kind kommt um 4.25 Uhr zur

Welt.

- Eine Drittgebärende gibt den persönlichen Geburtsbeginn abweichend an. Aus einem uns nicht bekannten Grunde begibt sie sich um 4.45 Uhr in den Kreißsaal und kommt dort mit einer Muttermundsweite von 7 cm an. Um 5.40 Uhr hat sie einen Blasensprung. Der persönliche Geburtsbeginn wird um 6.00 Uhr angegeben mit »Deutlicher Druck des Köpfchens in den bzw. in dem Geburtskanal.« Um 6.34 Uhr erfolgt die Geburt des Kindes.

Diese Einzelfälle zeigen, dass das persönliche Erleben des Geburtsbeginns ein konkretes Erlebnis ist. Die Angaben zur Dauer zwischen persönlich erlebtem Geburtsbeginn und Kreißsaalaufnahme geben einen nachvollziehbaren Einblick in die Gesamtgeburtsdauer.

Diskussion

Von den Angaben zu den neun Kategorien entfallen 60 Prozent der Nennungen auf Wehen und wehenähnliche Symptome. 40 Prozent der Nennungen entfallen auf Angaben zum beobachteten Fruchtwasserabgang, Durchfall, Blut- und Schleimabgang, Übelkeit und Erbrechen, Emotionen, Schlafstörungen und Sonstige. Die von den Frauen genannten Kategorien stimmen im wesentlichen mit den Nennungen überein, die von Pschyrembel und Dudenhausen (1994) formuliert werden. Uns ist jedoch keine Erhebung bekannt, die das Vorhandensein dieser Erlebensmomente empirisch überprüft hat.

Neuere Untersuchungen verweisen auf Ergebnisse, die die elektive Weheninduktion mit spontanem Geburtsbeginn vergleichen. In einer retrospektiven Studie von 7430 Einlingsschwangeren am Termin wurde festgestellt, dass Einleitungen mit einem größeren Risiko für Sectiones (RR = 2,4, 95 % CI 1,8, 3,4) und schlechteren perinatalen Outcomes assoziiert sind (Boulvain et al. 2001). Neonatale Reanimationsmaßnahmen (RR = 1,2, 95 % CI 1,0, 1,5), Einweisung auf eine Intensivstation (RR = 1,6, 95 % CI 1,0, 2,4) und Phototherapie (RR = 1,3, 95 % CI 1,0, 1,6) waren häufiger bei den Kindern zu beobachten, deren Mütter eine Geburtseinleitung hatten. Deshalb sind Bemühungen zu begrüßen, die Geburt normal zu lassen, wobei hierfür idealerweise beim Geburtsbeginn begonnen werden sollte (Johanson & Newborn 2001).

Nach wie vor ist es unklar, wie nicht nur die latente Geburtsphase, sondern bereits der persönliche Geburtsbeginn in die Geburtsverlaufsforschung einbezogen werden kann.

Im Zeichen einer evidenzbasierten Betreuung halten wir es für eine angemessene Möglichkeit, Gebärende nach dem Geburtsbeginn zu fragen, und dadurch den Blickwinkel der Frauen in die Forschung einzubeziehen.

Danksagung

Prof. Hecker, Abteilung Biometrie der MHH, danken wir für Hinweise bei der Bestimmung des Kappakoeffizienten.

Literatur

Boulvain, M.; Marcoux, S. & Bureau, M. (2001): Risks of induction of labour in uncomplicated term pregnancies. Paediatric and Perinatal Epidemiology. 15, S. 131–138.

Crowther, C.; Enkin, M.; Keirse, M. J. N. C. & Brown, I. (1989): Monitoring the progress of labour. In: Chalmers, I.; Enkin, M. & Keirse, M. J. N. C. (Hg.): Effective Care in Pregnancy and Childbirth. Oxford (Oxford University Press), S. 833–845.

Friedman, E. A. (1954): The graphic analysis of labor. In: Am J Obstet Gynecol 68, S. 1568–1575.

Hemminki, E.; Simukka, R. (1986): The timing of hospital admission and progress of labor. In: Eur J Obstet Gynecol Reprod Biol 22, S. 85–94.

Johanson, R. & Newburn, M. (2001): Promoting normality in childbirth, BMJ 323, S. 1142–1143.

Lauzon, L. & Hodnett, E. (2002b): Antenatal education for self-diagnosis of the onset of active labour in term pregnancy. In: The Cochrane Library; Issue 2. Oxford (Update Software).

Lauzon, L. & Hodnett, E. (2002a): Labour assessment programs to delay admission to labour wards. In: The Cochrane Library; Issue 2. Oxford (Update Software).

Martin, E. (1874): Lehrbuch der Geburtshülfe für Hebammen. 3. Aufl.. Stuttgart (Ferdinand Enke).

Mayring, P. (1991): Qualitative Inhaltsanalyse. 2. überarbeitete Auflage.. Weinheim (Deutscher Studienverlag).

McNiven, P. S.; Williams, J. I.; Hodnett, E.; Kaufman; K. & Hannah, M. E. (1998): An early labor assessment program: a randomized controlled trial. In: Birth 25, S. 5–10.

Pschyrembel, W. & Dudenhausen, J. W. (1994): Praktische Geburtshilfe mit geburtshilflichen Operationen. 18. Auflage. Berlin (Walter de Gruyter).

Schneider, H. (1998): Mütterliche und kindliche Risiken der protrahierten Geburt. In: Gynäkologe 31, S. 734–737.

Seelbach-Göbel, B. & Wulff, K. H. (1998): Der Indikationswandel zur operativen Entbindung. In: Gynäkologe 31, S. 724–33.

VIII.

Freie Vorträge
Vertrautes und Fremdes

Susanne Rothmaler

Begegnung mit dem Fremden – Schrecken, Geschenk, Selbstfindung

Die Begegnung mit dem Fremden kann uns jeden Tag auf vielfältigste Weise geschehen.

Das Fremde kann zu uns dringen durch die bildreichen Medien, mit im besten Falle neugierig machenden, oft aber auch irritierenden und erschreckenden Mitteilungen aus der Welt. Wir hören und sehen von Naturkatastrophen, Kriegen und Terror und sind erleichtert, dass es uns nicht persönlich trifft, dass alles – noch – recht weit von uns entfernt zu sein scheint.

Das Fremde begegnet uns aber auch im Privaten, durch Verhaltensweisen unserer Nächsten, des Partners, der Kinder, der Verwandten oder Freunde, die unerwartet sind und uns befremden. Sie können uns selbst mitunter zu Verhaltensweisen verführen, die uns eigentlich fremd sind – zu Wutausbrüchen, Gewaltimpulsen gegen unseren Partner, die Kinder. Wir verfallen u. U. in mörderisches Geschrei, haben Rachewünsche, versinken in Verzweiflung und Trauer, die ausweglos erscheint.

Das Fremde trifft uns auch im Beruflichen, in unserer Arbeit, sei es in der eigenen Praxis oder im Krankenhaus, wo wir mit Menschen konfrontiert sind, die anders aussehen, einer anderen Religion zugehören, anders als wir selbst leben, anders krank, eben uns fremd sind.

Ich möchte Ihnen heute von einer Begegnung mit dem Fremden berichten, die mir jahrelang weit entfernt, ja fast abstrakt, unverständlich und auf jeden Fall – da ich eher dem Pazifismus zuneigte – verabscheuungswürdig erschien. Ich spreche hier vom Krieg der Anfang der 90er Jahre im ehemaligen Jugoslawien begonnen hatte, und der mir plötzlich beruflich und privat ganz nahe rückte, als ich von einer befreundeten Psychoanalytikerin 1999 gebeten wurde, eine Gruppe bosnischer Flüchtlingsfrauen psychotherapeutisch zu betreuen und ich ihr diese Bitte nicht abschlagen wollte.

Ich wusste nicht, was ich damit tat, worauf ich mich einließ.

Die Freundin hatte damals bereits über zwei Jahre hinweg für über 150 bosnische Flüchtlingsfrauen in einer Großgruppe einen regelmäßigen Treffpunkt geschaffen, an dem sie begannen, über das Erlittene bruchstückhaft zu sprechen, ihre entsetzlichen, im wahrsten Sinne des Wortes traumatischen Kriegserlebnisse in Worte zu fassen, zu erfahren, dass dies ein Weg sein konnte, der ihnen Erleichterung bringen konnte und sei es nur in geringfügigster Form. Die Großgruppe war nicht mehr der passende Ort für die weitere Traumatherapie. Meine Freundin, unendlich erschöpft von dieser Arbeit und der damit zusammenhängenden Notwendigkeit, sehr viele Atteste schreiben zu müssen, was bedeutete, jedes dieser Frauenschicksale durch die eigene Seele gehen zu lassen, brauchte kollegiale Hilfe und bat dazu ihre Freundinnen. Sie musste erfahren, dass Berufs-Kollegen, zu welchen sie keine persönliche, freundschaftliche Beziehung hatte, mit diesem Anliegen nicht erreichbar waren. Sie hatten »keine Zeit« und hatten doch wohl vor allem Angst vor dieser Aufgabe.

Auch ich hatte Angst, aber meine Freundin sagte mir damals, dass diese Arbeit neben dem ungeheuren Schrecken auch ein großes Geschenk für mich sein werde. Wie sie würde ich mich verändern, zu mir selbst finden und bereichert aus dieser Arbeit herausgehen. Sie gab diese Aufgabe wie einen Staffelstab weiter und ich nahm ihn an.

Der Schrecken – einige Worte zum geschichtlichen Hintergrund

Der Krieg im ehemaligen Jugoslawien begann 1991, ich beziehe mich hier auf den serbisch-bosnischen Krieg, der 1992 begann (Funke 1999):

In Bosnien lebten damals 4,4 Millionen muslimische Bosnier und 1,5 Millionen Serben. Von diesen 1,5 Millionen Serben schlossen sich damals aktiv 200 000 bis 300 000 der terroristisch-nationalistischen Bewegung an – circa a. 20 Prozent. Großen Einfluss hatte dabei die orthodoxe Kirche, auch sie unterstützte die großserbische Ideologie und eine Geschichtsfälschung, die auf ewige Rache gegen die Muslime schwur und eine Religion ethnischer Reinheit propagierte.

Von den circa 4,4 Millionen muslimischen Bosniern, die 1992 in Bosnien und Herzegowina gelebt haben,
- sind etwa 200 000 (circa 5 Prozent, das ist jeder 20. muslimische Bosnier) ermordet und
- weit mehr als die Hälfte, 2,7 Millionen geflohen bzw. vertrieben worden.
- Die große Mehrheit der Bosnier lebt heute voneinander getrennt und in die ganze Welt verstreut, auch in Deutschland.
- Weit weniger als 30 Prozent der Bosnier leben noch am gleichen Wohnort

(und auch sie hatten einen 3-jährigen Belagerungsterror zu überstehen).

- 340 000 Flüchtlinge kamen nach Deutschland.
- Circa 14 000 bosnische Flüchtlinge kamen nach Berlin, wahrscheinlich alle mit traumatischen Kriegs-Erlebnissen.
- Davon stammen circa 75 Prozehnt aus der heutigen serbischen Republik Bosniens (Republika Srbska), ihre Herkunftsregion gilt heute bis auf ein bis drei Prozent als muslimfrei und kroatenfrei, ethnisch gereinigt, d.h. sie können nicht in ihre Heimat uns ihre Häuser zurückkehren. Weitere circa 15 Prozent der Flüchtlinge in Berlin sind Roma.

Etwa 4000 Flüchtlinge in Berlin sind schwer kriegstraumatisiert (25 Prozent), sie leiden unter einer PTSD (Posttraumatic Stress Disorder, posttraumatischer Belastungsstörung nach DSM IV 309.81; ICD 10 F43.1). Ihnen steht nach der Innenministerkonferenz vom November 2000 ein Bleiberecht zu.

Die Opferperspektive: 12 bosnische schwerst kriegstraumatisierte Frauen in meiner psychotherapeutischen Gruppe

Die Gruppentherapie begann im Oktober 1999. Wir kamen alle zwei Wochen zu Therapiesitzungen von jeweils zwei Stunden zusammen. Die Flüchtlingsfrauen waren in Deutschland in der Zeit von 1992 bis 1995 angekommen, sie sind also inzwischen 6 bis 9 Jahre hier.

Der Aufenthaltsstatus der Frauen ist unterschiedlich: seit Sommer 2001 erhielten sieben von ihnen eine Aufenthaltsbefugnis, die zweijähriges Bleiberecht und Arbeitserlaubnis bedeuten, die restlichen haben eine Ein-Jahres-Duldung, die als unsicherer, retraumatisierender Aufenthaltsstatus erlebt wird.

Zum Familien-Status: Sechs der Frauen sind verheiratet, sechs verwitwet. Alle leben nach etlichen Jahren Wohnheim inzwischen in eigenen Wohnungen. Das heutige Alter der Frauen bewegt sich zwischen 26 und 37 Jahren, wir haben außerdem eine Großmutter unter uns, sie erfüllt mit ihren 64 Jahren Mutterfunktion bei zwei Kindern.

Die Flüchtlingsfrauen haben zwischen einem und drei Kindern im Alter von 1 bis 17 Jahren, in den vergangenen zwei Jahren wurden drei Babys geboren. Alle diese Frauen leiden unter den *typischen Symptomen einer PTSD*: Schlafstörungen, Albträume, Flashbacks (d.h. das Trauma wird wie ein innerlicher Film, dem man sich nicht entziehen kann, wieder erlebt), Amnesien, Fremdheitsgefühle, erhöhte Reizbarkeit/Übererregungszustände, Konzentrationsstörungen, Schmerzen am ganzen Körper, Lähmungen und Sensibilitätsausfälle. Angstsymptome und Depressionen nehmen bei einigen Frauen (mit unsicherem Aufenthaltsstatus) immer noch zu.

Die *drei Hauptlinien der Traumatherapie* bewegen sich zwischen folgenden Ebenen:

- Stabilisierung (Schaffung einer sicheren Gegenwart) – Wiederbegegnung mit dem Trauma im Schutz der psychotherapeutischen Beziehung
- Integration (Trauerarbeit, hinzunehmende Verluste, verbleibende Restsymptomatik) und
- Neuorientierung (Arbeit, Wohnung, Beziehungen)
  (Seidler u.a. 2002).

Drei Schreckensgeschichten aus der Therapiegruppe – von der Realität eines Krieges

Mirzeta war bei Ausbruch des Krieges 22 Jahre alt. Sie hatte einen einjährigen Sohn und war im 8. Monat schwanger. Vor den serbischen Soldaten und Paramilitärs, unter denen sie auch Nachbarn aus ihrem Dorf erkannte, floh sie mit anderen Frauen des Dorfes und den Alten in den Wald, alle Männer waren mit Bussen abtransportiert worden. Es fielen Bomben, alle hatten Angst, keiner schlief, ihre Häuser und Tiere verbrannten. Dann wurden sie von serbischen Soldaten zusammengetrieben. Diese Soldaten berichteten von Ermordungen, von kleinen Kindern, die an die Wand genagelt worden seien, von Schwangeren, denen man den Bauch aufgeschlitzt hätte und drohten, dass es ihnen allen auch so gehen werde. Sie habe solche Angst gehabt, dass sie dachte, wenn sie dies überstehen würde, könne sie alles überstehen. Ihren zweiten Sohn gebar sie ohne medizinische Hilfe allein in ihrem halb verbrannten Haus, sie habe so geschrien, dass andere gedacht hatten, sie werde umgebracht. Wenige Stunden später wurde sie mit allen anderen in einer Schule zusammengepfercht, 36 Personen in einem Raum. In der Nacht wurde geschossen, die Soldaten waren besoffen und führten die jungen Frauen zur Vergewaltigung ab, manche sah sie nie wieder, man habe sie wahrscheinlich umgebracht. Am nächsten Tag wurden sie in einem Zug abtransportiert, man nahm ihnen allen Gold-Schmuck und ihr letztes Geld ab, nach einem langen Fußmarsch gelangten sie in bosnisch kontrolliertes Gebiet, auf diesem Treck verlor sie für einige Stunden ihr Neugeborenes aus dem Blick, was sie fast zum Wahnsinn getrieben habe. Nach weiteren zwei Wochen, in denen ihre Kinder und sie fast verhungerten, gelangte sie in einem Konvoi nach Zagreb und von dort zusammen mit Schwägerin und Schwiegermutter und fünf Kindern in einem DRK-Zug nach Deutschland.

Ihren Ehemann hat sie nie wieder gesehen. Man erzählte ihr, er sei über einen Monat in einem Lager gewesen und dann mit einem Transport weggekommen, jemand habe gesehen, wie ein Soldat ihn heraus gezerrt habe, ihr

Mann habe seinen Rucksack weitergegeben. 250 Männer aus ihrer Region seien verschwunden. Bis heute weiß sie nicht genau, ob ihr Mann tot ist. Es verfolgt sie die Phantasie, er sei noch immer in einem Lager in Serbien eingesperrt und so gefoltert, dass er seine Identität verloren hätte, unter den Flüchtlingen wird so etwas erzählt.

Seit acht Jahren lebe sie nun in Deutschland, mit den Jahren werde ihr Leben immer schwerer, alles sei bedeutungslos und ziellos, ihr Mann habe seinen zweiten Sohn nie gesehen. Wie soll sie jemals Frieden schließen? Ihr Land, ihr Eigentum seien in der Republika Srbska, da könne sie nie mehr hin, wie solle sie jemals mit den serbischen Nachbarn, die ihr das angetan hätten, mit den Mördern, wieder Tür an Tür leben?

Meira ist mit 64 Jahren die Älteste in meiner Gruppe. Sie nimmt bei ihren zwei Enkelkindern, die inzwischen 13 und 14 (damals 4 und 5) Jahre alt sind, die Mutterstelle ein. Sie lebt zusammen mit ihrem Sohn, dem Vater der Kinder und den Enkelkindern in einer kleinen Berliner Wohnung. Die Kinder verfallen noch heute in panische Angst, wenn sie unverhofft ihre Großmutter nicht sehen. Meira ist Muslimin, ihre Schwiegertochter war Serbin, diese habe 1990 Selbstmord begangen, nachdem sie von ihrer serbischen Familie wegen ihrer Ehe mit einem Muslim unter massiven Druck gesetzt worden war: »Eine tote Tochter ist uns lieber als die Frau eines Muslim.«

Meira verlor wegen ihrer ethnischen Zugehörigkeit 1992 ihre Arbeit. Der Sohn musste sich im Wald verstecken um einer Verhaftung zu entgehen. Serbische Nachbarn, mit denen sie vorher befreundet gewesen sei, schnitten und bedrohten sie. Sie konnte nicht fliehen, da die Familie der Schwiegertochter die Mitnahme der in deren Augen serbischen Enkel verhindern wollten. »Sie drohten, dass sie uns umbringen, die Kinder wegnehmen und taufen lassen.« Für die Zurückgebliebenen begann eine Zeit des Terrors. Ihr Haus wurde immer wieder mit Maschinengewehren beschossen, nächtliche Anrufe mit Morddrohungen gehörten zum Alltag. Im Sommer 1993 drangen serbische Tschetniks mit schussbereiten Gewehren in ihr Haus und hielten ihr vor den Enkeln die entsicherte Waffe an den Hals und schrien sie an, dass sie sie umbringen würden, wenn sie nicht verriete wo sich ihr Sohn versteckte. Sie sah, wie die Enkeltochter ohnmächtig wurde, riß sie hoch und rannte mit ihr nach draußen. Sie wurde von den schießenden Männern verfolgt, konnte sich aber wie durch ein Wunder retten. Der Enkelsohn entging der Erschießung durch das mutige Eingreifen eines serbischen Nachbarn, der ihn später in das Versteck der Großmutter brachte. Mit Hilfe von Freunden konnte sie zunächst nach Montenegro und dann nach Berlin fliehen. Meira sagt, dass sie nie wieder nach Bosnien zurückgehen werde, wenn man versuchen würde sie zurückzuschicken, werde sie sich umbringen.

Sabina ist die Jüngste in unserer Frauen-Gruppe, bei Kriegsbeginn war sie 18 Jahre alt. Sie hat hier in Berlin einen bosnischen Flüchtling geheiratet. Vor eineinhalb Jahren hat sie ihr erstes Kind geboren. In Bosnien galt sie als hochbegabt. Sabina träumt davon, einmal Mathematik studieren zu können. Aktuell leidet sie aber unter solchen Konzentrationsstörungen, dass sie kaum den Deutsch-Kurs verfolgen kann.

Sabinas Heimatstadt wurde im April 1992 von serbischen Paramilitärs okkupiert und ab dann systematisch terrorisiert. In den ersten Tagen nach der Okkupation hätten die Straßen voller Toter und Verwundeter gelegen. Freunde und Verwandte verschwanden in Lagern. Wohl zwanzig Soldaten, darunter Arbeitskollegen und Bekannte des Vaters, der eine geachtete Person der Kommunalverwaltung gewesen war, umzingelten das Haus. Der Vater wurde immer wieder verhaftet, verhört, gequält und wieder freigelassen. Später wurde er in ein Lager verschleppt, wo er gefoltert wurde. Einer seiner Bewacher kam regelmäßig in das Haus, beschimpfte und erniedrigte die Frauen und drohte sie umzubringen. Die Familie hatte nichts zu essen und musste sich mit weißen Armbinden als Muslime kenntlich machen. »Ich hatte Angst und wusste, sie können alles mit uns tun, alles was sie wollen, jede Sekunde. Es war so, als ob wir keine Menschen mehr sind.« In ihrer Anwesenheit durchstöberten ihre serbischen Nachbarn das Haus und nahmen alles mit, was ihnen gefiel. Die schwer an Diabetes erkrankte Großmutter wurde als Muslimin nicht mehr ärztlich behandelt, die notwendigen Medikamente wurden ihr verweigert, sie starb unter entsetzlichen Schmerzen. Sabina wurde in ein Lager verschleppt, wo sie unter menschenunwürdigen Bedingungen Schwerstarbeit verrichten musste. Sie schlief auf dem Fußboden. Bewaffnete und betrunkene Banditen verschafften sich nachts Zutritt und quälten und vergewaltigten die Frauen. Versteckt von ihrer Tante in einer Kammer wurde sie Zeugin dieses entsetzlichen Geschehens. »Es war die Hölle. Ein Tag war schlimmer als der andere. Der Schrecken dauerte 20 Monate.« Danach wurde sie mit ihrer Tante und anderen Frauen gegen serbische Gefangene ausgetauscht und vom Roten Kreuz in Empfang genommen. Seit 1994 lebt Sabina mit ihren Eltern und später auch mit ihrem Ehemann in Berlin.

Gegenübertragung: Der Schrecken in mir

In den ersten Monaten der Behandlung war meine Verzweiflung groß: Ich dachte immer wieder: wie können Menschen so etwas einander antun? Ich hatte gedacht, nach dem Holocaust könne das nie wieder passieren in Europa. Aber es war geschehen eineinhalb Flugstunden von Berlin entfernt, in einem Land, das viele sehr gern als Touristen besucht hatten, von dessen Landschaft und Menschen es viele begeisterte Berichte gegeben hatte.

Ich war wütend auf die Freundin, die mir diese Gruppe angetragen hatte, wütend auf die Bosnierinnen, die mir das antaten, die es mir unmöglich machten, das Schreckliche dieser Welt von meiner Seele weit genug fernzuhalten, wie es mir in den Jahren davor als unverbundener Medienkonsumentin auf erstaunliche – und mich inzwischen auch erschreckende Weise – gelungen war. Ich war wütend auf mich, die ich mir das selbst angetan hatte, auf meine Familie, die auch lieber von diesem Schrecken nichts hören wollte.

Nach den Gruppenstunden litt ich in der ersten Zeit unter Kopfschmerzen, manchmal bis zum Erbrechen. Ich verfiel, da sie Freitag nachmittags stattfanden, in eine Wochenend-Depression, die ich vorher nicht kannte und brauchte Tage, um mich von dem gehörten Schrecken seelisch distanzieren zu können und wieder meinem Alltag zuzuwenden. Ich konnte nachts nicht einschlafen, hatte Albträume, musste anderen, Kollegen und Freunden, darüber erzählen. Ich war selbst wie traumatisiert. In der Fachsprache nennt man das eine sekundäre Traumatisierung und mein Sprechen darüber mit mir Nahestehenden, das Symbolisieren, wurde dann meine eigene Traumatherapie.

Der Schrecken, die Wut, die Angst ist jedoch nur die eine Seite meines Erlebens mit diesen bosnischen Frauen, es gibt eine andere, ebenso bedeutsame, ich möchte sie die Seite des Geschenks nennen.

Geschenk

Meine Gruppen-Arbeit gibt mir das Gefühl den Frauen etwas zu geben, zu schenken. Immer wieder drücken die Frauen ihre Dankbarkeit dafür aus, dass ich ihnen durch die regelmäßigen Gruppentreffen die Möglichkeit gebe, sich wieder sicher und würdevoll wie in einer Familie zu fühlen und etwas von ihrem verlorenen bosnischen Großfamilien-Alltag wieder zu erleben.

Die Themen in der Gruppe – wenn es nicht immer wieder die Retraumatisierung durch die Ausländerbehörde, durch den unsicheren Aufenthaltsstatus und die Angst vor der Abschiebung sein mussten – waren anfangs vor allem das Sprechen über das erlittene Trauma. Die Frauen erzählten ihre Leidensgeschichte in der Öffentlichkeit der Gruppe. Es wurde ihnen geglaubt, es wurde das Unrecht bestätigt. Das wäre in ihrer Heimat, in Bosnien-Herzegowina oder in der Republika Srbska auch heute noch nicht möglich, von dort wird noch immer von fehlendem Unrechtsbewusstsein berichtet, von der immer noch lebendigen Ideologie der ethnischen Reinheit!

Weitere Themen erwachsen aus der bosnischen Alltagskultur in der Emigration. Die Frauen sorgen sich: »Wir haben keine bosnischen Kinder mehr!« Was sonst durch ihre Tradition über den Verlauf von Kindheit und Jugendzeit vorgeschrieben war, muss nun in der Fremde und zusammen mit den anderen Flüchtlingsfrauen neu gefunden werden.

Je kleiner ihre Kinder bei der Ankunft hier waren, desto integrierter sind sie ins deutsche Kinderleben durch Kita und Schule, sie sprechen viel besser deutsch als serbo-kroatisch und möchten sogar mit ihren Müttern lieber deutsch sprechen, fungieren manchmal als ihre Dolmetscherinnen. Die meisten Kinder haben kein Heimweh, was allerdings auch Ausdruck ihrer unbewussten Angst, es könne sich alles wiederholen, sein könnte.

Ihr Ablösungsprozess in der Pubertät, der schon ganz von unserer westeuropäischen Kultur bestimmt ist mit dem Drang, selbständig zu werden, eigene Entschlüsse fassen dürfen, anders als die Eltern sein zu wollen steht ganz im Gegensatz zur bosnisch-muslimischen Tradition, wo beispielsweise die Mädchen mit der Menarche fester ans Haus gebunden werden (die Menarche gilt dort als Ende der Kindheit), wo Hausarbeit und Geschwisterbetreuung bei den jungen Mädchen an die Stelle von Schulaufgaben und eigener Entwicklung treten.

Für die Frauen ist die Gruppe ein Ort, wo sie über ihre Toten und Vermissten sprechen können. Ihre derzeitige Trauerarbeit besteht darin, ihre Ehemänner überhaupt erst einmal in ihrer Phantasie sterben lassen zu können. Sie versuchen die Erinnerung an sie, ihren plötzlichen Verlust in Worte zu fassen, die Beerdigungsrituale im Sprechen wenigstens symbolisch durchzuführen. Immer wieder auftauchende Fernsehberichte über neue Massengräber bedeuten für sie die vage Möglichkeit, ihre Männer nach mehr als sieben Jahren doch noch identifizieren zu können, ihren Tod endlich betrauern und annehmen zu können und sich wirklich verabschieden zu können und dafür zu sorgen, dass ihre Überreste in ihrer heimatlichen Erde begraben werden, damit sie endlich ihre Ruhe finden. Einige glauben immer noch, dass ihre Männer vielleicht doch noch kommen werden. So schicken sie immer wieder Geld an ihren heimatlichen Dorfgeistlichen, damit er eine Messe für ihren Ehemann lesen soll.

Viele Frauen sind gerade erst Mitte 30: Erst wenn die Männer wirklich tot, begraben und betrauert sind, könnten sie sich vielleicht ein neues Leben, eine neue Ehe vage vorstellen. Einige leben bereits seit 10 Jahren ohne Sexualität und ohne eine intime, vertrauensvolle Beziehung zu einem Mann, momentan sind sie »unklare« Witwen, der Tod ihrer Männer ist nicht anerkannt oder aber sie scheuen sich, ihre Männer urkundlich tot erklären zu lassen, weil sie dabei ein Gefühl des Tötens ihres Ehemannes und nicht des Abschieds haben.

Sie können als Flüchtlingsfrauen in Deutschland nicht den traditionell geachteten Platz einer Witwe in der bosnischen Großfamilie einnehmen, dort hätten sie vielfältige Aufgaben gehabt z.B. bei der Betreuung der Alten, der Erziehung ihrer eigenen und der in der Großfamilie nachgeborenen Kinder, bei der Arbeit in Haus und Garten (worin ein neuer Lebensabschnitt mit neuem Partner nicht vorgesehen ist). So können die Frauen hier vorerst oft nur folgende traurige Perspektive entwickeln: »Ich lebe nur noch für meine Kinder, wenn sie groß sind, kann ich sterben«.

Das Begehen der traditionellen muslimischen Feste in unserer Gruppenstunde war ein erster deutlicher Genesungsschritt nach circa Jahr: Ramadam und Bairahm rückten heran, die Frauen kochten und backten und brachten das alles mit in die Gruppenstunde, und wir feierten zusammen.

Als ich den Frauen von meinem Wunsch über sie auf dieser Tagung zu berichten erzählte, sagte Sulfija: »Du gibst uns mit diesem Vortrag, in dem Du über uns sprichst, eine neue Bedeutung – wir können wichtig, bedeutsam für andere sein über unsere Kinder, Familie, Gruppe hinaus. Erzähl, wie es war und nenne unsere richtigen Namen.«

Die Arbeit mit den bosnischen Frauen wurde so auch ein Geschenk an mich, eine große Bereicherung: Nicht nur, dass ich meine Potenz als Therapeutin in einer deutlich modifizierten und gar nicht streng analytischen Gruppentherapie erleben konnte, ich bekam auch das Fremde als Geschenk, das neugierig machte: Der von diesen Frauen gelebte Islam, ihre Feste, in die sie mich einbezogen, letztlich sogar meine erste Erfahrung des Fastens zusammen mit ihnen haben mein Verständnis von der Welt verändert.

Selbstfindung

Ich kann eine deutliche, sichtbare Veränderung der bosnischen Frauen beobachten. Aus den verhärmten, früh gealterten, seelisch Zerstörten werden langsam wieder attraktive, selbstbewusste, schöne Frauen in der Mitte ihres Lebens ... es macht Sinn, dem Fremden entgegenzugehen.

Ich musste akzeptieren lernen: Das Schlimmste gehört zum Menschsein auch heute, Mord und Totschlag, grenzenloses Machtstreben, Neid und Hass.

Oft frage ich mich nun: Wie fragil ist unser zivilisiertes Leben, wie dünn die Decke der Zivilisation? Was spalte ich ab? Wieviel Böses schlummert in mir? Die bosnischen Frauen sind noch so voller Hass, voller Todes- und Rachewünsche (Zahn um Zahn), dass sie in diesen Äußerungen wohl kaum von den Tätern, den Serben unterscheidbar wären ... auf ein Verbrechen folgt die Vergeltung, die ebenso ein Verbrechen sein kann. Zum Beispiel sagte Meira: »Lieber brenne ich mein Haus eigenhändig ab, als dass darin ein Serbe wohnen darf«. Und sie kann dabei noch nicht mitdenken, dass es ja ein von Kroaten vertriebener Serbe, also ein Flüchtling wie sie, sein könnte. Der Terror in Jugoslawien ist jüngere Vergangenheit, der Terror des 11. September 2001 ist unmittelbare Gegenwart, die Phantasie, auch wir könnten einmal Flüchtlinge und auf die Hilfsbereitschaft anderer Menschen angewiesen sein, liegt nahe.

Literatur

Funke, H. & Rhotert, A. (1999): Unter unseren Augen. Ethnische Reinheit: Die Politik des Milosovic-Regimes und die Rolle des Westens. Berlin (Verlag Das arabische Buch Berlin), S. 95 ff.

Seidler, G. H.; Hofmann, A. & Rost, C. (2002): Der psychisch traumatisierte Patient in der ärztlichen Praxis. In: Deutsches Ärzteblatt/PP 2, S. 77–81.

Barbara Maier

Vertrautes und Fremdes in der ethischen Perspektive

Zwei wert- und emotionsgeladene moralische Begriffe

Moralische Begriffe sind »kontextoffene« Begriffe (Shibles 1972), d.h. sie bedürfen eines bestimmten Kontexts, um eine »bestimmte« Bedeutung zu bekommen. Sie sind »an sich« bedeutungslos. Wenn Ihnen zum Beispiel jemand auftragen sollte, *das Gute* zu tun, Sie wüssten noch nicht, was Sie konkret zu tun hätten. Sie müssten erst herausfinden, was in einer konkreten Situation »gut« (orientiert an den Folgen) sei, und auch für wen »dieses Gute« wünschens- und erstrebenswert sei. Ähnlich verhält es sich mit dem Vertrauten und dem Fremden.

Moralische Begriffe sind wert- und emotionsgeladen. Auch Begriffe wie das Vertraute beziehungsweise Fremde haben positive bzw. negative Konnotationen und vermitteln Gefühle, die als Kognitionen bestimmte körperliche Empfindungen hervorrufen. Die Begriffe kommen in »Sprachspielen« (Wittgenstein 1958) vor und entfalten dort ihre eigentliche Bedeutung.

Die metaphorische Methode

Die metaphorische Methode zielt definitionsgemäß auf das »Fremdmachen«, das Entfremden vertrauter Begriffe und Ideen, auf die Abweichung vom Gewohnten und Erwarteten, um Einsichten zu gewinnen, die im (allzu) Vertrauten untergegangen sind. »Was sprachlich nicht sonderbar klingt, ist meist ohne jede Kraft der Enthüllung« (Ramsey 1964, S. 69).

Analyse unserer (allzu) vertrauten Vor-Urteile in Wissenschaft und Medizin

Unsere Wahrnehmung

Wahrnehmung wird als gegeben hingenommen, wahrnehmen ist aber vielmehr sehen *als,* hören *als,* empfinden *als* ... (Hanson 1958/1961). Wahrnehmung setzt Vorerfahrung und eine gewisse Vertrautheit mit dem Wahrgenommenen voraus. Um etwas Fremdes wahrnehmen zu können, müssen wir uns bewusst zurücknehmen, uns aus dem Vertrauten herauslösen.

Unsere »Captivation by Models«, unser Gefangensein in bestimmten festgefahrenen Konzepten

Wir zwängen unser Denken in Modelle, in denen es »betriebsblind« etwas nur so sehen kann, wie es eben innerhalb eines bestimmten Modells gesehen werden muss – oft in verengter Perspektive. Ein Beispiel dafür ist die psychosomatische Kritik an einem verkürzten medizinisch-somatisch einseitigen Körperkonzept wie es in der Schulmedizin sogar um den Preis des Schadens für Patient/Innen mit klassischen »psychosomatischen« Erkrankungen oft propagiert wird (vgl. dazu paradigmatisch die Analyse des chronischen Unterbauchschmerzes und die Kritik des üblichen medizinischen Vorgehens: Maier et al. 1999).

Unsere absoluten, abstrakten Prinzipien

Absolute, abstrakte Prinzipien werden als solche nicht mehr hinterfragt und sind dem gesellschaftlichen Diskurs entzogen. Absolute, abstrakte Prinzipien werden in keinen konkreten Kontext mehr gesetzt. Falls versucht wird, sie auf konkrete Situationen anzuwenden, kommt es zu unmenschlichen, unerträglichen Folgen, weil ihre Starrheit auf menschliches Können oder Unvermögen keine Rücksicht nimmt und in abstrakter Weise fordert, was konkret nicht verwirklicht werden kann. Wenn »Sollen« auf »Können« nicht eingeht, kommt es zu inhumanen Forderungen, eben zu unethischen Abstrahierungen von konkreten Handlungsmöglichkeiten.

Der Methodenabsolutismus

Eine Methode ist immer *ein* Weg zu etwas und oft nicht der einzige. Mit Hilfe eines *bestimmten* Weges suchen wir eine Antwort auf eine *bestimmte* Frage, eine Möglichkeit zur Lösung eines *bestimmten* Problems. Methoden präformieren Zugänge, verstellen aber unter Umständen andere Wege.

Unsere Inkulturation

Wir sind vertraut mit unserer Kultur, kennen uns aus in unserer »Moral«. Aber sind wir uns des Ausmaßes unserer Inkulturation bewusst, die uns oft daran hindert, das Fremde, das Andere als bereichernd und befreiend zu erfahren? Sind wir durch Inkulturation nicht vielfach blockiert wahrzunehmen, was jenseits des allzu Vertrauten liegt?

Das Vertraute und das Fremde

Das Fremde ist keine Eigenschaft von Dingen oder Personen an sich, sondern Ausdruck (als ein Wertbegriff) von Ordnungskonzepten, Wahrnehmungs- und Erkenntnisstrukturen, sodass Fremdheit immer ein Beziehungsverhältnis darstellt, also ein relativer Begriff bleibt (Greiner 1995).

Von welchem Fremden ist überhaupt die Rede?

Greiner (1995, S. 22 und 24) zeigt vier Weisen des Verständnisses von fremd auf:

- das Fremde als Ursprung des Eigenen
- das Fremde als unvereinbarer Kontrast
- Fremdheit als Ergänzung
- Fremdheit als dynamische Differenzerfahrung.

Letztere ist für unsere Untersuchung von besonderer Bedeutung, denn dabei wird die dual-statische Ordnung in der Etablierung einer Eigen- und einer Fremdwelt aufgegeben, so dass die Fremderfahrung immer von der kritischen Reflexion der eigenen Perspektive her einerseits relativiert wird, andererseits neue Denkbewegungen und Haltungen ermöglicht werden. Durch Metaphern und dialektisches Vorgehen wird eine Verständigung zwischen Vertrautem und Fremden möglich.

Sobald eine Kultur/ein Wissenschaftssystem beginnt, sich über ihr jeweiliges Fremdes neu zu verständigen, stehen ihre eigenen vertrauten Ordnungen, Grenzziehungen sowie Wertkategorien in Frage. Gleichzeitig aber ist eine Öffnung für Fremdes, Herausforderndes wie Bereicherndes, für Entwicklung geschehen.

Ein Modell von Moral und Ethik anhand der Metapher von Vertrautem und Fremdem

Folgen Sie mir bitte in der Analyse folgenden Modells: Moral wird als Wertvorstellungen in Gesellschaften und ihren Binnenbereichen, in die wir sozialisiert worden sind, definiert. So ist auch von einer »Binnenmoral« der Medizin, also den Wertvorstellungen im medizinischen System, der Wissenschaft wie ihrer Praxis, die Rede. Moral ist das uns allen (nur allzu) Vertraute, das wir gewohnt, für das wir »betriebsblind« geworden sind, in das wir privat wie professionell »hineingewachsen« sind.

Ethik können wir als Kritik von Moral begreifen. Ethik ist ein Angriff auf das (allzu) Vertraute, das so genannte »Normale«, nie Hinterfragte. Ethik ist Kulturkritik, Wissenschaftskritik, Kritik medizinischer Alltagspraxis wie ihrer theoretischen Voraussetzungen. Ethik ist das Fremde, das Entfremdende. Mit diesem Modell haben wir zugleich eine Metapher von Ethik und Moral als Fremdem und Vertrautem vor uns.

Auch in ethischer Analyse agiert man nicht vom Standpunkt eines unbeteiligten Beobachters aus. Wir alle wurden inkulturiert, (un)moralisch sozialisiert, (allzu) vertraut mit den Werten der Gesellschaft, in der wir leben, ohne über sie nachzudenken, ohne uns auf Entfremdung, eben die ethisch-kritische Analyse einzulassen. Außerdem gilt zu bedenken: In das Moralische (in das Gewohnte) geht ein, dass man für die Befolgung dessen, was den gängigen Moralvorstellungen entspricht, Beifall bekommt, teilen doch so viele Menschen diese (un)moralischen Sicht- und Handlungsweisen. Für das ethisch kritisch Erarbeitete, das Fremde wird man häufig nur Befremden ernten, transzendiert, korrigiert es doch das Althergebrachte, das Gewohnte, das, was allen so vertraut und bequem ist. Moral ist in diesem Sinn Appell an die Masse (und ihre Macht).

Die ethische Analyse orientiert sich an vernünftigen Argumenten, an absehbaren Folgen. Sie arbeitet kontextbezogen und prüft, ob sich vertraute moralische Prinzipien auf besondere, fremde, weil eben andere Situationen und andere Menschen anwenden lassen. Ethische Analyse ist in ständiger Weiterentwicklung, sich mit dem Zuwachs an Wissen und Können verändernd, dynamisch das Vertraute durch Entfremdung herausfordernd und dabei offen für Korrekturen.

Besonderes Augenmerk ist auf das Bestehen von Inkonsistenz zu legen, auf das, was sich störend, befremdend quer legt. Häufig gilt, was (allzu) vertraut ist, wird in seiner Inkonsistenz meist gar nicht wahrgenommen. Widersprüche werden als solche nicht mehr erkannt.

Ethik ist diskursiv zwischen Vertrautem und Fremden, im Gespräch wird das Fremde vertraut gemacht, das Vertraute kritisch entfremdet. Kritisches Denken mutet oft fremd, manchmal sogar obszön an. Zivilcourage und ihre Folgen sind Ausdruck ethischer Haltung und werden oftmals mit »moralischem Verdikt« bestraft. Moral im unreflektierten alltagsmoralischen Sinn kann extrem »unmoralisch«, auf jeden Fall unethisch sein. Ethisch zu handeln würde bedeuten unmoralisch handeln zu müssen.

»Going beyond« (jenseits) unserer vertrauten Alltagsmoral ist »going beyond« (jenseits) unserer gewohnten und oft so gefährlichen Dichotomisierung von Vertrautem und Fremdem, ist Überwindung von ungerechtfertigten und mit »Moralin« angereicherten Polarisierungen.

Das (der/die) Fremde und das (der/die) Vertraute als ethische Aufgabe in der Medizin

Das medizinische Modell ist gleichzeitig eine *Methode der Behandlung*. An Modell respektive Methode entscheiden sich Offenheit oder Verschlossenheit für kritische Auseinandersetzungen.

Der/die Andere wird durch die Analyse der Alltagssprache deutlich – beim Hören, was der/die Andere, der/die Patient/in in einem bestimmten Kontext zu sagen hat. Es geht nicht an abstrakte Begriffe oder reduktionistische Modelle auf das Gesagte aufzupfropfen. Das würde die Patientin sich und uns entfremden. Wenn wir sie als eine Fremde betrachten, nehmen wir weder an ihrem Leben noch an ihrer »Behandlung« (an)teil, sondern distanzieren sie als Objekt, manchmal sogar als Feindin. Ein anderer Mensch mag anders sein, aber nicht »fremd« in diesem Sinn, sondern »fremd« im Sinn der abenteuerlichen Herausforderung, des Einlassens auf einen individuellen, besonderen Menschen.

Im therapeutischen Ansatz aus ethischer Perspektive würden wir uns vertraut machen mit dem Anderen, um ihn in seinem Anderssein, seiner Eigenart zu respektieren und zu verstehen versuchen.

Schlußbemerkungen

Die provokative Aufgabe der Ethik besteht in der kreativen Entfremdung des (allzu) Vertrauten, unserer Alltagsmoral, dessen, was als »normal« nicht mehr hinterfragt wird. Dabei steht auch der ethisch-kritisch Denkende nicht jenseits von Moral im Sinne eines »unbeteiligten Beobachters«, aber in kritischer Haltung bleibt er fragend, offen und bereit zu Korrekturen.

Wir müssen ständig unsere Wertvorstellungen reevaluieren, korrigieren, revidieren, neu bewerten (Dewey 1932/1996).

»Jenseits von Gut und Böse« (Nietzsche 1886) bedeutet jenseits von vertraut und fremd, von üblich und *un*üblich, von angenehm und *un*angenehm, von verständlich und *un*verständlich. Ziel unserer Überlegungen sollte sein, die Kritik unserer Moralvorstellungen und die Überwindung reduktionistischer Dichotomien sowie die ständige Reevaluierung gängiger Konzepte zu fördern.

Versuchen wir, uns nicht auf das Moralische zu beschränken, sondern ethisch nach kritischer Analyse unserer moralischen Vorstellungen zu handeln. Versuchen wir, das Fremde nicht zu meiden und uns im Vertrauten zu verstecken, sondern das Abenteuer des Aufbruchs ins Unbekannte zu wagen, ohne ständig zu fürchten, das Vertraute dabei zu verlieren.

Literatur

Dewey, J. (1932/1996): Theory of the Moral Life. New York (Irvington Publishers).

Greiner, U. (1995): Das Bild des Fremden in uns. Begegnungsformen in Gesellschaft und Humanwissenschaften. In: Behinderte 6/95, S. 21–30.

Hanson, N. (1958/1961): Patterns of Discovery. (Cambridge University Press).

Maier, B. (2000): Ethik in Gynäkologie und Geburtshilfe. Entscheidungen anhand klinischer Fallbeispiele. Berlin, New York, Tokio (Springer).

Maier, B.; Akmanlar-Hirscher, G.; Krainz, R. & Wenger, A. (1999): Der chronische Unterbauchschmerz – ein immer noch zu wenig verstandenes Krankheitsbild. In: Wiener Medizinische Wochenschrift 149/13, S. 377–382.

Nietzsche, F. (1886): Jenseits von Gut und Böse. Zur Genealogie der Moral. Kritische Studienausgabe (hrsg. von Colli, G. & Montinari, M. 1999). (dtv. de Gruyter).

Ramsey, I. T. (1964): Models and Mystery. New York, London, Toronto (Oxford University Press).

Shibles, W. (1972): Ethics as open-context terms. Philosophical Pictures. Dubuque/Iowa (Kendall/Hunt). S. 51–64.

Wittgenstein, L. (1958): Philosophische Untersuchungen. 3. Auflage (The Macmillan Company).

Neslisah Terzioglu, Christina Reith, Axel Feige

Verbesserung präventiver Maßnahmen bei schwangeren Migrantinnen

Migranten/Innen sind besonderen Gesundheitsrisiken ausgesetzt (vgl. Borde 2000). In der Literatur wird immer wieder darauf hingewiesen, dass Ausländerinnen vor allem nicht europäischer Herkunftsländer bei den Schwangerschaftsrisiken (z.B. Aborte, Totgeburten, schwangerschaftsinduzierte Hypertonien) überrepräsentiert sind (vgl. Razum 1999) und ihr Kenntnisstand über Verhütungsmethoden und ihre genaue Anwendungsweise unzureichend ist (vgl. Rohrmoser 1984).

Ferner ist die zum Teil deutlich erhöhte Inzidenz von Gestationsdiabetes (GDM) in bestimmten ethnischen Gruppen, wie zum Beispiel bei Inderinnen, Chinesinnen und Südostasiatinnen sowie bei mediterranen Populationen bekannt und wissenschaftlich belegt (vgl. Beischer 1991 und Hadden 1985).

Zusätzlich fällt eine unterdurchschnittliche Inanspruchnahme von Vorsorgeuntersuchungen während der Schwangerschaft durch ausländische Frauen auf (vgl. Beier 1994 und Terzioglu 2000).

Für Nürnberg liegen hierzu folgende Zahlen vor: Die Bevölkerungsentwicklung Nürnbergs wurde in den letzten 40 Jahren, ähnlich wie in anderen europäischen Städten, durch Zuwanderungs- und Niederlassungsprozesse von Migranten/Innen deutlich geprägt. Einer Untersuchung von Münz und Ullrich (1997) zufolge wird der ausländische Anteil an der Bevölkerung Deutschlands bis zum Jahr 2030 auf 17 Prozent ansteigen (vgl. Borde 2000). Derzeit beträgt der Ausländeranteil in der Bundesrepublik 8,9 Prozent und in Bayern 9,3 Prozent. Nach Angaben des Amtes für Stadtforschung und Statistik der Stadt Nürnberg (2000) beträgt der Anteil der nicht-deutschen Wohnbevölkerung in Nürnberg bereits 18,1 Prozent. Mit diesem hohen Ausländeranteil der Bevölkerung liegt Nürnberg deutlich über dem Landes- und Bundesdurchschnitt und unter den 19 deutschen Großstädten mit mehr als 300 000 Einwohnern an 6. Stelle. Die Zahl der Ausländer ist in den letzten 20 Jahren in Nürnberg um rund 31 000 gestiegen. Dabei stellen die türkischen Staatsangehörigen mit 22 686 Personen 27 Prozent der 85 109 ausländischen Mitbürger und somit die stärkste Migrantengruppe dar.

Entsprechend der zunehmenden Anzahl der Ausländerinnen im Alter von 15 bis 45 Jahren in den vergangenen Jahren (1985 bis 1998 um 8523 Frauen), erreichte die Geburtenzahl ausländischer Kinder nach einer starken Wachstumsphase in der 2. Hälfte der 80er Jahre ein Viertel der Gesamtgeburtenanzahl (1998: 25,4 %). Eine Untersuchung der Säuglingssterblichkeit in den Jahren 1980 bis 1995 zeigt, dass der Anteil der im ersten Lebensjahr verstorbenen Säuglinge bezogen auf die Zahl der Geburten bei Deutschen und Ausländern kaum differiert (der Durchschnittswert liegt bei 0,57 bzw. 0,55 Todesfällen auf 100 Geburten). Deutliche Unterschiede zeigen sich dagegen bei den Todesursachen im Säuglingsalter. Während bei den Frühgeburten ein geringer Unterschied zwischen deutschen und ausländischen Säuglingen besteht, sind Mißbildungen und Herz-Kreislauf-Ursachen dagegen wesentlich häufiger als Todesursache anzutreffen (vgl. Stadt Nürnberg, Schwangerenberatung für ausländische Familien; Probleme, Ziele, Maßnahmen 1998).

Das lässt darauf schließen, »dass trotz aller zwischenzeitlichen Veränderungen, einer Adaptation an hiesige Lebens- und Versorgungsverhältnisse und einer möglichen Integration der zweiten Migrantengeneration weiterhin Benachteiligungen wirksam sind« (Elkeles 1994, S. 358).

Ziel dieses Modellprojektes ist es, schwangeren Migrantinnen durch Vorhandensein muttersprachlichen Personals die Inanspruchnahme von präventiven Maßnahmen zu erleichtern. Diesbezüglich werden im Rahmen des Projektes Geburts-vorbereitungskurse in türkischer, polnischer und deutscher Sprache sowie eine gynäkologische Sprechstunde in türkischer Sprache in dem Stadtteil mit höchster Migrantendichte angeboten.

Die größten Gruppen der ausländischen Wohnbevölkerung bilden seit Mitte der 90er Jahre Türken (2,04 Millionen), Menschen aus Rest-Jugoslawien (797 800), Bosnien-Herzogowina (316 000), Kroatien (185 000), Italiener (586 000), Griechen (360 000) und Polen (277 000) (Statistisches Bundesamt 1996). Ähnlich setzt sich auch die Aufteilung schwangerer Migrantinnen an der Frauenklinik II, Klinikum Nürnberg Süd zusammen. Ein Drittel sind Migrantinnen türkischer Herkunft, ein weiteres Drittel Schwangere russischer Herkunft und der Rest Migrantinnen aus weiteren Ost-Block Ländern, Jugoslawien, Italien und Griechenland. Der verstärkte Einsatz muttersprachlicher Kräfte in allen Gliedern der Versorgungskette rund um die Geburt ist somit notwendig und nachvollziehbar.

Weitere Ziele bestehen in der perinatalen Mortalität sowie in der Inanspruchnahme von Nachsorgemaßnahmen wie Rückbildungsgymnastik und

Früherkennungsuntersuchungen des Neugeborenen: Ausländische Familien sind verstärkt für Angebote der Geburtsvor- und -nachsorge zu sensibilisieren und über die vorhandenen Angebote zu informieren. Deswegen erfolgt die Beratung Schwangerer ausländischer Herkunft nicht nur an der Frauenklinik II, sondern auch im Rahmen der Geburtsvorbereitungskurse unter der Leitung einer türkischen Ärztin in der Familienbildungsstätte (FBS).

Durch die erhöhte Inanspruchnahme präventiver Maßnahmen und Senkung der Krankenhausverweildauer wird zusätzlich eine Entlastung des deutschen Gesundheitsbudgets erzielt, wenn man bedenkt, dass sich zum Beispiel der Tagessatz in der Frauenklinik II/Klinikum Nürnberg Süd (Klinikum der Maximalversorgungsstufe) auf 300 bis 400 Euro beläuft, und dass die Versorgungskosten eines Frühgeborenen in den ersten drei Monaten circa 38 000 Euro betragen. Im internationalen Vergleich, so hat der Sachverständigenrat im März 2001 festgestellt, ist in der Bundesrepublik eine eher mittelmäßige gesundheitliche Versorgung bei sehr hohen Kosten zu verzeichnen (vgl. Habermann 2002). Maßnahmen wie bereits oben erwähnt, können die bereits jahrelang bestehenden Defizite der Versorgung von Migranten/Innen ausgleichen, und bieten gleichzeitig eine Anregung zur Dämpfung der Kosten.

Das Projekt setzt sich aus folgenden Bausteinen zusammen: Der Erstkontakt mit den ausländischen Schwangeren findet im Rahmen der Geburtsvorbereitungskurse in der Evangelischen Familienbildungsstätte (FBS) statt. Bei der Standortwahl der Stelle des ersten Kontakts wurde bewusst ein Standort in dem Stadtteil gewählt in dem die meisten ausländischen Familien wohnen. Die Geburtsvorbereitungskurse werden in türkischer, polnischer und deutscher Sprache abgehalten. Die Beraterinnen setzen sich aus einer türkischen Ärztin der Frauenklinik II, einer Pädagogin, einer Hebamme polnischer, einer weiteren türkischer Herkunft und einer Kinderärztin zusammen.

Die Weiterbetreuung ausländischer Schwangerer wird von einer türkischen Ärztin gewährleistet. Ihre Beschäftigung ermöglicht die Ergänzung der 1996 durch das Gesundheitsamt der Stadt Nürnberg eingerichteten muttersprachlichen Schwangerschaftsberatung für türkische Familien unter Mitwirkung einer Pädagogin türkischer Herkunft. Durch ihre Beratung werden altersgerecht und zielgruppenspezifisch präventive und bewusstseinsbildende Angebote zu Fragen der Partnerschaft, Sexualität, Familienplanung, Empfängnis und Schwangerschaft erörtert.

Im Rahmen der Öffentlichkeitsarbeit wird auf die Vorsorgeuntersuchungen, Geburtsvorbereitungskurse, Kreißsaalführungen sowie auf Angebote zur Geburtsvor- und -nachsorge in verschiedenen Sprachen hingewiesen. Dafür wurden ausführliche Kommunikationsmaterialien zunächst in türkischer und russischer Sprache erstellt.

Durch die Einstellung muttersprachlicher Kräfte ist nicht nur der Abbau von Sprachbarrieren, sondern auch eine erhöhte Teilnahme ausländischer Schwangerer an Vorsorgeuntersuchungen, Geburtsvorbereitungskursen sowie Rückbildungsgymnastik zu erwarten.

Die Nachsorge soll auch dazu dienen ausländische Frauen zur Teilnahme an Vorsorgeuntersuchungen für ihre Kinder zu motivieren. Die Auswertung der Schuleingangsuntersuchung 1999 zeigt, dass nur 34,4 Prozent der ausländischen Kinder beim Schulreifetest alle 9 Vorsorgeuntersuchungen vorweisen konnten (vgl. Stadt Nürnberg, Ergebnisse der Schuleingangsuntersuchung 1999).

Bei der statistischen Auswertung von ca. 5000 Schwangerschaftsverläufen/Geburten im Zeitraum vom 1.1.1998 bis zum 31.12.1999 zeigten sich signifikante Unterschiede im deutschen und ausländischen Schwangerenkollektiv in bezug auf die Inanspruchnahme von präventiven Maßnahmen und im fetal outcome (vgl. Terzioglu 2000):

- Bei jeder 5. Schwangeren ausländischer Herkunft lag der Zeitpunkt der ersten Vorsorge- und Ultraschalluntersuchung jenseits der 13. Schwangerschaftswoche und somit deutlich später als im deutschen Kollektiv. Im Vergleich nahmen mehr als doppelt so viele Migrantinnen weder an Vorsorgenoch an Ultraschalluntersuchungen in der Schwangerschaft teil.
- Bei schwangeren Migrantinnen war sowohl 1998 (16% vs. 12%; $p < 0,01$), als auch 1999 (19% vs. 14%; $p < 0,01$) ein signifikant häufigerer und längerer präpartaler stationärer Aufenthalt festzustellen.
- Die perinatale Mortalität lag 1998 im ausländischen Kollektiv höher als im deutschen (14‰ vs. 8%).

Folgende Ergebnisse sind der Auswertung von ca. 9400 Schwangerschaftsverläufen und Geburten zufolge an der Frauenklinik II seit 1998 durch dieses Projekt erzielt worden:

- Eine erhöhte Inanspruchnahme präventiver Maßnahmen wurde erreicht: 1998 besuchten nur wenige Schwangere ausländischer Herkunft den Geburtsvorbereitungskurs, der in der Familienbildungsstätte angeboten wurde. 2001 war der Geburtsvorbereitungskurs mit wöchentlich 15 bis 21 Frauen ausländischer Herkunft (die Hälfte davon Türkinnen) überbelegt. Seit Oktober 2001 werden zwei Geburtsvorbereitungskurse – davon einer nur in türkischer Sprache – angeboten.
- In den vergangenen Jahren 2000 und 2001 bestehen im Hinblick auf die Häufigkeit der stationären Aufenthalte keine signifikanten Unterschiede mehr zwischen einheimischer und ausländischer Schwangeren (16,1% vs. 15,5%, $p > 0,05$ und 22% vs. 18%, $p > 0,05$).

- Durch die ergriffenen präventiven Maßnahmen konnte im Vergleich zu 1998 die perinatale Mortalität im ausländischen Kollektiv in den vergangenen Jahren auf ein ähnliches Niveau wie im einheimischen Kollektiv gebracht werden (Jahr 2001: 10‰ vs. 12‰).

Eine Weiterführung dieses Projektes ist für weitere zwei Jahre geplant. Ziel in den kommenden Jahren ist es, die Inanspruchnahme präventiver Maßnahmen bei schwangeren Migrantinnen zu erhöhen, und dadurch die perinatale Morbidität und Mortalität Neugeborener ausländischer Herkunft zu reduzieren. Eine kontinuierliche Senkung der perinatalen Mortalität im ausländischen Kollektiv ist im öffentlichen, volks- und betriebswirtschaftlichen Interesse des Gesundheitswesens der Stadt Nürnberg von großer Bedeutung.

Die durch das Modellprojekt initiierten ethnomedizinischen Schulungen der Ärzte/Innen und des Pflegepersonals dienen zur Sensibilisierung der o.g. Berufsgruppen für die speziellen Bedürfnisse der ausländischen Schwangeren bezüglich Herkunft, Kultur, Religion und dem unterschiedlichen Gesundheits- bzw. Krankheitsverständnis und werden zur Professionalisierung der medizinischen Behandlung und Pflege beitragen.

Fazit ist, dass eine interdisziplinäre Zusammenarbeit von Ärzten/Innen, Krankenschwestern und -pflegern sowie Sozialpädagogen/Innen erforderlich ist, um die Integration von Migranten/Innen in das Gesundheitswesen zu ermöglichen und die Kosten, die durch das Schicksal »Migration« und den damit verbundenen spezifischen Gesundheitsrisiken entstehen, zu senken.

Literatur

Beier, F. (1994): Konzept zur gesundheitlichen Situation ausländischer Mitbürger/Innen in Nürnberg. In: Beiträge zum Nürnberg-Plan Reihe B, S. 8–9.

Beischer, N. A. (1991): Incidence and severity of gestational diabetes mellitus according to country of birth in woman living in Australia. In: Diabetes 40 Suppl 2, S. 35–38.

Borde, T.; David, M. & Kentenich, H. (Hg.) (2000): Migration-Frauen-Gesundheit im europäischen Kontext. Migration-Frauen-Gesundheit/Perspektiven im europäischen Kontext. Frankfurt/M. (Mabuse-Verlag).

Elkeles, T.; Frank, M.; Korporal, J. & Mielck, A. (Hg.) (1994): Säuglingssterblichkeit und soziale Ungleichheit. Krankheit und soziale Ungleichheit. Opladen (Leske und Budrich-Verlag).

Habermann, M. (2002): Interkulturelle Pflege und Therapie. In: Dr. med. Mabuse 136, S. 26.

Hadden, D. R. (1985): Geographic, ethnic and racial variation in the incidence of gestational diabetes mellitus. In: Diabetes 34 Suppl 2, S. 8–12.

Razum, O.; Albrecht, J.; Blettner, M. & Reitmeier, P. (1999): Trends in maternal mortality ratio among women of German and non-German nationality in West Germany. In: International Journal of Epidemiology 28, S. 5.

Rohrmoser, H.& Kentenich, H. (Hg.) (1984): Familienplanung und Verhütungspraxis türkischer Frauen. Zwischen zwei Kulturen. Berlin (Verl.-Ges.Gesundheit).

Stadt Nürnberg, Gesundheitsamt, Abteilung Gesundheitsförderung (1998): Schwangerenberatung für ausländische Familien Probleme, Ziele, Maßnahmen.

Stadt Nürnberg, Gesundheitsamt, Schriftenreihe zur Gesundheitsförderung (November 2000): Ergebnisse der Schuleingangsuntersuchung 1999 mit ausgewählten kleinräumigen und zeitlichen Aspekten.

Terzioglu, N.; Baumann, M.; Krause, M.; Feige, A. & Kentenich, H. (Hg.) (2000): Präventive Maßnahmen bei ausländischen Schwangeren-Pilotprojekt der Stadt Nürnberg. Migration-Frauen-Gesundheit/Perspektiven im europäischen Kontext. Frankfurt/M. (Mabuse-Verlag).

Brigitte Borrmann

Salutogenetische Einflussfaktoren im Geburtsverlauf aus Muttersicht

Das Ziel dieser Anfang 2000 in Niedersachsen durchgeführten Interviewstudie lag in der Übertragung der zentralen salutogenetischen Fragestellung, »Was erhält Menschen gesund?«, auf die Geburtshilfe, wobei das Hauptinteresse auf Formen der subjektiven Konstruktion von Gesundheit und auf kundenorientierte Aspekte der Struktur- und Prozessqualität gerichtet war.

Im Einzelnen wurde folgenden Fragen nachgegangen:
* Wodurch und auf welche Weise wird aus der subjektiven Sicht der Konsumentinnen geburtshilfliche Betreuungsqualität erzeugt?
* In welcher Weise unterscheiden oder ähneln sich die Beurteilungen hinsichtlich der Betreuungsqualität bei klinischen und außerklinischen Entbindungen?
* Wie lassen sich die Zusammenhänge zwischen subjektiven Gesundheitstheorien und Antonovskys Salutogenesemodell für den Bereich der Geburtshilfe charakterisieren?

Die Datengewinnung erfolgte anhand von semistrukturierten Interviews mit 31 Müttern, von denen 18 eine Klinikgeburt und 13 eine außerklinische Geburt gewählt hatten. Die Studienteilnehmerinnen wurden in erster Linie über Rückbildungs- und Babymassagekurse rekrutiert. Der Kontakt zu den Frauen, die zu Hause entbunden hatten, wurde über eine Hebamme hergestellt, die selbst auch Hausgeburten betreut. Gemäß der in der qualitativen Sozialforschung geltenden Regel der maximalen strukturellen Variation der Perspektiven, wurden Frauen aus unterschiedlichen Altersgruppen, mit einem oder mehreren Kindern und mit Erfahrungen aus Haus-, Klinik- und Geburtshausgeburten im Theoretical-Sampling-Verfahren in die Studie aufgenommen. Um eine bessere Vergleichbarkeit der außerklinischen und klinischen Geburten zu ermöglichen, wurde darauf verzichtet, eine Stichprobe zu gewinnen, in der die gesamte Bildungs- und Schichtbreite repräsentativ verteilt vorkommt.

67 Prozent der Frauen mit klinischen Geburten und 85 Prozent der Frauen mit außerklinischen Geburten hatten einen Abiturabschluss. Die Teilnehmerinnen gehörten der Mittelschicht bzw. oberen Mittelschicht an, Akademikerinnen verschiedener Berufsgruppen waren überdurchschnittlich vertreten, wobei alle Frauen mit außerklinischen Geburten einen pädagogischen oder gesundheitsbezogenen Beruf ausübten. Das Durchschnittsalter bei den Erstgebärenden lag bei 29,4 Jahren, bei den Mehrgebärenden bei 33,2 Jahren und insgesamt bei 31,5 Jahren. Aufnahmekriterium für die Studienteilnahme war ein guter allgemeiner Gesundheitszustand von Mutter und Kind nach der Geburt (zwei Frauen mit VE, zwei Frauen mit Sectio Caesarea).

Die ein- bis zweistündigen Interviews wurden im 6. bis 8. postpartalen Monat durchgeführt und setzten sich aus zwei Befragungsabschnitten zusammen. In der narrativen Anfangsphase wurden die Interviewteilnehmerinnen aufgefordert, den Geburtsverlauf zu schildern und insbesondere positive Einflussfaktoren auf den Geburtsverlauf dabei zu benennen. Im zweiten, semistrukturierten Interviewabschnitt ging es um die Informationsbeschaffung vor der Geburt, um Leistungstransparenz (Übereinstimmungen zwischen Vorinformationen und tatsächlich Erlebtem) und um die Konsequenzen aus den gewonnenen Erfahrungen. Zusätzlich wurde Antonovskys Fragebogen zum Kohärenzgefühl in der von Schumacher et al. (2000) entwickelten Kurzform (SOC L-9) eingesetzt. Der amerikanische Medizinsoziologe Aaron Antonovsky (1979, 1987) entwickelte in den 1970er Jahren das salutogenetische Modell, dessen zentrales Konstrukt »Sense of Coherence« (SOC), ein generalisiertes Bewältigungspotential darstellt, welches den Menschen in die Lage versetzt, flexibel und situationsangepasst auf Krisen reagieren zu können. In zahlreichen bereits durchgeführten Untersuchungen (vgl. BzGA 1999), konnte gezeigt werden, dass das Kohärenzgefühl hoch mit Maßen seelischer Gesundheit korreliert und eine große Nähe zu Konzepten wie Selbstwertgefühl, Kontrollüberzeugung und Optimismus aufweist. Eine teststatistische Überprüfung der SOC-Skala in einer repräsentativen deutschen Bevölkerungsstichprobe ergab statistisch signifikante Zusammenhänge zwischen einem ausgeprägten Kohärenzgefühl und geringen körperlichen Beschwerden sowie weniger somatoformen Symptomen (Schumacher et al. 2000).

Im Folgenden werden zunächst die Ergebnisse der Interviewauswertung geschildert. Unabhängig vom Geburtsort ließen sich drei subjektive Haupteinflusskategorien auf den Geburtsverlauf erkennen: Sicherheit, Kongruenz und Selbstbestimmung. Jeder einzelne dieser drei in der folgenden Abbildung dargestellten Hauptfaktoren stellt in diesem subjektiven Modell eine notwendige, aber keine hinreichende Voraussetzung für eine geeignete Geburtssituation dar. Die Grenzen zwischen den drei Hauptkategorien sind fließend, einzelne Faktoren können auch mehreren Kategorien zugeordnet werden.

Eine Geburt verläuft aus der subjektiven Sicht der befragten Mütter dann optimal, wenn sie in einer Atmosphäre der Sicherheit und Geborgenheit stattfindet, die aktuellen Gegebenheiten weitestgehend ihren Erwartungen und Vorinformationen entsprechen und sie die Möglichkeit hat, gemäß ihrer Persönlichkeit und ihren Fähigkeiten selbständig Einfluss auf alle Rahmenbedingungen zu nehmen.

Alle befragten Frauen brachten in der einen oder anderen Form zum Ausdruck, dass eine Atmosphäre der *Sicherheit* und Geborgenheit für einen guten Geburtsverlauf von grundlegender Bedeutung ist. Dies gilt für klinische Geburten ebenso wie für außerklinische Geburten – allerdings mit dem Unterschied, dass Frauen, die Zuhause oder im Geburtshaus ihre Kinder bekamen, ihr persönliches Sicherheitsgefühl, vor allem vor der Geburt, mit anderen Kriterien in Verbindung brachten als Frauen, die eine Klinik aufgesucht hatten. Frauen, die sich für die Klinikentbindung entschieden hatten, verbanden Sicherheit bei der Suche nach einem geeigneten Geburtsort eher mit der Betreuung durch das dort für den Notfall vorhandene medizinische Personal und die medizintechnische Ausstattung, während Sicherheit bei außerklini-

Abbildung 1: Subjektive, salutogenische Einflussfaktoren im Geburtsverlauf

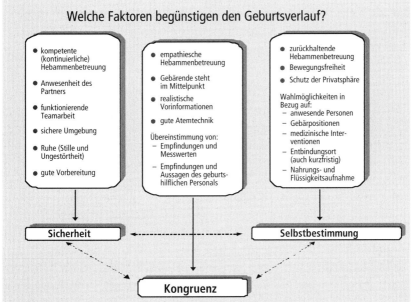

schen Geburten in engerem Zusammenhang mit eigenen Kontroll- und Einflussmöglichkeiten sowie mit der Geborgenheit durch die vertraute häusliche Umgebung in Verbindung gebracht wurde. Im Rückblick auf die tatsächlichen Geburtsverläufe waren die Unterschiede bezüglich günstiger Einflussfaktoren in den drei Untergruppen weitaus homogener, weshalb sie in einem Schaubild vereint dargestellt werden konnten (s. Abb. 1).

Bei den mehrgebärenden Frauen stellte die Erfahrung der ersten Geburt einen zusätzlichen Sicherheitsfaktor dar, so dass in der Vorbereitung auf weitere Geburten andere Faktoren wie z. B. Ungestörtheit und Kontinuität ein größeres Gewicht erlangten. In der Geburtssituation, die auch bei Mehrgebärenden noch durch viel (Wild-)Fremdes und Außergewöhnliches gekennzeichnet ist und bei der auch in Zeiten sich ausweitender Pränataldiagnostik niemand ganz genau wissen kann, was »rauskommt«, scheint eine vertraute Begleitperson einer der wichtigsten Sicherheitsfaktoren zu sein.

> »Also das Wichtigste war für mich die Hebammenschülerin, die war fast die ganze Zeit bei uns. Das war also sehr schön« (Erstgebärende, Klinik)

> »Also, was ich sehr gut fand, dass die Hebamme, dass die halt den ganzen Tag da war. Also wenn die Tür aufging, dann wusste ich genau wer reinkommt.« (Mehrgebärende, Geburtshaus)

> »Ich könnte es für mich auch gar nicht anders vorstellen. Ich möchte mich in dem Moment auch einfach nicht auf jemand Wildfremdes einstellen, den ich vielleicht ein- oder zweimal gesehen habe. Das ist so eine intime Geschichte, so eine Geburt, dass mir das auch wichtig wäre, dass die Personen, die dabei sind, wissen, was ich möchte, mich auch ein bisschen kennen. (Mehrgebärende, Hausgeburt)

Die *Selbstbestimmung* der Gebärenden im Geburtsverlauf konnte als zweite, gleichwertige Haupteinflusskategorie identifiziert werden. Selbstbestimmung ist hier nicht als Zusatznutzen zu betrachten, also als etwas, was die Mütter ungeachtet anderer Ziele wie zum Beispiel dem Schutz der Gesundheit des Kindes erreichen wollten, sondern Selbstbestimmung begünstigte aus der Sicht der befragten Frauen den Geburtsverlauf und diente damit der Gesundheit von Mutter und Kind. In diesem Zusammenhang spielte nach zahlreichen Aussagen von Teilnehmerinnen aus allen drei Gruppen insbesondere die Bewegungsfreiheit in der Eröffnungsphase und die freie Wahlmöglichkeit der Gebärposition eine große Rolle für den Geburtsfortschritt. Auch in Bezug auf die Selbstbestimmung war neben den anderen in Abbildung 1 aufgeführten Faktoren die Form der Geburtsbegleitung von besonderer Bedeutung. Es wurde als sehr hilfreich erlebt, wenn die Hebamme nicht nur Sicherheit und

Geborgenheit vermitteln konnte, sondern sich weitgehend non-direktiv verhalten hatte.

>>Vom ersten Kind bin ich entbunden worden, da habe ich zugeguckt wie im Kino. Und bei den anderen Geburten habe ich die Geburt gemacht, das war meine Geburt. Ich habe geboren. Das war ein Glücksgefühl nach der Geburt, dass ich ein Kind gekriegt habe – das war, als hätte ich nie eins gehabt zuvor. « (Mehrgebärende, Klinik)

>> ...einfach so das Gefühl, mich aufgehoben zu fühlen und gleichzeitig, dass ich selbst auch ganz viel mitbestimmen kann. Dass ich nicht dafür kämpfen muss – dafür, wie ich das gerne hätte oder was mir wichtig ist.«< (Mehrgebärende, Geburtshaus)

Die Anwesenheit auf eigenem Territorium (vgl. Ensel, 1994) war bei Hausgeburten ein weiterer Selbstbestimmung ermöglichender Einflussfaktor.

>>Ja und keine Hemmungen haben, weil man halt zu Hause ist, sich so zu verhalten, wonach einem ist. Die Stellung einzunehmen, sich auf den Stuhl zu setzen/zu stützen, spazieren zu gehen, wohin man will...« (Mehrgebärende, Hausgeburt)

Der dritte wichtige Aspekt, die Übereinstimmung von Vorinformationen, Erwartungen und aktuellen Empfindungen mit den Gegebenheiten vor Ort wurde durch die Haupteinfluss-kategorie *Kongruenz* zusammengefasst. Die Geburtswehen zwingen der Gebärenden einen von Schmerzen begleiteten Rhythmus auf, dem sie sich willentlich nicht widersetzen kann. Alles, was den Frauen dabei geholfen hat, sich in diesen Rhythmus einzufügen, wirkte harmonisierend und damit förderlich auf den Geburtsprozess. Ebenso wie bei den ersten beiden Haupteinflusskategorien steht auch hier, gemessen an der Häufigkeit der Aussagen, die Betreuung durch die Hebamme an erster Stelle. Damit Angst auslösende und vielleicht sogar lähmende Irritationen vermieden werden konnten, war eine realistische Vorbereitung und eine empathische Begleitung notwendig.

>>Ich hatte so das Gefühl, die hatten so alle Sensoren aufgestellt. Die hatten irgendwo Empfänger für meine Situation, für meine Äußerungen, wie auch immer. Die haben mich gelesen wie ein Buch.« (Mehrgebärende, Klinik)

>>Also ich denke, auf alle Fälle die Atmosphäre, die da war; dann dass die Hebamme wirklich darauf eingegangen ist, was ich denke, was ich fühle. Also sich wirklich nicht so auf die Geräte verlassen hat. (Erstgebärende, Geburtshaus)

»Ich konnte nachher als diese Kind schon fast da war, gar nicht mehr sagen, gar nicht großartig erklären, dass ich nur Ruhe und Stille wollte. Aber das hat sie halt so gespürt.« (Mehrgebärende, Hausgeburt)

Ergänzend muss hinzugefügt werden, dass bezüglich der Benennung günstiger Einflussfaktoren im Einzelnen große inter- und bei Multiparae auch intraindividuelle Unterschiede bezüglich der einzelnen Geburtserlebnisse erkennbar waren. Dies liegt zum einen an den unterschiedlichen Erfahrungen, die bei den Geburten gemacht wurden, zum anderen auch an divergierenden Bewertungsmaßstäben und Konnotationen der Mütter.

Auch die Gewichtung der genannten Einflussfaktoren fiel von Frau zu Frau unterschiedlich aus. Für 7 der 10 erstgebärenden Frauen dieses Studienkollektivs, die in einer Klinik entbunden wurden, war die Begleitung durch den Partner der wichtigste positive Einflussfaktor. Bei den übrigen Frauen war das Bild vollkommen uneinheitlich. Als wichtigste positive Einzelfaktoren wurden außer der Anwesenheit des Partners auch genannt: gute Vorbereitung auf die Geburt; Beherrschung der richtigen Atemtechnik; kontinuierliche Betreuung durch eine Hebamme/Hebammenschülerin; Entscheidung zur Hausgeburt; Bewegungsfreiheit; Ungestörtheit; Anwesenheit einer Freundin; eigene, gelassene Einstellung; ›im Mittelpunkt stehen‹ und Umgebungskontinuität (jeweils ein bis zwei Nennungen).

Obwohl nach negativen Einflussfaktoren nicht explizit gefragt wurde, äußerten sich manche Mütter auch über Störfaktoren. Insbesondere die Anwesenheit anderer gebärender Frauen wurde als störend und ungünstig für den Geburtsverlauf geschildert. In der Ausnahmesituation, die die Geburt darstellt, empfanden es zumindest manche Frauen als sehr belastend, sich zurücknehmen zu müssen und ggf. auf andere Gebärende Rücksicht zu nehmen oder sich durch den Einfluss von Störgeräuschen nicht auf sich selbst konzentrieren zu können wie folgende Zitatbeispiele belegen können:

»Und dann war da so ein Stress da, weil die Frau wieder in die Badewanne musste, sie war am Rumschreien da und dann musste ich schnell wieder rausgeschoben werden, damit sie wieder reinkonnte.« (Mehrgebärende, Klinikgeburt vor Hausgeburten)

»Es war so unruhig im Krankenhaus, überhaupt nicht schön. Ich werde auch wahrscheinlich, also wenn alles klappen sollte, auf alle Fälle das nächste Baby zu Hause bekommen.« (Erstgebärende, Krankenhaus)

»Beim ersten Mal, wir waren ja von morgens 10 Uhr bis nachts um 3 Uhr im Kreißsaal. Wir haben unwahrscheinlich Glück gehabt. Es war keine andere Frau zu der Zeit da. Eine halbe Stunde bevor J. geboren ist, kam die nächste Frau überhaupt erst und die haben uns total in Ruhe gelassen. Das habe ich als unheimlich positiv empfunden, deswegen sind wir da wieder hingegangen. Gut, beim zweiten Mal war es jetzt so, es war überlastet, es waren wohl sehr viele Frauen da.« (Mehrgebärende, Krankenhaus)

Die Interviewpartnerinnen waren insgesamt sehr vorsichtig damit, einen bestimmten Entbindungsort zu empfehlen. Nur zwei von fünf Frauen, die im Geburtshaus entbunden hatten, gaben dies als Empfehlung weiter. Bei den anderen Frauen aus allen Gruppen dominierte die Vorstellung, dass darüber keine allgemeingültige Aussage gemacht werden kann.

Auf die Frage nach Ihren Empfehlungen für andere werdende Mütter antwortete eine Teilnehmerin:

> »Also ich würde niemals sagen, ich habe jetzt eine Hausgeburt gemacht, das war jetzt so toll, das war jetzt so klasse. Ich denke mal, das ist nicht für jede Frau unbedingt so schön wie für mich. Wenn man das genießen kann, käme durchaus auch Krankenhaus in Frage. Aber man wird da auch sehr viel bevormundet.« (Erstgebärende)

Der Hinweis auf eine mögliche Bevormundung weckt die Assoziation zu der von Hebammen häufig erwähnten reziproken Beziehung zwischen der Anspannung im Mundbereich und dem Geschlossenhalten des Mundes auf der einen Seite und der Anspannung des Muttermundes/Beckenbodens auf der anderen Seite, welche sich hinderlich auf den Geburtsfortschritt auswirken soll (vgl. Kitchenham-Pec 1995). Auch ohne Bevormundung ist nicht auszuschließen, dass die Gebärende durch den erlebten Kompetenzunterschied im geburtshilflichen Setting oder auch geschlechtsstereotypisch (falls Männer anwesend sind) eine »zurückhaltende« (!) Rolle einnimmt.

Bei der Schilderung positiver Einflussfaktoren wurden eigene Kompetenzen sowie eigene körperliche und psychische Voraussetzungen von den befragten Müttern bis auf sehr wenige Ausnahmen gar nicht erwähnt.

Inwieweit Menschen dazu in der Lage sind, in Situationen, die eine Herausforderung darstellen, eine angemessene, gesundheitsprotektive Haltung einzunehmen, hängt nach Antonovskys Meinung in großem Ausmaß von der Ausprägung des Kohärenzgefühls eines Individuums ab.

Der durchschnittliche SOC-Wert des hier beschriebenen Studienkollektivs lag über dem von Schumacher et al. (2000) ermittelten Normalwert der weiblichen Bundesbürger. In der Altersgruppe der 18- bis 40jährigen Frauen lag der an der Itemzahl relativierte Skalenmittelwert in der Studie von Schumacher bei 5.03, während in der hier vorgestellten Untersuchungsgruppe ein Skalenmittelwert von 5,61 erreicht wurde (s. Tab. 1).

Tabelle 1: Ausprägung des Kohärenzgefühls (an der Itemzahl relativierte Mittelwerte, Maximalwert: 7)

Entbindungsort	n	SOC	
		mean	SD
Klinik	18	5,31	0,69
Geburtshaus	5	6,00	0,51
Hausgeburt	8	6,03	0,51
Gesamt	31	5,61	0,67
Frauen BRD* * (nach Schumacher et al 2000)	1122	5,19	

Es wurde zusätzlich eine Matched-Pairs-Analyse zu der Frage durchgeführt, ob ein statistisch bedeutsamer Zusammenhang zwischen der Ausprägung des Kohärenzgefühls und der Wahl des Geburtsortes besteht. Zu diesem Zweck wurden Frauen mit Hausgeburten und Frauen mit Klinikgeburten einander gegenübergestellt. Aus den beiden zu vergleichenden Gruppen wurden acht Paare von Individuen gebildet, die bezüglich der Störgrößen Alter und Bildungsstand vergleichbare und bezüglich der Störgröße Parität identische Werte aufwiesen.

Die Geburtshaus-Gruppe wurde in diese Berechnung nicht mit aufgenommen, da sich dann nicht mehr genügend bildungsangepasste Paare hätten zusammenfügen lassen können. Ein T-Test für gepaarte Stichproben zeigte, dass sich der SOC-Mittelwert der Gruppe mit Klinikgeburten (5,17) signifikant von dem Mittelwert der Frauen mit Hausgeburten (6,03) unterscheidet (Korrelation: 0,63 / Signi- fikanz: 0,009).

Da es sich bei dieser Studie um eine Querschnittuntersuchung handelt, kann keine Aussage darüber gemacht werden, ob die Entscheidung für eine außerklinische Geburt bzw. eine Hausgeburt einen positiven Effekt auf die Stärke des Kohärenzgefühls gehabt hat oder ob das Kohärenzgefühl der an der Studie beteiligten Frauen ursächlich an der Wahl des Entbindungsortes beteiligt war. Auch die geringe Größe des Samples schränkt die Aussagekraft des Ergebnisses ein.

Antonovsky geht davon aus, dass »man etwa gegen Ende der ersten Dekade des Erwachsenenalters, nachdem man die Inkonsistenzen in den verschiedenen Bereichen des Lebens in Ordnung gebracht oder akzeptiert hat, eine bestimmte Position auf dem SOC-Kontinuum erreicht hat« (Antonovsky 1997, S. 114).

Schumacher et al. (2000) konnten jedoch nachweisen, dass auch nach dem 30. Lebensjahr das Alter einen signifikanten Einfluss auf die Ausprägung des Kohärenzgefühls hat. Inwieweit der Übergang zur Elternschaft als Persönlichkeitsentwicklungs- und Reifungsprozess angesehen werden kann, durch den die Gesundheitsressource Kohärenzgefühl verändert wird oder inwieweit das Kohärenzgefühl selbst in diesen Prozess prägend eingreift, ist anhand des heutigen Forschungsstands noch nicht zu sagen.

Möglicherweise trägt ein ausgeprägtes Kohärenzgefühl dazu bei, sich eine Geburtssituation zu verschaffen, die durch emotionale Sicherheit, Selbstbestimmung und Kongruenz gekennzeichnet ist und eine solche Geburtssituation kann wiederum dazu beitragen, das Kohärenzgefühl zu stärken, wodurch eine bessere Ausgangsposition für die nächste Geburt oder die nächste gesundheitsrelevante Herausforderung erreicht wird. Innerhalb des von Antonovsky beschriebenen Gesundheits-Krankheitskontinuums kommt es so zu einer salutogenetischen Spiralbewegung in Richtung auf den Gesundheitspol dieses Kontinuums.

Gerade in der Geburtshilfe bietet es sich an, weitere Studien durchzuführen, die nicht nur die Leistungsfähigkeit der Anbieterseite beleuchten, sondern auch die Ressourcen auf der KundInnenseite stärker ins Blickfeld rücken bzw. deren Rollenrepertoire genauer zu betrachten. Es wäre zu klären, inwieweit Schwangere und Gebärende nicht nur als PatientInnen oder KonsumentInnen, sondern auch als ExpertInnen in Bezug auf das eigene Gesundheitsmanagement betrachtet werden können.

Literatur

Antonovsky, A. (1979): Health, stress, and coping: New perspectives on mental and physical well-being. San Francisco (Jossey-Bass).

Antonovsky (1987):Unraveling the mystery of health. How people manage stress and stay well. San Francisco (Jossey-Bass).

Antonovsky, A. (1997): Salutogenese: Zur Entmystifizierung der Gesundheit. Dt. erweiterte Herausgabe von Alexa Franke. Tübingen (Dgvt).

Ensel, A. (1994): Bedeutung und Wandel des Geburtsterritoriums. In: Deutsche Hebammenzeitschrift 6/94, S. 233–241.

Schumacher, J.; Wilz, G.; Gunzelmann, T. & Brähler, E. (2000): Die Sense of Coherence Scale von Antonovsky. In: Psychotherapie Psychosomatik Medizinische Psychologie 12, S. 472–482.

Christine Jäger

Die Bedeutung der Brust im Leben afrikanischer Frauen

Einleitung

Als Frauenärztin hat mich seit meinem ersten Betreten des afrikanischen Kontinents im Jahre 1978 und während vieler Jahre, in denen ich in verschiedenen Ländern dort gearbeitet habe, immer wieder fasziniert, wie unkompliziert und selbstverständlich im Vergleich zu deutschen Frauen Afrikanerinnen mit ihrer Brust und dem Stillen umgehen. Im Buschtaxi, auf dem Markt oder bei Versammlungen überall wird man Müttern begegnen, die eine offensichtlich physische Einheit bilden mit einem in Tüchern auf ihrem Rücken eingebundenen Kind. Das Bild der scheinbar permanent stillenden Mutter mit Kind auf dem Rücken gehört zum afrikanischen Alltag und es liegt etwas Archaisches, aber auch sehr Natürliches und Ursprüngliches darin. Die fast symbiotische Nähe des Neugeborenen und Babys zu seiner Mutter, welche im allgemeinen gilt bis das Kind zu laufen beginnt, ist für uns Europäerinnen auffallend. Ebenso beeindruckt uns die Selbstverständlichkeit, mit der die Kinder – wenn sie dann hin und wieder aus ihrem scheinbaren Dauerschlaf erwachen und zu schreien beginnen – vom Rücken nach vorne an die Brust geholt werden, wo sie je nach Alter auch mal ganz energisch und heftig nach ihr »grabschen« und in aller Öffentlichkeit saugen.

Als ich 1998 nach meiner fünf Jahre zuvor wegen einer Krebserkrankung erfolgten Brustamputation nach Afrika zurückkehrte um dort in Guinea/ Westafrika ein Gesundheitsprojekt zu leiten, bewegte mich die Frage: »Welche Bedeutung hat das Organ *Brust* denn eigentlich für die afrikanische Frau?« etwas mehr. Eine erste Antwort erhielt ich von einem männlichen Kollegen, der mir einen Satz aus der einheimischen Sprache übersetzte und der besagte: »Die Seele der Frau liegt in der Brust, und wenn sie die Brust verliert, verliert sie das Leben…« Diese harte Aussage löste bei mir als Betroffener verständlicherweise sehr ambivalente Gefühle aus. Ich wollte es aber genauer wissen und zwar von den Frauen selber. Dies führte zum Entwurf eines Fragebogens. Natürlich konnte ich nicht »mit der Tür ins Haus fallen« und meine Fragen direkt stellen, sondern musste mich mit Vorsicht an meine Kernfragen herantasten. Mit dem Fragebogen »Les maladies de la femme« (also Fragen über Kenntnisse von Frauenkrankheiten) erhielt ich Informationen über die Denkweise und die Beziehung afrikanischer Frauen zu ihrem Körper. Der Fragebogen enthielt Fragen über sexuelle Aufklärung, Kenntnisse und Vorstellungen von weiblichen Organen, sowie über die weibliche Beschneidung. Hier möchte ich lediglich auf die Ergebnisse der auf das Organ Brust bezogenen Antworten eingehen.

Ergebnisse der Befragung

Es wurden dreihundert Frauen befragt, jeweils hundert in einem Ort. Durchgeführt wurde die Befragung von ausschließlich weiblichen Mitgliedern zweier NRO's (Nichtregierungsorganisationen): der APROFIG (Association Pour la Promotion des Filles en Guinée) in Kankan und Siguiri, zwei Städten im sehr stark islamisierten Nordosten des Landes, sowie von Ärztinnen und Sozialwissenschaftlerinnen der Universitätsklinik in der Hauptstadt Conakry.

Drei Themenbereiche in bezug auf die Brust wurden dabei fokussiert:

1. Die Brust als Stillorgan
2. Die Brust als sexuelles Lustorgan
3. Die kranke Brust (Brustkrebs)

Altersverteilung der Befragten und soziale Situation

Über die Hälfte der Frauen (57 %) waren im »reifen« Alter zwischen 31 und 50 Jahren und hatten damit entsprechend Lebenserfahrung. In einem Land, in dem die durchschnittliche Lebenserwartung eines Mädchens bei der Geburt nicht höher als 40 Jahre ist, gelten Frauen zwischen 41 und 50 – also 20 Prozent – unserer Befragten bereits als »alt«.

Tabelle 1: Altersverteilung der Beftragten

Alter	Siguiri	Kankan	Conakry	Gesamt
15–20 (1)	11	9	9	29 (9,6 %)
21–30 (2)	37	36	39	100 (33,3 %)
31–40 (3)	33	21	42	111 (37,0 %)
41–50 (4)	19	19	20	60 (20,0 %)

Tabelle 2: Berufsangaben/Einkommen

	Siguiri	Kankan	Conakry	Gesamt
Ohne gesichertes Einkommen (Hausfrau, Studentin, Schülerin, keine Angaben)	37	32	45	114 = **38,0**%
Händlerin (Marktfrau)	21	20	18	59 = **19,7**%
Lehrerin	7	11	2	20 = **6,7**%
Schneiderin o.ä.		9	7	16 = **5,0**%
Sekretärin o.ä.		6	8	14 = **4,7**%
Medizin.Personal	16	8	8	32 = **10,7**%
Goldsucherin (SIG) Friseuse (CKY) Andere (CKY)	7		3 9	7 = **2,3**% 3 = **1,0**% 9 = **3,0**%
Durchschnittl. **Einkommen**/Zahl der Angaben (ungefährer **tägl. Betrag in DM**)	101573 FGN /48 = **4,50 DM** pro Tag	115363 FGN /37 = **5,13 DM** pro Tag	155440 FGN /25 = **6,90 DM**	124125 FGN = **5,52 DM**

38 Prozent der befragten Frauen hatten keinen Beruf und verfügten über kein gesichertes Einkommen. Die größte Gruppe der Befragten stellten mit knapp 20 Prozent die Händlerinnen und Marktfrauen. Von einer gewissen Schulbildung konnte man daher bei maximal einem Drittel aller Befragten ausgehen.

Bei denen, die über ihr Einkommen Angaben machten, schwankte dies zwischen (umgerechnet) 4,50 DM pro Tag und 6,90 DM. Hier zeigt sich ein Nord-Südgefälle, bzw. vom Land zur Hauptstadt, welches ganz typisch ist für diese Länder ist.

Kinderzahl und Stillverhalten

Im Gesamtdurchschnitt aller befragten Frauen ergab sich eine Kinderzahl von 3 bis 4 (3,5), wobei die durchschnittliche Kinderzahl bis zur Vollendung des dreißigsten Lebensjahres bereits bei fast drei Kindern (2,7) lag. Dies ist ein Hinweis darauf, dass in diesen Ländern in einem Alter, in dem bei uns die »Familienplanung« erst beginnt, diese bereits abgeschlossen ist.

Bei genauerer Betrachtung fällt jedoch auf, dass es, vor allem auch in den beiden jüngeren Altersgruppen das Nord-Südgefälle gibt, und in der Hauptstadt die Kinderzahl rückläufig ist. (Abb.1)

Die in Guinea befragten Frauen im Alter zwischen 15 und 50 Jahren hatten im Durchschnitt 5,6 Jahre ihres bisherigen Lebens gestillt. Die durchschnitt-

Abbildung 1: Vergleich der durchschnittlichen Kinderzahl in Siguiri und Conakry

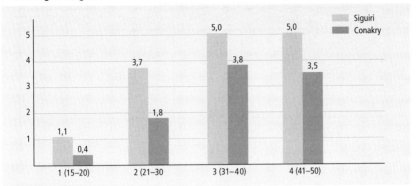

liche Stilldauer pro Kind war mit 20,5 Monaten bei Jungen und Mädchen identisch. Vor allem der Vergleich der Stilldauer zwischen den Geschlechtern der Kinder steht im Widerspruch zu der bisherigen Annahme und scheinbaren Beobachtung, dass Jungen, die in der westafrikanischen Gesellschaft üblicherweise bevorzugt angenommen werden, auch länger gestillt werden.

Die Brust als sexuelles Lustorgan

Zur Organfunktion der Brust befragt, gaben 95 Prozent aller Frauen die reine Stillfunktion an. Vier Prozent nannten spontan als *eine* der Funktionen (meistens als Mehrfachnennung) auch die der sexuellen Lustbefriedigung, ein Prozent derBefragten hat nicht geantwortet. Wurden die Frauen jedoch *direkt* nach den Organen befragt, die für das sexuelle Leben ihrer Meinung nach eine Rolle spielen, dann gaben 50 Prozent unter anderen Organen auch die Brust an. In der ländlichsten Region ganz im Norden des Landes (Siguiri), wo die Frauen die längsten durchschnittlichen Stillzeiten (22 Monate) aufwiesen,

Tabelle 3: Stillverhalten

	Siguiri	Kankan	Conakry	Gesamt
Gestillte Monate	7433	7567	5146,5	20146,5
Stilljahre/ Frau (15–50 J.)	6,19	6,31	4,3	5,6
Durchschnittliche Stilldauer bei Jungen	22,0	21,5	18,1	20,5
Durchschnittliche Stilldauer bei Mädchen	22,14	21,2	18,2	20,5

Tabelle 4: Hat die Brust für Sie eine Bedeutung beim Liebesakt?

	Siguiri	Kankan	Conakry	Gesamt
Ja. 1. Steigert meine Lustempfindung, 2. die meines Mannes	76 %	76 %	74 %	72 %
Nein	18 %	7 %	23 %	16 %
Keine Angaben	6 %	27 %		

wurde die Brust sogar in 74 Prozent als »Sexualorgan« mitgenannt. Auf die Frage, ob die Brust eine Bedeutung für sie beim Liebesakt habe, fanden sich auch hier mit 76 Prozent positiver Antworten die höchsten Bejahungen. Im Landesdurchschnitt waren dies aber auch immerhin 72 Prozent.

Erkrankungen der Brust/Brustkrebs

Erkrankungen der Brust in Afrika sind in erster Linie Entzündungen (Mastitiden) und Abszessbildungen. Mit diesen gehen in Guinea nach eigenen Angaben die Frauen in etwa 20 Prozent der Fälle zunächst zu den traditionellen Heiler/inne/n. Auch natürliche Laktationsmittel sind bekannt. Von Brustkrebs hatten im Schnitt 75 Prozent der befragten Frauen schon gehört, einige hatten durch daran erkrankte nahe Verwandte bereits leidvolle Erfahrungen gesammelt. Einer relativ jungen Krebsstatistik zufolge sind 10 Prozent aller an der Universitätsklinik in Conakry registrierten Krebserkrankungen Brustkrebs bei Frauen, wobei wiederum 46 Prozent der davon befallenen Frauen unter 45 Jahre alt sind. (persönl. Mitteilung *Pr. Agr. Moussa Koulibaly, Chef de Service du Centre National d'Anatomie Pathologique)*

Bei der Frage nach der Bedeutung einer Brustamputation wurden zum Teil ganz pragmatische, ökonomisch ausgerichtete Antworten gegeben, die sich zum Beispiel auf die zusätzlichen Ausgaben für Babynahrung in einem solchen Falle bezogen.

Für über 80 Prozent der Frauen wäre eine Brustoperation schlimmer als eine Bauchoperation.

Tabelle 5: Eine Brustoperation ist schlimmer als eine Bauchoperation?

	Siguiri	Kankan	Conakry
.....ist schlimmer (Warum?)	91%	73%	80 %
	Begründungen:	Begründungen:	Begründungen:
	Die Seele der Frau ist in der Brust. Die Brust ist nahe am Herzen. Die Frau kann nicht mehr stillen. Die Brust ist nahe am Atmungsorgan. Die Brust ist die Quelle des Lebens.	Das Leben der Frau ist in der Brust. Eine Brustoperation zieht den Tod nach sich. Die Brust ist aus Fett... Das Leben der Frau hängt mit der Brust zusammen. Weil die Brust nicht wieder in ihre n Ausgangszustand kommt. Eine Bauchoperation heilt schneller als eine Brustoperation....	Es ist ein Teil deines Körpers, der entfernt wird; du wirst Angst haben vor ›Kritik‹. Wenn du länger stillen mußt, hast du zusätzliche Ausgaben, um die Milch fürs Kind zu bezahlen. Es bleibt die Angst ohne Brust: wie soll ich ein Baby ernähren? In der Brust findet sich die Seele der Frau.... Die Brust repräsentiert den ›Lebensmotor‹ der Frau...... Die Brust ist die ›Schnur des Lebens‹: sie führt zu deinem Mann und deinem Kind.... Die Brust repräsentiert die Stärke der Frau.... Es ist sichtbar und entmutigend in den Augen des Mannes.... Die Brust besteht aus Fett, nicht aus Knochen, von daher kompliziert eine Operation sich leicht.... In der Brust befindet sich die Seele der Frau.... Weil sie nichts mehr aus dem Brustkorb herausragen hat!...
....weniger schlimm (Bauch-Op schlimmer) Warum?	6%	14% Nach einer Bauchoperatio n ist frau nur noch die Hälfte!	16 % Eine Bauchoperation heilt schlechter, die Frau kann nicht mehr so arbeiten wie früher
keine Antwort	3%	13%	2 %

Diskussion der Ergebnisse

Die Brust als Stillorgan (im Vergleich zu Europa)

Schwangerschaft und Stillen – Mutterschaft im allgemeinen – wird in Afrika immer noch als ein notwendiger *kreativer Prozess* angesehen. Im Gegensatz dazu hat in Europa mit der Entwicklung hin zur Industriegesellschaft eine *Medikalisierung von Schwangerschaft und Stillen* stattgefunden. In Afrika stärkt die Mutterschaft die Position der Frau, in Europa schwächt sie sie. Durch das Stillen erreichen die Frauen in Afrika eine *Machtposition* gegenüber ihren Männern, die ein Ausgleich ist für viele Benachteiligungen, die sie in der Gesellschaft immer noch erleiden. Nicht stillen zu können ist in Afrika auch – und das nicht erst seit der Erkenntnis, dass Flaschennahrung in Entwicklungsländern eher zur kindlichen Sterblichkeit beiträgt – eine ökonomische Katastrophe. So habe ich erfahren, dass Großmütter die Babys wieder an ihre Brust gelegt haben, wenn die Mütter post partum verstorben waren, um einer weiteren Katastrophe zu entgehen. Gelegentlich soll es angeblich

Tabelle 6: Wenn bei Ihnen wegen Brustkrebs eine größere Operation mit Entfernung der Brust erforderlich wäre, wie wäre die Reaktion Ihres Mannes/Partners?

	Siguiri	Kankan	Conakry
Er wird mich verlassen, mich alleine lassen.	9 %	11 %	3 % (Eine Begründung: Weil er noch nie Medikamente für mich gekauft hat…)
Er wird mich moralisch und finanziell unterstützen.	78 % -weil ich seine Frau bin! -weil er mich liebt -weil ich die Mutter seiner Kinder bin. -weil das unsere Übereinkunft ist -weil ich gesund war als er mich heiratete, und er mich jetzt unterstützen muß, wo ich krank bin -weil er Gefühle für mich /Mitleid für mich hat -weil er gläubig ist -weil er nicht will, daß ich sterbe -weil es in unserem Land Gesetz ist (!) -weil es Schicksal ist.	50 % -weil er mich bis zum Tode liebt -weil es zwischen uns einen Ehevertrag gibt -weil es logisch ist für eine Kranke und eine Pflicht für den Ehemann -weil wir zusammen die Kinder ›gemacht‹ haben und die Krankheit erst in seinem ›foyer‹ (Hof) entdeckt wurde…	52 % -Er ist mein Mann, ich bin seine Verantwortung… -um mein Leben zu retten…
Ich weiß es nicht.	13%	31 %	45 %
Keine Antwort		8 %	

tatsächlich wieder zur Laktation gekommen sein. In Europa haben die Frauen mehr und mehr auf die Erfahrungen des Stillens und damit auf die »*Macht des Stillens*« verzichtet. Dieser Verzicht ist durch die Entwicklung hin zu einer männlich dominierten Industriegesellschaft, in der die Macht des Geldes regiert und die Einführung von Flaschennahrung forciert wurde, verstärkt worden. Das Wissen und die Erfahrung des Stillens sind dabei im Vergleich zu Afrika, wo dieses wie selbstverständlich von Generation zu Generation weitergegeben wird, in Europa verloren gegangen. Die jetzigen Großmütter in Europa sind aus der Generation, in der fast vollständig auf Flaschennahrung umgestellt wurde, sie verfügen also selbst über keinerlei Stillerfahrung, die sie an die Töchter und Enkelinnen weitergeben könnten. Dies wirkt sich erschwerend auf die »*Lust des Stillens*« aus. Junge Mütter in Europa müssen diese Lust erst am eigenen Leib wiederfinden. Die notwendige Beratung und Zuspruch erhalten sie über Stillgruppen und Stillberaterinnen, die von außerhalb der Familie kommen. Das ist in Afrika nicht nötig.

Die Brust als sexuelles Lustorgan

Die Ergebnisse der Befragung geben Hinweis darauf, dass über die Brust und durch das Stillen vor allem in ländlichen Regionen in großem Maße Sexualität und Lust gelebt wird. Nach außen hin und in der traditionell von Männern dominierten, islamisch geprägten Welt Afrikas ist Sexualität beider Geschlechter eng gekoppelt an die Möglichkeit – ja Notwendigkeit – schwanger zu werden, Kinder zu »produzieren«. Die Lust, sowohl beim Liebesakt selber, aber auch beim Stillen darf gesellschaftlich nicht offenbar werden.

Die durch die Ausschüttung von Oxytocin ausgelöste sexuelle Lustempfindung beim Stillen, die Orgasmusstärke erreichen kann, und auch in Deutschland von stillenden Müttern schamhaft wahrgenommen wird, ist, so scheint es, hier wie da kein öffentliches Thema. In Afrika, wo unter den befragten Frauen über 90 Prozent (in Guinea 99 %!) zum Zwecke der Lustminderung beschnitten sind, d.h. dass die Klitoris ganz oder teilweise entfernt wurde, liegt es jedoch auch nach den Ergebnissen der Untersuchungen nahe, anzunehmen, dass Sexualität bzw. sexuelle Lust zum überwiegenden Teil über die Brust erlebt wird. Afrikanerinnen genießen ganz offensichtlich das Stillen, sie tun es mit einem natürlichen Stolz und einer Selbstverständlichkeit. Ihr Umgang mit der Brust ist stressfrei und lustvoll.

Die kranke Brust

Die Bedeutung des Organs »Brust« wird in den Aussagen deutlich, die im Hinblick auf einen möglichen Verlust des Organs gemacht wurden: »Die Seele der Frau ist in der Brust, wenn sie die Brust verliert, verliert sie das Leben« wurde wortwörtlich zitiert. »Die Brust repräsentiert die Stärke der Frau«, »Die Brust ist die Schnur des Lebens, sie führt zu deinem Mann und deinem Kind…« Insgesamt wurde eine Brustkrebserkrankung als eine vorrangig lebensbedrohliche Erkrankung angesehen, bei der allerdings die Angst »Was wird aus den zu ernährenden Kindern?« fast gleichbedeutend neben der Angst um den eigenen Werte- und Lebensverlust zu stehen scheint.

In Bezug auf das mögliche Verhalten des Mannes (fast immer polygame Ehen) im Falle einer Mastektomie befragt, waren sich 50 Prozent der Frauen in der Hauptstadt und der zweitgrößten Stadt des Landes sicher, dass er sie moralisch und finanziell unterstützen würde. In der ländlichsten, nördlichsten Region waren dies sogar 78 Prozent! Das Spektrum der Argumente dafür reichte von emotionalen (»weil er mich liebt«, »weil ich die Mutter seiner Kinder bin«) bis hin zu »weil es unser Schicksal ist«, »weil er gläubig (Muslem) ist« und »weil es in unserem Land Gesetz ist!«

Das Argument, nach einer Brustoperation nicht mehr sexuell attraktiv für den Mann zu sein, kam bei den 300 Frauen nicht einmal!

Christine Jäger

Zusammenfassend lässt sich sagen, dass die Brust für die Frauen Afrikas einen sehr hohen Stellenwert als ernährendes Organ hat, dass sie ihnen in dieser Funktion zu Anerkennung und auch einer gewissen Macht verhilft, und dass offensichtlich die Brust jedoch auch in der und für die Sexualität eine größere Rolle spielt als in der Öffentlichkeit – etwa wie in Europa – erkennbar. In Afrika finden wir noch diese Natürlichkeit und Selbstverständlichkeit im Umgang mit der weiblichen Brust, die in Europa mit dem Verzicht auf das Stillen verloren gegangen war. Diese wiederzufinden, ist für die Europäerinnen sehr schwer, weil sich so manches Rad ja bekanntlich schwer zurückdrehen lässt. Dennoch könnten Frauen aus Europa von den Frauen in Afrika, die zum Teil erstaunlich offen auf intimste Fragen geantwortet haben, etwas lernen.

Sandra Reinecke, Ute Thyen, Olaf Hiort, Hertha Richter-Appelt

Intersexualität – Probleme mit der Geschlechtsidentität

Einleitung

Der Begriff Intersexualität bezieht sich auf das biologische Geschlecht einer Person und bezeichnet die fehlende Übereinstimmung der chromosomalen, gonadalen und phänotypischen Geschlechtsmerkmale. Es wird zwischen einer Reihe von klinischen Erscheinungsbildern unterschieden, denen eine Vielzahl von Ursachen zugrunde liegen kann. Im Allgemeinen wird zwischen einem Virilisierungsmangel (verringerte Androgenwirkung bei 46, XY Karyotyp) und Virilisierungsüberschuß (vermehrte Androgenwirkung bei 46, XX Karyotyp) unterschieden. Die Häufigkeit von Intersexualität ist wegen der großen klinischen Heterogenität, der Vielfalt ätiologischer Ursachen und Betreuung durch unterschiedliche Fachdisziplinen weitgehend unklar. In der Literatur wird die Inzidenz für schwere Genitalfehlbildungen einschließlich chromosomaler Aberationen bei Neugeborenen mittels Expertenschätzungen mit etwa 1:4000 angegeben (vgl. Hiort et al. 2002). Derzeit wird an der Klinik für Kinder- und Jugendmedizin der Medizinischen Universität Lübeck eine Studie zur Inzidenz von Intersexualität beim Neugeborenen unter Federführung der Arbeitsgemeinschaft für Pädiatrische Endokrinologie durch die Erhebungseinheit für seltene Krankheiten (ESPED) durchgeführt. Es wird allerdings nicht nur zwischen einer Reihe von klinischen Erscheinungsbildern im biologischen Geschlecht unterschieden, auch die psychosexuelle Entwicklung der Betroffenen wird als eher heterogen beobachtet.

Das Geschlecht einer Person wird neben dem biologischen Geschlecht (*sex*) durch das psychosoziale Geschlecht (*gender*) gekennzeichnet (Money 1994), welches wiederum in die Geschlechtsidentität, das Geschlechtsrollenverhalten und die sexuelle Orientierung einer Person differenziert wird. Die *Geschlechtsidentität* bezeichnet das Zugehörigkeitsgefühl einer Person zu einem Geschlecht und entwickelt sich aufgrund des komplexen Zusammenwirkens von biologischen, psychologischen, sozialen und kulturellen Einflüssen. Das *Geschlechtrollenverhalten* bezieht sich auf das Verhalten, die Einstellungen und die Persönlichkeitseigenschaften einer Person, die entsprechend dem kulturellen Hintergrund als typisch männlich oder typisch weiblich gesehen werden. Bei Kindern äußert sich Geschlechtsrollenverhalten zum Beispiel in der Wahl von Freunden, Präferenzen für das äußere Erscheinungsbild und Spielverhalten. Bei Erwachsenen werden zum Beispiel auch Berufswahl, soziale Interaktion, Partnerschaft, häusliches Verhalten und Freizeit als Parameter für Geschlechtsrollenverhalten herangezogen. Besondere Bedeutung kommt dieser Differenzierung deshalb zu, da trotz stabiler Geschlechtsidentität das Geschlechtsrollenverhalten einer Person stark variieren kann (Meyer-Bahlburg et al. 1999). Die *sexuelle Orientierung* einer Person bezieht sich auf das bevorzugte Geschlecht des Liebespartners. Erste prägende Eindrücke finden bereits in der Kindheit statt, aber erst im Verlauf der Adoleszenz, zum Teil erst im Erwachsenenalter, nimmt die sexuelle Orientierung ihre endgültige Ausgestaltung an. Geschlechtsidentität, Geschlechtsrollenverhalten und sexuelle Orientierung werden beim Menschen sowohl durch biologische Faktoren bestimmt, als auch in erheblicher Weise durch psychische, soziale und kulturelle Faktoren modifiziert (Money 1995; Berenbaum 1998; Garrels 1998).

In 80 Prozent der Fälle beziehen sich Fragen nach einer Geburt eines Kindes nicht auf die Gesundheit von Mutter und Kind, sondern auf die Geschlechtszugehörigkeit des neugeborenen Kindes (Zucker 1999). Bei einem Neugeborenen mit nicht eindeutigen biologischen Geschlechtsmerkmalen stellt sich dann die Frage, welches Geschlecht – weiblich oder männlich – zugewiesen werden soll. Die besondere Bedeutung der Geschlechtszuweisung bei nicht eindeutigem Genitale resultiert aus der ungewissen psychosexuellen Entwicklung des Kindes. Auch nach der Geschlechtszuweisung bleibt weiterhin unklar, ob sich die Geschlechtsidentität entsprechend dem zugewiesenen Geschlecht entwickelt. Eine Gewissheit darüber, welchen Anteil biologische Faktoren oder Umweltfaktoren an der Geschlechtsidentitätsentwicklung haben, würde eine Prognose der psychosexuellen Entwicklung des Kindes und eine Geschlechtszuschreibung erleichtern.

In den vergangenen 50 Jahren stand bei der Behandlung von Neugeborenen mit nicht eindeutigem Genitale eine frühzeitige Festlegung des Erziehungsgeschlechts im Vordergrund. Experten nahmen an, dass die Geschlechtszuschreibung und die soziale Prägung sich stärker auf die Ausbildung einer stabilen Geschlechtsidentität auswirken als das chromosomale, gonadale oder morphologische Geschlecht. Sie plädierten für eine Geschlechtszuweisung möglichst bald nach der Geburt und für medizinische Behandlungsmaßnahmen zu einem möglichst frühen Zeitpunkt, unter der Annahme, dass die

Geschlechtsidentität im Kern bis zum 18. bis 24. Lebensmonat festgelegt sei (Money et al. 1955). Fachkräfte rieten den Eltern mit niemandem, vor allem nicht mit dem Kind und Angehörigen, über die medizinischen Behandlungen zu sprechen, um eine optimale Anpassung des Kindes an die zugewiesene Geschlechtsrolle zu ermöglichen.

Forschungsstand und neue Entwicklungen

Während Intersexualität früher wenig öffentliches Interesse erregte und es kaum Kontroversen um die Behandlung von Personen mit Intersexualität gab, ist seit den neunziger Jahren die wissenschaftliche Diskussion in eine Krise geraten und Selbstverständlichkeiten werden plötzlich in Frage gestellt (Zucker 1999). Nachdem in einigen Studien bereits gehäuft Hinweise für Verunsicherungen in der Geschlechtsidentität bei Personen mit Intersexualität gefunden wurden (Money et al. 1986; Zucker 1999), werden nun auch andere Bereiche der Psychosexualität als beeinträchtigt beschrieben. In ersten Studien zur gesundheitsbezogenen Lebensqualität wurde deutlich, dass die *allgemeine* Lebensqualität von erwachsenen Personen mit Intersexualität nicht signifikant beeinträchtigt sei, wohl aber die Lebensqualität in spezifischen Bereichen: zum Beispiel sexuelle Erfahrungen und Partnerschaften, die eigene Körperwahrnehmung und weibliche Geschlechtsidentität (Kuhnle et al. 1995; Schober 1999; Dittmann et al. 1992; Meyer-Bahlburg 1999[*]). Personen mit Intersexualität berichteten im Vergleich zu Personen einer Kontrollgruppe von verzögerten ersten sexuellen Erfahrungen davon, eher alleinstehend zu leben, insgesamt weniger Kinder zu haben und unzufrieden mit ihrem Sexualleben zu sein (Hurtig & Rosenthal 1987; Meyer-Bahlburg et al. 1999). Einige Autoren sehen die Gründe für eine beeinträchtigte soziale und sexuelle Partizipation in frühzeitigen Genitaloperationen und dem Zurückhalten von Informationen gegenüber Betroffenen (Preves 1998). Mit Ausnahme von Studien zur Verunsicherung in der Geschlechtsidentität werden psychische Auffälligkeiten bei Personen mit Intersexualität bislang eher selten untersucht. Dennoch zeigten erste Ergebnisse, dass Betroffene vermehrt Scham- und Schuldgefühle, Wut und Trauer bzw. depressive Symptome angaben (Slijper et al. 2000; Kuhnle et al. 1995). Nachuntersuchungen bei Kindern mit Intersexualität ergaben bei 39 Prozent der Betroffenen psychopathologische Befunde (Slijper et al. 1998). In der Studie von Wisniewski et al. (2000) wurden 81 Prozent der erwachsenen Personen mit Intersexualität bereits zu einer Zeit in ihrem Leben bezüglich verschiedener Aspekte ihres Syndroms psychologisch unterstützt.

Diamond und Sigmundson (1997) veröffentlichten »neue« Richtlinien zur Betreuung von Personen mit Intersexualität. Sie halten die »Prägung« des

Gehirns durch pränatale Hormoneinwirkungen für relevant und empfehlen, dass männliche Kinder mit Mikropenis und Penisverlust im männlichen Geschlecht erzogen werden sollten.

Anhand der öffentlichen Kritik von betroffenen Erwachsenen über negative Erfahrungen mit der medizinischen Behandlung und Betreuung (z. B. Spiegel 2000, Stern 2000, Zeit 2000) wurde auch in Deutschland die Notwendigkeit zur Evaluation der verschiedenen konservativen und chirurgischen Behandlungen deutlich. Vor diesem Hintergrund haben sich in den letzten Jahren Selbsthilfegruppen zur Intersexualität gegründet (z. B. Kontaktgruppe zur Androgenresistenz http://www.XY-Frauen.de).

Zum gegenwärtigen Zeitpunkt liegen noch keine verlässlichen Daten aus klinischen Studien vor und es wird vor einer voreiligen Änderung des therapeutischen Vorgehens abgeraten (Meyer-Bahlburg 1998). Die Deutsche Forschungsgemeinschaft (DFG) hat in einem zunächst auf drei Jahre angelegten Projekt eine interdisziplinäre klinische Forschergruppe (111) »Intersexualität – vom Gen zur Geschlechtsidentität« an den Universitätsklinika Lübeck und Hamburg-Eppendorf eingerichtet. Insgesamt wurden von der Arbeitsgruppe sechs wissenschaftliche Projekte zu molekular-genetischen und psychosozialen Fragestellungen bei Intersexualität durchgeführt. Aus den Vorarbeiten zur Beantragung der Klinischen Forschergruppe an der Klinik Kinder- und Jugendmedizin der Medizinischen Universität Lübeck werden im Folgenden Auszüge eines Berichts einer betroffenen Erwachsenen vorgestellt (vgl. Reinecke 2002, unveröffentlichter Bericht).

Bericht einer Betroffenen

Die Betroffene mit der Diagnose Partielle Androgenresistenz (früher Testikuläre Feminisierung) war zum Zeitpunkt der Befragung über 30 Jahre alt. Sie berichtete, dass sie einen männlichen Chromosomensatz habe und dass Müllersche Strukturen nicht angelegt seien. Sie habe eine verkürzte Vagina, eine vergrößerte Klitoris und geringe Schambehaarung. Nach der Pubertät seien ihr die Gonaden entfernt und eine Östrogentherapie empfohlen worden. Sie sei als Mädchen erzogen worden und habe durchgängig in der weiblichen Geschlechtsrolle gelebt. Sie habe einen Hochschulabschluß, lebe zum Zeitpunkt der Befragung in einer Wohngemeinschaft und in einer Beziehung mit einer Frau.

Im Elternhaus sei das Thema Sexualität ein Tabu gewesen. Auch über ihr Anderssein sei innerhalb der Familie nicht gesprochen worden. Sie sei ein eher introvertiertes Kind gewesen und habe typisches Mädchenverhalten gezeigt. Dennoch habe sie ein Gefühl von Anderssein bereits im Vorschulalter gekannt. Sehr gut erinnere sie sich an eine Klassenreise im Grundschulalter: Durch die in diesem Alter üblichen »Doktorspiele« sei ihre etwas andere Anatomie entdeckt und sie sei von den anderen Kindern »Zwitter« genannt worden. Da ihr der Begriff Zwitter aus der Tierwelt bekannt gewesen sei, löste diese Bezeichnung im Zusammenhang mit ihrer Person starke Verunsicherungen bei ihr aus. Aus Angst- und Schamgefühlen habe sie sich von anderen Kindern isoliert. Ihr Wissen über ihr Anderssein habe sie heimlich durch eigene Körpererforschung, und durch Stöbern in der öffentlichen Bücherei gesammelt.

In der Pubertät habe sie sich in ihrer weiblichen Identität noch stärker verunsichert gefühlt. Eine schleichende Virilisierung habe eingesetzt: verstärkte Körperbehaarung, Kopfhaarverlust und tiefer werden der Stimme. Weibliche körperliche Veränderungen wie zum Beispiel Brustwachstum und die Menstruation seien ausgeblieben. In dieser Zeit beschrieb sie ihr Selbstwert- und Identitätsgefühl als Frau als »überwuchert, zerrissen und unaussprechlich«. Die körperlichen Veränderungen haben zu Angst und Verzweiflung, bis hin zu Suizidgedanken geführt, die sie ihr ganzes Leben lang begleitet haben. Peer Group Aktivitäten, vor allem körperliche Kontakte habe sie versucht zu vermeiden, um mit ihrem Anderssein nicht aufzufallen. Erst mit vorangeschrittenem Pubertätsalter habe auch ihre Mutter das Problem der fehlenden weiblichen Pubertätsentwicklung nicht länger ignorieren können. Gemeinsam mit ihrer Mutter habe sie eine Gynäkologin aufgesucht, von welcher sie ohne eine Erklärung in eine Universitätsklinik überwiesen worden sei, was sie zusätzlich verängstigt habe.

Mehrere Monate lang sei sie in der Universitätsklinik untersucht worden. Genitale Untersuchungen seien von Angst- und Schamgefühlen begleitet worden, besonders bei unangemeldeter Anwesenheit anderer Personen. Schließlich seien ihr die Gonaden entfernt worden. Bei der Entlassung habe man ihr mitgeteilt, dass sie keine Kinder bekommen könne, eine verkürzte Vagina habe, und erst nach einer Hormonbehandlung und einer Vaginalplastik Geschlechtsverkehr mit einem Mann haben könne. Obwohl sie mit dem Gefühl des Andersseins vertraut gewesen sei, seien diese Mitteilungen ein Schock für sie gewesen: ihre Lebensvorstellung von Familie und Partnerschaft seien stark erschüttert worden. Sie habe noch immer gedacht, sie sei ein Zwitter, ein Monster. Vor allem habe sie noch immer mit niemandem, auch nicht mit ihrer Familie darüber sprechen können.

Einige Jahre nach ihrer Entlassung habe sie in einem verschlossenen Arztbrief zum ersten Mal von ihrem männlichen Chromosomensatz – ihre »wahre« Geschlechtszugehörigkeit – und ihrer Kastration gelesen. Dies sei einerseits ein Schock, andererseits aber auch eine Erleichterung gewesen. Nun habe sie gewusst, dass sie zwar keine vollständige Frau und auch kein richtiger Mann sei, vor allem aber kein Zwitter.

Sie berichtete von länger andauernden und zufrieden stellenden Partnerschaften sowie sexuellen Erfahrungen mit Frauen und einem Mann. Dennoch seien ihre Partnerschaften von Schuldgefühlen begleitet gewesen: »Es liegt an Dir, Du bist nicht normal«. Die größte Hürde für sexuelle Kontakte bestehe darin, dem Partner oder der Partnerin von ihrem Anderssein zu berichten, und dabei nicht zu wissen wie er oder sie darauf reagieren würde.

Vor wenigen Jahren fand sie eine Selbsthilfegruppe. Zum ersten Mal habe sie das Gefühl gehabt, wirklich verstanden zu werden, und offen über sich und ihre Sexualität reden zu können. Danach habe sie Mut bekommen auch mit Freunden, sogar mit Fremden über ihre Erfahrungen und ihr Erleben zu sprechen.

Abschließende Überlegungen

Körperliche Veränderungen insbesondere in der Pubertät, die der Geschlechtsidentität und dem biologischen Geschlecht nicht entsprechen, können bei den Betroffenen zu starken Verunsicherungen in der Geschlechtsidentität führen. Durch ausbleibende oder entgegengesetzte weibliche bzw. männliche Körperentwicklungen (z.B. Brustwachstum, Menstruation, Schambehaarung, Phalluswachstum, Körperbehaarung, Stimmbruch) können Betroffene bereits vor der Diagnosestellung diffuse Vorahnungen oder Phantasien über ihr Anderssein entwickeln (Hiort et al. im Druck).

Nicht immer ist das familiäre Netz die bestmögliche Unterstützung für die Betroffenen. Neuere Studien machen deutlich, dass die Diagnosemitteilung für Eltern von Neugeborenen mit Intersexualität zunächst von extrem starken Gefühlen begleitet ist. Neben Gefühlen von Angst, Kummer und Wut treten Scham- und Schuldgefühle auf, insbesondere bei den Müttern (Slijper et al. 2000). Häufig reagieren Mütter auf Fragen der Betroffenen mit einfachen Erklärungen, wie zum Beispiel dass die verzögerte Pubertät familiär bedingt sei. Nicht selten wenden sich die Eltern bzw. die Jugendlichen erst in der späten Adoleszenz mit ihren Verunsicherungen an einen Facharzt. Die Diagnosemitteilungen während der frühen und späten Adoleszenz stellen für die betroffenen Jugendlichen meist ein kritisches Lebensereignis dar. So können beispielsweise Fragen wie »bin ich normal« auftauchen. Zukunftsperspektiven wie die Möglichkeit, Kinder bekommen oder Geschlechtsverkehr haben zu können, müssen aufgegeben bzw. neu überdacht werden. Dies kann zu niedrigen Selbstwert- und Schamgefühlen und anderen psychischen Auffälligkeiten führen. Die körperlichen Entwicklungen und Diagnosemitteilungen finden in einem Alter statt, in dem der Vergleich mit Gleichaltrigen für die Identitätsentwicklung an Bedeutung zunimmt, und die Eltern als Ansprechpersonen meist an Bedeutung verlieren.

Bei heranwachsenden Kindern, gerade im Pubertätsalter, erscheinen der Zugang zu verständlichen Informationsmöglichkeiten, vor allem eine kontinuierliche Beratungsstelle, und die Möglichkeit der psychologischen Unterstützung bzw. Begleitung sinnvoll und hilfreich. Um eine verbesserte, umfassendere aber auch kontinuierlichere Betreuung zu ermöglichen, sollten neben der Bildung von Zentren und Netzwerkstrukturen interdisziplinäre Behandlungs- Betreuungskonzepte entwickelt werden, welche einerseits die mit medizinischen Untersuchungen möglicherweise einhergehen sexuellen Traumatisierungen berücksichtigen (vgl. Richter-Appelt 2000 und 2001) und andererseits eine Überprüfung mittels geeigneter Instrumente ermöglichen. Zunehmend wichtig erscheint in der Zukunft der Zugang zu sozialen Beratungsmöglichkeiten und sozialer Unterstützung durch Selbsthilfegruppen und Patientenverbänden. Diese Aktivitäten stärken das Wissen der Betroffenen, ihre Selbstwirksamkeit und damit die Möglichkeit, verantwortungsvoll Entscheidungen zu treffen. In Verbindung mit einer respektvollen und empathischen Haltung von Ärzten und Therapeuten, sachlicher Aufklärung über evidenz-basierte Therapieverfahren, interdisziplinäres Management und Kontinuität in der Betreuung können so schwerwiegende Beeinträchtigungen der gesundheitsbezogenen Lebensqualität und eine sekundäre Morbidität vermindert werden.

Literatur

Barth, A. (2000): »Wie war mein Name?« In: Der Spiegel 18, S. 126–138.

Berenbaum, S. (1998): How hormones affect behavioral and neural development: introduction to the special issue on »gonadal hormones and sex differences in behavior«. In: Developmental Neuropsychology 14 (2/3), S. 175–196.

Diamond, M. & Sigmundson, H. K. (1997): Management of intersexuality. Guidelines for dealing with persons with ambiguous genitalia. In: Archives of Pediatrics and Adolescent Medicine 151 (10), S. 1046–1050.

Dittmann, R. W., Kappes, M. E. & Kappes, M. H. (1992): Sexual behavior in adolescent and adult females with congenital adrenal hyperplasia. In: Psychoneuroendocrinology 17 (2/3), S. 153–170.

Garrels, L. (1998): Das Geschlechtserleben Intersexueller im Diskurs. In: Zeitschrift für Sexualforschung 11 (3), S. 197–211.

Gloger, K. (2000, 19.10.2000): Der Mann, der ein Mädchen sein musste. In: Stern 43, S. 104–118.

Hiort, O.; Reinecke, S.; Richter-Appelt, H.; Holterhus, P. M. & Thyen, U. (2002): Diagnostik und Betreuungsansätze bei Intersexualität. In: Pädiatrische Praxis Zeitschrift für Kinder- und Jugendmedizin in Klinik und Praxis 60 (4), S. 617–628.

Hiort, O.; Reinecke, S.; Thyen, U.; Jürgensen, M.; Holterhus, P. M.; Schön, D. & Richter-Appelt, H.: Aspects of puberty in disorders of somatosexual differentiation. In: Journal of Pediatric Endocrinology and Metabolism (in press).

Hurtig, A. L. & Rosenthal, I. M. (1987): Psychological findings in early treated cases of female pseudohermaphroditism caused by virilizing congenital adrenal hyperplasia. In: Archives of Sexual Behavavior 16 (3), S. 209–223.

Kuhnle, U.; Bullinger, M. & Schwarz, H. P. (1995): The quality of life in adult female patients with congenital adrenal hyperplasia: a comprehensive study of the impact of genital malformations and chronic disease on female patients life. In: European Journal of Pediatrics 154, S. 708–716.

Meyer-Bahlburg, H. F. L. (1998): Gender assignment in intersexuality. In: Journal of Psychology & Human Sexuality 10 (2), S. 1–21.

Meyer-Bahlburg, H. F. L. (1999): Health-related quality of life in intersexuality. In: Acta Paediatrica.Supplement 88 (428), S. 114–115.

Meyer-Bahlburg, H. F. L. (1999*): What causes low rates of child-bearing in congenital adrenal hyperplasia? In: Journal of Clinical Endocrinology and Metabolism 84 (6), S. 1844–1847.

Money, J. (1994): The concept of gender identity disorder in childhood and adolescence after 39 years. In: Journal of Sex and Marital Therapy 20 (3), S. 163–177.

Money, J. (1995): Gendermaps. New York (The Continuum Publishing Company New York).

Money, J.; Devore, H. & Norman, B. F. (1986): Gender identity and gender transposition: longitudinal outcome study of 32 male hermaphrodites assigned as girls. In: Journal of Sex and Marital Therapy 12 (3), S. 165–181.

Money, J.; Hampson, J. G. & Hampson, J. L. (1955): Hermaphroditism: recommendations concerning assignment of sex, change of sex, and psychologic management. In: Bulletin of the Johns Hopkins Hospital 97, S. 284–300.

Preves, S. E. (1998): For the sake of the children: destigmatizing intersexuality. In: Journal of Clinical Ethics 9 (4), S. 411–420.

Reinecke, S. (2002): Pilotstudie: Evaluation der Zufriedenheit mit der Behandlung und Betreuung von Eltern mit Säuglingen und Kindern mit Intersexualität sowie betroffenen Jugendlichen und Erwachsenen. Lübeck: Klinik für Kinder- und Jugendmedizin der Medizinischen Universität Lübeck (unveröffentlichter Bericht).

Richter-Appelt, H. (2000): Frühkindliche Körpererfahrungen und Erwachsenensexualität. In: Dannecker, M. & Reiche, R. (Hg.) (2000): Sexualität und Gesellschaft. Frankfurt/M. (Campus.), S. 383–395.

Richter-Appelt, H. (2002): Psychotherapie nach sexueller Traumatisierung. In: Sigusch, V. (Hg.) (2002): Sexuelle Störungen und ihre Behandlung. Stuttgart (Thieme), 3. Aufl. S. 475–488.

Schober, J. M. (1999): Quality-of-life studies in patients with ambiguous genitalia. In: World Journal of Urology 17 (4), S. 249–252.

Slijper, F. M.; Drop, S. L.; Molenaar, J. C. & de Muinck Keizer Schrama, S. M. (1998): Long-term psychological evaluation of intersex children. In: Archives of Sexual Behavavior 27 (2), S. 125–144.

Slijper, F. M. E.; Frets, P. G.; Boehmer, A. L. M.; Drop, S. L. S. & Niermeijer, M. F. (2000): Androgen Insensitivity Syndrome (AIS): emotional reactions of parents and adult patients to the clinical diagnosis of AIS and its confirmation by androgen receptor gene mutation analysis. In: Hormone Research 53, S. 9–15.

Spiewak, M. (2000, 28. September 2000): Der Zwang der Geschlechter. In: Die Zeit, S. 33–34.

Wisniewski, A. B.; Migeon, C. J.; Meyer Bahlburg, H. F.; Gearhart, J. P.; Berkovitz, G. D.; Brown, T. R. & Money, J. (2000): Complete androgen insensitivity syndrome: long-term medical, surgical, and psychosexual outcome. In: Journal of Clinical Endocrinology and Metabolism 85 (8), S. 2664–2669.

Zucker, K. J. (1999): Intersexuality and gender identity differentiation. In: Annual Review of Sexual Research 10, S.101–169.

Mit Unterstützung der Forschungsförderungs-Kommission der Medizinischen Universität zu Lübeck (sowie der DFG, Klinische Forschergruppe 111)

IX.

Freie Vorträge
Psychosomatische Frauenheilkunde

Mari Järvelaid

Psychosocial affect on the menstrual regularity

Introduction

The first data about the regularity of menstruation of Estonian females was published in 1932/33 by A. Lüüs (1936). He reported that 93 % of women in Tartu (N=1130) had regular periods in their first gynaecologic year and 99.7 % in their second gynaecologic year. The next study on this topic was published in 1989 and there was reported the prevalence of regular periods a year after menarche by 88.0 % of urban and 95.4 % of rural girls (Silla & Teoste 1989). It seems that in the beginning of 20th century the regular cyclicity was characterizing the menstrual function of Estonian females and the irregularity of periods became rather frequent only at the end of 20th century.

Hereto, for better understanding this process, I set up the aims to study the distinctness in the girls with regular periods and irregular periods in affecting them psychosocial factors.

Subjects and methods

The participants in the study were 580 girls from form 9th to 12th from four secondary schools in Tartu City. According to their ethnic origin, 99.1 % of the respondents were Estonians with the mean age of 15.7 years (13.2–18.4 years) and age of menarche at 13.01 years (from 9 to 17 years). The data were collected in a classroom situation containing items on the socioeconomic and health status, emotional and physical welfare. All respondents completed also 21-items Beck Depression Inventory (BDI) (Beck 1996) as a specifically designed scale for the measurement of severity of depression to measure depressive feelings of respondents. The measurement of height and weight of respondents was made during the forenoon by the school nurse.

The menstrual regularity was assessed taking into consideration the answers to the two questions – the close-ended question: »I have my periods regularly« and »How many days have you usually from the first day of one bleeding to next one«. The periods were defined as irregular if to the question »my periods have regular cyclicity« was answered »no« and/or the number of days from the first day of one bleeding to next one was fluctuating more than 2 weeks or was greater than 35 days. »Do you use baby-pills« was asked as a close-ended question. According to menstrual regularity the respondents were divided into two groups: the group with regular menstruations (RM) and the group with irregular menstruations (IRM).

The body mass index (BMI) as weight in kilograms divided by squared height in meters was calculated for each respondent. All the computations were made using the Statistical Package for the Social Sciences (SPSS) version 8.0 for Windows. Differences in proportions between the various groups were tested using Pearson chi-squared test. Differences between the means of groups were compared, and critical alpha for significance was set at 0.05.

Results

In the assembly 17 girls (2.9 %) were premenarcheal. The use of oral contaceptives was reported by 32 girls (5.6 %) and they were excluded from futher analysis.

RM was reported by 61.4 % of assembly, whereas at the first postmenarcheal year the prevalence of RM was 42.9 %. The prevalence of regular periods of respondents increased linearly by gynaecologic age 6 years (p = 0.0001), so the girls at gynaecologic age from three to seven years showed the 69.5 % prevalence of RM. Though at age six and seven gynaecologic years all respondents reported RM, but this group is too small to draw the conclusion (1.1 % from total sample, n = 6).

The mean age was in RM group 15.7±0.97 years and in IRM group 15.6±1.04 years. This difference is statistically not significant. The mean gynaecologic age was statistically higher in RM group, 2.85±1.37 years in RM and 2.38±1.33 years in IRM group.

The mean BMI of sample was 20.2 kg/m², with median at 19.9 kg/m².

In total sample, 56 % of girls wish to weigh less and 2.1 % to weigh more. Only in the group of respondents with gynaecologic age up to two years was seen linear correlation with satisfaction with own body weight and economic welfare. There was seen the 81.8 % prevalence of RM if the gynaecologic age was up to two years and very good economic status was reported. At the time it was 41.2 % of RM prevalence by very good economic status at higher gynaecologic age than two years.

Any statistically significant difference between the groups was not found in following answers: having or not having a chronic disorder, the number of siblings, living together with mother and father, the level of education of parents.

Although living together with the father or not, did not show any influence on RM of girls, essential on regularity of periods seems the interconnection with the father. The respondents, who could always talk to their father about own problems, reported RM in 77 % (girls at gynaecologic age more than two years in 80 %) of cases. The lowest, 35 % prevalence of RM is in the group of girls who sometimes can and sometimes not talk to their father about own problems and 47 % prevalence of RM is in the group of girls who never can do it. The interconnection with the mother did not show such affect, but the girls who always can talk to both parents about own problems have the highest prevalence of RM in the total sample. So, in the group of respondents at gynaecologic age more than two years, the girls, who always can talk to both parents about own problems, showed the prevalence of 94 % of RM *versus* prevalence of 50 % of RM by bad interconnection with their parents.

The respondents who considered going to school as always pleasing, showed the prevalence of RM at 52.6 % by gynaecologic age up to two years and 77.8 % by elder age than two years *versus* 20 % of RM among the girls who never please going to school. But the respondents who reported that they always get good marks at school, had the lowest, 36.4 % prevalence of RM *versus* prevalence of 60 % mostly and 75 % of never getting good marks.

The group of respondents going in for sports showed a slightly higher prevalence of RM at 61.9 % *versus* 56.8 % among the girls who do not go in for sports.

The groups of RM and IRM differed statistically in the prevalence of such somatic complaints as snuffles (p=0.004), constipation (p=0.006) and stomach-ache (p=0.03). The higher prevalence, but not statistically significant, was also seen in such somatic complaints as headache and pain in back in IRM group.

Comparing the answers of respondents of Beck Depression Inventory (BDI) by regularity of periods, significant statistical difference was found in the sum score (p=0.03) whereas the RM group had mean score 8.29 ± 0.35 and IRM group 10.6 ± 0.51. Singly by the questions the IRM group showed higher prevalence of guilt (p=0.004), self-dislike (p=0.007), self-accusation (p=0.008), suicidal ideation (p=0.004), anorexia (p=0.01) and somatic preoccupation (p=0.002).

Discussion

In 1991 independent statehood was restored in Estonia and from that time marked political and socioeconomic changes affected the lifestyle, among them nutritional habits with necessity to adopt oneself to changed environment. Thereby, thinness has thus come to symbolize independence as well as attractiveness (Beck 1996). According to the critical weight or body fat theory, the sufficient body stature must be reached before menarche is triggered and also to maintain menstrual regularity (Montero et al. 1996, Chen & Bryzki 1999, Treloar et al. 1967). In current study the positive connection is seen between BMI and RM up to two postmenarcheal years, but this difference is not statistically significant at higher gynaecologic age than two years. It seems that the factors expressing mostly psychosocial distress will become to dominate over the sufficient body fat content, as a significant correlation between RM and psychoemotional and psychophysical satisfaction was found. The significantly higher prevalence of RM was found by better interconnection with the father. That fact may be reflecting the general psychoemotional welfare in these families. The secondly important psychoemotional environment for teenage girls, next to family, is school. In current study, the greater pleasure to go to school was concurred with higher prevalence of RM, in other words, the better adaptation with school environment is accompanied RM. At first it surprises that these girls who always get best marks at school have so low prevalence of RM as 36 %, but it just shows the sensibility of menstrual function to every day extreme psychoemotional stress. The higher prevalence of somatic complaints reported by girls with IRM is the outcome of general distress and unadaptability in everyday life. The depressive symptoms, as psychoemotional as psychophysical, expressed by girls with IRM on significantly higher level support this opinion.

In the current study the correlation between depressive mood, negative self-attitude and somatic symptoms and menstrual regularity was seen. The insufficient psychosocial welfare in the group of IRM was mostly expressed in feelings of loneliness, guilt, self-dislike, self-accusation, suicidal ideation and dissatisfaction, but also in anorexia, weight loss and somatic preoccupation. This secular trend in Estonia to more frequent prevalence of IRM seems to be a result of high level psychosocial distress on the background of declined average body weight.

References

Lüüs, A. (1936): Data about the onset of menarche of Estonian females. In: Eesti Arst 15 (5), S. 337–342.

Silla, R. & Teoste M. (1989): The Health of Estonian Youth. Tallinn (VALGUS).

Beck (1996): Depression Inventory, Estonian version, designed by Department of Psychology. University of Tartu.

Kocjan, D. K & Giannini, A. J. (1993): The History of Obesity. In: Giannini, A. J. & Slaby, A. E. (Hg.): The Eating Disorders. New York (Springer).

Montero, P.; Bernis, C.; Fernandez, V. & Castro (1996): Influence of body mass index and slimming habits on menstrual pain and cycle irregularity. In: J Biosoc Science 28, S. 315–323.

Chen, E. C. & Brzyski, R. G. (1999): Exercise and reproductive dysfunction. In: Fertility & Sterility 71, S. 1–6.

Treloar, A. E.; Boynton, R. E.; Behn, B. G. & Brown, B. W. (1967): Variation of the Human Menstrual Cycle through Reproductive Life. In: International J Fertility 12 (I, Part 2), S. 77–126.

Evelyn Loeser, Patrick Giffels, Diethelm Wallwiener

Die Bedeutung einer stabilen Mutter-Tochter-Beziehung

Das Mayer-Rokitansky-Küster-Syndrom

Das Mayer-Rokitansky-Küster-Syndrom, d. h. die Vaginalaplasie mit meist einhergehender Uterusaplasie bei vorhandenen funktionsfähigen Ovarien betrifft jedes 5000. Mädchen. Nicht selten ist es die Mutter, die später wegen einer primären Amenorrhoe die Tochter beim Gynäkologen zur weiteren Abklärung vorstellt.

Nach Diagnosestellung durch klinische Untersuchung, Sonographie, eventuell Kernspintomographie, führen wir an der Univ.-Frauenklinik in Tübingen in der Regel eine diagnostische Laparoskopie durch, die die Diagnose sichert und um das weitere Vorgehen – d. h. laparoskopische Neovagina-Anlage – mit Patientinnen und Eltern zu besprechen und zu planen.

Zu hervorragend objektiv belegbaren postoperativen Ergebnissen steht die subjektive, oft nicht ausreichende Zufriedenheit der Patientinnen im Widerspruch. Wir konnten jedoch in prä- und postoperativen Beratungsgesprächen beobachten, dass bei jungen Mädchen, die augenscheinlich ein gutes Verhältnis zu ihrer Mutter hatten, die postoperative Zufriedenheit und das weibliche Identitätsgefühl größer waren.

Um dies näher zu untersuchen, haben wir in einer prospektiv angelegten Studie vom Juni 2000 bis September 2001 bei acht Patientinnen mit Mayer-Rokitansky-Küster-Syndrom und laparoskopischer Neovagina-Anlage die Mutter-Tochter-Beziehung untersucht. Um die gefundenen Aussagen zu validieren, wurden die Fälle von einem Analytiker supervisiert. Die Patientinnen und derer Mütter wurden von einer psychosomatisch geschulten Frauenärztin, einem Frauenarzt und dem Operateur betreut.

Material und Methode

Die Studie wurde dreigeteilt in eine prä-, peri- und postoperative Phase, in der das Verhalten der Mutter und der Tochter dokumentiert wurden. Die Interviews wurden mit festgelegten Fragen begonnen und endeten offen. Die Zeitdauer war unlimitiert. Größter Wert wurde darauf gelegt, dass auf alle Fragen von Mutter und Tochter bezüglich des Mayer-Rokitansky-Küster-Syndroms ausführlich eingegangen wurde.

Präoperativ war die Einweisungsdiagnose und die Anzahl der geführten Gespräche von Interesse. Es wurde gefragt, welche Gefühle die Tochter und Mutter nach Diagnosestellung und im Verlauf der Aufklärung empfanden und wie die Gefühle und Motivation bezüglich der bevorstehenden OP waren.

Im zweiten Teil der Studie, in der perioperativen, d.h. stationären Phase, wurde weiter festgehalten, wie Mutter und Tochter diese Phase erlebten. Mit Mutter und Tochter wurden sehr offene Gespräche über Sexualität geführt.

Postoperativ, in einem dritten Teil der Studie, waren eine Nachuntersuchung durch den Operateur und ein langes Abschlussgespräch obligat. Die Patientinnen, zum Teil mit den Müttern, wurden dann in ein- bis zweimonatigem Rhythmus von der Untersucherin weiter begleitet. Von Interesse war hier, ob die Tochter weiter in Begleitung mit der Mutter kam, wie Mutter und Tochter die postoperative Zeit empfunden und verarbeitet haben, wie sich die tägliche Pflege und der Umgang mit dem Phallus gestaltete beziehungsweise ob Geschlechtsverkehr stattgefunden hat, ob somatische Beschwerden aufgetreten waren und ob sich Veränderungen im psychosozialen Bereich ergeben haben.

Ergebnisse

Von Juni 2000 bis Dezember 2001 wurden acht Patientinnen zwischen 16 und 21 Jahren wegen primärer Amenorrhoe in der Univ.-Frauenklinik Tübingen vorgestellt.

Präoperativ wurden drei Gespräche von über eine Stunde Dauer geführt. Sechs Patientinnen kamen mit Müttern, eine 18-jährige Patientin erschien ohne Begleitung, eine 14-jährige Patientin mit einer Psychiatriepflegerin. Auf die Diagnose zeigten sieben Mädchen Gefühle von Verzweiflung, nicht Wahrhabenwollen der Diagnose, Gefühle der Unvollständigkeit als Frau und Person.

Für vier Mädchen war die Kinderlosigkeit die schlimmste Auswirkung dieser Fehlbildung. Drei Mädchen drängten nach dem ersten Schock sofort auf Operation. Die Patientin aus der Kinder- und Jugendpsychiatrie – dort wegen Depression und Denkstörung – war nicht fähig, die Tragweite der Diagnose zu erkennen und nahm die Diagnose teilnahmslos auf. Über sie wird gesondert berichtet.

Sieben Mütter äußerten sofort nach Diagnosestellung Selbstvorwürfe und gaben sich die Schuld am Vorliegen des Mayer-Rokitansky-Küster-Syndroms bei ihren Töchtern.

Zwei Mütter äußerten die Hoffnung, dass die moderne Medizin helfen könnte. Bei einer Mutter stand ihr Selbstmitleid im Vordergrund. Zwischen einer Mutter und Tochter verstummte nach der Diagnosestellung das Gespräch. In Folge begleitete diese zwar ihre Tochter, aber es kamen keine weiteren Gespräche zustande.

Drei Mütter reagierten in Folgenden bis zur Operation sehr fürsorglich, organisierten präoperative Vorbereitungen und traten als Managerin der Tochter auf. Sieben Patientinnen wurden operiert.

In der stationären Phase wurden Mutter und Tochter alle ein bis zwei Tage gesehen und über das Erleben der Operation und postoperativen Zeit interviewt. Vier Patientinnen waren hoch motiviert und zeigten ein tapferes Verhalten. Ihre Mitarbeit war vorbildlich, die Berührungsängste mit dem Phallus schnell abgebaut und die Dilatation durch Einführung des Phallus in die Neovagina schnell zur Routine geworden. Die Mütter hierzu zeigten ein fürsorgliches Verhalten, hatten das Bedürfnis mitzuarbeiten und motivierten die Töchter. Ihnen war es möglich, sich in Einzelgesprächen fallen zu lassen, die Stresssituation aufzuarbeiten.

Zwei Mütter reagierten überfordert, waren stets bei der Tochter, überhäuften sie mit Geschenken. Eine Tochter lehnte dies radikal ab und der Untersucherin gelang es, die Besuche auf ein normales Maß zu reduzieren. Die andere Patientin nahm die Geschenke und die Anwesenheit der Mutter hin, das Gespräch zwischen den beiden blieb jedoch weiter verstummt. Die sich selbst bemitleidende Mutter ist, nachdem es der Tochter besser ging, in den Urlaub geflogen. Ihre Tochter zeigte ein ängstliches und zaghaftes Verhalten und suchte ständigen Rat bei der Untersucherin.

In der dritten Phase zeigten die vier motivierten Patientinnen weiter einen komplikationslosen Verlauf. Der Umgang mit dem Phallus, die tägliche Hygiene wurden zur Routine. Postoperative somatische Beschwerden traten nun gering auf. Sie empfanden die stationäre Zeit als hart, aber als bewältigbar und waren zufrieden mit dem Verlauf. Zwei Patientinnen berichteten, dass sie sexuellen Verkehr aufgenommen hatten und sie und der Partner sehr zufrieden seien. Zwei andere stehen vor einer festen Beziehung. Die Mütter waren noch einmal im Abschlussgespräch dabei, dann kamen die Patientinnen alleine. Die Patientinnen empfanden sich als Frau nun kompletter und sahen der vorliegenden Kinderlosigkeit gelassener ins Auge. Das Verhalten der zugehörigen Mütter war identisch. Die Patientin mit überprotektiver Mutter setzte ihre Rebellionen zu Hause fort. Es kam zum Zerwürfnis mit den Eltern wegen schulischer Leistungen. Äußerlich machte die Patientin einen schlampigen Eindruck, das Genitale war ungepflegt, den Phallus hatte sie verloren. In drei daraufhin folgenden Gesprächen gelang es, die Patientin wieder zur Pflege zu motivieren. Sie äußerte, dass die Gespräche und die Auseinandersetzung mit der Untersucherin ihr gut täten, da ihre Mutter dazu nicht fähig wäre. Unterbauchschmerzen waren nach den Gesprächen seltener. Die Patientin mit der sich selbstmitleiden Mutter suchte bei kleinsten Unsicherheiten oder somatischen Beschwerden ärztlichen Rat . Die meisten Komplikationen wie Unterbauchbeschwerden, Probleme mit Phallus und Hygiene zeigte die Patientin, deren Mutter zwar anwesend für die Patientin war, nicht aber mit ihr kommunizieren konnte. Beide verharrten in depressiver Passivität. Auffällig war, dass diese Patientin sich sexuell aufreizend kleidete.

Zusammenfassend zeigten sich die besten Verläufe bei der Patientin mit stabiler Mutter-Tochter-Beziehung, bei der ständige Gesprächsbereitschaft, eine Echtheit in der Beziehung bestand und ein Loslassen der Tochter möglich war. Die Patientinnen waren nach der Neovagina-Anlage in ihrer Person und Weiblichkeit gefestigt.

Diskussion und Deutung

Wie in den vorgegangenen großen Studien, die sich ebenfalls mit der Psychologie der Patientinnen mit Mayer-Rokitansky-Küster-Syndroms befassten (Heidenreich et al 1976, Möbus et al. 1993, Möbus et al. 1996, Braendle et al. 1984), konnten die präoperativen Gefühle und Reaktionen der Patientinnen wie Verzweiflung und Abwehr sowie Minderwertigkeitsgefühle als Frau bestätigt werden.

Heidenreich (1976), Möbus (1993) und Braendle (1984) zeigten ebenfalls auf, wie wichtig die psychosomatische Unterstützung und psychologische Betreuung prä-, peri -und postoperativ ist. Bei Heidenreich (1976) wurden in vier Fällen die Mütter in die Untersuchungen miteinbezogen und die Bedeutung an einem Beispiel von negativer Übertragung auf die Tochter sehr eindrücklich dargestellt. Das Problem der Kinderlosigkeit war in diesen Studien ebenfalls von großer Bedeutung. Übereinstimmend mit den genannten Studien fühlten sich die Patientinnen nach der Neovagina-Anlage als Frau vollwertiger und gelangten, wie Möbus (1993) formulierte, zur fraulichen Identität. Dieser Gedankengang soll im Bezug auf die sexuelle Entwicklung der Frau nun vertieft und die besondere Problematik für Mayer-Rokitansky-Küster-Syndrom Patientinnen, unter der Berücksichtigung der Mutter-Tochter-Beziehung, aufgezeigt werden. Möller-Gambaroff (1984) hat in ihrer Übersichtsarbeit klar dargelegt, dass es bisher keine geschlossene Theorie zur

Sexualentwicklung der Frau aus analytischer Sicht gibt. In seiner Abhandlung über die Entwicklung der weiblichen Sexualität aus psychoanalytischer Sicht hebt Hirsch (1984) – den Gedanken von M. Klein folgend – die Rolle der Eltern für das geschlechtspezifische Wertgefühl des Kindes, hier speziell für die Tochter hervor. Die Tochter definiert sich über die Mutter im Sinne positiver Übertragung. Die sexuelle Entwicklung ist somit unauflöslich mit ihren Objektbeziehungen und frühen Gefühlen zur Mutter verbunden (1996). Je besser bei der Mutter nun das Bild der weiblichen Geschlechtsorgane definiert und in der Psyche abgebildet ist, desto besser kann dies auf die Tochter projiziert werden. In einer durch Offenheit und Echtheit gezeichneten Mutter-Tochter-Beziehung kann so eine in ihrer Persönlichkeit reife Mutter wesentlich zur fraulichen Identität ihrer Tochter betragen. Bei Patientinnen mit Fehlbildungen der weiblichen Geschlechtsorgane ist dies von großer Bedeutung. Kann hier die Mutter – mit ärztlicher bzw. psychosomatischer Hilfe – in positiver Übertragung dieses Wertgefühl vermitteln – also zum Beispiel im freundschaftlichen prä-, peri- und postoperativen Begleiten – gestaltet sich der Verlauf bei diesen Mayer-Rokitansky-Küster-Syndrom-Patientinnen wesentlich einfacher. Diese positive Übertragung beinhaltet speziell für die Mayer-Rokitansky-Küster-Patientinnen auch, dass die Mutter-Tochter-Fusion gelöst werden kann, d. h. dass durch das Begleiten der Tochter während der perioperativen Zeit und vor allen durch das Zulassen der Operation die Mutter die Mutter-Tochter-Fusion lösen kann. Die Mutter ermöglicht so, dass ihre Tochter zum sexuellen Wesen wird. Bell (1991) formulierte die Rolle der Mutter als weibliche Bezugsperson, von der sich die Tochter unabhängig fühlen soll, aber in sexueller Entwicklung sich an sie orientieren kann. Rohde-Dachser (1990) unterstreicht dies und geht so weit, dass die Tochter die Sexualität von der Mutter zurückerobert und jetzt in eigener Regie übernimmt. Dies kann sich zum Beispiel dadurch äußern, dass die Patientin nach der Operation ohne Mutter zu weiteren Kontrollen kommt.

Flaake (1992) beschreibt ebenfalls, dass eine gute Tochter-Mutter-Beziehung den Mädchen ermöglicht, den weiblichen Körper zuzulassen und die Sexualität zu fördern. Die vorbildhafte »Mutterrolle« kann auch kurzzeitig von einer geschulten Ärztin übernommen werden, wie es sich u. a. in dem Fall mit dem rebellierenden Mädchen zeigte. Im Falle negativer Übertragung durch die Mutter zeigten die Patientinnen Insuffizienzgefühle als Frau und Tendenzen zur Somatisierung. Eine Patientin versuchte die weibliche Insuffizienz durch ihr betontes aufreizendes modisches Aussehen zu kompensieren. Auch hier hat die Mutter die Fusion bisher nicht gelöst. Im Gegensatz zu den anderen Patientinnen bereitete dieser Patientin das Umgehen mit dem Dilatationsphantom große Probleme. Ein weiteres Beispiel für negative Übertragung zeigt die Patientin aus der Kinder- und Jugendpsychiatrie. Ebenfalls wie die Patientin vermochte die Mutter nicht, die Ausmaße der Diagnose zu erkennen, sondern bemerkte lediglich, dass dies ja nichts Lebensgefährliches wäre. Es zeigte sich, dass die Patientin, die Phantasien, die in ihr steckten, nicht herauslassen konnte ebenso wie die Mutter, die die Mutter-Tochter-Fusion nicht lösen konnte. Dies kann, wie Britton (1998) beschreibt, Denkstörungen, wie sie bei der Patientin vorlagen, hervorrufen. Abschließend befürworten wir, die Mutter bei Patientinnen mit Mayer-Rokitansky-Küster-Syndrom in das Vorgehen miteinzubeziehen: Die klinischen Verläufe zeigen weniger Komplikationen, zufriedenere Patientinnen, die zu ihrer weiblichen Identität fanden.

Zusammenfassung

Inwieweit hat die Mutter-Tochter-Beziehung einen Einfluss auf das postoperative Ergebnis, die Einstellung zur Neovagina und das Sexualverhalten der Patientin?

Bei der Auswertung von peri-, postoperativen Verläufen nach Neovagina-Anlage bei Patientinnen mit MRKS wurde in einem Teilaspekt das Mutter-Tochter-Verhältnis bei 8 Patientinnen anhand von festgelegten Fragen und offenen Interviews betrachtet und supervisiert.

Ein stabiles Mutter-Tochter-Verhältnis, das auf Vertrauen und Wertschätzung basiert, trägt zu größerer Compliance der Patientinnen, zu komplikationsloseren Verläufen und besseren Verarbeitung bei. Eine Mutter, die als Frau Vorbild für die Tochter ist und der Sexualität offen und positiv gegenüber steht, hilft der Patientin die Persönlichkeit zu stabilisieren und bei dem Problem der Kinderlosigkeit.

Mit Beginn der Diagnosestellung und Aufklärung der Patientin mit MRKS sind – wenn möglich und unter den genannten Voraussetzungen – die Mütter miteinzubeziehen.

Literatur

Heidenreich, W.; Langer, D. & Schildmann, I.(1976): Psychosoziale Probleme bei jugendlichen Patientinnen mit Vaginalaplasie. In: Geburtsh Frauenheilk 36, S. 705–709.

Möbus, V.; Sachweh, K.; Knapstein, P.-G. & Kreienberg, R. (1993): Frauen nach Operativ korrigierter Vaginalaplasie: Eine Nachuntersuchung zur psychosexuellen Rehabilitation. In: Geburtsh Frauenheilk 53, S. 125–131.

Möbus, V.; Kortenhorn, K.; Kreienberg, R. & Friedberg V. (1996): Long-term results after operative correction of vaginal aplasia. In: Am J Gynecol 175/1, S. 617–624.

Braendle, W. & Ilse, J.(1984): Operative Korrektur bei Vaginalaplasie: Somatischer Befund und seelische Verarbeitung. In: Frick-Bruder, V. & Platz, P (Hg.): Psychosomatische Probleme in der Gynäkologie und Geburtshilfe 1. Aufl. Heidelberg (Springer). S. 67–71.

Moeller-Gambaroff, M. (1984): Zur psychosexuellen Entwicklung der Frau aus analytischer Sicht. In : Frick-Bruder, V. & Platz, P. (Hg.): Psychosomatische Probleme in der Gynäkologie und Geburtshilfe. 1. Aufl. Heidelberg (Springer). S. 31–40.

Hirsch, D. (1984): Die Entwickung der weiblichen Sexualität aus analytischer Sicht. In: Frick-Bruder, V. & Platz, P. (Hg.): Psychosomatische Probleme in der Gynäkologie und Geburtshilfe. 1. Aufl. Heidelberg (Springer). S 41–57.

Klein, M. (1996): Der Ödipuskomplex im Lichte früher Ängste. In: Klein, M. & Cycon, R. (Hg): Gesammelte Schriften. Bd. 1/II. 1. Aufl. Stuttgart-Bad-Canstatt (Frommen-Holzboog). S. 400– 431.

Bell, K. (1991): Aspekte weiblicher Entwicklung. In: Forum der Psychoanalyse 7, S. 111–126.

Rohde-Dachser, C. (1990): Das Geschlechtsverhältnis in Theorie und Praxis der Psychoanalyse. In: Brandes, H. & Franke, C. (Hg): Geschlechterverhältnisse in Gesellschaft und Therapie. 1. Aufl.. Münster: (Lit.Verlag), S. 5–21.

Flaake, K. (1992): Ein Körper für sich allein. Sexuelle Entwicklungen und körperliche Weiblichkeit in der Mutter-Tochter-Beziehung. In: Psyche 46/7, S. 642–652.

Britton, R.; Feldmann, M. & O' Shaughnessy, E. (1998): Der Ödipuskomplex in der Schule Melanie Kleins. 1. Aufl.. Stuttgart (Klett-Cotta). S. 95 ff.

Angela Theissing-Rocholl

Schuldbeladene Frauen – freigebende Mütter und adoptierte Töchter

Die ersten Berichte über Adoptionen sind auf babylonischen Tontafeln aus dem Jahre 2500 vor Chr. überliefert. In vielen Sagen und Märchen spielen Adoptionen eine Schlüsselrolle, zum Beispiel Rapunzel, oft dient die verschleierte Herkunft zur Amplifikation späterer Größe wie bei Herakles, Moses oder König Artus. Zu besonderer Bedeutung gelangte der Mythos von Ödipus, der den Grundstein der Freudschen Psychoanalyse bildet. Die Sage berichtet minutiös über viele Fakten, nichts jedoch von den Tränen und der Not der sicher noch sehr jungen Jokaste, die ihren Sohn auf Geheiß ihres Mannes hergeben musste. Das Schicksal der freigebenden Mütter interessiert die Gesellschaft auch in der heutigen Zeit nur wenig. Diese Frauen gelten allgemein als verachtenswert und verantwortungslos. Ich erinnere an die bleierne, oft stumme Atmosphäre im Kreißsaal, wenn feststeht, dass eine Frau ihr Kind abgeben wird. Dabei verbergen sich hinter diesem Entschluss meist Verzweiflung, Gelähmtheit und Isolation. Diese Mütter werden lebenslänglich von Schuldgefühlen heimgesucht, über die sie fast nie zu sprechen wagen; als besonders belastend werden die Geburtstage des weggegebenen Kindes empfunden. Jahrelang reißt jeder Blick in einen Kinderwagen oder später die Begegnung mit einem gleichaltrigen Kind desselben Geschlechts die Wunden wieder auf. Psychosomatische Erkrankungen sind bei solchen Frauen die Regel, oft auch Somatisierungsstörungen, Angsterkrankungen und Substanzmissbrauch. Depressionen treten bei fast allen freigebenden Müttern auf; dies ergibt sich auch aus den Untersuchungen anderer Autoren (vgl. Leuthold 1959, Haesler 1985, Claudia Wendels 1994).

Während meiner langjährigen klinischen und praktischen Tätigkeit als Gynäkologin habe ich 20 abgebende Mütter und 15 adoptierte Frauen über längere Strecken begleitet. Alle Mütter wiesen psychosomatische Beschwerden auf und neun von ihnen litten an pathologischer Trauer, sei es dass sie in einem chronischen Trauerprozess gefangen waren oder ihre Trauer verdrängt oder verschoben hatten. Die Patientinnen vermochten zunächst nicht, eine kausale Verbindung zwischen Adoptionstrauma und Krankheit herzustellen und hatten auch Schwierigkeiten, über die Tatsache der Freigabe und ihre damaligen Motive zu sprechen. Sie fühlten sich gehemmt durch intensive Scham- und Schuldgefühle. Elf der Frauen hatten bei der Geburt das 20. Lebensjahr noch nicht erreicht. Bei allen 20 Patientinnen hatten die Herkunftsfamilien versagt, ganz besonders die Mütter der Frauen. Diese Patientinnen-Mütter boten kein Verständnis und außer der Kindesfreigabe keinen anderen Lösungsvorschlag an. Die werdenden Mütter selbst fühlten sich ausnahmslos überrollt, gelähmt, fremdbestimmt und ließen sich in die Adoption hineindrängen.

Bei den 15 adoptierten Frauen, die ich in meiner Praxis eine Weile begleitet habe, fand sich, selbst wenn diese in einer liebevollen Adoptivfamilie groß geworden waren, eine mehr oder minder ausgeprägte Störung des Selbstwertgefühls. Sie schienen zwar leichter über die Tatsache ihrer Adoption sprechen zu können, doch berichteten sie ausnahmslos, sie hätten jahrelang Grübeleien nachgehangen, weshalb ihre Mütter wohl auf sie verzichtet hätten. Es wirkte so, als ob sie durch irgendeinen Makel körperlicher oder seelischer Art gleichsam mitschuldig seien an der Adoptionsfreigabe. Alle wurden von Zeit zu Zeit eingeholt von den bohrenden Fragen nach dem »warum«, nach dem »wer bin ich« und nach dem »woher stamme ich«. Acht der 15 Frauen versuchten ihre Wurzeln zu finden, jedoch nur 4 davon konnten ihre Herkunft klären. Diese letzteren nahmen dann Kontakt zu ihren leiblichen Müttern auf; die Begegnungen wurden als sehr bewegend beschrieben, doch auch von zwiespältigen Gefühlen begleitet. Die Adoptierten, welche ihre Abstammung nicht zu klären vermochten, empfanden sowohl eine starke Enttäuschung wie auch eine gewisse Erleichterung, wohl, weil ihnen die Konfrontation erspart worden war.

Es sollen im Folgenden einige Fallvignetten geschildert werden, zunächst am Beispiel freigebender Mütter:

Hella, eine 45-jährige Mutter von drei Kindern – die meisten freigebenden Mütter haben später wohl im Sinne einer unbewussten Wiedergutmachung weitere Kinder – kommt wegen einer chronischen Parametropathia spastica in Behandlung. Sie hat zwei Laparatomien wegen Cystovarien und sechs Pelviskopien wegen unklarer gynäkologischer Beschwerden sowie zahlreiche »Noteinweisungen« in die Klinik wegen unerträglicher Schmerzen hinter sich. Hella signalisiert zunächst ihren Wunsch nach »Radikaloperation, damit endlich Ruhe einkehre in ihrem Unterleib«. Schließlich gibt sie sich aber doch mit konservativer Behandlung zufrieden, wobei sie mich oft und gern mit unterschiedlichen Klagen in der Praxis aufsucht. Ich hege inzwischen den Verdacht, dass sie eine Form von Selbstbestrafung betreibt. Vorsichtig darauf angesprochen reagiert sie mit Erschrecken und lässt sich mehrere Monate nicht mehr sehen. Bei ihrem nächsten Besuch erzählt sie dann, sie habe mit 19 Jahren in der damaligen DDR ein nichteheliches Kind zur Welt gebracht und den Jungen nach der Geburt sofort adoptieren lassen. Sie hatte in dieser Zeit den Plan, in den Westen zu fliehen und das Kind sei ihr dabei im Wege gewesen. Die Eltern, besonders die Mutter, hätten sich geweigert, ihr in irgendeiner Form zu helfen und sie zur Kindesfreigabe gedrängt. Sie sei dann auch geflohen und habe sich hier eine gute Existenz aufgebaut. Doch sie könne sich ihre Handlung nicht verzeihen, schäme sich und hasse sich selbst. Im Rahmen der nun folgenden Gesprächstherapie berichtet sie endlich auch ihren Kindern von der Adoption, worauf ihre älteste Tochter eine intensive Suche nach dem Halbbruder in Gang setzt und ihn ausfindig macht. Hella, die inzwischen fast beschwerdefrei geworden ist, also das Somatisieren aufgeben konnte, weicht der Konfrontation mit ihrem Sohn allerdings aus und verreist vor dem angekündigten Besuch mit unbekanntem Ziel. Sie schämt sich ihres Versagens, doch sie kann sich mit ihrer Schwäche konkret auseinandersetzen und so die Flucht in erneute körperliche Symptomatik vermeiden.

Yvonne begegnet mir als 18-Jährige in der 28. SSW. Tiefe Einschnürungen auf dem Bauch deuten auf festes Bandagieren des schwangeren Leibes hin. Kontakt zu der verängstigten und sprachlosen Frau ist nur schwer zu finden. Begleitet wird sie von ihrer 40-jährigen, aggressiv und dominant auftretenden Mutter, welche lautstark für eine Adoption des Babys plädiert. Sie behauptet, dass ihre strengen Eltern, die Großeltern von Yvonne, sie alle aus dem Haus werfen würden, in dem die Familie wohnt. Yvonne bestätigt die Aussagen der Mutter und beharrt auf der Kindesabgabe. Unter dem Vorwand eines Sozialpraktikums in einer Klinik entbindet sie von einem Jungen, der sofort von Adoptiveltern übernommen wird. Yvonne, die inzwischen geheiratet hat, lässt sich später während zwei weiteren normalen Schwangerschaften wieder von mir betreuen. Als sich der Verdacht verdichtet, dass ihr Mann, ein Drogendealer, die beiden Töchter missbraucht hat, trennt sie sich von ihm. In der Folgezeit sucht sie mich fast monatlich auf, weil sie hinter ihrer Mastodynie ein Mamma-Ca vermutet, ist aber nicht bereit zu der von mir vorgeschlagenen Gesprächstherapie. Als sie aus einer neuen Beziehung wieder schwanger wird und sich bei der Sonografie das männliche Geschlecht des Feten zeigt, erleidet sie ihre erste massive Panikattacke mit Todesangst. Die Herzphobie nimmt solche Ausmaße an, dass sie nun zur Psychotherapie bereit ist. Es klärt sich, dass die Tatsache, einen Jungen wie das damals abgegebene Kind zu bekommen, das alte Trauma reaktiviert hat. Sie findet endlich Zugang zu ihrer verdrängten Trauer und in dem Maße, in dem ihr das gelingt, verringern sich die Angstsymptome und auch die Carcinophobie. Schließlich macht sie das Kind über die Adoptionsstelle ausfindig, entscheidet sich aber, um Kind und Adoptiveltern nicht zu beunruhigen, dem Kind bei der Vermittlungsstelle einen Brief zu hinterlassen. Er soll ihm am 18. Geburtstag ausgehändigt werden.

Carmen lerne ich während ihrer Semesterferien kennen; sie ist Jurastudentin, 22 Jahre alt, in der 10. SSW und will ihren Partner, einen Kunststudenten, in Kürze heiraten. Sie wirkt temperamentvoll, intelligent, aber auch als die verwöhnte Tochter wohlhabender Eltern. Erst 14 Jahre später begegnet sie mir wieder, ein Schatten ihrer selbst, verwahrlost, vom sozialen Abstieg gezeichnet. Sie sucht mich wegen seit Jahren bestehender Schmerzen in einer Sectionarbe auf. Bisher hätte keine Behandlung Erfolg gebracht. Auf die Möglichkeit einer Psychogenese hingewiesen, reagiert sie überrascht und stimmt dann aber zögernd zu. Sie berichtet, dass ihr damaliger Freund sie acht Wochen vor der Geburt des Kindes verlassen habe. Sie sei danach seelisch abgestürzt und habe das Kind in ihrem Bauch – es sei ein Junge geworden – als Monstrum wahrgenommen, das sie zerstören werde. Sie habe es gehasst und sei sogar in suizidaler Absicht mit dem Auto gegen einen Baum gerast. Sie hätten aber beide überlebt und dann habe sie ihr Studium abgebrochen und nur noch herumgelungert. Ihre Mutter hätte jede finanzielle und praktische Unterstützung abgelehnt. Da habe sie sich zur Freigabe des Kindes entschlossen, das direkt nach dem Kaiserschnitt abgeholt worden sei. Die Monate nach der Geburt seien ihrer Erinnerung verlorengegangen, sie habe nur noch getrunken und gekifft. Nach der Rückkehr in die Heimat seien die Schmerzen an der Narbe aufgetreten. Sie könne nur gelegentlich leichte Büroarbeit erledigen, wenn sie weniger Beschwerden habe. Carmen kann sich im Laufe der Kurzzeittherapie ihrer verdrängten Trauer nähern, sie zulassen und sich vom Somatisieren trennen. Die Sectionarbe wird unempfindlich, weil sie sich mit ihrem Versagen und ihrem Schmerz auseinandersetzen kann. Und so gelingt es ihr auch, wieder regelmäßig zu arbeiten und ihre Lebensqualität zu verbessern.

Nun folgen drei Fallstudien zu adoptierten Frauen:

Claudia, eine 27-jährige Chemiestudentin, kommt zur Antikonzeptionsberatung. Sie wirkt ernst, intelligent, doch sehr konventionell gekleidet. Sie sei noch Jungfrau, berichtet sie und wolle in zwei Wochen heiraten. Beim Kontrollbesuch, der 12 Wochen später stattfindet, ist sie immer noch Virgo. Voller Scham erzählt sie, dass die Defloration nicht gelungen sei, weil sie sich so verkrampfe. Bei weiteren Gesprächsstunden schildert sie eine außerordentlich rigide und bigotte Atmosphäre im Elternhaus. Erst bei ihrer Menarche habe sie erfahren, dass sie ein Adoptivkind sei. Gleichzeitig habe die Mutter die Warnung ausgesprochen, sie solle sich wegen ihrer negativen Erbmasse hüten, denn ihre leibliche Mutter habe einen schlechten Lebenswandel geführt. Von da an hat sich Claudia, wie sie selbst sagt, beschmutzt und sündig gefühlt. Sexualität wurde zur Wurzel allen Übels für sie. Sie schämt sich der schlechten Frau, die sie geboren hat, denkt voll Hass an sie und fragt sich doch gleichzeitig, wieso diese Mutter sie einfach so »weggeworfen« hat. Trotz ihrer Erfolge auf der Leistungsebene fühlt Claudia sich wertlos und ungeliebt. In der Folgezeit bearbeitet sie ihr Adoptionstrauma und es gelingt ihr allmählich, sich mit dem Mutterbild auszusöhnen. Die gleichzeitig von mir durchgeführte Sexualtherapie mit Desensibilisierungsübungen lösen den Vaginismus auf. Heute führt Claudia ein erfülltes Sexualleben und hat inzwischen auch zwei Kinder geboren.

Isabella, eine 17-jährige Schülerin, legt durch ihr apartes, fremdländisches Aussehen, die Vermutung nah, dass mindestens ein Elternteil nicht aus Europa stammt. Sie erzählt auch bald, dass sie in Brasilien von einem deutschen Entwicklungshelferpaar im Alter von zwei Monaten adoptiert worden ist. Isabella wünscht eine Brustverkleinerung, da sie unter der Last ihrer hässlich großen Brüste zu leiden angibt. Sie hat das Gefühl, alle Jungen und Männer starrten ihr abschätzig auf den Busen, weshalb sie sich zum Schutz in monströs weite Pullover kleidet, sich nicht mehr ins Schwimmbad traut, am Sportunterricht nicht mehr teilnehmen will. Von ihren Klassenkameraden und Kameradinnen scheint sie sich nach eigenen Worten langsam ganz zurückzuziehen, weil sie sich als abstoßend empfindet. Offensichtlich leidet das junge Mädchen an einer Falschwahrnehmung, denn ihre Mammae stellen sich als ganz normal dar. Sie trägt einen BH Größe 75 mit Cup B und die Brust passt zu ihrer Körpergröße und ihrer Figur. Auf den Vorschlag einer tiefenpsychologischen Kurztherapie kann sie sich wegen ihres erheblichen Leidensdruckes einlassen. In den folgenden Sitzungen stellt sich heraus, dass sie trotz der sehr liebevollen und klugen Erziehung ihrer Adoptiveltern mit Eintritt der Pubertät eine starke Selbstwertproblematik entwickelt hat. Sie scheint von dem Gedanken besessen, abstoßend und wenig liebenswert zu sein und zermartert sich das Gehirn, warum ihre leibliche Mutter sie abgegeben habe. Die Südamerikaner gelten schließlich als besonders kinderlieb und deshalb müsse sie wohl ein sehr hässliches und unangenehmes Baby gewesen sein, sonst wäre es nicht zur Adoption gekommen. Die Vorstellung eines solchen Defektes lässt sie in ihren Augen eine Art Teilschuld an der Kindesabgabe empfinden. Während der therapeutischen Gespräche wird ihr langsam klar, dass sie diesen scheinbaren Makel in ihre Brüste projiziert hat. Dadurch kann sie von dem Wunsch nach einer Reduktionsplastik Abstand nehmen und ihren Körper allmählich akzeptieren. Heute ist sie eine selbstbewusste Frau, die mit Freude einen sozialen Beruf ausübt und in einer lebendigen Partnerschaft lebt.

Karin begegnet mir als 43-jährige Schwangere. Sie hat bereits drei Kinder im Alter von 7 bis 12 Jahren, diese 4. Gravidität war ungeplant. Als beim ersten Ultraschall natürliche Drillinge dargestellt werden, verliert sie keineswegs die Fassung, sondern meint, eine Abtreibung käme für sie nicht in Frage. Sie sei selbst ein Adoptivkind und froh, dass ihre Mutter sie nicht abgetrieben habe, denn sie lebe gern. Im weiteren Verlauf der Schwangerschaft erzählt sie, dass ihre Adoptiveltern sehr liebevolle Menschen gewesen seien, welche ihr viel positive Rückmeldung gegeben hätten. Sie habe nach einer guten mittleren Reife eine Ausbildung zur Erzieherin gemacht und habe diesen Beruf gern ausgeübt. Trotz ihrer recht geborgenen Kindheit trägt sie bis heute ein Gefühl von Wertlosigkeit mit sich herum, weil sie sich nicht erklären könne, wieso ihre leibliche Mutter sie weggegeben habe. Irgendetwas habe sie, Karin, wohl auch damit zu tun. Vielleicht habe sie deshalb bis zum heutigen Tag große Probleme mit notwendigen Trennungen. Schon längst hätte sie ihren Ehemann, einen jähzornigen Alkoholiker, der sie und die Kinder oft kränke und auch schlage, verlassen müssen, doch fehle ihr die Kraft, ihre Einsicht in die Tat umzusetzen. Es gelingt Karin im Rahmen der psychosomatisch orientierten Schwangerschaftsbegleitung, ihr Adoptionstrauma zu thematisieren und zu bearbeiten. Als Folge davon macht sie sich auf die Suche nach der leiblichen Mutter und findet sie auch. Diese ist eine zerbrochene 62-jährige Frau, alkoholkrank, chaotisch und hilflos. Sie kann sich mit der unglücklichen Mutter weitgehend aussöhnen. Nach der Entbindung trennt sie sich von ihrem Mann trotz der 6 Kinder und gründet zusammen mit Freunden eine Institution für verhaltensgestörte Kinder auf einem Bauernhof, weit entfernt von ihrem bisherigen Wohnort. Die kürzlich anlässlich dieses Vortrages durchgeführte Katamnese ergibt, dass Karin zusammen mit ihren Kindern, den Mitarbeitern und ihren Zöglingen ein arbeitsreiches, doch zufriedenes und erfülltes Leben führt.

Zusammenfassung

Frauenärztinnen und Frauenärzte tragen freigebenden Müttern gegenüber eine Mitverantwortung. Es sollte unbedingt der Versuch gemacht werden, die Isolation und die Lähmung dieser werdenden Mütter zu durchdringen. Selbstverständlich gelingt dies nur bei einer vorurteilsfreien Annäherung. Das Erfragen der persönlichen Umstände, der Gründe für den Entschluss zur Adoptionsfreigabe kann hierbei sehr hilfreich sein. Falls der Entschluss zur

Abgabe des Kindes unabänderlich zu sein scheint, sollen Ärztin oder Arzt auf die Möglichkeit einer offenen bzw. halboffenen Adoption hinweisen. Das bedeutet, dass bei der offenen Form die abgebende Mutter unter Vermittlung der Adoptionsstelle mit den annehmenden Eltern in persönliche Verbindung treten kann. Bei der halboffenen Form der Adoption können über die Vermittlungsstelle Entwicklungsberichte oder Briefe nach beiden Seiten hin ausgetauscht werden. Jedes Kind hat auch nach dem Gesetzgeber ein Recht darauf, seine Herkunft zu erfahren. Wenn die von mir und anderen Autoren geschilderten lebenslänglichen Beeinträchtigungen körperlicher und seelischer Art bedacht werden, kann die neu praktizierte anonyme Geburt zwar eine erhebliche Momentanentlastung der Schwangeren bedeuten, doch ist im weiteren Leben mit starken Traumatisierungen sowohl bei der abgebenden Mutter wie beim freigegebenen Kind zu rechnen. Der Weg zur Wiederbegegnung zwischen Mutter und Kind, welche zu Konfrontation, Klärung und einer gewissen Aussöhnung führen könnte, ist mit der anonymen Entbindung endgültig versperrt, ja nicht einmal mehr als Fantasie erlebbar.

Literatur

Haesler, L. (1985): Zur Psychodynamik der Anniversary Reactions. In: Jahrbuch der Psychoanalyse 17, S. 211–266.

Hellinger, B. (2002): Haltet mich, dass ich am Leben bleibe, 2. Aufl. Heidelberg (Carl-Auer-Systeme Verl).

Hoffmann-Riem, C.(1989): Das adoptierte Kind, 3. Aufl. München (Wilhelm-Fink-Verlag).

Kowalczyk, C (1998): Immerhin hatte ich Eltern. Idstein (Schulz-Kirchner).

Smentek, G. (1998): Die leiblichen Eltern im Adoptionsprozess. Idstein (Schulz-Kirchner).

Swientek, C. (1986): Die »abgebende« Mutter im Adoptionsverfahren. München (Kleine Verlag).

Wendels, C. (1994): Die Auswirkungen der Adoptionsfreigabe eines Kindes auf die leiblichen Mütter. Egelsbach (Fouquè Literaturverlag TB).

Wendels, C. (1998): Mütter ohne Kinder. Freiburg (Lambertus).

Kerstin Weidner, Elmar Brähler

Inanspruchnahme ärztlicher Versorgung und körperliche Symptome

Ein Vergleich zwischen Frauen in Ost- und Westdeutschland

Einleitung

Körperliche Beschwerden und Schmerzen sind ein wesentlicher Grund dafür, wenn Menschen einen Arzt aufsuchen. Dabei ist davon auszugehen, dass die Mehrzahl der betroffenen Personen ihre subjektiven Beschwerden zunächst als ein Hinweiszeichen für eine zu Grunde liegende körperliche Störung oder Erkrankung betrachten. Hoffmeister und Bellach (1995) haben beschrieben, mit welchen Anlässen Patienten in Arztpraxen kommen. Es handelt sich hierbei meistens um körperliche Symptome wie Kopfschmerzen, Nackenschmerzen etc. Falls solche Patientinnen zum Arzt kommen, erhoffen sie sich, dass der Arzt zu einer schnellen Aufklärung der Ursachen der Symptome beiträgt und erwarten Behandlungsmaßnahmen, die die Beschwerden beseitigen oder zumindest lindern. Auch wenn sich bei einer ganzen Reihe von Patientinnen ein somatischer Befund nachweisen lässt, auf den die subjektiv geschilderten Beschwerden zurück zu führen sind, trifft man in der klinischen Praxis häufig auch auf Patientinnen, bei denen entweder subjektive Beschwerden oder objektiver Befund nur wenig miteinander korrespondieren. Myrtek (1998 a, b, c) hat betont, dass sich in psychophysiologischen Laboren und Feldstudien sowohl unter Einbezug von Patientinnen als auch von gesunden Personen zwischen somatischem Befund und subjektivem Befinden in der Regel kein signifikanter Zusammenhang nachweisen lässt.

Man muss demnach mit vier Personengruppen rechnen:
- Personen mit körperlichem Befund mit subjektiven Beschwerden,
- Personen ohne körperlichen Befund und ohne subjektive Beschwerden,
- Personen mit körperlichem Befund aber ohne subjektive Beschwerden,
- Personen ohne körperlichen Befund aber mit subjektiven Beschwerden.

Dieser Sachverhalt ist in der Literatur auch oft beschrieben worden (vgl. Brähler & Schumacher 2002, Fahrenberg 1994, Brähler & Scheer 1983). Im angloamerikanischen Sprachraum wird die Diskrepanz zwischen subjektiv berichteten körperlichen Beschwerden und somatischen Befunden auch unter dem Begriff des unangemessenen Krankheitsverhaltens gefasst (vgl. Muthny & Broda 1999, Myrtek 1998, Pilowski 1978, 1986, 1993).

Bei diesen Betrachtungsweisen wird jedoch stets davon ausgegangen, dass Patientinnen, bei denen das körperliche Befinden gestört ist, den Arzt aufsuchen und der entweder zu einer Objektivierung kommt oder nicht. Es wird auch der Fall diskutiert, dass Patientinnen, die eigentlich krank sind, ihre Symptome nicht wahrnehmen.

Bei diesen Betrachtungen bleibt dabei eine Personengruppe unberücksichtigt. Das sind die Personen, die zwar körperliche Symptome verspüren, aber dennoch nicht den Arzt aufsuchen. Zwar wird in der Literatur oft über arztaversives Verhalten berichtet. Dieses wird jedoch meistens in der Weise betrachtet, die davon ausgeht, dass Personen, die eine Erkrankung, aber keine Beschwerden haben, den Arzt nicht aufsuchen, weil sie sich gesund fühlen.

Wir wollen uns in der vorliegenden Untersuchung mit den Frauen beschäftigen, die trotz Vorliegen eines Symptoms den Arzt nicht aufsuchen oder nicht ganz schlüssig sind, ob sie einen Arzt aufsuchen sollen. Es soll auch untersucht werden, ob die Inanspruchnahme ärztlicher Leistungen bei Frauen beim Vorliegen von Symptomen von soziodemografischen Faktoren wie Alter, Bildung und auch Wohnsitz (Ost/West) abhängt.

Zu vermuten ist, dass Frauen mit höherem Bildungsgrad eher den Arzt aufsuchen würden, als Frauen mit niedrigerem Bildungsgrad, bei denen ein eher arztaversives Verhalten erwartet wird.

Bei älteren Frauen wird ebenfalls eine größere Inanspruchnahme vermutet als bei jüngeren Frauen, die Erkrankungen nicht als so bedrohlich ansehen. Bei Frauen aus den neuen Bundesländern wird erwartet, dass sie wegen ihrer höheren Erwerbsbeteiligung seltener den Arzt aufsuchen würden als nicht berufstätige Frauen.

Stichprobe und Methoden

Im November/Dezember 1998 wurde eine nach Alter, Geschlecht und Bildungsgrad für Deutschland bevölkerungsrepräsentative Befragung von 2050 Personen im Alter zwischen 14 und 92 Jahren durchgeführt. Die Datenerhebung erfolgte in Form einer Mehrthemenumfrage durch geschulte Interviewer des Meinungsforschungsinstitutes USUMA Berlin (96 Sample-Points in den neuen und 105 in den alten Bundesländern). Die Stichprobenbeziehung der Haushalte und Zielpersonen erfolgte randomisiert, d.h. ausgehend von 201 Sample Points wurden zufällig eine Straße, ein Haus, eine Etage, eine

Wohnung und schließlich die zu befragende Person ausgewählt. Voraussetzung war, dass die Personen Deutsch sprachen und in einem Privathaushalt lebten. 163 geschulte Interviewer führten mit den Zielpersonen Interviews. Die Repräsentativität der Stichprobe wurde durch die Ziehung von ADM-Stichproben (Arbeitskreis deutscher Marktforschungsinstitute) und durch Vergleich mit Angaben des Statistischen Bundesamtes gesichert.

Neben dem NHP (Hinz et al. 2002), dem SOMS (Rief et al. 2001), dem SOC (Schumacher et al. 2000) und weiteren Fragebögen, kam der neu entwickelte Fragebogen zum Arztaufsucheverhalten zum Einsatz. Anhand von 20 Items wurde erfragt, wegen welcher Beschwerden die Frauen einen Arzt aufsuchen würden. Die Beschwerden beziehen sich auf verschiedene Organsysteme, wie Herz-Kreislauf-Erkrankungen, Erkrankungen der Atemwege, Erkrankungen im Magen-Darm-Bereich, rheumatische Erkrankungen, unspezifische Erkrankungen im Unterleib und psychische Erkrankungen beziehungsweise Symptome. Die Auswahl der Symptome orientiert sich an der Häufigkeit der Präsentation von Beschwerden beim Hausarzt (Hoffmeister & Bellach 1995). Die Items sind in Tabelle 2 dargestellt. Die Probandinnen sollten auf einer fünfstufigen Bewertungsskala einschätzen, wegen welcher dieser Beschwerden sie »bestimmt nicht« (=1), »eher nicht« (=2), »teils/teils« (=3), »wahrscheinlich« (=4) oder »ganz bestimmt« (=5) eine Ärztin/einen Arzt aufsuchen würden.

In der Auswertung wurde überprüft, ob eine Abhängigkeit des potentiellen Arztaufsucheverhaltens von wesentlichen soziodemografischen Daten wie der Zugehörigkeit zu alten oder neuen Bundesländern, vom Alter oder dem Bildungsstand besteht.

Von den insgesamt 2050 befragten Personen waren 1122 Frauen ab 18 Jahre, die in diese Auswertung einbezogen werden. Für den Vergleich zwischen den Frauen der alten und der neuen Bundesländer wurden Teilpopulationen in gleichen Größenordnungen erhoben. Tabelle 1 gibt einen Überblick über die befragten Frauen und deren soziodemografische Merkmale.

Die Frauen der neuen Bundesländer weisen im Durchschnitt eine höhere Schulbildung auf, sind in den oberen Berufsgruppen jedoch im Vergleich zu den Frauen der alten Bundesländer durchschnittlich seltener vertreten. Die Frauen der neuen Bundesländer haben mehr Vollzeit- und weniger Teilzeitstellen. Der Anteil der Rentnerinnen und Vorruheständlerinnen ist bei den Frauen der neuen Bundesländer größer. Das durchschnittliche Einkommen der Frauen der neuen Bundesländer ist geringer. Es bezeichnen sich sehr viel mehr Frauen im Osten als arbeitslos, sicherlich auch viele, die sich im Westen als Hausfrau bezeichnen. Die Selbstzuschreibung »Hausfrau« ist im Osten immer noch selten.

Tabelle 1: Soziodemografische Merkmale der Untersuchungspopulation (1998)

Frauen ab 18 Jahre		Gesamtgruppe (n = 1.122)	Westdeutsche (n = 550)	Ostdeutsche (n = 572)
Alter	Mittelwert (Streuung)	49,9 (17,2)	49,5 (17,2)	50,3 (17,2)
	Spanne	18-92	14-92	14-92
Alters-gruppen	18 bis 30 Jahre	170 (15,2 %)	86 (15,6 %)	84 (14,7 %)
	31 bis 45 Jahre	340 (30,3 %)	172 (31,3 %)	168 (29,4 %)
	46 bis 60 Jahre	261 (23,3 %)	129 (23,5 %)	132 (23,1 %)
	älter als 60 Jahre	351 (31,3 %)	163 (29,6 %)	188 (32,9 %)
Schul-abschluss	ohne Abschluss	24 (2,1 %)	9 (1,6 %)	15 (2,6 %)
	Hauptschule/8.Klasse	526 (46,9 %)	322 (58,6 %)	204 (35,7 %)
	mittlere Reife/Realschule	193 (17,2 %)	154 (28,0 %)	39 (6,8 %)
	POS 10. Klasse	192 (17,1 %)	3 (0,5 %)	189 (33,0 %)
	Fachschule	46 (4,1 %)	6 (1,1 %)	40 (7,0 %)
	Abitur/o. abgeschl. Studium	59 (5,3 %)	24 (4,4 %)	35 (6,1 %)
	abges. Hoch-/FH-Studium	82 (7,3 %)	32 (5,8 %)	50 (8,7 %)
Beruf	Noch nie berufstätig	33 (3,0 %)	31 (5,8 %)	2 (0,4 %)
	Arbeiter	158 (14,5 %)	85 (15,8 %)	73 (13,3 %)
	Facharbeiter	195 (17,9 %)	41 (7,6 %)	154 (28,0 %)
	Landwirt	13 (1,2 %)	7 (1,3 %)	6 (1,1 %)
	Freie Berufe	16 (1,5 %)	12 (2,2 %)	4 (0,7 %)
	Selbständige	36 (3,3 %)	16 (3,0 %)	20 (3,6 %)
	Angestellte	614 (56,5 %)	331 (61,6 %)	283 (51,5 %)
	Beamte	22 (2 %)	14 (2,6 %)	8 (1,5 %)
Berufs-tätigkeit	Vollzeit mit >35h/Woche	305 (27,2 %)	128 (23,3 %)	177 (30,9 %)
	Teilzeit	133 (11,9 %)	96 (17,4 %)	37 (6,5 %)
	Wehr-/Zivildienst oder Muttersch.-Erziehungsurl.	12 (1,1 %)	8 (1,4 %)	4 (0,7 %)
	arbeitslos/0-Kurzarbeit	111 (9,9 %)	14 (2,6 %)	97 (17,0 %)
	Rentner/Vorruhestand	350 (31,2 %)	126 (22,9 %)	224 (39,2 %)
	nicht berufstätig	176 (15,7 %)	165 (30,0 %)	11 (1,9 %)
	in Berufs-/Schulausbildung	35 (3,1 %)	13 (2,4 %)	22 (3,9 %)
Haushalts-einkommen	weniger als 1.500 DM/Monat	109 (10,4 %)	32 (6,2 %)	77 (14,5 %)
	1.500 bis 2.500 DM/Monat	333 (31,8 %)	141 (27,3 %)	192 (36,2 %)
	2.500 bis 4.000 DM/Monat	374 (35,8 %)	186 (36,1 %)	188 (35,5 %)
	4.000 DM/Monat und mehr	230 (22,0 %)	157 (30,4 %)	73 (13,8 %)

Ergebnisse

Die Entscheidungen, bei bestimmten Symptomen einen Arzt aufzusuchen, sind in Tabelle 2 dargestellt. Hierbei wurden die Symptome in der Rangfolge dargestellt, wie häufig die Frauen bestimmt nicht zum Arzt gehen würden.

Tabelle 2: Bei welchen der folgenden Beschwerden würden Sie einen Arzt oder eine Ärztin aufsuchen?

Frauen ab 18 Jahre	bestimmt nicht	eher nicht	teils / teils	wahrscheinlich	ganz bestimmt
Appetitlosigkeit	48,2 %	27,7 %	13,4 %	7,2 %	3,5 %
andauernde Traurigkeit	25,7 %	27,6 %	23,6 %	13,3 %	9,8 %
Gewichtsverlust	18,5 %	22,9 %	24,9 %	19,4 %	14,2 %
Kloßgefühl im Hals	18,2 %	19,6 %	25,7 %	20,8 %	15,7 %
Angstzustände	18,1 %	19,2 %	29,2 %	20,4 %	13,1 %
chronische Müdigkeit	17,1 %	23,7 %	25,4 %	18,2 %	15,6 %
andauernde Schlafstörungen	14,1 %	16,7 %	28,6 %	23,5 %	16,9 %
Anschwellen der Fußknöchel	13,3 %	15,5 %	23,5 %	26,5 %	21,2 %
Kurzatmigkeit	13,2 %	16,3 %	23,0 %	26,4 %	21,1 %
Bauchschmerzen	10,8 %	14,1 %	22,1 %	26,5 %	26,6 %
fortgesetztes Husten	10,0 %	10,7 %	19,8 %	33,6 %	25,9 %
hartnäckige Kopfschmerzen	9,0 %	8,2 %	19,8 %	31,7 %	31,4 %
anhaltender Durchfall	8,4 %	5,4 %	13,6 %	29,6 %	43,0 %
hartnäckige Glieder- und Muskelschmerzen	7,4 %	8,2 %	18,4 %	38,1 %	27,9 %
Schmerzen im Unterleib	7,4 %	6,5 %	16,0 %	28,7 %	41,3 %
Engegefühl oder Schmerzen in der Brust	7,3 %	4,4 %	11,5 %	28,9 %	47,9 %
hartnäckige Rückenschmerzen	7,1 %	8,0 %	19,6 %	34,6 %	30,8 %
Schwindel- und Ohnmachtsanfälle	7,1 %	4,3 %	9,1 %	28,0 %	51,4 %
Blut im Stuhl	6,7 %	1,3 %	3,0 %	14,7 %	74,2 %
Blut im Urin	6,4 %	1,5 %	2,9 %	13,4 %	75,7 %

Hierbei fällt auf, dass die befragten Frauen am häufigsten wegen somatisch verursachter Symptome (Blut im Urin und Blut im Stuhl) eine Ärztin/einen Arzt aufsuchen würden. Immerhin 6,4 Prozent der befragten Frauen würden aber wegen des ernst zu nehmenden körperlichen Symptoms Blut im Urin keine ärztliche Hilfe in Anspruch nehmen.

Wegen eher psychisch verursachter Beschwerden (Appetitlosigkeit, andauernde Traurigkeit, Angstzustände, chronische Müdigkeit) würden die befragten Frauen insgesamt deutlich seltener eine Ärztin/einen Arzt aufsuchen.

Tabelle 3: Ost/West-Vergleich und Bildungsunterschied bei der Inanspruchnahme

Frauen ab 18 Jahre		Ost		West		Schule/ Fachschule		Studium	
		⌐	s	⌐	s	⌐	s	⌐	s
1.	Appetitlosigkeit	1,73	1,00	2,07	1,17	1,93	1,12	1,66	,95
2.	hartnäckige Rückenschmerzen	3,64	1,17	3,84	1,18	3,76	1,18	3,61	1,16
3.	fortgesetztes Husten	3,46	1,25	3,64	1,26	3,56	1,27	3,47	1,18
4.	hartnäckige Glieder- und Muskelschmerzen	3,59	1,15	3,83	1,18	3,74	1,17	3,47	1,15
5.	Blut im Stuhl	4,45	1,11	4,52	1,08	4,51	1,08	4,33	1,17
6.	Blut im Urin	4,48	1,09	4,53	1,07	4,53	1,07	4,36	1,17
7.	Anschwellen der Fußknöchel	3,10	1,26	3,44	1,35	3,29	1,32	3,12	1,25
8.	Gewichtsverlust	2,71	1,27	3,06	1,33	2,91	1,32	2,65	1,19
9.	anhaltender Durchfall	3,97	1,22	3,90	1,26	3,95	1,25	3,84	1,16
10.	Bauchschmerzen	3,48	1,30	3,41	1,31	3,47	1,33	3,24	1,14
11.	Schmerzen im Unterleib	3,93	1,20	3,86	1,24	3,90	1,24	3,93	1,10
12.	chronische Müdigkeit	2,73	1,26	3,11	1,34	2,96	1,32	2,61	1,20
13.	Kurzatmigkeit	3,10	1,30	3,42	1,31	3,28	1,33	3,10	1,20
14.	hartnäckige Kopfschmerzen	3,63	1,23	3,74	1,25	3,70	1,26	3,59	1,13
15.	Schwindel- und Ohnmachtsanfälle	4,10	1,17	4,15	1,20	4,13	1,18	4,09	1,18
16.	Engegefühl o. Schmerzen in der Brust	4,06	1,17	4,06	1,21	4,07	1,20	3,99	1,14
17.	Kloßgefühl im Hals	2,82	1,31	3,11	1,33	3,00	1,34	2,70	1,19
18.	Angstzustände	2,75	1,23	3,08	1,31	2,94	1,30	2,71	1,12
19.	andauernde Traurigkeit	2,29	1,17	2,80	1,33	2,58	1,29	2,25	1,06
20.	andauernde Schlafstörungen	3,02	1,23	3,24	1,32	3,14	1,29	3,03	1,18

Um den Einfluss der wichtigsten soziodemografischen Faktoren zu kontrollieren, wurde zunächst eine Drei-Wege-Varianzanalyse mit den unabhängigen Variablen Ost/West, Bildung und Altersgruppe durchgeführt. Da keine bedeutsamen Interaktionen der unabhängigen Variablen für die abhängigen Variablen, den Items der Inanspruchnahme, vorlagen, werden im Folgenden die Einflüsse univariat per t-Test bzw. einfaktorieller Varianzanalyse überprüft. In Tabelle 3 werden die Itemmittelwerte getrennt nach Ost und West sowie getrennt nach Abitur/Nichtabitur aufgeführt.

Bei 18 der 20 Beschwerden würden Frauen in den neuen Bundesländern seltener einen Arzt aufsuchen. Signifikant häufiger (p < 0,05) zum Arzt gehen würden die Frauen in den neuen Bundesländern bei:

- Appetitlosigkeit (Item 1)
- hartnäckige Rückenschmerzen (Item 2)
- fortgesetztes Husten (Item 3)
- hartnäckige Glieder- und Muskelschmerzen (Item 4)
- Anschwellen der Fußknöchel (Item 7)
- Gewichtsverlust (Item 8)
- chronische Müdigkeit (Item 12)
- Kurzatmigkeit (Item 13)
- Kloßgefühl im Hals (Item 17)
- Angstzustände (Item 18)
- andauernde Traurigkeit (Item 19)
- andauernde Schlafstörungen (Item 20).

Frauen mit Studienabschluss würden im Vergleich zu Frauen mit Schulabschluss wegen folgender Beschwerden signifikant seltener eine Ärztin/einen Arzt aufsuchen:

- Appetitlosigkeit (Item 1)
- hartnäckige Glieder- und Muskelschmerzen (Item 4)
- Gewichtsverlust (Item 8)
- chronische Müdigkeit (Item 12)
- Kloßgefühl im Hals (Item 17)
- Angstzustände (Item 18)
- andauernde Traurigkeit (Item 19).

Tabelle 4 auf der nächsten Seite enthält die Itemmittelwerte der Inanspruchnahme für verschiedene Altersgruppen.

Junge Frauen würden wegen folgender Beschwerden signifikant seltener eine Ärztin/einen Arzt aufsuchen:

- Gewichtsverlust (Item 8)
- hartnäckige Glieder- und Muskelschmerzen (Item 4)
- Kloßgefühl im Hals (Item 17).

Diskussion

Der deutlichste Unterschied hinsichtlich der Inanspruchnahme ärztlicher Leistungen ergibt sich aus dem Wohnsitz, d.h. der Zugehörigkeit zu den alten und neuen Bundesländern. Signifikante Unterschiede der potentiellen In-

Tabelle 4: Inanspruchnahme nach Altersgruppen

Frauen ab 18 Jahre		18 - 30 Jahre n = 86		31 - 45 Jahre n = 172		46 - 60 Jahre n = 129		ab 61 Jahre n = 163	
		⌷	s	⌷	s	⌷	s	⌷	s
1.	Appetitlosigkeit	1,88	1,12	1,83	1,04	1,95	1,14	1,93	1,12
2.	hartnäckige Rückenschmerzen	3,48	1,27	3,73	1,20	3,81	1,16	3,82	1,12
3.	fortgesetztes Husten	3,35	1,35	3,57	1,20	3,58	1,26	3,61	1,25
4.	hartnäckige Glieder- und Muskelschmerzen	3,39	1,27	3,67	1,16	3,79	1,16	3,85	1,11
5.	Blut im Stuhl	4,46	1,15	4,42	1,12	4,49	1,11	4,55	1,03
6.	Blut im Urin	4,49	1,13	4,45	1,09	4,52	1,10	4,55	1,03
7.	Anschwellen der Fußknöchel	3,12	1,35	3,19	1,27	3,42	1,33	3,30	1,33
8.	Gewichtsverlust	2,68	1,28	2,76	1,29	3,04	1,34	2,98	1,30
9.	anhaltender Durchfall	3,87	1,26	3,86	1,22	3,97	1,27	4,01	1,22
10.	Bauchschmerzen	3,35	1,37	3,30	1,27	3,54	1,29	3,55	1,31
11.	Schmerzen im Unterleib	3,83	1,28	3,80	1,19	4,02	1,22	3,94	1,22
12.	chronische Müdigkeit	2,89	1,35	2,86	1,26	3,08	1,32	2,85	1,33
13.	Kurzatmigkeit	3,32	1,37	3,23	1,28	3,38	1,28	3,16	1,34
14.	hartnäckige Kopfschmerzen	3,66	1,28	3,66	1,26	3,74	1,22	3,68	1,23
15.	Schwindel- und Ohnmachtsanfälle	4,14	1,20	4,09	1,19	4,13	1,18	4,14	1,18
16.	Engegefühl o. Schmerzen in der Brust	4,02	1,28	4,00	1,19	4,12	1,18	4,09	1,17
17.	Kloßgefühl im Hals	2,85	1,38	2,80	1,28	3,11	1,34	3,06	1,32
18.	Angstzustände	2,85	1,34	2,89	1,24	3,03	1,30	2,87	1,28
19.	andauernde Traurigkeit	2,52	1,33	2,54	1,24	2,63	1,29	2,47	1,26
20.	andauernde Schlafstörungen	3,09	1,34	3,10	1,25	3,16	1,30	3,13	1,26

anspruchnahme ärztlicher Leistungen in Abhängigkeit vom Qualifikations-niveau und vom Alter finden sich dagegen deutlich weniger.

Obwohl Frauen der neuen Bundesländer häufiger über körperliche und psychosomatische Beschwerden klagen als Frauen der alten Bundesländer (Hessel et al. 2002, Brähler & Schumacher 2002), geben die Frauen der neuen Bundesländer in 12 der 20 Items an, signifikant seltener eine Ärztin/einen Arzt aufzusuchen. Die Unterscheidung hinsichtlich vorrangig psychischer oder körperlicher Symptome ist nicht deutlich.

Die Erklärung dieses Ergebnisses findet sich in der unterschiedlichen Sozialisation der Frauen in Ost und West. Für Frauen der ehemaligen DDR gehört die Berufstätigkeit zum selbstverständlichen weiblichen Lebenskonzept. Sie finden sich häufiger in der Dreifachbelastung: Berufstätige, Hausfrau und Mutter – zum großen Teil mit mehreren Kindern. Nach Bertram (1993) waren in der ehemaligen DDR 91 Prozent und in der ehemaligen BRD 54 Prozent aller Frauen berufstätig. Das durchschnittliche Haushalteinkommen unterscheidet sich trotz dieser deutlichen Differenz wesentlich, Frauen in den neuen Bundesländern steht deutlich weniger Haushalteinkommen zur Verfügung als Frauen in den alten Bundesländern. Die Frauen der neuen Bundesländer sind zur Dekkung der Haushaltkosten auf ihre Arbeitsstellen angewiesen. Aus diesem Grunde sind die Frauen der neuen Bundesländer häufiger und länger berufstätig, d. h. sie haben deutlich mehr Vollzeitstellen als Frauen der alten Bundesländer. Dies ist durch längere und optimalere Kinderbetreuungszeiten in den Kindertagesstätten gewährleistet, wie es auch in der früheren DDR üblich war, als der Großteil der Frauen berufstätig war. Die Arbeitslosigkeit in den neuen Bundesländern ist deutlich höher als in den alten Bundesländern und somit auch die Angst vor Arbeitsplatzverlust. Durch den Druck, wegen einer eventuellen Erkrankung und Krankschreibung die Kündigung zu erhalten, würden Frauen der neuen Bundesländer wegen der genannten psychischen bzw. körperlichen Beschwerden nicht zur Ärztin/zum Arzt gehen.

Bei sieben Items geben Frauen mit einer qualifizierteren Ausbildung an, signifikant seltener zur Ärztin/zum Arzt zu gehen als Frauen mit einem geringeren Qualifikationsniveau. Auch die Ergebnisse der übrigen Items zeigen, dass Frauen mit einem höheren Qualifikationsniveau seltener ärztliche Leistungen in Anspruch nehmen würden, hier sind die Unterschiede jedoch nicht signifikant. Ursächlich für die geringere Arztinanspruchnahme der Frauen mit höherem Qualifikationsniveau dürfte zum einen die Lebenszufriedenheit, die Zufriedenheit mit der Arbeitstätigkeit aber auch die Angst vor Arbeitslosigkeit in Folge eventueller Krankschreibung sein. Frauen mit einem höheren Qualifikationsniveau sind im Allgemeinen zufriedener mit ihrer Arbeit und ihrem Leben insgesamt (Schumacher et al. 1995). Im Gegensatz zu Frauen mit einem geringeren Qualifikationsniveau, die als Arbeiterinnen auch häufig Akkordarbeit leisten müssen, haben Frauen mit einem höheren Qualifikationniveau häufiger einen eigenen Verantwortlichkeitsbereich und können sich ihre Arbeitsaufgaben zeitlich selbständiger organisieren. Allerdings unterscheidet sich bei Frauen mit höherem Qualifikationsniveau auch das Rollenverständnis wesentlich von dem der Frauen mit einem geringeren Qualifikationsniveau. So orientieren sich Frauen mit einem höheren Qualifikationsniveau häufig am »typisch Männlichen« und sind eher bereit, sich der scheinbar starken, aktiven, dominanten Rolle anzupassen. Diese Frauen haben meist weniger Kinder und sind häufiger alleinstehend. Bei vorhandenen Kindern ermöglichen finanzielle Ressourcen den Frauen Entlastung von ihrer typischen Dreifachbelastung durch Haushaltshilfe oder individuelle Kinderbetreuung.

Frauen mit einem höheren Qualifikationsniveau sind aber in der Regel auch aufgeklärter als Frauen mit einem geringen Qualifikationsniveau und können typische Befindlichkeitsstörungen wie Appetitlosigkeit, Schlafstörungen etc. eher sozialen, beruflichen o. a. Konflikten zuordnen und Lösungsstrategien ohne ärztliche Hilfe entwikkeln. Im Gegensatz dazu ist anzunehmen, dass Frauen der unteren sozialen Schichten, unspezifische körperliche oder psychische Symptome schlechter einordnen und eher medizinische Abklärung wünschen.

Mit zunehmendem Alter kommt es zu einer Zunahme von körperlichen und seelischen Beschwerden (Hessel et al. 2002, Schumacher & Brähler 1999, Brähler & Felder 1999). Ältere Frauen würden aber nach unseren Ergebnissen nicht wesentlich häufiger wegen der Beschwerden zu einer Ärztin/Arzt gehen. Ursächlich kommt hier am ehesten die zunehmende Angst vor Arbeitslosigkeit im Alter durch Rationalisierungsmaßnahmen oder Entlassung der älteren Mitarbeiterinnen in Betracht. Auch könnte man vermuten, dass ältere Frauen einen höheren Informationsgrad hinsichtlich von Beschwerden und eine höhere Symptomtoleranz aufweisen. Bei hartnäckigen Glieder- und Muskelschmerzen würden ältere Frauen signifikant häufiger zu einer/m Ärztin/Arzt gehen als jüngere Frauen. Dieses Symptom findet man deutlich häufiger bei älteren Frauen. Es ist – obwohl häufig zu den Somatisierungsstörungen gehörend – mit der Angst vor rheumatischen o. a. chronischen Erkrankungen und dem damit verbundenen Abklärungswunsch verbunden. Auch bei Kloßgefühl im Hals und Gewichtsverlust würden ältere Frauen signifikant häufiger zum Arzt gehen als jüngere. Bei jüngeren Frauen scheint Gewichtsverlust sogar eher erwünscht zu sein.

Zusammenfassend kann man sagen, dass das Inanspruchnahmeverhalten ärztlicher Leistungen der Frauen vorrangig von der Zugehörigkeit zu den alten oder neuen Bundesländern und in zweiter Linie vom Qualifikationsniveau abhängig ist. Wesentliche Erklärungsmodelle für die deutlich geringere Arztinanspruchnahme der Frauen der neuen Bundesländer sind die verschiedene Sozialisation mit einem höheren Grad an Berufstätigkeit und Vollzeitstellen, dabei aber einem geringeren Haushalteinkommen. Die Symptomtoleranz der Frauen der neuen Bundesländer ist deutlich höher bzw. muss gezwungenermaßen höher sein. Das ließe sich mit der Angst vor Arbeitsplatzverlust bei Krankschreibung mit entsprechenden finanziellen Einbußen und möglicherweise existentiellen Ängsten erklären. Auch ein geringerer Informationsgrad über körperliche oder seelische Symptome und medizinische Behandlungsmöglichkeiten ließe sich diskutieren, lässt sich mit unserem Fragebogenmaterial und den Ergebnissen aber nicht klären. So ist es in den alten Bundesländern schon längere Zeit üblich, in Frauenzentren, Selbsthilfegruppen etc. über spezifische Frauengesundheitsfragen aufzuklären und entsprechende Hilfsangebote, Präventionsprogramme usw. anzubieten. Die Teilnahme an diesen Angeboten (falls vorhanden), ist in den neuen Bundesländern oft noch nicht selbstverständlich und bei der bereits erwähnten häufigen Dreifachbelastung und häufigerer Vollzeitarbeit zeitlich selten möglich.

Mit höherem Aufklärungsgrad, zeitlichen Ressourcen bzw. Abgrenzungsmöglichkeiten und finanzieller Absicherung kann man sich auch eher seinem Körper und evtl. körperlichen oder seelischen Beschwerden zuwenden und durch Behandlung dieser Beschwerden und Prophylaxe von Chronifizierung zu mehr Lebenszufriedenheit gelangen.

Auch dieser Beitrag unterstreicht die Forderung nach weiterer frauenspezifischer Gesundheitsforschung, die insbesondere die Unterschiede in Ost und West berücksichtigen soll aber auch die längerfristigen Verläufe und Folgen der Diskrepanz zwischen höherem Beschwerdedruck aber geringerer Arztinanspruchnahme bei Frauen der neuen Bundesländer.

Literatur

Bertram, B. (1993): Zur Entwicklung der sozialen Geschlechtsverhältnisse in den neuen Bundesländern. Aus Politik und Zeitgeschichte. In: Beilage zur Wochenzeitung Das Parlament, Bonn 6/93, S. 27–38.

Brähler, E. & Felder, H. (Hg.) (1999): Weiblichkeit, Männlichkeit und Gesundheit. Medizinpsychologische und psychosomatische Untersuchungen. 2., vollständig überarbeitete und erweiterte Auflage. Wiesbaden (Westdeutscher Verlag).

Brähler, E. & Scheer, J. W. (1983): Der Gießener Beschwerdebogen (GBB) – Testhandbuch. Bern (Huber).

Brähler, E. & Schumacher, J. (2002): Befund und Befinden. Psychologische Aspekte körperlicher Beschwerden. In: Brähler, E. & Strauß, B. (Hg.): Handlungsfelder in der Psychosozialen Medizin. Göttingen (Hogrefe), S. 208–241.

Fahrenberg, J. (1994): Die Freiburger Beschwerdenliste (FBL). Form FBL-G und revidierte Form FBL-R. Handanweisung. Göttingen (Hogrefe).

Hessel, A.; Geyer, M.; Schumacher, J. & Brähler, E. (2002): Somatoforme Beschwerden in der Bevölkerung Deutschlands. In: Zeitschrift für Psychosomatische Medizin und Psychotherapie 48, S. 38–58.

Hinz, A.; Klaiberg, A.; Schumacher, J. & Brähler, E. (2002): Das Nottingham Health Profile (NHP): Alters- und Geschlechtsabhängigkeit sowie psychometrische Qualität des Verfahrens in der Allgemeinbevölkerung. Diagnostica, eingereicht.

Hoffmeister, H. & Bellach, B.-M. (Hg.) (1995): Die Gesundheit der Deutschen. Ein Ost-West-Vergleich von Gesundheitsdaten. 2. überarbeitete Auflage. Berlin (Robert-Koch-Institut).

Muthny, F. & Broda, M. (1999): Krankheitsverhalten. In: Flor, H.; Birbaumer, N. & Hahlweg, K. (Hg.): Grundlagen der Verhaltensmedizin (Enzyklopädie der Psychologie, Serie II: Klinische Psychologie, Band 3, S. 209–248). Göttingen (Hogrefe).

Myrtek, M. (1998 a): Gesunde Kranke – Kranke Gesunde. Psychophysiologie des Krankheitsverhaltens. Bern (Huber).

Myrtek, M. (1998 b): Krankheitsverhalten. In: Zeitschrift für Gesundheitspsychologie 6, S. 76–84.

Myrtek, M. (1998 c): Metaanalysen zur psychophysiologischen Persönlichkeitsforschung. In: Rösler, F. (Hg.): Enzyklopädie der Psychologie: Biologische Psychologie. Band 5: Ergebnisse und Anwendungen der Psychophysiologie, S. 285–344. Göttingen (Hogrefe).

Pilowsky, I. (1978): A general classification of abnormal illness behaviours. British Journal of Medical Psychology 51, 131–137.

Pilowsky, I. (1986): Abnormal illness behaviour: A review of the concept and its complications. In: McHugh, S. & Vallis, T. M. (Hg.): Illness behaviour. A multidisciplinary model. New York (Plenum Press), S. 391–395.

Pilowsky, I. (1993): Aspects of abnormal illness behaviour. In: Psychotherapy and Psychosomatics 60, S. 62–74.

Rief, W.; Hessel, A. & Brähler, E. (2001): Somatization Symptoms and Hypochondrical Features in the General Population. In: Psychosomatic Medicine 63, S. 595–602.

Schumacher, J. & Brähler, E. (1999): Prävalenz von Schmerzen in der deutschen Bevölkerung. Ergebnisse repräsentativer Erhebungen mit dem Gießener Beschwerdebogen. In: Schmerz 13, S. 375–384.

Schumacher, J.; Gunzelmann, T. & Brähler, E. (2000): Deutsche Normierung der Sense of Coherence Scale von Antonovsky. In: Diagnostica 46, S. 208–213.

Schumacher, J.; Laubach, W. & Brähler, E. (1995): Wie zufrieden sind wir mit unserem Leben? Soziodemografische und psychologische Prädiktoren der allgemeinen und bereichsspezifischen Lebenszufriedenheit. In: Zeitschrift für Medizinische Psychologie 4, S. 17–26.

Andrea Wendt, Anke Rohde

Postpartale Depressivität und mögliche Einflussfaktoren

Einleitung

Bei der postpartalen Depression handelt es sich um eine depressive Erkrankung, die in den ersten Wochen und Monaten nach einer Entbindung auftreten kann und wovon etwa 10 bis 15 Prozent aller Gebärenden betroffen sind (Herz et al. 1997, Rohde 2001, Wickberg & Hwang 1997). Während es sich bei dem »Baby blues« um ein vorübergehendes Syndrom der Affektlabilität handelt, welches kurz nach der Geburt auftritt und üblicherweise innerhalb weniger Tage abklingt, ist eine postpartale Depression eine ernst zunehmende psychische Störung, die ohne adäquate Therapie einen chronischen Verlauf nehmen kann. Symptomatisch ist eine Depression post partum einer depressiven Episode in anderen Lebensabschnitten sehr ähnlich. Da aufgrund der depressiven Symptomatik sehr oft die Versorgung des Kindes nicht adäquat durchgeführt werden kann und sich oftmals keine Muttergefühle einstellen, entwickeln betroffene Frauen im Rahmen der Depressionssymptomatik ausgeprägte Schuld- und Insuffizienzgefühle bezogen auf ihre Mutterrolle, die wiederum die depressive Symptomatik verstärken können (O'Hara 1996, Rohde 2001). Hinsichtlich der Ätiologie wird mittlerweile von einer multifaktoriellen Verursachung ausgegangen, wobei der Stellenwert einzelner Risikofaktoren bis heute nicht eindeutig geklärt ist. Mit dieser Studie wurde der Versuch unternommen, die Relevanz unterschiedlicher potentieller Faktoren in ihrem Einfluss auf postpartale Depressivität herauszuarbeiten.

Theoretischer Hintergrund und Zielstellung

Das Ziel der vorliegenden Studie war es, mögliche Einflussfaktoren auf die Entstehung postpartaler Depressivität zu identifizieren. Als theoretische Basis bot sich das *Vulnerabilitäts-Stress-Modell postpartaler Depressionen* von O'Ha-

Abbildung 1: Vulnerabilitäts-Stress-Modell postpartaler Depressionen, in Anlehnung an O'Hara et al. (1984, 1991) und untersuchte Einflussfaktoren

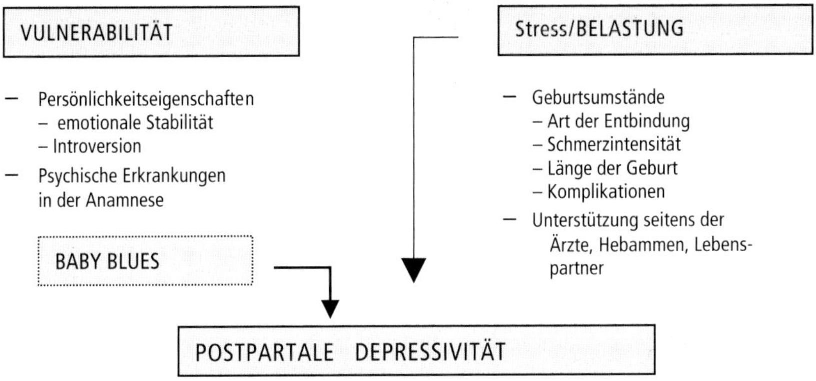

VULNERABILITÄT		Stress/BELASTUNG

— Persönlichkeitseigenschaften
    — emotionale Stabilität
    — Introversion
— Psychische Erkrankungen
    in der Anamnese
		— Geburtsumstände
		    — Art der Entbindung
		    — Schmerzintensität
		    — Länge der Geburt
		    — Komplikationen
		— Unterstützung seitens der
		    Ärzte, Hebammen, Lebens-
		    partner

BABY BLUES		

POSTPARTALE DEPRESSIVITÄT

ra et al. (1987, 1991) an, weil es zum einen bereits öfters in der Praxis untersucht wurde und weil es als vielversprechend angesehen werden kann für die Untersuchung depressiver Symptome im Wochenbett. Nach dem Modell tragen sowohl *Vulnerabilitätsfaktoren*, also angeborene oder im Verlauf der Lebensspanne erworbene Verletzbarkeiten, als auch *Stressfaktoren* zu der Entstehung von Wochenbettdepressionen bei. Dementsprechend wird von einer multifaktoriellen Ätiologie postpartaler Depressionen ausgegangen (Abb. 1)

Die von uns untersuchen Faktoren ließen sich entweder dem Faktor Vulnerabilität oder dem Faktor Stress/Belastung zuordnen:

Auf der Seite der Vulnerabilität wurden zwei verschiedene Persönlichkeitseigenschaften untersucht: zum einen der Faktor *emotionale Stabilität* und zum anderen die Eigenschaft *Introversion*. Weiterhin wurde überprüft, inwiefern *psychische Erkrankungen in der Zeit vor der Schwangerschaft* als Vulnerabilitätsfaktoren wirksam sind.

Auf der Seite der Stress-/Belastungsfaktoren wurde Hinweisen aus der Literatur nachgegangen, dass belastende Geburtsumstände das Risiko postpartaler Depressionen erhöhen (Bergant et al. 1999, Hannah et al. 1992, Murray & Cartwright 1993, Ostkirchen et al. 1996). Im Einzelnen wurde hier untersucht, inwieweit der *Entbindungsmodus*, die *Schmerzintensität*, die *Länge der Geburt* und *Komplikationen* während der Entbindung das Risiko depressiver Symptome im Wochenbett erhöhen. Als letzter Punkt innerhalb der Belastungsfaktoren wurde überprüft, ob es einen Zusammenhang gibt zwischen der Zufriedenheit mit der Unterstützung seitens der Ärzte, der Hebammen und des Partners und postpartaler Depressivität. Bei diesem Gesichtspunkt waren wir von Studienergebnissen ausgegangen, nach denen sich soziale Unterstützung positiv auf den Genesungsprozeß nach einer Operation auswirkt (Kulik & Mahler 1993) oder auf die Verarbeitung einer chronischen Erkrankung (Melamed & Brenner 1990), so dass vermutet wurde, dass einer hohen Zufriedenheit mit der Unterstützung unter der Geburt eine Schutzfunktion bei der Entstehung postpartaler Depressionen zukommt.

Über diese Faktoren hinaus wurde der Frage nachgegangen, ob der »Baby blues« als Risikofaktor angesehen werden kann.

Methode

Insgesamt wurden 235 Frauen konsekutiv in die Studie aufgenommen und zweimal nach der Entbindung untersucht:

Messzeitpunkt (2. bis 5. Tag postpartum)

Bei der ersten Untersuchung wurden die Kreißsaaldaten eingeholt und mit den Frauen ein halbstrukturiertes Interview durchgeführt. An psychometrischen Instrumenten wurden die Edinburgh Postnatal Depression Scale (EPDS; Cox et al. 1987) und das NEO-Fünf-Faktoren-Inventar (NEO-FFI; Borkenau & Ostendorf 1993) eingesetzt. Die EPDS setzt sich aus 10 Items zusammen und ermittelt die Frauen, die mit hoher Wahrscheinlichkeit nach einer Entbindung eine postpartale Depression aufweisen. Das NEO-FFI ist ein faktorenanalytisch konstruiertes Fragebogenverfahren mit insgesamt 60 Items, welches der Erfassung individueller Merkmalsausprägungen in den Bereichen Neurotizismus (emotionale Stabilität/Instabilität), *Extraversion, Offenheit für Erfahrung, Verträglichkeit* und *Gewissenhaftigkeit* dient.

Messzeitpunkt (6. bis 8. Woche postpartum)

Bei der zweiten Untersuchung wurde ein halbstrukturiertes diagnostisches Interview zur Erhebung der psychiatrischen Anamnese und zur Erfassung psychopathologischer Auffälligkeiten im Wochenbett durchgeführt. Als Fragebogenverfahren erhielt die Stichprobe wiederum die EPDS zur Erfassung postpartaler depressiver Symptome.

Ergebnisse

Häufigkeit depressiver Erscheinungen im Wochenbett

Die Verteilung depressiver Erscheinungen in der Zeit nach der Entbindung kann anhand Tabelle 1 abgelesen werden.

Tabelle 1: Häufigkeit depressiver Erscheinungen

› Baby blues‹ (Stimmungsschwankungen, emotionale Labilität, erhöhte Empfindlichkeit; 1. Woche post partum)		
- Insgesamt (n=192)	51	(27%)
- Primiparae (n=91)	25	(27%)
- Multiparae (n=101)	26	(26%)
Postpartale Depressivität (EPDS-Score ≥ 10; 6-8 Wochen post partum)		
- Insgesamt (n=156)	21	(14%)
- Primiparae (n=76)	11	(15%)
- Multiparae (n=80)	10	(13%)
Depressive Störungen nach ICD-10 (6-8 Wochen post partum)		
- Insgesamt (n=192)	11	(6%)
- Primiparae (n=91)	8	(9%)
- Multiparae (n=101)	3	(3%)

Anhand Tabelle 1 wird deutlich, dass Primi- und Multiparae nahezu gleich häufig von einem »Baby blues« betroffen sind. Dagegen erwiesen sich erstgebärende Frauen stärker von postpartaler Depressivität betroffen, sowohl im Hinblick auf die Messungen mit der EPDS, als auch durch die Diagnosenstellung mit der ICD-10.

Untersuchte Risikofaktoren

Die Ergebnisse zu den untersuchten Vulnerabilitätsfaktoren und zu den Stress-/Belastungsfaktoren sind in Tabelle 2 dargestellt. Die Ergebnisse resultieren aus Gruppenvergleichen durch den Man-Whitney-Test und der Berechnung von Rangkorrelationen (Spearman-Rho).

Es wird deutlich, dass sowohl emotional labile Frauen, als auch introvertierte Frauen signifikant höhere Depressionswerte in der EPDS aufwiesen als emotional stabile und extravertierte Frauen. Hinsichtlich der Variablen psychische Störungen in der Anamnese konnte für die Gruppe der mehrfachgebärenden Frauen gezeigt werden, dass die Frauen mit einer höheren Wahrscheinlichkeit depressive Symptome im Wochenbett entwickeln, die bereits in der Vorgeschichte schon einmal an einer psychischen Störung erkrankt sind. Für Erstgebärende konnte hinsichtlich dieses Risikofaktors kein Zusammenhang zu postpartaler Depressivität nachgewiesen werden.

Die wahrgenommene Unterstützung während der Geburt seitens der Ärzte, Hebammen und des Partners wies zumindest teilweise signifikante Korrelationen zu depressiven Symptomen im Wochenbett auf. Auf der Seite der Erstgebärenden stand die Zufriedenheit mit der ärztlichen Betreuung in einem

Tabelle 2: Zusammenhang zwischen Depressivität (EPDS) und den untersuchten Einflussfaktoren (getrennt berechnet für Primiparae und Multiparae)

		PRIMIPARAE	MULTIPARAE
		Signifikanz	Signifikanz
Persönlichkeitseigenschaften Stabilität	- emotionale	p<0.01	p<0.01
		p<0.05	p<0.05
	- Intro-		
/Extraversion			
Psychische Störungen in der Anamnese		n.s.	p<0.05
Unterstützung unter der Geburt	- seitens Ärzte	p<0.05	p<0.01
	- seitens	n.s.	p<0.05
Hebammen		n.s.	p<0.05
	- seitens Partner		
Geburtsumstände (Geburtslänge, Schmerzintensität, Entbindungs-art, Komplikationen)		n.s.	n.s.
»Baby blues«		n.s.	p<0.05

Anmerkung: n.s. = nicht signifikant; p = Signifikanzniveau

statistisch bedeutsamen Zusammenhang mit postpartaler Depressivität. Dagegen korrelierte auf der Seite der Multiparae die Zufriedenheit mit allen drei
Personengruppen signifikant mit den erhobenen Depressionswerten im Wochenbett. Dieses Ergebnis lässt die Vermutung zu, dass die Frauen von einer
für sie zufriedenstellenden Betreuung und Unterstützung während der Geburt
profitieren, indem sie weniger depressive Symptome im späten Wochenbett
aufweisen.

Als weitere potentielle Belastungsfaktoren wurden die Geburtsumstände
untersucht. Es zeigte sich, dass zwischen diesen Variablen (Art der Entbindung, Schmerzintensität, Geburtslänge, Komplikationen) und postpartaler
Depressivität keine Zusammenhänge nachgewiesen werden konnten. Somit
scheinen die Geburtsumstände zumindest nach der vorliegenden Studie keinen Einfluß auf die Entstehung depressiver Symptome im Wochenbett zu
haben.

Als weiterer Risikofaktor ließ sich der »Baby blues« identifizieren, wiederum aber nur für die Gruppe der mehrfachgebärenden Frauen. Das Ergebnis
läßt sich dahingehend interpretierten, dass multiparente Frauen mit einer höheren Wahrscheinlichkeit Symptome eines depressiven Syndroms entwickeln,
wenn sie innerhalb der ersten Woche nach der Entbindung einen Baby Blues
aufweisen.

Zusammenfassung

Die Ergebnisse der Studie zusammenfassend läßt sich sagen, dass sowohl emotional labile Frauen, als auch introvertierte Frauen eher von postpartaler Depressivität betroffen sind. Darüber hinaus sollten die Frauen verstärkt beob-

achtet werden, von denen man weiß, dass sie bereits in der Vorgeschichte psychopathologisch auffällig waren.

Weiterhin bestätigt sich mit dem Ergebnis unserer Studie auch der Befund anderer Autoren, dass die Frauen eher depressive Symptome entwickeln, die kurz nach der Entbindung Symptome eines »Baby blues« zeigen, so dass insbesondere diese Frauen innerhalb der folgenden Wochen oder Monate noch einmal nach untersucht werden sollten, um die Entwicklung des Vollbildes einer Depression früh genug erkennen und behandeln zu können. Zum anderen scheint die Zufriedenheit bzw. Unzufriedenheit mit der Unterstützung während der Geburt ebenfalls ein bedeutsamer Faktor zu sein, der darauf hinweist, dass Frauen von einer für sie zufriedenstellenden Betreuung während der Geburt profitieren, indem sie weniger depressive Symptome im Wochenbett aufweisen. Es gilt weiterhin festzuhalten, dass die Geburtsumstände unseren Ergebnissen nach keinen Einfluss zu haben scheinen auf die Entstehung postpartaler Depressivität.

Interessant ist, dass sich die untersuchten Risikofaktoren insbesondere für die Gruppe der multiparenten Frauen als bedeutsam erwiesen, während für die Gruppe der erstgebärenden Frauen möglicherweise andere als die von uns untersuchten Faktoren bedeutsam sind. Dieser Gesichtspunkt muß noch eingehender analysiert werden.

Die dargestellten Befunde beziehen sich auf die Messungen mit der EPDS-Skala, mit deren Hilfe die Stärke depressiver Symptome erfaßt werden kann. Nicht jede Frau, die über den Grenzwert von 10 Punkten kam, erfüllte sechs bis acht Wochen nach der Geburt das Vollbild einer depressiven Störung, aber es werden durch das Instrument zumindest die Frauen identifiziert, die mit höherer Wahrscheinlichkeit eine Depression nach ICD-10 entwickeln.

So kann die Edinburgh Postnatal Depression Scale als ein sinnvolles Screeninginstrument angesehen werden, um auf Frauen mit schwerwiegenden depressiven Symptomen im Wochenbett aufmerksam zu werden (Wendt & Rohde 2002).

Literatur

Bergant, A. M.; Heim, K.; Ulmer, H. & Illmensee, K. (1999): Early postnatal depressive mood: Associations with obstetric and psychosocial factors. In: Journal of Psychosomatic Research 46, S. 391–394.

Borkenau, P. & Ostendorf, F. (1993): NEO-Fünf-Faktoren-Inventar (NEO-FFI) von Costa und McCrae: Handanweisung. Göttingen (Hogrefe).

Cox, J. L.; Holden, J. M. & Sagovsky, R. (1987): Detection of postnatal Depression. Development of the 10-Item Edinburgh Postnatal Depression Scale. In: British Journal of Psychiatry 150, S.782–786.

Hannah, P.; Adams, D.; Lee, A.; Glover, V. & Sandler, M. (1992): Links between early post-partum mood and post-natal depression. In: British Journal of Psychiatry 160, S. 777–780.

Herz, E.; Thoma, M.; Umek, W.; Gruber, K. & Linzmayer, L.(1997): Nicht-psychotische postpartale Depression. In: Geburtshilfe und Frauenheilkunde 57, S. 282–288.

Kulik, J. A. & Mahler, H. I. M. (1993): Emotional support as a moderator of adjustment and compliance after coronary bypass surgery: A longitudinal study. In: Journal of Behavioural Medicine 16, S. 45–63.

Melamed, B. G. & Brenner, G. F. (1990): Social support and chronic medical stress: An interaction-based approach. In: Journal of Social and Clinical Psychology 9, S. 104–117.

Murray, L. & Cartwright, W. (1993): The role of obstetric factors in postpartum depression. In: Journal of Reproductive and Infant Psychology 11, S. 215–219.

O'Hara, M.; Neunaber, D. J. & Zekoski, E. M. (1984): Prospective study of postpartum depression: prevalence, course, and predictive factors. In: Journal of Abnormal Psychology 93, S. 158–171.

O'Hara, M. W.; Schlechte, J. A.; Lewis, D. A. & Varner, M. W. (1991): Controlled prospective study of postpartum mood disorders: Psychological, environmental, and hormonal variables. In: Journal of Abnormal Psychology 100, S. 63–73.

O'Hara, M. W. (1996): Postpartum Depression: Causes and consequences. Berlin (Springer).

Ostkirchen, G.; Behrendt, K.; Franzmeier, M.; Lautner, I.; Stäcker, K. H. & Fischer, W. M. (1996): Prä- und postpartale Schmerzwahrnehmung und Schmerzverarbeitung von Primi- und Multiparae bei Spontangeburten und Kaiserschnittentbindungen. In Brähler, E. & Unger, U. (Hg.): Schwangerschaft, Geburt und der Übergang zur Elternschaft: empirische Studien. Opladen (Westdeutscher Verlag), S. 40–54.

Rohde, A. (2001): Psychiatrische Erkrankungen in der Schwangerschaft und im Wochenbett. In: Gynäkologe 34, S. 315–323.

Wendt, A. & Rohde, A. (2002): Einsatz der Edinburgh Postnatal Depression Scale in der gynäkologischen Praxis: Ein einfach anzuwendendes Screening-Instrument für postpartale Depressionen. (eingereicht zur Publikation).

Wickberg, B. & Hwang, C. P. (1997): Screening for postnatal depression in a population-based swedish sample. In: Acta Psychiatrica Scandinavica 95, S. 62–66.

X.

Symposien

Hertha Richter-Appelt

Sexuelle Traumatisierungen und traumatisierte Sexualität

Einleitung

Bis vor einigen Jahren bemühten sich Patientinnen und Patienten um therapeutische Hilfe, da sie unter ihrer Sexualität litten, unter einer sexuellen Funktionsstörung, Perversion oder Störung der Geschlechtsidentität. In den letzten Jahren aber nahm die Gruppe derjenigen Rat Suchenden deutlich zu, die sich nicht primär wegen ihrer gestörten Sexualität an Psychotherapeuten wenden, sondern wegen einer Irritation oder Traumatisierung durch die Sexualität anderer. Bei ihnen steht nur manchmal die traumatisierte Sexualität im Vordergrund, viel häufiger die Traumatisierung durch die Sexualität.

Einleitend sei betont, dass die Bezeichnung »Opfer eines sexuellen Missbrauchs, einer Vergewaltigung, einer Sexualstraftat« *keine Diagnose* darstellt, sondern eine Angabe über die traumatisierende Situation ist, die eingebettet ist in einen Ablauf von positiven und negativen Erfahrungen (vgl. Richter-Appelt 1995, 1997). Eine Diagnose ist vielmehr eine Aussage über Symptome, Syndrome, Krankheitsbilder wie etwa die Posttraumatische Belastungsstörung (PTSD), die als Folge eines Missbrauchs oder einer Vergewaltigung auftreten können.

Schließlich sei darauf hingewiesen, dass neben der individuellen Vorgeschichte des Opfers die Art der Beziehung zum Täter eine ganz entscheidende Rolle für das Erleben und die Verarbeitung einer traumatisierenden Situation oder einer Abfolge traumatisierender Situationen spielt.

Der Begriff des *sexuellen Missbrauchs* wird im Umgang mit Schutzbefohlenen und Kindern verwendet, während *Vergewaltigung* in der Regel für »außerehelichen Beischlaf« (seit 1997 auch innerhalb der Ehe) unter Gewalt oder Drohung »mit gegenwärtiger Gefahr für Leib oder Leben« verwendet wird.

Bis heute gibt es keine allgemein anerkannte Definition von *sexuellem Missbrauch*. Wipplinger und Amann (1997) geben einen kritischen Überblick über bisherige Definitionsversuche. Engfer (1986) gibt folgende umfassende

Definition: »Unter sexuellem Missbrauch versteht man die Beteiligung noch nicht ausgereifter Kinder und Jugendlicher an sexuellen Aktivitäten, denen sie nicht verantwortlich zustimmen können, weil sie deren Tragweite noch nicht erfassen. Dabei benutzen bekannte oder verwandte (zumeist männliche) Erwachsene Kinder zur eignen sexuellen Stimulation und missbrauchen das Macht- und Kompetenzgefälle zum Schaden des Kindes. Sexueller Missbrauch umfasst alle möglichen vaginalen, oralen oder analen Praktiken, anzügliche Bemerkungen, Berührungen, Exhibitionismus, Missbrauch von Kindern zur Herstellung pornographischen Materials, auch die Anleitung zur Prostitution« (S. 662). Diese Beschreibung muss aber um den Täterkreis der Fremden erweitert werden, der besonders bei sexuellem Missbrauch von Jungen eine gewichtige Rolle spielt. Vor allem werden Nicht-Erwachsene als Täter ausgeschlossen. Es gilt aber als sicher, dass auch Gleichaltrige oder Kinder und Jugendliche mit anderen in einer sexuell traumatisierenden Weise verkehren können.

Unter *Vergewaltigung* versteht man die Nötigung zum Geschlechtsverkehr (oder ähnlichen erniedrigenden) sexuellen Handlungen, der durch Gewalt, Drohung oder das Ausnutzen einer hilflosen Lage eines Opfers erzwungen wird. Seit 1997 ist die Vergewaltigung von Frauen sowohl innerhalb als auch außerhalb der Ehe strafbar. Außerdem kann wegen Vergewaltigung bestraft werden, wer einen Mann zu einer sexuellen Handlung zwingt, die ihn besonders erniedrigt. Die Vergewaltigung von Kindern wird als sexueller Missbrauch geahndet.

Unter juristischen Gesichtspunkten interessieren vor allem die strafbaren Handlungen; unter psychologischen geht es vor allem um die Frage, welche Kinder, Jugendliche oder Erwachsene mit welcher Vorgeschichte unter welchen Bedingungen mit welchen Personen welche Situationen erleben, die kurz- oder langfristige negative Folgen haben. Ganz entscheidend ist dabei, dass ein und dieselbe Straftat zu ganz unterschiedlichen Traumatisierungen führen kann.

In diesen Definitionen spielt die sexuelle Handlung die zentrale Rolle. Die folgenden Ausführungen sollen deutlich machen, dass nicht nur *sexuelle* Handlungen zu einer Traumatisierung der Sexualität führen können. Diese ergänzenden Aspekte spielen jedoch in der modernen Strafgesetzgebung und der sogenannten Missbrauchsdiskussion praktisch keine Rolle.

Richter-Appelt (2001) unterscheidet *zwischen sexueller Traumatisierung –* Traumatisierung durch die Sexualität – und *Traumatisierung der Sexualität*. Sexuelle Traumatisierung geschieht entweder durch die ungewollte Konfrontation mit der Sexualität anderer, sowie durch die Androhung oder Durchführung sexueller Handlungen gegen den Willen einer Person aber auch durch

Überstimulierung des Opfers (z. B. übermäßige Stimulation des Säuglings beim Wickeln), die nicht unbedingt mit einer sexuellen Reaktion beim Täter einhergehen muss. Auch muss nicht jede Traumatisierung durch sexuelle Reize zu einer Beeinträchtigung von Sexualität führen. Es können auch andere Folgeerscheinungen auftreten, wie Angst, Depressionen, Suizidgedanken oder -versuche.

Die Sexualität wiederum kann auch durch andere nicht sexuelle Erfahrungen im eigentlichen Sinn traumatisiert werden, wie etwa durch Unterstimulierung (z. B. Vermeiden körperlicher Berührungen). Auch fehlende Wissensvermittlung in Kombination mit sozialer Isolation bei gleichzeitiger Entwertung jeglicher Form von Sexualität kann zu Traumatisierungen führen. Die Traumatisierung der Sexualität muss also keineswegs durch sexuelle Handlungen geschehen. Unter juristischen Gesichtspunkten geht es um das Rechtsgut einer ungestörten sexuellen Entwicklung junger Menschen (§ 176 StGB). Sexuelle Vernachlässigung (Unterstimulierung) wird jedoch nicht als Straftatbestand angesehen.

Die individuelle Betrachtung sexueller Traumatisierung

Bei einer Familienfeier taucht ein Onkel der Familie auf, der lange Jahre im Ausland gelebt hatte und der die Kinder seiner Schwester zuletzt als Kleinkinder gesehen hat. Erfreut geht er zur Begrüßung auf seine 14-jährige Nichte zu, nimmt sie in den Arm und küßt sie auf beide Wangen. Wäre dieses Mädchen in einer Familie aufgewachsen, in der kaum Körperkontakt stattfand, der Vater die Kinder nicht einmal zur Begrüßung auf die Wange küßt, wird es mit Irritation über das aus ihrer Sicht grenzüberschreitende Verhalten reagieren. Noch lange danach wird sie der Überzeugung sein, der Onkel habe besonderes (vielleicht sogar sexuelles) Interesse an ihr geäußert. Wäre dieses Mädchen hingegen in einer Familie aufgewachsen, in der Körperkontakt eine selbstverständliche Umgangsform ist, würde es dem Verhalten des Onkels keine besondere Bedeutung beimessen und die Begebenheit schnell vergessen. Sie würde nie auf die Idee kommen, diese Berührung als sexuelle Annäherung zu erleben.

Diese kurze Situationsbeschreibung macht deutlich, dass man sich im Gespräch mit Patienten, aber auch im Gespräch mit Kolleginnen und Kollegen nie mit der Erwähnung eines Missbrauchs zufrieden geben darf, sondern immer die äußeren und intrapsychischen Bedingungen mit berücksichtigen muss, will man das Ausmaß einer Traumatisierung verstehen und erfassen.

Es wurde immer wieder behauptet, Kinder wüssten selbst, ob sie etwas Traumatisierendes erleben, sie hätten ein »natürliches« Gefühl dafür, wann

Grenzen überschritten werden. Das folgende Beispiel macht jedoch deutlich, dass dies keineswegs immer der Fall ist und auch hier die Vorerfahrungen eine Rolle spielen:

Ein pubertierendes Mädchen wurde ab dem 12. Lebensjahr mehrmals die Woche abends von ihrem Stiefvater in ihrem Zimmer aufgesucht, der ihr beim abendlichen Auskleiden zusah und sich dann zum Einschlafen zu ihr ins Bett legte. Dabei habe sie gemerkt, wie sehr er sexuell erregt wurde. Er habe ihr versichert, wie attraktiv er sie als Frau finde, so dass sie von seiner »Zuneigung« abhängig wurde. Einige Monate später besucht sie nach langer Unterbrechung ihren leiblichen Vater, der in einer anderen Stadt wohnt. Als sie abends zu Bett geht, verlässt er das Zimmer und meint, er lasse sie nun allein, damit sie sich umziehen könne. Das Mädchen reagiert mit Erstaunen über das – wie sie meint – prüde Verhalten des Vaters und ist verunsichert, ob er sie denn nicht attraktiv finde. Da sie sozial sehr isoliert ist und keine gute Freundin hat, hat sie keine Möglichkeit, mit jemandem darüber zu reden, ob denn nun der Stiefvater Grenzen überschreite oder der Vater prüde sei. Mit der Mutter möchte sie nicht sprechen, da sie ein schlechtes Gewissen hat und nicht die Gunst des Stiefvaters verlieren möchte.

Sexuelle Traumatisierung und traumatisierte Sexualität

Traumatisierungen im Bereich der Sexualität lassen sich unterteilen in Traumatisierungen *durch* sexuelle Reize – worunter unter anderem Traumatisierungen durch Sexualstraftaten fallen – und Traumatisierungen *der* Sexualität durch nicht sexuelle Reize. Die zweite Gruppe zählt in der Regel nicht zu den Sexualstraftaten.

Traumatisierungen durch sexuelle Reize

Hier muss zwischen einer Konfrontation mit der Sexualität anderer (dies wird meist als sexueller Missbrauch bezeichnet) und dem Erleben einer sexuellen Erregung beim Opfer selbst, die durch einen anderen intendiert und ausgelöst wurde, unterschieden werden. Zu einer Traumatisierung kann es auch kommen, wenn keine Intention eines anderen im Spiel ist. In diesem Fall würde das Ereignis nicht unter Missbrauch fallen.

Konfrontation mit der (Erwachsenen-) Sexualität

Die meisten Personen, die unerwünschter Weise mit der Erwachsenensexualität konfrontiert werden, werden mit der Sexualität eines Mannes konfrontiert. Dies bedeutet keineswegs, dass nicht auch Frauen im Bereich der Sexualität vor allem bei der Kindererziehung, aber auch in sexuellen Beziehungen traumatisierend sein können, sie setzen dabei jedoch weniger ihre eigene Sexualität ein als Männer. Diese Konfrontation kann mit oder ohne körperliche Berührung, mit und ohne Gewaltanwendung stattfinden. In letzter Zeit wurde gerne jede Form eines sexuellen Übergriffs als Gewaltanwendung bezeichnet. Dies differenziert jedoch zu wenig den großen Unterschied zwischen »zärtlich« erscheinenden und mit groben Verletzungen einhergehenden Grenzüberschreitungen. Es kann sich um reale Sexualität oder um Sexualität durch den Einsatz medialer Hilfsmittel wie pornographischer Filme oder Bilder handeln.

Die Reaktion auf die Erwachsenensexualität führt in manchen Fällen zu Neugierde (z. B. für das männliche Genitale als Folge einer Begegnung mit einem Exhibitionisten), manchmal sogar zu einem sehr ausgeprägten Interesse für Sexualität. Immer wieder wurde beschrieben, dass Kinder, die sexuelle Missbraucherfahrungen gemacht hatten, in vermehrtem Maße sexuelle Ausdrücke in ihren Wortschatz aufnahmen, andere Kinder in zweideutiger Weise berührten und Interesse für Prostitution entwickelten. Nicht selten spielte bei diesen Personen das Erleben sexueller Erregung während der Konfrontation mit der Erwachsenensexualität eine Rolle, die Angst, Unsicherheit, aber auch sexuelle Lustgefühle hervorrief. Es kann zu einer Sexualisierung des Bewußtsein gekommen sein.

In die psychotherapeutische Praxis kommen allerdings viel häufiger diejenigen Personen, bei denen die Konfrontation mit der Erwachsenensexualität zu Panik, Angst, Flucht und einer damit einher gehenden Hemmung der sexuellen Erlebnisfähigkeit geführt hat. Sexuelle Erregung kann zwar auch hier im Spiele sein, wird jedoch meist als extrem unangenehm empfunden und mit Schulgefühlen wahrgenommen. Die Reaktion auf die Erwachsenensexualität führt somit in machen Fällen zu einer Sexualisierung in anderen zu einer Hemmung sexueller Phantasien und Erlebnismöglichkeiten.

Diese sexuelle Erregung beim Kind (vor allem bei kleinen Jungen) hat manchmal dazu geführt, die kindliche Erregung als ein Zeichen dafür anzusehen, dass das Kind durchaus Interesse an der sexuellen Situation habe. Außer acht gelassen wird dabei, dass Erregung nicht nur ein Zeichen sexueller Lust sein kann, sondern auch Ausdruck von Angst. Die sexuelle Erregung des Kindes kann wiederum zu einer sexuellen Erregung des Erwachsenen führen. In der Missbrauchssituation kann also eine Wechselwirkung zwischen kindlicher Erregung und sexueller Erregung beim Erwachsenen entstehen. Die Beschreibung einer Missbrauchssituation sollte sich nicht ausschließlich auf die »Befriedigung der Bedürfnisse des Mächtigeren« beschränken, da dann das sexuelle Erleben des Kindes unberücksichtigt bleibt und Kinder durchaus in einer für sie traumatisierenden Situation Bedürfnisse befriedigen können. Früher wurde oft behauptet, ein sexuell impotenter Mann könne nicht sexuell missbrauchen, da er ja nicht sexuell aktiv sein könne. Die Argumentation macht deutlich, wie wichtig es ist, die Seite des Kindes im Auge zu behalten.

Sexuelle Stimulierung und Erleben von sexueller Erregung

Während die Beschäftigung mit sexueller Stimulierung durch erwachsene, meist männliche Personen im Bereich der Sexualstraftaten und in der Psychotherapie eine wichtige Rolle spielt, wissen wir relativ wenig über das Problem der Über- (und Unter-) stimulierung im Genitalbereich bei der Erziehung kleiner Kinder, die noch keine Sprache erlangt haben. Es gilt als allgemein anerkannt, dass das Gedächtnis nicht erst mit dem Spracherwerb einsetzt, sondern bereits lange vor der Fähigkeit Dinge zu benennen. Es gibt somit ein vorsprachliches und ein Körper-Gedächtnis. Untersuchungen der Säuglingsforschung haben in diesem Punkt die Annahme der Psychoanalyse, dass Entwicklungsprozesse, die vor dem Spracherwerb stattfinden, die psychosexuelle Entwicklung beeinflussen, bestätigt. Die Traumatisierung der Sexualität kann somit bereits vor dem bewußten Erleben von Körpervorgängen stattfinden. Bei regelmäßiger Überstimulierung wird ein Kind in dem Moment, in dem es bewußt die Körpervorgänge wahrnimmt, Überstimulierung und Übererregbarkeit nicht als etwas Ungewöhnliches erleben, da es diese immer schon erfahren hat. Diese Personen leiden oft später an einem suchtartigen Verlangen nach sexueller Erregung (dranghaftes Aufsuchen von Prostituierten, zwanghaftes Masturbieren etc.)

Traumatisierung der Sexualität durch nichtsexuelle Reize

Obgleich diese Formen der Traumatisierung der Sexualität in der Regel nichts mit Sexualstraftaten zu tun haben, sollen sie hier Erwähnung finden. In der öffentlichen Diskussion der letzten Jahre spielte die Angst vor einer unkontrollierten, impulsartigen »perversen« männlichen Sexualität eine zentrale Rolle. Wenig Berücksichtigung fanden Aspekte der psychosexuellen Entwicklung, die zu einer Störung der Sexualität durch Unterdrückung und Bestrafung führen. Frauen als »Täterinnen« im Rahmen der Erziehung spielen sicherlich hier eine bedeutsame Rolle. Die sexuelle Liberalisierung hat zwar zu einer Verringerung der Unwissenheit über sexuelle Vorgänge geführt und zu einem freieren Umgang mit Sexualität, aber auch zu einer neuen Unsicherheit, ob und wann Grenzen im körperlichen Umgang überschritten werden.

Schüren der Angst vor der Sexualität

Im Zusammenhang mit der Diskussion um den sexuellen Missbrauch wurde immer wieder die Notwendigkeit betont, wie wichtig es sei, unerkannten sexuellen Missbrauch aufzudecken, oft auch ohne zu reflektieren, welche Konsequenzen das Aufdecken eines Missbrauchs für das betroffene Kind selbst haben könnte. Folgt man der Missbrauchsdiskussion, lauert hinter allen möglichen Ereignissen und Situationen die gefährliche, meist männliche Sexualität.

Sicherlich gehört hierher der in letzter Zeit so gerne erwähnte »Missbrauch mit dem Missbrauch«; oft wird aber auch eine panische Angst von Erziehern vor körperlicher Berührung von Kindern im Genitalbereich deutlich. In manchen Fällen wurde ein Kind durch die mehrmonatige Trennung von den Bezugspersonen traumatisiert, nicht durch die Berührung an den Genitalien.

Bestrafen und Unterdrücken sexueller Handlungen

Auch wenn die sogenannte sexuelle Liberalisierung dazu geführt hat, dass die Unwissenheit hinsichtlich sexueller Vorgänge deutlich reduziert wurde und Sexualität mit weniger Angst und Scham gelebt werden darf, ist es doch erstaunlich, in wie vielen Familien, und zwar gerade in denjenigen, in denen es zu Grenzüberschreitungen kommt, sexuelle Handlungen verboten sind, ja bestraft werden (z. B. das Schlagen eines Kindes, wenn es beim Masturbieren entdeckt wird).

Diese Ausführungen machen deutlich wie eingeschränkt unsere Sichtweise sexueller Traumatisierungen ist, wenn wir uns nur auf den sexuellen Missbrauch beschränken. Bestrafungen und Verbote fallen nicht darunter und werden, wenn überhaupt, wegen der körperlichen Züchtigung und nicht wegen der Traumatisierung der Sexualität bestraft.

Fehlende Grenzziehung und gestörte Schamentwicklung

Schon früh versuchen Kinder, Erwachsene dazu zu bringen, zu verführen, sowie Bedürfnisse nach Nähe und Zärtlichkeit zu befriedigen. Sie wollen auf den Arm genommen werde, gestreichelt, liebkost werden. Fehlende Grenzziehungen im Körperkontakt und die Behinderung einer gesunden Schamentwicklung in der Familie können ebenfalls zu einer Traumatisierung der Sexualität führen. Wenngleich immer wieder angenommen wurde, Kinder, die Opfer von sexuellen Übergriffen werden, seien emotional und körperlich vernachläßigt und misshandelt, wissen wir heute, dass auch das Erlernen von Zurückweisungen und Grenzen im körperlichen Umgang in Familien mit grenzüberschreitendem Verhalten nicht eindeutig vermittelt werden. Berichten Kinder aus solchen Familien von Übergriffen durch andere, werden diese oft bagatellisiert, als nicht so schwerwiegend angesehen und nichts wird unternommen, um das Kind in Zukunft zu schützen (z. B. die Besuche bei einem Großvater, der körperlich zu große Näher herstellt oder einfordert, werden fortgesetzt).

Abschließende Bemerkungen

Neben der sexuell traumatisierenden Handlung spielt die Vorgeschichte des Patienten bzw. vor allem die Beziehung zwischen Opfer und Täter eine ganz entscheidende Rolle dafür, welche kurz- oder langfristigen Folgen später auftreten. Das Fehlen einer Symptomatik kann keine Gewissheit darstellen, dass nicht unter belastenden Situationen Spätfolgen auftreten können. Selbst die Sexualität kann zunächst ungestört erscheinen und durch unerwartete belastende Lebensereignisse zum Beispiel Trennung von einem Partner oder Auszug der Kinder in einem Ausmaß irritiert werden, das für einen Außenstehenden zunächst schwer nachvollziehbar erscheint.

Bei sexuell traumatisierten Patientinnen ist zudem oft die Einstellung zum eigenen Körper negativ besetzt. Körperbezogene Scham-, Ekel-, Minderwertigkeits- oder Hassgefühle bis hin zur vollständigen Ablehnung mit den Folgen von autoaggressiven und suizidalen Verhaltensweisen sind sehr häufig. In der Behandlung sexuell traumatisierter Patienten kann es zu heftigen Gegenübertragungsgefühlen beim Therapeuten kommen, wie sie für die Therapie mit posttraumatischen Belastungsstörungen beschrieben wurden. Nicht immer ist es einfach, das richtige Maß an emotionaler Beteiligung zwischen Überinvolvierung, Überidentifikation und Allmachtsphantasie einerseits und Hilflosigkeit oder Desinteresse andererseits zuzulassen. Geht man mit traumatischen Erinnerungen nicht behutsam um, und dazu gehört sowohl der Verzicht auf Informationen wie das Aushalten belastbarer Schilderungen, kann es zu einer Retraumatisierung in der therapeutischen Beziehung kommen.

Literatur

Amann, G. & Wipplinger, R. (1997): Sexueller Missbrauch: Überblick zu Forschung Beratung und Therapie. Ein Handbuch. Tübingen, (DGVT Verlag).

Engfer, A. (1986): Kindesmisshandlung. Ursachen, Auswirkungen, Hilfen. Stuttgart (Enke).

Richter-Appelt, H. (1995): Psychotherapie nach sexuellem Missbrauch: Versuch einer Eingrenzung. In: Psychotherapeut 40, S. 2–8.

Richter-Appelt, H. (2001): Psychotherapie nach sexueller Traumatisierung. In: Sigusch, V. (Hg.): Sexuelle Störungen und ihre Behandlung. 3. Aufl., Stuttgart (Thieme), S. 475–488.

Beate Kortendieck-Rasche und Jörg Rasche

Schwangerschaft und Geburt als archetypisches Erleben

Psychologische Deutung von Schwangerenträumen,
mittelalterlichen Marienbildern und alter Mythologie

Vorbemerkung

Dieser Beitrag war eine gemeinsame Darstellung durch uns, eine Mutter und Frauenärztin und den Vater und Psychoanalytiker. Wir sind noch auf der Suche nach einer adäquaten schriftlichen Darstellung unseres Dialogs. Der vorliegende Text fasst die Aussagen von uns beiden zusammen.

Unsere Reise in die Welt der Bilder soll sich in drei Etappen gliedern:

Im ersten Teil berichten wir Ihnen über die Arbeit mit Träumen in der Schwangerschaft, erklären den Begriff der Initiation und erzählen, wie wir zu diesem Thema gekommen sind.

Im zweiten Teil geht es um die fünf Leitmotive in der Symbolik der Traumbilder und der Mariendarstellungen. Mythologische Bilder und Geburts- bzw. Initiationsrituale sollen die dargestellte Symbolik außerdem von anderer Seite her beleuchten.

Im dritten Teil werden wir uns der Frage widmen, inwieweit es sich um zeitlose Urbilder der Seele handelt und welche klinische Relevanz die archetypischen Bilder der Träume in der Betreuung von schwangeren Frauen haben können.

Die Welt der Bilder

Die im Vortrag besprochenen Dias, von denen einige am Ende dieses Beitrags abgebildet sind, zeigen Mariendarstellungen aus Mittelalter und Renaissance, die das Thema Schwangerschaft und Geburt umkreisen. Dazu werden Träume vorgestellt, die Frauen im Rahmen von Schwangerschaft und Geburt geträumt haben. Lässt man die christliche Symbolik der Bilder und die individuell lebensgeschichtliche Bedeutung der Träume einmal beiseite, kommt man zu einer Ebene von Geschehen oder Symbolen, die in beiden Bilderwelten überraschend ähnlich sind. Sie geben einen Einblick in das seelische Erleben von Schwangerschaft und Geburt. Die meisten Träume wurden in 15 Jahren gynäkologischer Praxistätigkeit gesammelt. Einige stammen aus Veröffentlichungen.

Die frauenärztliche Sicht

Meine Patientinnen kommen aus Deutschland, der Türkei und dem Libanon. Im Rahmen der üblichen Mutterschaftsvorsorge spreche ich das Thema »Träume« an und ermuntere die Schwangeren dazu, Träume aufzuschreiben oder zu erzählen. Ich erkläre den Frauen, warum ich Träume wichtig finde. Viele von ihnen reagieren zunächst etwas verwundert, aber meist neugierig und interessiert. Vor allem Patientinnen aus der Türkei oder dem Libanon sind sehr offen, über Träume mit mir zu sprechen. Viele deutsche Patientinnen reagieren zunächst oft scheu, manche sogar ablehnend. Aber eigentlich berichten alle, dass sie mehr träumen als vor der Schwangerschaft. Ich arbeite dann nicht analytisch aufdeckend mit dem Traummaterial. Ich höre mir die Träume an, versuche Ihre Symbolik zu verstehen, in kritischen Fällen versuche ich zu beruhigen. Ich verstehe mich als Container, nicht mehr, aber auch nicht weniger. Es entsteht zwischen mir und der Schwangeren eine neue Art von Beziehung, wenn wir die Traumbilder ansehen, darüber staunen, manchmal berührt sind oder auch darüber lachen.

Schwangerschaft und Geburt sind körperlich und seelisch ein großes Wandlungsgeschehen, welches ich hier als Initiation bezeichne. Ich möchte Sie ermutigen, dieser Ebene des Erlebens einen Platz in der Mutterschaftsvorsorge einzuräumen und sich als Geburtshelfer nicht nur für das wachsende Kind zu sehen, sondern auch als das Geburtshelfer für die Seele der werdenden Mutter.

Das erste Dia des Vortrags zeigt eine Pieta von Giovanni Bellini. Sie werden mit Recht fragen »Was hat das denn mit Geburt und Schwangerschaft zu tun?« Dieses Bild ist mir vor 20 Jahren aufgefallen, als ich selbst mit meinem ersten Kind schwanger war. Ich war eher feministisch als christlich ausgerichtet, in protestantischer Tradition erzogen. Ich hatte mit Maria eigentlich nichts im Sinn. Doch hat mich diese Bild damals zutiefst beeindruckt und natürlich auch beunruhigt (immerhin planten wir damals eine Hausgeburt). Von dem Zeitpunkt an habe ich angefangen, Marienbilder zu sammeln, eigene Träume aufzuschreiben und auf Anregung meines Mannes, der jungianischer Psychoanalytiker ist, dann später auch Träume von schwangeren Patientinnen. »Lieber ein Ultraschallbild weniger und lasse dir in der Zeit einen Traum erzählen!« sagte er oft.

Verstanden habe ich dann erst viele Jahre später, warum mich dieses Bild so beeindruckt hat.

Schwangerschaft und Geburt als Initiation

In der Schwangerschaft entsteht ein neues Körperbild. Brust und Bauch werden größer, der Gang wird schwerfälliger. Aber auch die Stimmungslage verändert sich hin zu mehr Mitgefühl und Anteilnahme. Häufig ändert sich der soziale Status (Berufstätigkeit!). Die Beziehung zum Partner oder auch zu vorhandenen Kindern wird neu definiert. Außer dem veränderten Körperbild kommt es zu einem neuen Selbstverständnis. Diese körperlich-seelische Wandlung führt dann in der Geburt zu einer Grenzerfahrung, die oft mit Angst, Abschied oder sogar Todeserleben verbunden sein kann. Es stellen sich Fragen: »Woher kommt das Leben? Wohin geht das Leben? Was trägt mich?«

Die schwangere Frau erlebt sich aber auch in ihrer Schöpferkraft, als der Ort, wo das Leben weitergegeben wird. Dieses kann für die Frau eine geistige Neuorientierung, ja sogar religiöse Erfahrung bedeuten. Hierzu ein Zitat: Eine amerikanische Mutter berichtete über die Geburt ihres dritten Kindes nach unkomplizierter Schwangerschaft

> »Während der Wehen konzentrierte ich meine Gedanken aufs Skifahren, die wonneerregenden Abfahrten, die unsagbar schönen Berge, die schneeweiße und blaue Hochgebirgswelt, die gleißenden Hänge, gotisch ragende Wälder. Und bald wurden die Geburtswehen ein Teil der traumhaften Bergwelt, die Schmerzen tauchten aus dem Schnee auf wie Baumstümpfe …Der Schmerz erschien mir dann, als ob das Universum in winzige Teile auseinanderbreche. Dann kam das Kind, aber ich erlebte mehr als nur dies. Ich war ›Mutter Erde‹, die eine Welt gebar, und ich schwelgte fast im Schmerz, der das Auftauchen einer neuen Lebenskraft bedeutete…«
> (C. Baumann, 1957)

Schwangerschaft und Geburt sind mit dem Erleben von Tod und Wiedergeburt in einer neuen Seinsweise verbunden. Sie sind in diesem Sinne ein Initiationsgeschehen. Initiation heißt, rituell eine Grenz- oder Schwellensituation gestalten: ein Altes muss sterben, damit etwas Neues geboren werden kann.

Nach dem Religionswissenschaftler Mircea Eliade (1958) waren Initiationsriten häufig Reinszenierungen des natürlichen Geburtsgeschehens auf einer Kulturebene. Sie dienten dazu, den Übergang vom Kind zum Erwachsenen zu markieren als Pubertätsinitiation oder auch den Übergang in den Status eines Eingeweihten, zum Beispiel Schamanen oder Mitglied einer Geheimgesellschaft, oder den Übergang in den Tod. Es gibt ethnologisch-anthropologische Untersuchungen, in denen das Geburtsgeschehen sogar als Grundmuster aller

Initiationsriten bzw. Mysterien angesehen wird (Eliade 1958, Gross. 1993, Goodmann 1994, Weiß 1997, Gottschalk-Batschkus u. a. 1997).

Aufgrund des aufrechten Ganges und der dadurch veränderten Beckenverhältnisse wurde die Geburt des Menschen zu einer gefahrvollen Situation für Mutter und Kind. Diese erforderte besondere Zuwendung durch eine Gruppe von erfahrenen Frauen und Tradierung ihres Wissens. Diese Wissensvermittlung erfolgte mündlich in Ritualen und war kulturbildend.

Als deutliche Grenzerfahrung ist die Geburt nur dem Tod vergleichbar: Ein neues Leben ist plötzlich da – ein immer da gewesenes Leben verschwindet wieder.

Initiation – Einweihung ist ein zentrales Thema in den Träumen: Initiation, das heißt, etwas Neues beginnt. Der Initiant oder Eingeweihte erhält Zugang zu sakralem Wissen und wird in eine Gruppe von Wissenden aufgenommen. Gestaltet wird die Initiation durch Übergangsriten – Rite de passage –, die sich immer in folgenden drei Schritten vollziehen:

- *Absonderung* – Abschied – Separation
- (Opfer, Dunkelheit, Gebärhütte, Felsen, Höhle, Wasser, Farbsymbol: schwarz = Schwangerschaft)
- *Übergang* – ritueller Tod – Wandlung – Transformation
- (Todeserfahrung, Wandlungssymbole wie Schlange, zerbrechendes Haus, Mühle, Backen, Kochen, Farbsymbol: weiß = Geburtserleben)
- *Reintegration* – der neue Mensch – Wiedergeburt
- (Das Kind anschauen, das Kind auf die Erde legen, Garten, Früchte, Fest, Generationsfolge, Farbsymbol: rot = das Kind, die Eltern, Wochenbett)

Noch zwei weitere Leitmotive gehören zum archetypischen Erleben von Schwangerschaft und Geburt, die ich Ihnen hier vorstellen möchte, nämlich:

- das hereinbrechende Ereignis oder wie die Eltern die Seele des Kindes einfangen, und
- die weibliche Begleitung oder die Aktivierung des Mutterbildes.

Sie werden sehen, dass diese fünf Motive sich genau im seelischen Erleben von Schwangerschaft und Geburt wiederfinden – in den Träumen und auch den alten Bildern. Die Anordnung der Symbole in den Bildern ist dabei nicht linear – wie in der obigen Gliederung – sondern parallel: es treten Symbole verschiedener Stufen in einem Traum gleichzeitig auf.

Fünf Leitmotive in den Träumen schwangerer Frauen

Das hereinbrechende Ereignis oder wie die Eltern die Seele des Kindes einfangen
Trotz des Wissens um Ovulation, Befruchtung und Ihrer Planbarkeit wird
die eingetretene Schwangerschaft in den Träumen als rätselhaft-numinoses
Geschehen erlebt:

Eine deutsche Patientin, 38 Jahre, erste Schwangerschaft, träumt in der sechsten Woche: Ich gehe eine lange lange dunkle Allee entlang. Da kommt plötzlich über mir ein Kind angeflogen, es ist ein kleiner Junge. (Traum 1)

Eine Patientin aus dem Libanon, vierte Schwangerschaft, träumt in der fünften Schwangerschaftswoche: Ich bin mit meiner Tochter am Meer, wir gehen
schwimmen, da sehe ich bei meiner Tochter noch ein kleines Mädchen
schwimmen. Es ist auch meine Tochter, noch klein, ganz in Weiß gekleidet,
ich kann aber ihr Gesicht nicht sehen. (Traum 2)

Eine amerikanische Schwangere träumt in der achten Woche: Ich bin auf der
untersten Ebene des U-Bahn Systems. Eine junge schwarze Frau überreicht
mir einen Diamanten. Ich stecke ihn tief in meine Tasche, weil ich nicht will,
dass es die Leute wissen. (Traum 3)

Eine türkische Patientin, zweite Schwangerschaft, achte Woche, träumt: Ich
bin in meiner Wohnung. Das Fenster steht offen, mein verstorbener Vater
kommt zu Besuch. Er schenkt mir zwei Goldarmbänder. Ich bin erschrocken
und verwundert, denn ich habe doch nur ein Kind. (Traum 4)

In allen vier Träumen ist ein gewisser Überraschungseffekt, das Kind kommt
aus dem Bereich des Himmels oder der verstorbenen Seelen – denken Sie
auch an den Ahnenkult alter Völker – oder aus dem Wasser. Das Kind oder
die Schwangerschaft wird als Geschenk erlebt, ein häufiges Motiv auch in den
Träumen anderer Schwangerer.

Manche Träume zeigen aber auch eine aktivere Haltung der Mutter oder auch
der Eltern, das heißt, hier wird auch der Vater als zeugendes Prinzip wahrgenommen. Dazu folgende zwei Träume.

Eine 24-jährige träumt ganz zu Beginn ihrer ersten Schwangerschaft: Ich
schwimme mit meiner Tante in einem wunderbaren See voller Seerosen. Meine Tante ist schwanger, aber sie ist schon zu alt. Sie fragt mich, ob es nicht
besser sei, dass ich das Kind bekommen würde. Ich stimme dem zu und das
Baby schlüpft aus dem Bauch meiner Tante durch das Wasser in meinen
Bauch. (Traum 5)

Nun das aktive Elternpaar: Eine 35-jährige träumt während ihrer ersten Schwangerschaft gleich in den ersten Wochen: Mein Mann hat ein Aquarium. Nun sind plötzlich aber viele Fische aus dem Wasser heraus geflogen. Sie fliegen durch unsere ganze Wohnung und machen eine bunte fröhliche Stimmung. Mein Mann und ich versuchen, die Fischchen mit Schmetterlingsnetzen einzufangen, denn sie müssen ja eigentlich ins Wasser. (Traum 6)

Zur Amplifizierung dieses Motivs möchten wir ein ethnologisches Beispiel geben. Der physische Zeugungsvorgang als Vorbedingung für eine Schwangerschaft ist den Aborigines Westaustraliens durchaus bekannt. Ein so genannter Kindertraum des Vaters ist jedoch die notwendige psychische Voraussetzung für den Zeugungsvorgang. Nach ihrem Glauben kann ein Mensch erst entstehen, wenn sein Vater ihn in einem Traumvorgang gefunden hat. Träumend muss der Vater an einen der Seelenplätze gehen (Wasserlöcher, besondere Felsformationen oder Bäume) und dort die Seele seines Kindes finden und benennen. Er muss also auch im Bewusstseinszustand den Namen seines Kindes noch kennen. Dann kann er wiederum auch träumend die Kinderseele an die Mutter weitergeben. Das Finden einer Kinderseele geschieht immer von ungefähr und kann nicht beabsichtigt oder gar erzwungen werden. (Lommel, o. J.)

Die weibliche Begleitung oder die Aktivierung des Mutterbildes

Die geheimnisvollen Ereignisse ihrer Körperlichkeit – die Instinktmysterien ihres Daseins – sind ausschließlich Besitz des Weiblichen. (Neumann 1983, S. 275) Obwohl ein großer Teil der Patientinnen sich als schwangeres Paar versteht und auch in diesem Sinne von mir betreut werden, ist das Thema der weiblichen Begleitung eines der Hauptmotive in den Träumen. »Ich gehe mit meiner Freundin, ich treffe meine Schwägerin, meine Mutter kommt zu Besuch« ... So beginnt ein Großteil der Träume.

Eine 19-jährige Erstgebärende träumt in der achten Woche: Ich gehe mit meiner Freundin am Strand entlang, das Meer leuchtet in der Sonne, wir gehen ins Wasser. Dort sind wunderschöne Fische von goldener Farbe, ich bin glücklich. (Traum 7)

Eine 27-jährige Zweitpara träumt: Ich gehe mit meiner Mutter und meiner Schwester spazieren. Wir sind in einem dunklen Wald. Da kommt eine Herde schwarzer großer Affen auf uns zugelaufen. Ich habe große Angst. Auch meine Schwester will weglaufen. Aber meine Mutter beruhigt uns – die Affen sind nicht gefährlich. Habt keine Angst. Aber ich laufe trotzdem weg. Einige Wochen später träumt die gleiche Patientin: Ich bin in einer wunderschönen Wildnis, vielleicht einer Art Tierpark und um mich herum sind viele Giraffen.

Meine Mutter ist wieder an meiner Seite. Es geht mir gut, ich habe keine Angst. (Traum 8)

Das Bild von der Patientin leiblich erfahrenen Mutter erscheint in den Träumen fast aller schwangeren Frauen. Es können die stützenden tröstenden Aspekte sein, aber auch Verlusterfahrungen der konkreten Mutter.

In den alten Mariendarstellungen finden Sie das Thema in den Bildern »Maria Heimsuchung« wieder – den Besuch bei der Base Elisabeth oder im Bild der Anna Selbdritt. Die Rückversicherung in der weiblichen Linie scheint eine seelische Notwendigkeit. (vgl. die Anna Selbdritt)

Noch eine Anmerkung: im Englischen heißt die Hebamme »midwife« = »Mit-Frau« – die weibliche Begleitung, die heilige Anna ist die Schutzheilige der Hebammen.

Die Absonderung – der Abschied – die Initiation

Jede Initiation beginnt zunächst mit Trennung, Abschied von alter Lebensform und Absonderung. Neben dem Motiv des beschenkt Werdens gibt es reichlich Bilder auch des Verlustes. So muss in den Träumen oft eine neue Wohnung bezogen werden, die noch fremd ist, ein wichtiges Kleid ist verloren gegangen, eine andere Patientin musste sogar ihre wunderschönen langen schwarzen Haare abschneiden. Ganz häufig träumen die schwangeren Frauen auch, dass sie ihren Ehemann an eine andere Frau verlieren. Dem Abschied folgt die Absonderung.

Bei der Pubertätsinitiation werden die Mädchen oder Jungen jeweils in ihrer Gruppe in einem sakralen Bereich, z. B. im Wald oder in einer dunklen Initiationshütte für Wochen oder Monate abgesondert. Nach M. Eliade entspricht dies einem Zurückgehen in die Gebärmutter als einem Ort der Wandlung. Es ist auch der dunkle Schoß der Mutter Erde, aus dem alles Leben kommt – denken Sie an den U-Bahn Schacht-Traum. Die Nacht, der Bereich der Dunkelheit, ist mythologisch auch häufig der Phase des Neumonds zugeordnet – als schwarzes Kleid oder schwarzer Mantel kann es das Attribut der Muttergöttin, aber auch der Todesgöttin sein.

Eine 30-jährige Erstgebärende träumt: Ich bin in einem dunklen gewölbten Raum. Links hinter mir geht meine Mutter. Wir sind beide in schwarz gekleidet, obwohl doch meine Hochzeit ist. Meine Haare sind mit weißen Sternen überstreut, wie Sterntaler. (Traum 9)

Eine 19-jährige Erstgebärende in der 20. SSW träumt: Ich gehe mit meiner Freundin zu deren Oma. Wir müssen durch einen dunklen Wald gehen, dort in dem Wald ist das Haus der alten Frau. Es ist eine alte Hütte. Wir gehen hinein und treffen die alte Frau. Sie ist aber eine böse Zauberin. In ihrem

Haus gibt es viel schreckliche Tiere, vor allem Spinnen und Insekten. Aber meine Freundin und ich machen die Alte fertig. (Traum 10)

Eine andere Patientin nach Sterilitätstherapie und dann doch spontan eingetretener Schwangerschaft schildert ihren seelischen Zustand in der 12. SSW in folgender Weise: Obwohl ich mir dieses Kind so sehr wünschte, fiel ich in den ersten Wochen in totale Depression, ich hatte das Gefühl, die Geburt eines Kindes überlebe ich nicht. Ich konnte in keinen Kinderwagen schauen – alles um mich herum war schwarz.

Der Beginn des menschlichen Lebens liegt im Dunkeln – in der Dunkelheit der Gebärmutter wächst das Kind heran. Auch zur Geburt suchten Frauen in früheren Zeiten und in anderen Völkern speziell errichtete Gebärhütten oder Gebärhöhlen auf.

Im Elsaß war es vor hundert Jahren noch üblich, das Haus, in der eine Frau entbinden wollte, hermetisch mit Pech abzudichten. Auch bei Wochenbettritualen der Indianer in den Anden spielt das dunkle Haus, aus dem die Frau zunächst nicht herausgehen darf, eine wichtige Rolle. Ist der Stall von Bethlehem nicht auch in diesem Sinne eine Gebär- oder Initiationshütte? Auch dieses Motiv ist lebendig in den Träumen.

Eine 27-jährige Erstgebärende in der 18. SSW träumt: Ich soll mein Kind bekommen, es ist aber nicht im Krankenhaus, sondern in einem kleinen dunklen Haus. Meine Mutter hilft mir, ich habe Angst, als ich das blutverschmierte Kind sehe. Ich sehe auch die Nabelschnur, da falle ich oder rutsche von dem gynäkologischen Stuhl und liege plötzlich auf der Erde. Dort liege ich auf der Erde mit meinem Kind, es ist alles gut. Ich sehe, es ist ein Mädchen, wie ich es mir gedacht hatte. (Traum 11)

Das Reich der großen Mutter ist die Nacht, die Dunkelheit, aber auch der Berg, die Felsen, die Grotte und das Wasser. Der Berg, die Burg als das Bergende, Schützende ist fast auf allen Darstellungen der Christgeburt als Landschaft oder Hintergrund zu sehen. In den Schwangerenträumen sind Felsen und Berge ein wichtiges Motiv. Es ist aber meist das Bild des schmalen Weges, des Durchganges oder der Bergbesteigung – also der Mühsal des Mutterwerdens oder Mutterseins betont. In den frühen Bethlehemdarstellungen steht der Stall oder das Gebärbett in einem Felsdurchgang.

Eine Viertgebärende träumt in der 34. SSW: Ich gehe auf einem engen Felspfad. Rechts von mir ragt die steile Felswand empor und links ist das Meer. Es schlagen Wellen bis zu meinen Füßen, mein Weg ist sehr schmal und lang, ich muss vorsichtig gehen. (Traum 12)

Der nächste Traum etwas verkürzt: die Träumerin versteckt sich zunächst hinter großen runden Felsblöcken am Fluss, die in parallelen Reihen eine Art Durchgang zum Meer hin bilden. Sie trifft dort ihre bewunderte Cousine J., beide wollen nun zum anderen Ufer und suchen einen Durchgang durch die Felsen. J. geht voraus.

> »Aber wie ich zu der Höhle komme, scheint mir der Durchgang sehr eng zu sein. Am Ende ist es beschwerlich, sie kann kaum durchkommen, ihr Kopf geht nicht hindurch, aber sie ringt darum und schafft es. Ich bleibe auch stecken, aber indem ich den Kopf hoch strecke – ich weiß nicht wie – kam ich durch.« (Traum 13)

Letzter Traum ist eine sehr bildhafte Darstellung des Geburtsvorgangs; werden die Steine doch auch als Knochen der Mutter Erde bezeichnet. Sie könnten in diesen Träumen die beengenden Knochen des Geburtskanals darstellen. Auch bei Fruchtbarkeitsritualen spielten Steine eine wichtige Rolle: Sie markierten als Torsteine eine Schwelle, über die man die Frau, die schwanger werden wollte, hinüberzog. Steine markierten aber auch den Grabeingang und mit großen Steinen verschloss man die alten Höhlengräber.

Felsen und Wasser gehören in den Träumen häufig zusammen. Das Wasser als Ursprung des Lebens, der große Teich, aus dem der Storch die Kinder bringt, die Kinderbrunnen – diese Sprachbilder kennt jeder. Wasser fließt als Quelle, Fluss oder Brunnen auf vielen Mariendarstellungen im Hintergrund und so auch in den Träumen. Im Wasser schwimmen die Fische – denken sie auch an die Bilder der Embryogenese.

Eine Frau träumte in ihren beiden Schwangerschaften jeweils im dritten Monat: Ich habe einen Fisch geboren und muss ihn essen. Es ist seltsam, aber irgendwie völlig in Ordnung. (Traum 14)

Eine 27-jährige Erstgebärende träumt: Ich saß am Flussufer und fischte. Der Fluss hatte eine starke Strömung, von links nach rechts. Ich hatte etwas an der Angel, was sich als sehr schwer erwies. Ich hob es zur Oberfläche und war entsetzt zu sehen, das ich das Skelett eines prähistorischen Fisches herausgebracht hatte, etwas sehr Urtümliches. Das erschreckte mich über die Maßen. (Traum 15)

Viel Wasser fließt tatsächlich auch bei der Geburt, das Fruchtwasser. Es ist das Wasser, in dem das Kind zunächst schwimmt – geschützt und geborgen. Dann mit dem Blasensprung wird es zum fließenden Wasser der Geburt – der Wandlungsphase. Nur nach Trennung und Abschied kann die Wandlung erfolgen.

Übergang – ritueller Tod – Wandlung

Im Initiationsritual kommt nach der Absonderung die Phase des rituellen Todes, in dem die Adepten in eine Art Geisterzustand übergehen. Sie sind häufig weiß gekleidet oder angemalt, auch oft mit Skelettornamenten. Manchmal dürfen sie nur weiße Nahrung zu sich nehmen, verlernen auch die Sprache. Die Farbe Weiß als Farbe der Geister und Totenbereichs, in der alle Farben vorhanden sind, aber auch verschwinden, die Farbe des noch Unentschiedenen, auch der Jungfräulichkeit, ist das Symbol der Wandlung. Auch der alte Glaube, dass sich in der Stillamenorrhoe das Blut in Milch verwandelt, illustriert dieses Symbol. Die Farbe Weiß finden sie in allen Madonnendarstellungen als weißer Schleier, Unterkleid oder Innenfutter des Mantels sowie in den Madonnenlilien oder anderen Marienblumen wie Maiglöckchen und der Blüte der Erdbeerpflanze. Oft ist es auch das weiße Leinentuch des Wickelkindes in Analogie zu den Leichenbinden des toten Christus.

Im Schutz des schwarzen Mantels wandelt sich das Weiße in Rot. Sie finden diese Symbolik vielfach in der Kleidung der Madonna, aber auch im alchemistischen Wandlungsprozess sowie in der Mondsymbolik von Neumond, Halbmond und Vollmond oder in Märchenmotiven (Schneewittchen).

Das Wandlungsgeschehen ist häufig mit großer Angst verbunden.

Eine Patientin aus dem Libanon, 36. SSW, berichtet: Ich hatte mehrfache Schlangenträume, immer wieder tauchen kleine weiße Giftschlangen auf dem Boden auf, sogar in meinem Schlafzimmer. Ich hatte viel Angst. (Traum 16)

In dem letzten dieser Schlangenträume passierte aber Folgendes: Wieder waren viele Schlangen um mein Bett; plötzlich war es aber nur noch eine, dafür aber riesig groß und schwarz. Ich hatte Angst. Sie kam auf mich zu und wollte meine Beine umschlingen, da dachte ich – ich will keine Angst mehr haben – und ich hörte die Stimme meiner Freundin, die mir zurief »Binde deine Hose auf und lasse sie herunter«; es war mir peinlich, aber ich machte es. Die große Schlange nahm meine Hose und war damit zufrieden. Da sah ich, dass die Schlange sich häutete, ihre schwarze Haut hatte lauter weiße Flecken. Sie sah aber sehr schön aus.

Ein weiteres Bild der Wandlung, der Zerstörung von etwas Altem, damit das Neue geboren werden kann, ist das zerbrechende Haus.

Traum einer 20-jährigen Erstpara in der 20. SSW: Ich bin in meiner Wohnung, da gibt es ein schreckliches Erdbeben. Unser Haus bricht zusammen – ich habe Todesangst – aber wie durch ein Wunder geschieht mir und meinem Mann nichts. Wir gehen mit unserem Kind an der Hand aus dem Haus. (Traum 17)

Eine 36-jährige Erstgebärende träumt: Ich bin in einem großen Haus. Da fängt die Erde an zu beben. Am Himmel ist eine schreckliche Feuersbrunst, das Haus bricht zusammen. Ich wache auf und habe meine erste Wehe. (Traum 18)

Die Träume schildern sehr bildhaft das Körper- und Selbsterleben. Durch die Geburtswehen wird das bisherige Haus des Kindes so erschüttert, dass es seine Bleibe verlassen muss. Auch die Mutter erlebt die Geburt als eine gewaltsame Öffnung ihres Innersten, als ein Abreißen innigster Verbundenheit, eins teilt sich in zwei. Wir sprechen noch heute von Entbindung – übrigens spielten Bänder, Gürtel, Armringe bei Geburtsritualen früher eine sehr wichtige Rolle. Mit der Geburt des Kindes beginnt für die Frau aber auch die Zeit des Mutterseins. Gerade selbst erwachsen geworden, ein abgegrenztes, von der eigenen Mutter losgelöstes Individuum – ein »Turm Davids« – muss sie nun wieder Mauern öffnen, um mit viel Einfühlungsvermögen und ständiger Beziehungsbereitschaft das Neugeborene aufzunehmen. Der Balanceakt zwischen Hingabe und Abgrenzung ist gerade für Frauen unserer Zeit nicht einfach und oft angsteinflößend.

Die Schlange, das zerbrechende Gefäß oder das Feuer sind sehr starke Symbole der Wandlung, oft im Grenzbereich der negativ bedrohlichen Erfahrung. Weniger beängstigend und positiver besetzt sind der Ofen, das Kochen oder Backen, die Mühle oder das Stillen. Auch diese Motive sind häufig in den Träumen anzutreffen.

Wiedergeburt – der neue Mensch – Reintegration
Die Geburt als ein Fest, die Freude auf das Kind und eine neue Dimension der Erfahrung sind Leitmotive des letzten Schrittes der Initiation. Das Gefühl der Lebensfreude des neu geworden seins, der starken Gefühle ist in den Bildern und Ritualen durch die Farbe rot symbolisiert.

Eine türkische Patientin träumt: Ich bekomme drei neue Kleider geschneidert, ein schwarzes, ein grünes und ein weißes mit roten Blumen bestickt. (Traum 19)

Rot ist auch die Farbe des Blutes, und die Geburt erfolgt in Fruchtwasser und Blut.
Der ergreifendste Augenblick für die Mutter nach der Geburt ist das Anschauen des Kindes, der erste Blickkontakt. Dazu folgender Traum. Eine Drittgebärende träumt in der 40. SSW: *Es ist der erste Schultag meiner Tochter. Ich bringe meine Tochter zur Schule, da bin ich es aber plötzlich selber, die in der Schulbank sitzt am ersten Schultag. Ich bin festlich gekleidet, ich schaue auf meinen Bauch, die Bauchdecken sind plötzlich durchsichtig geworden und ich*

kann durch sie hindurchschauen, da sehe ich mein Kind. Es schaut mich an und ich bin sehr glücklich. (Traum 20)

Die Frau erlebt sich in der weiblichen Generationsfolge Mutter, Tochter, Kind und erlebt das Weibliche dabei als tragende Kraft. In den schon vorgestellten Träumen haben Sie schon öfter die Mutter sehen können, wie sie hilft und begleitet.

Eine amerikanische Mutter träumt unter der Geburt: Ich wurde einer Kette gewahr, konnte aber nicht deutlich sehen, woraus sie bestand... Manchmal hatte es den Anschein, ich müsse ein Glied herstellen, das zwei Ketten zusammenhalte ... ich fürchtete zu versagen, auch wenn mir die gewaltige Anstrengung, die beiden Ketten zu vereinigen, gelingen sollte ... (Traum 21)

Die Erfahrung des Fruchtbarseins als ein Geschenk findet sich in vielen Träumen: Schalen voller Früchte werden geschenkt, Äpfel rollen durch die Träume und Picknicks in Gärten voller Obst- und Nussbäume finden statt. Sogar der Granatapfel als altes Symbol von Fruchtbarkeit – Tod und Wiedergeburt (Demeter/Kore Mythos) kommt in Träumen vor.

Gärten, Blumen und Obst schmücken viele Marienbilder. Das Schmücken des weiblichen Körpers mit Blumen und Fruchtbarkeitssymbolen gehört zum letzten Initiationsschritt. Das Wunder der Geburt spannt den Bogen zwischen Himmel und Erde, wird als transpersonal erlebt und erfüllt die Frau mit Staunen und Dankbarkeit.

Dazu noch der Traum einer 30-jährigen Erstgebärenden: Ich fliege mit meinem Mann und einer anderen Frau ans Ende der Welt. Er ist der Pilot. Wir müssen über einen ganz hohen Berg, kommen dann herunter zum Meer. Am Strand angekommen, will der Pilot sich die Haare mit Erde waschen. Es ist goldgelber Sand, eine heilige Stimmung. Eine der Frauen hat im Meer Armbänder und ein schön bemaltes Töpfchen gefunden. Ich gehe auch ein Stück ins Wasser, obwohl es mir unheimlich ist wegen der seltsamen Tiere und Pflanzen. In einer kleinen Rundung sehe ich eine Perlmutmuschel liegen, die ich aufheben will. Gleichzeitig denke ich, dass ein Tier darunter sein könnte. Tatsächlich sitzt darin eine große rotgold schillernde Kröte mit Tentakeln an den Füßen. Ich lasse die Muschel fallen, bewundere aber das schöne Tier. (Traum 22)

Dieses Erleben ergreift aber auch den Vater. Traum eines Vaters nach der Geburt des ersten Kindes: Ich wache nachts auf, es ist ein weißes Licht in der Wohnung, das von außen kommt. Als hätten Leute die Straße und die Hauswände weiß angestrichen, wie in Griechenland zum Osterfest. Ich gehe durch die Wohnung – ein Fenster steht auf – der Vorhang weht im Wind. Es ist eine seltsame, verzauberte Stimmung. Ich denke: da ist jemand in unsere Wohnung gekommen, der nicht durch die Türe gekommen ist. Ein kleines Wildschwein läuft herum und grunzt. Im Badezimmer läuft Wasser, durch die Tür höre ich eine Frau sagen: »Wer mit mir aus diesem Kelch trinkt, der...«, ich unterbreche sie und protestiere, »aber das ist doch mein Badezimmer«. Ich spüre aber, dass ich schon von diesem Zaubertrank getrunken habe. Mein Leben und ich selber bin verwandelt, ein anderer geworden, unwiderruflich. (Traum 23)

Woher kommen die Bilder und wozu dienen sie?

Im antiken Asklepios-Heiligtum wurden die Klienten nach ritueller Reinigung und Vorbereitungszeit dazu gebracht, zu träumen. Dazu begaben sie sich in das Souterrain des Tempels. Die Träume galten als Medizin und brachten die Heilung. Wir haben zahlreiche Dankestäfelchen von Menschen der Antike an den Gott Asklepios, der die heiligen Träume schickte. Die Priester des Gottes, die die Patienten begleiteten, hießen »Therapeuten« (Meier 1985).

Wir denken, dass die Träume der Schwangeren eine ganz ähnliche Funktion haben oder haben könnten. Das Unbewusste stellt sie zur Verfügung, damit die Krise und Schwelle der Schwangerschaft und Entbindung besser bewältigt werden können. Es ist gewissermaßen die psychische Seite des Geschehens Schwangerschaft und Geburt.

Zunächst gibt es die Ebene der persönlichen Bilder, auf die wir hier nicht eingehen. Bestimmte Traummotive wie Wasser, Felsendurchgang, Berge, einstürzende Häuser, Erdbeben, Dunkelheit, Enge kommen sehr häufig vor und lassen sich unschwer auf körperliches Erleben beziehen. Daneben gibt es eine Schicht von Motiven, die einen eher kulturellen Charakter tragen, wie die weibliche Begleitung oder die Farbsymbolik. Sie verweist darauf, dass die Schwellensituation der Schwangerschaft von den Anfängen der Kultur her bewusst erlebt und als Initiationssituation gestaltet wurde. Erstaunlich vieles aus der alten Initiationssymbolik ist noch in mittelalterlichen Mariendarstellungen enthalten. Wir denken, dass dieses die Meditation der Bilder seitens schwangerer Frauen erleichtert hat. Sie sind, bei aller theologischen und Zeitgebundenheit, paradigmatisch für das Erleben von Frauen um die Geburt.

Das Auftauchen dieser Bilder in Träumen zeitgenössischer Frauen könnte ein Ausdruck davon sein, dass das, was im Unbewussten der Frau an Aspekten vom Mutter-Sein angelegt ist, jeweils aktuell belebt, regeneriert, aufgefrischt und abgerufen wird. C.G. Jung und die Analytische Psychologie sprechen hierbei von dem Mutter-Archetyp (vgl. Dieckmann 1991), der zu dieser Zeit seine Wirksamkeit entfaltet.

Die Bilder sind nicht angeboren, aber archetypisch insofern, als sie ein Erleben psychisch zugänglich machen, das allen schwangeren Frauen gemeinsam ist.

Der menschliche Archetyp »Mutter« ist nicht statisch, sondern prozessorientiert. Je nach individueller Anlage und Entfaltung prägt er die Schwangerschaft, die Beziehung zum Vater, die Entbindung und die Mutter-Kind-Beziehung. Von seiner ausreichend guten Konstellation hängt die positive »Urbeziehung« (Bindung) ab. Die körperlichen und die psychischen Aspekte des Mutterarchetyps sind in besonderer Weise verschränkt (mehr und anders als beim Vaterarchetyp). Träume in der Schwangerschaft zeigen in einzigartiger Weise ein Geschehen im psycho-somatischen Zwischen-(Übergangs-)raum. Aus diesem Zwischenraum heraus wird das neue Leben geboren.

Die Bilder

Bild 1: Verkündigung

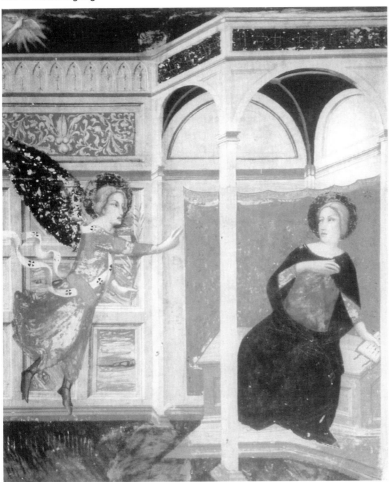

Ferrer Bassa 1285–1348
Michaels Kapelle Kloster Pedralbes/Barcelona
Wandmalerei
In das geordnete diesseitige Leben – dargestellt durch den streng perspek-
tivisch geordneten Raum, in dem Maria sitzt – bricht aus einer anderen Wirklichkeit der Engel hinein. Er bringt Veränderung, Bewegung. Maria ist aufge-
schreckt aus ihrer meditativen Lektüre. Sie weicht zurück, aber ihr dunkler
Mantel öffnet sich schon wie ein Fenster über ihrem rot gekleideten Leib.
– das hereinbrechende Ereignis.

Bild 2: Heilige Anna Selbdritt

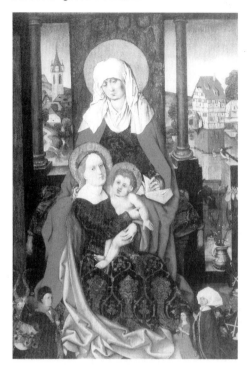

Michael Wolgemut , um 1510
Germanisches Nationalmuseum Nürnberg

Die Darstellungen der Hl. Anna Selbdritt haben die weibliche Begleitung, aber vor allen die weibliche Generationsfolge Mutter – Tochter – Kind zum Thema. Schon in der Antike gab es die Darstellung der weiblichen Dreierkette, alt und neu. Denken Sie an das Spielzeug der Puppe in der Puppe – die russische Babuschka.

Die tragende Kraft der großen Mutter (Tr. 11, Tr. 9, Tr. 8) ist auf diesem Bild durch die Gestalt der hl. Anna gezeigt. Maria und das Kind scheinen aus ihrem dunklen Kleid (mit Pflanzenmotiven) hervorzuwachsen und alle drei sind vom roten Mantel umhüllt.

Der weiße Schleier der Anna gibt hier den Eindruck von Weisheit – die Weise Alte auch im Gesichtsausdruck. Die hl. Anna sitzt selbst auf einem Kissen, welches das Muster des dunklen Kleides hat. Im Hintergrund sind Wasser, eine Berglandschaft mit Weg und ein fränkisches Weiherhaus (= Wasserburg) zu sehen. Außerdem sitzt ein Stieglitz auf der Mauer, der Marienvogel mit den Farben schwarz – weiß – rot.

Bild 3: Die Madonna auf der Mondsichel

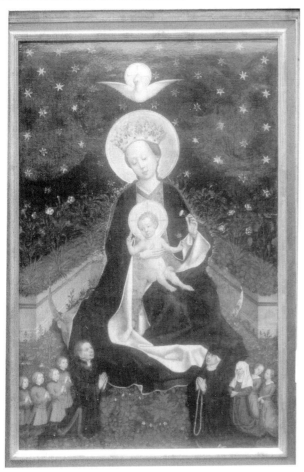

Um 1450/60, Meister von 1456
Gemäldegalerie Berlin S M PK

Auf diesem Bild ist Maria dargestellt als die große Muttergöttin – die »Königin der Nacht«. Sie ist die »Mutter«, die kommt und tröstet, wenn das Kind nachts Angst hat – ein Mutterbild, welches jeder Mensch kennt. Sie sitzt im abgeschlossenen Raum des Gartens und bietet mit ihrem Mantel den »Kindern« den geschützten Raum zum Wachsen.

Der dunkle Mantel, die Sterne, die Mondsichel sind auch Attribute der antiken Muttergottheiten Astarte – Isis und lassen sich bis in babylonische Zeit zurückverfolgen. Deutlich ist auch die Farbsymbolik schwarz-weiß-rot in Kleidung und Blumen zu sehen.

Bild 4: Felsgrottenmadonna

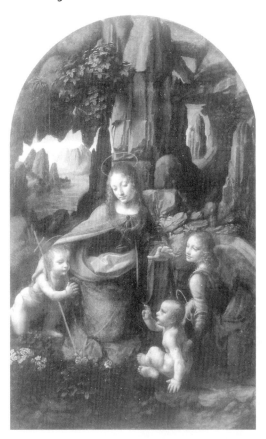

1506, Leonardo da Vinci London
National Gallery Öl auf Holz

Wasser und Felsdurchgänge oder Berge sind im Hintergrund vieler Marien-darstellungen zu sehen. Die archetypische Dimension ist auf diesem Bild ge-nial erfasst (vgl. Neumann 1954).

Es ist die Grotte – der Schoß der Mutter Erde mit dem Wasser des Lebens und den »engen Geburtsdurchgängen« dargestellt (wie im Traum 13).

Höhlen waren als geschützter Raum Ort der Geburt, später in der Mensch-heitsgeschichte bei Höhlenmysterien Ort der geistigen Wiedergeburt.

Von den Trophonios Höhlenmysterien in Lebadaia berichtet Pausanias, dass die Einzuweihenden wie Wickelkinder eingehüllt mit den Füßen zuerst in die Höhle hineingelassen wurden und dann nach visionären Erlebnissen aus der Höhle wieder herausgeholt wurden – Tod und Wiedergeburt (Meyer 1985)

Bild 5: Geburt Christi

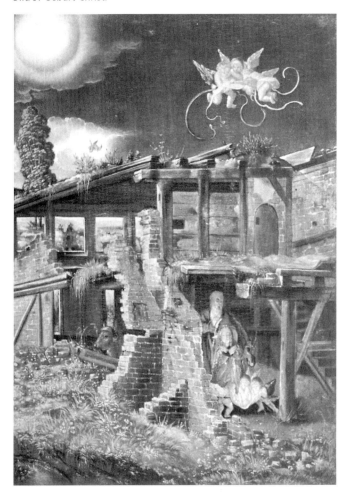

Um 1513, Albrecht Altdorfer
Gemäldegalerie Berlin S M PK

Der Stall von Bethlehem wird häufig als Ruine dargestellt. Dies ist eine Ver-
dichtung von zwei Motiven: der Gebärhütte und des zerbrechendes Gefäßes.

Das zerbrochene Haus zeigt die beängstigende Situation des Wandlungs-
geschehens der Geburt und gleichzeitig kündigt sich das Neue – als großes
Rundes ein Symbol von Ganzheit – in der expressionistisch anmutenden
Mondscheibe oben links an. Maria, Josef und das Kind sieht man in diesem
»Erdbeben« erst auf den zweiten Blick unverletzt im rechten Blickwinkel
(Traum 17).

Bild 6: Maria das Kind verehrend

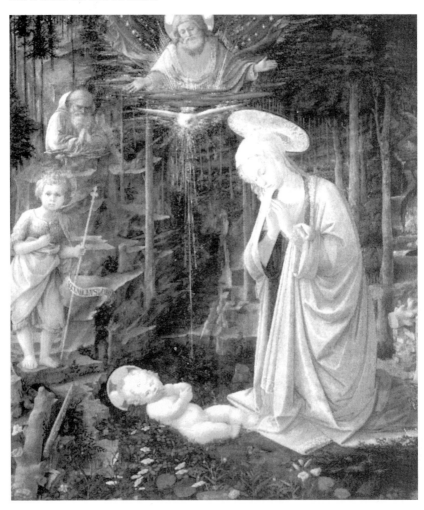

(Anbetung im Walde), um 1459, Fra Filippo Lippi
Gemäldegalerie Berlin S M PK

Auf dem Bild sieht man das Motiv der Absonderung in der Dunkelheit – hier im Wald. Im Hintergrund sind die Felsen, das Wasser und der lange beschwerliche Weg im Fels. In der christlichen Symbolik ist der Passionsweg gemeint, in der Symbolik von Schwangerschaft und Geburt der weibliche Initiationsweg, der mit Geduld, Langmut, manchmal auch Mühsal verbunden ist – Wehenarbeit. Doch Hauptmotiv ist hier das Kind, welches nackt auf der Erde liegt – der Mensch als das Geschöpf der Mutter Erde. Geburt ist

»Niederkommen«. Das Legen des Neugeborenen auf die Erde war weltweit verbreitet und eng mit der Symbolik des Sterbens verknüpft. In Persien legt man das Kind auf einen ungebrannten Lehmziegel und den Lehmziegel legt man auch auf das Grab.

Aber das Erleben der Geburt bedeutet nicht nur Niederkunft, sondern auch ein fast ekstatisches Erleben – ein Fliegen im 7. Himmel (Traum 22). Die Bewegung Auffahrt und Niederkunft – Himmel und Erde ist bildlich in den Strahlen von Gottvater zu dem Kind hin dargestellt.

Noch bei den Römern gab es den Ritus, dass das Kind zunächst auf die Erde gelegt, dann vom Pater familias aufgehoben wurde und damit anerkannt war. Bei den Hopi Indianern nimmt der Vater das Kind von der Erde hoch und hält es zur Sonne, um zu zeigen, dass es auch ein Kind der Sonne ist. Das große Glück des Vater-Werdens.

Die Geburt, dieses Geschehen zwischen Himmel und Erde, erlebt die Frau als transpersonal. Das Wunder der Schöpfung geht durch ihren Körper, ihre Seele – deshalb ihr Staunen und ihre anbetende Haltung. Ihre Initiationsprüfung ist der lange Weg und das »Geschehen-lassen-Können«. Das Ergebnis ist »beschenkt zu werden«. Mit ihrer Mutterschaft nimmt sie Verantwortung für die Schöpfung an.

Bild 7: Maria im Garten

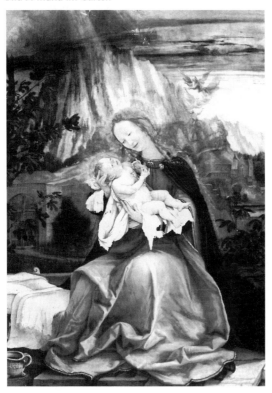

1480–1528, Mathias Grünewald
Isenheimer Altar/Colmar

Die Isenheimer Madonna sitzt im Garten – angedeutet durch die Gartenmauer, das Tor, die Rosen – vor dem Hintergrund einer Berglandschaft mit Burg und Wasser. Zentralmotiv ist das »Sich-Anschauen« von Mutter und Kind (Tr. 20). Von diesem Blickkontakt geht ein Leuchten aus, der dunkle Madonnenmantel ist nur noch zarte Umrahmung des leuchtenden roten Kleides und des weißen Tuches, auf dem das Kind liegt. In den Träumen wird die Bauchdecke durchsichtig, sodass Licht ins Dunkle fällt und die Mutter ihr Kind anschauen kann.

Ein weiteres gemeinsames Motiv vieler Träume und Marienbilder ist der Garten – der hortus conclusus. Als umgrenzter geschützter Raum, in dem Fische, Blumen, Gemüse, Heilkräuter und Kinder heranwachsen, ist er Zentralsymbol des Weiblich-Mütterlichen . Geradezu witzig ist das Symbol des »Gefassten«, des »Gefäßes«, aufgenommen im Vordergrund durch den Nachttopf. Er bringt auch den profanen Alltag des Mutterseins ins Bild.

Verzeichnis der im Vortrag gezeigten Dias

- *Giovanni Bellini*
  1430–1516; Pieta
- *Giovanni Bellini*
  Madonna auf der Wiese
- *Ferrer Bassa*
  1285–1348; Verkündigung
- *Jaques Daret*
  1434/35; Die Heimsuchung Mariae
- *Meister von 1456*
  1450/60; Die Madonna auf der Mondsichel
- *Totenmutter, etruskischer Sarkophag*
  (Cortona)
- *Martin Schongauer*
  um 1480; Geburt Christi
- *Meister des Parament von Narbonne*
  um 1390; Anbetung des Neugeborenen im Fels
- *Leonardo da Vinci*
  1506; Felsgrottenmadonna
- *Piero della Francesca*
  1460; Madonna del Parto
- *Albrecht Altdorfer*
  um 1530; Geburt Christi
- *Andrea Mantegna*
  1431–1506; Maria mit dem schlafenden Kind
- *Joos von Cleve*
  1464–1540; Ruhe auf der Flucht
- *Meister Bertram*
  um 1380; Die Ruhe auf der Flucht nach Ägypten
- *Mathias Grünewald*
  1480–1528; Maria vom Isenheimer Altar
- *Michael Wolgemut*
  um 1510; Hl. Anna Selbdritt
- *Fra Filippo Lippi*
  um 1459; Maria, das Kind verehrend
- *Jean Hay (Meister von Moulins)*
  1489–1499; Maria in der Glorie
- *Meister des Frankfurter Paradiesgärtleins*
  um 1410; Maria im beschlossenen Garten
- *Leonardo da Vinci*
  1508; Hl. Anna Selbdritt

Literatur

Abt, R. u. a. (Hg.) (1996): Traum und Schwangerschaft. Einsiedeln (Daimon).

Baumann, C. (1957): Seelische Erlebnisse im Zusammenhang mit der Geburt. Sonderdruck der schweizerischen Zeitschrift für Psychologie und ihre Anwendung. Bern u. Stuttgart (H. Huber).

Dieckmann, H. (1991): Komplexe, Diagnostik und Therapie in der analytischen Psychologie. (Springer).

Gelis, J. (1989): Die Geburt. München (Diederichs).

Eliade, M. (1958): Das Mysterium der Wiedergeburt . Frankfurt/M. (Insel).

Eliade, M. (1984): Das Heilige und das Profane. Frankfurt/M. (Insel).

Gottschalk-Batschkus, C. E. u. a. (Hg.): Frauen und Gesundheit – Ethnomedizinische Perspektiven. In: Curare Sonderband 11/1997.

Lommel, A.: Traum und Bild bei den Primitiven in Nordwest-Australien. München o.J.

Meier, C. A. (1985): Der Traum als Medizin. Zürich (Daimon).

Neumann, E. (1983): Die Große Mutter. Olten (Walter) .

Neumann, E. (1954): Kunst und schöpferisches Unbewusstes. Zürich (Rascher).

Schiefenhövel, W. u. a. (Hg.) (1995): Gebären – Ethnomedizinische Perspektiven und neue Wege. In: Curare Sonderband 8. Berlin. (VWB).

Piet Nijs

(Um)Wege zum Glück für psychosomatisch tätige ÄrztInnen

Besser Prävention als Behandlung

Immer mehr Ärzte klagen über den Stress, den ihr Beruf mit sich bringt. Die Folgen davon sind zahlreich und viele Ärzte leiden an Depressionen, Angststörungen oder an Alkohol- oder Medikamentenabusus. Viele kämpfen mit Beziehungs- und sexuellen Problemen.

In manchen Ländern nimmt Burnout beeindruckende Formen an. In Schweden beantragen 30 Prozent der Krankenhausärzte eine andere Stellung, 10 Prozent der schwedischen Ärzte wollen den Beruf aufgeben. In französischen Universitätskliniken wollen mehr als 30 Prozent der Chefärzte ihre Funktion niederlegen und würden fast 50 Prozent der Oberärzte eine eventuell angebotene Beförderung verweigern.

In ihrem Idealismus sind professionelle Helfende oft nicht vorbereitet, um mit der Intensität umzugehen, die die Arbeit mit sich bringt. Sie meinen naiv, dass die Ausbildung ihnen auch eine ausreichend schützende Barriere verschafft hat, um gegen das Chaos der Gewalt standhalten zu können, gegen dieses Chaos, das das Leben der Hilfesuchenden beherrscht. Unwissenheit, Verleugnung, Angstabwehr und ein übertriebenes Gefühl der persönlichen Kontrolle hindern Therapeuten daran, ihre eigene Verletzbarkeit wahrzunehmen – oft so lange, bis ernsthafte Schäden aufgetreten sind in der Gesundheit oder im persönlichen, familiären und sozialen Leben. Leider beginnt die Hilfe für die heldenhaften Helfer meist zu spät. Zu selten wird präventiv gehandelt. Ein grösseres Bewusstsein von den Gefahren, die auf Therapeuten zukommen, würde ihnen ermöglichen, diese nicht länger zu leugnen oder zu minimalisieren. Auch eine grössere Selbstkenntnis und die Integration der traumatischen Aspekte der eigenen Biographie sind notwendig.

Therapie ist und bleibt für Therapeuten, sowohl für Anfänger als für Erfahrene, eine Gleichgewichtsübung zwischen involviert sein und Distanz. Fürchterliche Geschichten von Patienten, tagein, tagaus, über die vielen Gestalten des Bösen kann man nicht einfach so loslassen. Patienten leiden unter

Trauma-Erfahrungen wie zum Beispiel der post-traumatischen Stress-Störung; Therapeuten leiden mit durch die Trauma-Geschichten (sekundäre Traumatisierung). Der Therapeut muss sich selbst schützen gegen traumatische Übertragungsgefühle, unter anderem dadurch, dass er selbst die Grenzen seiner Tragfähigkeit bewacht und sie auch bewachen lässt durch eine Intervisionsgruppe, eine Selbsterfahrungsgruppe, durch einen Supervisor oder einen Mentor.

Therapeuten können nicht immer weiter für Patienten sorgen, wenn sie nicht für einander sorgen. Die persönliche Entwicklung des Therapeuten zu einem begeisterten Menschen ist und bleibt die Hauptaufgabe. Therapie ist Begegnungsarbeit: eine Kunst im menschlichen Kontakt.

Ein begeisterter Mensch ist ein Mensch, der sich gut mit sich selbst und froh mit anderen und mit dem Leben fühlt. Wie ein Kind genießt er die Entdeckungsfreuden des Wachstums. Als guter Therapeut genießt er mit Freude die freudevolle Entwicklung von Patienten, die hinaus wachsen über die Beschränkungen der Symptome oder Syndrome und die realistische Ziele erreichen für die kreative (Selbst-)Entwicklung in dieser Welt. Die Arbeitsfreude des Therapeuten wird durch die freudevolle Erfahrung des Mitmenschen getragen.

Der Therapeut kümmert sich auch beständig und begeistert darum, die eigene Kompetenz weiter zu entwickeln, wobei Intuition im Zentrum steht. Gute Therapeuten haben genau wie andere Menschen schöne und traumatische Erfahrungen gemacht. Es gelingt ihnen, negative Erfahrungen in begeisterte Lebensweisheit zu transformieren. Supervision, Intervision und Selbsterfahrung führen zu einer Weisheit in der Kunst, die sich Therapie nennt. Erfahren bedeutet, durch andere lernen: das lebende und lebendige Lernen, das die Theorie übersteigt. Erfahren bedeutet, durch Ausprobieren weise und fähig zu werden und zu bleiben. Als Kunst wird dies von Mensch zu Mensch weitergegeben: persönliche Begegnungsarbeit.

Patientinnen brauchen eine(n) Therapeut(in), der/die das Leben mit Lebensfreude genießen kann, auch und gerade wenn der Beruf viel Stress bedeutet. Molinski hat immer wieder betont, wie wichtig für psychosomatische Patientinnen der Optimismus und die Lebensbejahung sind, die der Arzt oder die Ärztin ausstrahlt, obwohl diesen in der Ausbildung und Forschung kaum Aufmerksamkeit gewidmet wird.

Wie soll der Therapeut dieser Aufgabe gewachsen sein? Der Therapeut ist ja selbst das Instrument, das gut eingestimmt sein soll, und deshalb nie falsch klingen. In den USA war im Jahr 1948 die Zufriedenheit im Beruf der wichtigste Faktor und Prädiktor für Glück.

Am Ende des 20. Jahrhunderts (50 Jahre später) ist die Partnerbeziehung der wichtigste Glücksfaktor (und dies immer mehr seit '68).

Der größte Trost ist und bleibt der Andere, auch wenn er die tiefste Quelle von Angst und Trauer sein kann. Die Liebe ist die Lyrik in der Prosa des alltäglichen Lebens. Sie ist die sakrale Erfahrung der Welt. Leider bleibt dies für viele Menschen, auch für viele Therapeuten, eine unerreichbare Utopie: eine Täuschung von wirklichkeitsfremden Dichtern und beflügelten Therapeuten.

Aber, wie dürftig, verletzend oder benachteiligend das Liebesschicksal auch war, ein erotisch befriedigendes Beziehungsleben bleibt immer möglich, wenn ein Mensch es trotz allem wagt und sich dem Beziehungsleben wirklich widmet, d. h. mit Enthusiasmus und, vor allem, mit Hingebung.

Diese Hingebung wird das alltägliche Leben gestalten, d.h. diese Hingebung verwirklicht sich aktiv in und durch Gewohnheiten, die als »Life Styles« das ganze Leben durchdringen und prägen. Schwierig sind sie nicht; sie bitten jedoch um fast tägliche Aktivität – ohne Vernachlässigung – also mit fester Regelmäßigkeit. Sie konstruieren so die Bausteine der Lebensbegeisterung – als vitale Lebenslust – und sinnlich-erotische Liebeswohnung jedes Menschen.

Dieser Beitrag skizziert darum Vorschläge, die in ihrer Einfachheit als tagtägliche Lebensgewohnheiten (»life styles«) den Therapeuten auf dem (sinnlichen) Weg der Lebensharmonie begleiten. So kann der Therapeut mehr Sensibilität für Sensualität und mehr Offenheit für Glückserfahrungen entwickeln und dies den Patientinnen anbieten. Mit Therapeut sind hier selbstverständlich sowohl Therapeut als Therapeutin gemeint.

Auch Therapeuten, die nicht (mehr) in einer festen Partnerbeziehung leben, sollten sich diesen »Life Styles«, die die mitmenschliche Vernetzung lebendig gestalten, widmen. Denn: Freundschaft, bringt Friede, Freiheit und Freude.

Zusammen Essen und Trinken

Die (Sexual) Forschung bestätigt: bei Verliebten am Anfang der Beziehung beansprucht das Tafeln, d.h. zusammen etwas trinken und essen, die meiste Zeit.

Es ist also für die schüchtern Verliebten, noch unsicher, die sicherste Ausgangssituation, die auch ihre junge Beziehung füttert.

Die Ess- und Trinklust befriedigen ist eine Ur-Form der Begegnung, der Beziehung und der Liebe. Und beim intimen sensuellen Kontakt der Lippen und des Mundes des Säuglings, mit der zarten-warmen, Mutterbrust, wird dieses Körperteil zur oral-erogenen Zone aufgeladen. Dieses wird später seinen Gipfel erfahren im erotischen Kuss.

So ist und bleibt das ganze Leben hindurch gemeinsames Essen und Trinken die Urform der mitmenschlichen Beziehung, auch in der sicheren Geborgenheit der alltäglichen Wiederkehr der gemeinsamen Mahlzeiten.

Lust empfinden/genießen ist ursprünglich die erste Form des Erfahrens einer Beziehung. Lust und Beziehung: es sind die zwei Seiten der Lebensmedaille, untrennbar. Die Lebenslust – aus Hunger-Lust heraus! – die das Kind erfährt beim Ziehen an der Brustwarze, verdoppelt sich – voll-mündig! – in Be-ziehungslust: d.h. das Geniessen menschlicher Anwesenheit, oral-sinnlich und im Körperkontakt gefühlt.

Darum: folgende Lebensregel – »Lifestyle« – Vorschläge:

Mit fester Regelmäßigkeit und ausreichender Freizeit jeden Tag sich Zeit nehmen, um zusammen zu essen.

Und Vorsicht, wenn durch Arbeitsbedingungen (Arbeitsschichten – System) die festen »Tisch-Partner« nicht mehr regelmäßig zusammen essen können.

In einer »Time ist Money« Gesellschaft gibt es auch die Bedrohung, dass die Kunst, die Mahlzeit zu geniessen, reduziert wird, auf die funktionale Kalorien-Einnahme. (Also keine Fließband-Arbeit und Fliesßband-Essen anonym nebeneinander!)

Für die meisten TherapeutInnen und für die meisten Paare würde das Leben im Tagesablauf ganz anders gestaltet sein, wenn sie morgens eine halbe Stünde früher aufstehen würden, um gemeinsam zu essen, mit der Lust-Figur der Langsamkeit des Plauderns und des Schmeckens.

Auf flämisch heißt der Gaumen: »gehemelte«, d. h. der Himmels-Ort am Leibe. Auch auf Deutsch war der Name für den/die Partner(in): der Gemahl/ die Gemahlin; d. h. der Mensch, mit dem ich in treuer Regelmäßigkeit die Mahlzeiten genießen kann.

Und wenn eine Beziehung kaputt geht, ist ein erstes wichtiges Zeichen: die Partner essen nicht mehr zusammen, man kommt zu spät, usw.

Und wenn die Beziehung misslingt, kommt es zur »Trennung von Tisch und Bett«. Auch der Gesetzgeber weiß: der Tisch kommt vor dem Bett.

Gemeinsam Feiern

Feiern, auch mit einfachen Mitteln und Ausstattung ist eine via regia: ein königlicher Weg, der Beziehungen festigt. Feiern bedeutet ja, aus dem alltäglichen Stress und Kummer heraustreten, die Zeit »anhalten«, nicht um die Lasten zu vergessen in Betrunkenheit oder in…; Euphorie. Nein, Feiern ist die Aktivität, die Lebensbewegung, in der wir trotz und wegen aller Schwere und Sorgen doch zusammen das Leben bejahen.

Trotz Streit und Meinungsunterschieden setzen wir in der Feier-Aktivität Meilensteine unseres gemeinsamen Lebensweges. Feiern ist das Ritual der Verbundenheit, jahrein jahraus, immer wieder. Feiern ist der Lebenstanz, in dem der Mensch sich verbunden erfährt: mit den Mittanzenden, mit der Natur, mit den Lebenskräften, mit dem Kosmos.

Im Feiern vollzieht sich die mitmenschliche Verbundenheit. Die Regelmäßigkeit des Feierns, wie eine ewige Wiederkehr, gestaltet die Geborgenheit im Kreislauf des (Zusammen) Lebens. Wie die liturgische Feier für Gläubige die Geborgenheit im ewigen Leben gestaltet, so ist und bleibt Feiern die Liturgie des Zusammenlebens, die sakrale Handlung für Partner, die sie nie vernachlässigen sollen. Im Gegenteil: Partner sollen immer wieder einen Anlass zum Feiern finden, nicht nur die offiziellen Feiertage, sondern auch die ganz persönlichen: vom Datum der ersten Begegnung, bis zum Datum des ersten großen Streites. So sollen einmalige Gründe zum Feiern gefunden werden.

Namenstage oder Geburtstage zu vergessen ist also keine tägliche (Beziehungs-) Sünde, es ist eine Sünde der Nachlässigkeit, d.h. eine um Rache rufende Sünde. Und zu aller Deutlichkeit: es wird gefeiert, weil das Datum da ist; nicht nach Laune und Stimmung. Dies ist also deutlich gegen den modernen Trend: wir »schaffen ein Fest«, zum Beispiel um die Effizienz im Teamwork am Arbeitsplatz zielgerichtet zu verbessern. Es ist also auch gegen den Trend der modernen Gesellschaft, die anonyme Mega-Fest-Veranstaltungen erzeugt.

Gemeinsam Spielen

Spielen gehört nicht allein zur Welt der Kinder. Nur das Spielen bestätigt, dass ein Mensch das Leben genießen kann, und zwar als Lebens (-Spiel)-Künstler.

Jedes Kind erobert seinen lebenslustigen Platz im Leben einfach spielend, wobei es zum Beispiel auch lernt, zu verlieren. Vielleicht ist es für ein Kind auch am wichtigsten, dass es geboren wird bei Eltern, die wirklich noch spielen können, mit körperlicher Flexibilität und begeisterter Hingabe »wie große Kinder«: mit jungen Herzen und geschmeidigen Gliedern und mit phantasiereichem Gemüt, fast unermüdlich!

Für die Gestaltung einer Beziehung soll nicht so sehr fleißig gearbeitet, sondern gespielt werden. Es gibt keine Liebe, ohne Liebesspiel, ohne »ars amandi« (Ovid).

»Übung macht den Meister« und »Wer rastet, der rostet«. Nur begeisterte Hingabe übt das »verrückte« Liebesspiel: dieses Zauberspiel, das die zusammen Spielenden der sinnlosen Schwere ihrer Existenz entrückt.

Ein befriedigendes Liebesspiel fragt nach einem sportlich gesunden Körper, der nicht nur der Ausdauer im Berufsleben gewachsen ist, sondern auch in Sport und Spiel flexible Energiereserven aufgebaut hat. Darum soll jeder/jede Therapeut(in) immer wieder das ständig wechselnde Gleichgewicht zwischen emsiger Arbeit und spielerischem Relaxen suchen: ganz konkret im Alltag, in sich ändernden Berufs- und Lebensjahreszeiten.

Erotisches Spiel ist nicht oberflächlich, in der Art wie die Konsum-Gesellschaft die Erotik verkauft und ausbeutet. Das Liebesspiel ist ein ernsthaftes Spiel, in dessen sinnlichen Erfahrungen der Lebensinn geboren wird. Am Leibe, im konfrontierenden Umgang mit dem Partner oder der Partnerin thematisiert der moderne Mensch als homo ludens (Huizinga) die tiefsten Regungen seiner oder ihrer Existenz.

»Wer bin ich, warum lebe ich (mit wem zusammen)? Mit Enthusiasmus und Trauer, mit Leidenschaft und Zärtlichkeit bewegt der Mensch sich in diesen großen Gebieten, die ihn in seiner Existenz jeweils dauerhaft festigen: ich, mein Leib, der/die geliebte Andere, meine Eltern, unser Kind, … Geburt, Sexualität, zusammen Leben und Tod. Nur in der festen Regelmäßigkeit des Liebesspieles wird die Einsamkeit vorübergehend aufgehoben bei den Menschen, die die Kunst des einsamen Zusammen-Spielens lernten. Das Spiel ist nicht produktiv (wie z. B. in den modernen Weltmeister-Wett-Spielen, sondern kreativ. Es ist jenseits des modernen Massen-Sportkonsums und jenseits der modernen Spielsucht: die beiden vereinsamen den modernen Menschen.

Der/die neue Therapeut(in) aber weiß: echte Lebenskünstler sind Künstler des Spielens, und nur so sind sie auch echte Liebeskünstler.

Gemeinsam für etwas Sorgen: Versorgen

Nur über das versorgende Verhalten einer Mutter als liebevoller und stabiler Bezugsperson (holding mother) hat ein Kind Grundvertrauen (Basic Trust) in das Leben und in sich selbst empfangen und erobert: »es ist gut, dass ich da bin, und so bin wie ich bin«.

Dies war so am Anfang des Lebens und bleibt so lebenslang. Schwerkranke Menschen erfahren immer wieder, dass nur die sorgende Anwesenheit (zum Beispiel Freiwilliger in der Palliativ-Medizin) vor Hoffnungslosigkeit schützt. Aber auch die Freiwilligen erfahren das Geschenk der Verbundenheit miteinander im gemeinsamen Sorgen und Versorgen. Der/die Therapeut(in) soll als Partner das Versorgen in der Beziehung/in der Familie nicht delegieren nach dem Modell des effizienten Care-Managements. Wenn Partner die Aufgaben mathematisch genau verteilen nach Effizienz und Kapazitäten, vernachlässigen sie die Chance zur Wir-Bildung, die gerade eine der schönstmenschlichen

Betätigungen in sich tragen. Das Beziehungssystem ist kein Unternehmen, dass effektiv gemanaged werden soll. Leider ist es oft so, dass Partner, die den Kontakt zueinander fast verloren hatten, erst zum Beispiel nach einen schweren Unfall oder der Krankheit eines Kindes, einander wiederfinden im gemeinsamen Versorgen.

Aus der Familientherapie wissen wir auch alle, dass Kinder sich die Rolle des Problemkindes oder des Sorgenkindes zueignen, um die Eltern wieder zueinander zu führen. Geteilte Freude ist doppelte Freude; so das Sprichwort; aber geteiltes Leid ist halbes Leid und darüber hinaus getröstet mit der Freude der Verbundenheit. Und es gibt die Wahrheit, aus dieser Erfahrung geboren: ein Mensch ist fähig, fast alle Schicksalsschläge auf sich zu nehmen und zu verarbeiten, wenn er es nur nicht allein tun muss.

Ein Leben mit gemeinsamen Hobbies

Gemeinsames Versorgen ist auch ein gemeinsames Tätig-sein, in Sorge verbunden, für den leidenden Mitmenschen oder die Kinder. Aber darüber hinaus gibt es noch das Gebiet der Hobby-Aktivitäten (z.B. Basteln); ein Probefeld, um die Beziehung zu kultivieren. Aus der Ergotherapie in der Psychiatrie wissen wir, wie schwer kontakt-gestörte oder -gehemmte Patienten im gemeinsamen Hobby die verletzten Kontaktfähigkeiten wieder aufnehmen und wachsen lassen können.

Obwohl in der Verliebtheitphase Partner sich ganz offen gegenseitig den Hobbies des/der Partners/in hingeben, verschwindet dieses oft sehr rasch, zum Beispiel unter dem Druck von Berufsstress. »Wir hatten noch so wenig gemeinsame Aktivitäten«, ist meistens die enttäuschte Aussage von Partnern, die sich voneinander entfremdet haben. Darum soll auch der Therapeut als Partner gemeinsam mit der/dem Partner(in) die Hobbies, die beide interessieren, heraussuchen und kultivieren (neben den gesonderten Hobbies). Ein gemeinsames Hobby ist eine gemeinsame Liebhaberei, d.h. es ist der Aktivitätsort der Liebhaber. Ein Hobby hat kein Rendement, ist eigentlich nutzlos: man *hat* nichts dran; aber man *ist* mehr Mensch, verbunden miteinander, mit der Natur – Gartenkunst oder mit der Kultur – mit einen Kunst-Hobby: Malen, Musik, Ton …

Gemeinsam Ausgehen: die Lebensreise fortführen

Nie wurde soviel gereist wie heute. Flughäfen mit Überschall Flugzeugen werden immer größer und müssen sich ständig vergrößern; die Züge erreichen immer größere Höchstgeschwindigkeiten, die Kreuzfahrt-Flotte wächst ständig mit fast unbegrenztem Luxus und Komfort, während die Autobahnen ständig neue Rekorde von Massenstaus aufzeichnen.

Aber all dieser High-Tech-Ferien-Konsum eilt vorbei am Wesentlichen des gemeinsamen Ausgehens: zusammen auf Entdeckungsreise gehen, spazieren in der gemütlichen Altstadt des Menschen, in einem verlassenen Wald, vielleicht ganz in der Nähe, immer wechselnd im Gang der Jahreszeiten.

Auch hier wird der/die Therapeut(in) dem gemeinsamen Ausgehen als der konkreten Gestalt des Fortführens der Lebensreise wache Aufmerksamkeit und freudige Zuwendung bieten. Nie soll der/die Therapeut/in diese Gnade-Erfahrungen von der Berufsethik sich rauben lassen. Denn wenn die Partner nicht (mehr) gemeinsam ausgehen, geht die Beziehung aus.

Einander berühren: Das Lebensspiel des Liebkosens

Kontakt fragt Takt, d.h. einander fühlen, anfühlen in Zärtlichkeit und Ehrfurcht: taktvoll. Der Tastsinn ist ein königlicher Weg der Begegnung, wobei Anwesenheit erfahren wird, zugleich aktiv und rezeptiv. Der Tastsinn, dieses so vergessene Sinnesorgan, stiftet Gegenseitigkeit haut-nah; im Gegensatz zu unseren Abstandsinnesorganen: Augen und Ohren fragen immer nach Abstand, um sehen, um hören zu können. Das Kind hat sein erstes Ich-Gefühl erfahren durch die zärtliche Berührungen: »le moi-Peau«, die gefühlte Haut als warme Ich-Hülle und sichere Begrenzung.

Einander berühren ist also die »*via regia*«, der königliche Weg, der der Beziehung einen beseelten Leib schenkt. Denn alle Partner leben und existieren nur durch die Gnade ihrer Körper: getrennt *haben* sie einen Körper; gemeinsam *sind* sie Leib für einander und sind sie gemeinsamer Leib.

Leben ist Bewegen; Liebe ist Gemüts-Bewegung. Der »Tanz ist die königliche Bewegung, in der das göttliche Leben mit dieser natürlichen Grazie, der kindlichen Einheit von Körper und Seele sinnlich zittert. Einander berühren ist für Partner die sakrale Erfahrung von Lebenslust und Liebe: ineinander.

Es ist jenseits der entfremdeten Körperlichkeit des programmierten Fittness-programms eines Beauty Centers, wo sich die Teilnehmer wie Roboter frenetisch bewegen in einem Körper, gut geölt und glänzend gebräunt.

Einander taktvoll Berühren, mit dieser heiligen Langsamkeit des sinnlichen Genießens, ist einen Spaziergang machen in der Körperlandschaft des Partner oder der Partnerin, eine nie vollendete Entdeckungsreise.

Leibliche Gefühle in die Hände nehmen ist ein Hauptweg der Begegnung: im wahrsten Sinne des Wortes sich die Hände reichen.

Der Prophet (Kahli Gibran) hat gesagt: »Dein Leib ist die Harfe Deiner Seele«. Die Musik des Beziehungslebens findet ihren Klang in der einmaligen

Symphonie aller Sinnesorgane der Partner. So berühren Liebende einander mit Stimme und Blick, sprechen die fleißigen Finger die Sprache ohne Worte. Eine Stimme, die berührt, eine Hand, die spricht »une main qui parle; une voix, qui touche« – J. Clergue – (Veldman, 1988/1997, S. 67).

Der/die Therapeut(in) als Partner und Lebenskünstler wird sich ganz bewusst um das Fühlen bemühen jeden Tag – und jede Nacht! – lebenslang. Es geht also nicht nur um Zärtlichkeit mit den Kindern, sondern auch und vor allem um zärtliches Spiel zwischen den Partnern auf ihrem Lebensweg: gemeinsam unterwegs auf dem Wege zu ihrem Heil.

Erotik bringt Heilwendung: das zerstreute Leben und der zerstreute Körper werden in der Liebkosung wieder gesammelt zu einem Leibe, geheilt von der Verletzungen und von der Uneinigkeit. Die Hände sind die wichtigsten Beziehungsorgane: sie verlangen nach Übung, in langsamer Geschwindigkeit.

Ein heilsames Leben spielt sich ab in den sinnlichen Registern: fühlen, hören, sehen, schmecken, riechen. Heilsam-Leben heißt: sich können, dürfen und auszuleben wagen in der Welt des Sinnlichen, des Musischen: die Musik der sinnlichen Sphären. Jede Kunsterfahrung ist ja intensivierte Sinnlichkeit. Diese Lebenskunst des Takts schenkt den Partnern die Kunsterfahrung, wobei die Partner sich öffnen für das Schöne und das Gute. So verwirklichen sie auch ihr Wesen, das sie zart und zärtlich erschließen in gegenseitiger An-Wesen-heit: als Offenbarung, treu an eigene Art und Talente, geborgen in der großen Harmonie des Lebens, des Kosmos. Es ist deutlich: diese ars amandi ist keine technische Kunde, sondern Kunst, begeistert von der Erotik, die wie schon betont – die Jahreszeiten hindurch – auf Lebensreise geht in der Landschaft der Partner, von einem erogenen Lust- und Begegnungsgebiet zu dem anderen Betätigungsfeld von Lust und Liebe. Es ist eine fünfstimmige Symphonie der Sinnesorgane, mit dem Tastsinn als Primus inter Pares. So erfährt der taktvoll-fähige Mensch am Leibe, dass der Mensch, dass jeder Mensch als Beziehungswesen, eine leibgewordene Mann-Frau-Beziehung ist.

Entstanden aus einer erotischen Begegnung kann ein Mensch nur wirklich begeistert leben in sinnlich-erotischen Umgang mit anderen. Dieser »fleischliche« Umgang als Dialog – nicht nur engenital als Koitus! – ist lebensnotwendig wie Sauerstoff und Ernährung: der/die andere ist mein tägliches und nächtliches Brot.

Erotik bringt immer wieder und immer neu – die Begeisterung für das Leben. Die Liebkosung ist der tägliche Wegweiser auf der Lebensreise: sie gibt dem Leben Sinn, aber sie fragt nach Zeit, Freizeit.

Wie groß bleibt die Gefahr dieser Zeitbombe: »Ich habe jetzt keine Zeit!« Denn genießen ist mit Freizeit verweilen im Lustgarten des Lebens.

Die Liebkosung bringt nicht nur Trost für den verletzten Menschen; den Enttäuschten schenkt sie auch die Wiederverzauberung der/des Geliebten, die Wiederverzauberung der Welt. Sie bringt keine narzisstischte Bewunderung, sondern lässt die Verwunderung aufwachen, diese Verwunderung für das Wunder eines Menschen, für das Wunder der Schöpfung. Der verwunderte Mensch freut sich über das alltägliche Wunder der Berührung: es ist der Trost der Zärtlichkeit, der im Wesen der Trost der Schönheit (eines Menschen) ist. Nur der Takt des Berührens und die Schüchternheit des einander Genießens bestimmen die Art und Weise der sinnlichen Liebeserfahrungen, in innigster Zärtlichkeit, in begeisterter Leidenschaft. Es ist eine Rückkehr zu den archaischen Brunnen von Genuss und zu den tiefsten Wurzeln der Kultur.

Es ist die Erfahrung: das Leben ist ein Wunder, ein Mysterium, das sich nicht zu einem (technischen) Problem reduzieren lässt: kein Fragezeichen der Angst, sondern ein vitales Ausrufezeichen der Lebenslust. Darum soll der/die Therapeut(in) als Lebenskünstler ihren Körper gut versorgen mit gesunder Ernährung und mit sportlich-aktiven Gewohnheiten. Und vor allen: Therapeuten sollen den eigenen Körper lieben und kultivieren als einen lustfreudlichen Beziehungs-Leib. Er/Sie wird den Körper als erotisch attraktiven und expressiven Leib bewohnen: den Körper als die lebende und lebendige Landkarte der Lust- und Liebesreise durch das Leben.

Der/Die Therapeut(in) soll also ein Leben führen, in dem die Körperpflege jeden Tag die notwendige Aufmerksamkeit und (Für)Sorge bekommt. Gerade mit zunehmendem Alter soll auch die Aufmerksamkeit für den Leib zunehmen, auch als ein Zeichen von Selbst-Respekt und Selbstwertgefühl und als Zeichen von Ehrfurcht dem/der Partner(in) gegenüber.

Eine schöne, persönliche Bekleidung, als Outfit gut geschnitten, akzentuiert die reifende Persönlichkeit als Mann oder Frau. So ist auch die erotisch attraktive Bekleidung (z. B. seidene Unterwäsche) eine elegante Bestätigung der Ehrfurcht für den Leib und soll nicht abgewehrt werden als oberflächliche Behagsucht. Gute Bekleidung soll also mit den Jahren wachsen und differenzieren wie eine zweite Haut. Auch das nonverbale Vokabularium der sexuellen Erotik soll sich die Jahre hindurch ständig bereichern und nicht stagnieren oder fixiert bleiben auf koitale Aktivität, in der modernen Leistungsgesellschaft, überwertet von den »Sex-Athleten«.

Und dann gibt es noch den Kuss. Sexualtherapeuten, obwohl sie immer davor warnen, dass unsere leistungsorientierte Geselschaft einseitig auf Koitus und Orgasmus fixiert ist, befragen bei sexuellen Partnerproblemen immer die Koitusfrequenz. Sie vergessen, dass das Kussverhalten ein viel feineres Thermometer ist und bleibt für die Qualität und Intimität zwischen den Partner. Der Kuss bleibt lebenslang der empfindlichste Indikator der erotischen Liebe.

Der Kuss begleitet den Menschen durch alle Lebensjahreszeiten hindurch: von dem Mutterkuss für das Neugeborene bis zum Abschiedskuss beim Sterbenden. Jeder Mensch – also auch der/die Therapeut(in) – soll lebenslang diese »Mündigkeit« des Küssens üben, täglich und mit erotischer Fleissigkeit.

Die non-verbale Kommunikation verkörpert sich am intensivsten im Kuss, und dies auf dreifach »sinnliche Weise: im Kussspiel in der extrem tast-empfindlichen Lippen; in der tiefen empfindlichen Zunge mit ihrem Geschmack, dem himmlischen Gaumen ... und der Geruch empfindliche Nase, die das Sekret des geheimnisvollen geliebten Mitmenschen in der Sekretion erotisch genießt oder »verrät« (z. B. mit Knoblauch oder Zigarettenzähnen). Küssen ist eine Kunst, die wie jede Kunst tägliches Üben mit kreativer Hingabe verlangt. Küssen stärkt die Beziehung, aber sie bleibt eine verletzbare Kunst, auch weil die Küssenden einander so intim und intensiv – von Wesen zu Wesen! – erfahren, während man die Augen schließt in himmlischer Freude. Die Tiefenpsychologie hat den Ursprung des Küssens erhellt: es ist das Vehikulum der Oralerotik, wo die Beziehung erfahren wird als Dualunion ohne Grenzen – ineinander fließen über den sinnlichen Weg der warmen Muttermilch, die tiefste Sättigung der Kommunion als wortlose Kommunikation. Die wirklich erste Muttersprache ist non-verbal! Darum auch hat Kinsey in seinen zoologischen Untersuchungen als spezifischstes menschliches Sexualverhalten das Küssen festgestellt: Streicheln und Küssen der Brüste bei 90 bzw. 95 Prozent der Paare (Kinsey et al. 1948) . Küssen ist gezähmte Aggressivität und Versöhnung für Ärger und Konflikte.

Die anfängliche Oralerotik jedes Menschen entwickelt sich rasch in eine zweifache Mündigkeit, die lebenslang geübt und genossen werden soll: die gemeinsame Freude beim Essen, die innig tiefe Lust beim Küssen.

Zuhören und miteinander Sprechen

Aber die Bekronung der Mündigkeit gestaltet sich in der mitmenschlichen Kommunikation. Aus der Musik der Koseworte wird beim Kind das Wunder der Sprache geboren: dieser mysteriöse Sprung in Universum der Sprache. Mitmenschliche Beziehungen sind also wesentlich kommunikative Beziehungen. Der Mensch lebt nur im Dialog, er bewegt sich als Mit-Mensch mit einem zwischenmenschlichen »Sprache-Leib.«
Gerade in unserer Gesellschaft der Telekommunikation leidet der moderne Mensch an einer sprachlichen Austrocknung (Ringel). Das weiß ja jeder Therapeut. Der/die Therapeut(in) soll aber nie vergessen das sein/ihr Gleichgewicht nicht nur von der professionellen Kommunikation abhängt. Im persönlichen und sozialen Leben sollen also ausreichend Zeit, Energie und Interesse

für mitmenschliche Kommunikation zur Verfügung bleiben, auch in der alltäglichen Gestalt des Plauderns.

Frei schwebende Aufmerksamkeit nach Freud bedeutet auch, dass der Therapeut sich nicht buchstäblich »fixiert« auf das Sprechen nur in der Therapie. Dies bedeutet konkret, dass der/die Therapeut(in) sich nicht in der Gesprächstherapie so überfordert (bis zum Burn-out), dass er/sie auf jedes Ansprechen des/der Partner(s/in) taub oder mit Aversion reagiert.

»Laß mich doch endlich mal in Ruhe!« ist die typische – und tragische! – Reaktion eines modernen Stressmenschen, der weder in Berufsgesprächen noch bei Fernsehlärm und Palaver entschlossen Grenzen setzen kann. Zuhören und Lauschen sind nicht passiv, sondern höchst aktiv – rezeptiv: sie verlangen wache Energie. Es geht um Lebensenergie, zwischenmenschlich vital. Solange Partner einander hören, gehören sie zueinander. So gehört es. Und wenn sie nicht mehr hören, hört es auf. *Das Ohr ist der Weg*; das Gehör ist das empfindlichste und ästhetischste Sinnesorgan. Heilsam ist das Wort. Ein Wort ist die zärtlichste Berührung des Ohres, das zuhört. Auch Therapeuten sollen sich dieser Wahrheit bewusst sein und sie bewusst durchleben.

Raum und Zeit, geschützt von Stille, sollen Partner einander immer wieder mit fester Regelmäßigkeit bieten, zum Beispiel ein- bis zweimal pro Woche wenigstens zwei Stunden ohne Tagesordnung und geschützt von z. B. Telefon-Eindringern. Diese »Wirsprache« spielt sich ab im Gegenspiel des Zuhörens und des sich Aussprechens. Sich aussprechen können im Sinne von sich mitteilen ist nur möglich, wenn der/die Partner(in) empfänglich zuhören kann. Nur in dieser Geborgenheit wächst das Selbst des Menschen in einer Selbstenthüllung: (*self disclosure*). In der modernen Wüste der sprachlichen Austrocknung gelingt den Menschen seine Lebensreise nur mit dem Kompass seines Ohres, im Zeichen des Zusammengehörens.

Literatur

Kinsy, A. C. et al. (1948): Sexual Behavior in the Human Male. Philadelphia (Saunders).

Nijs, P.; Nijs, M. & Dmoch, W. (Hg.) (2001): Jenseits der Symptome – Beyond the Symptoms. Medizin auf neuen Wegen – Therapeutical Symptoms. Medizin auf neuen Wegen – Therapeutical Paradigmas in Change. Leuven (Peeters Press).

Nijs, P. (2002): Therapie als Begegnungskunst. Ein klinisch-therapeutischer Leitfaden für Sexualmedizin und gynäkologische Psychosomatik. Leuven (Peeters Press).

Petersen, P. (1987): Der Therapeut als Künstler. Ein integrales Konzept von Psychotherapie und Kunsttherapie. Paderborn (Junferman Verlag).

Veldman, F. (1988): Haptonomie. Wetenschap van de affectiviteit. Utrecht (Bijleveld).

Manfred Stauber, Ralph Kästner

Gynäkologie und Nationalsozialismus

10 Jahre Erinnerungsarbeit in Form von Seminaren
auf den Jahrestagungen der DGPFG

In der Deutschen Gesellschaft für psychosomatische Geburtshilfe und Gynäkologie wurde das Thema: »Gynäkologie und Nationalsozialismus« seit zehn
Jahren in fortlaufenden Seminaren bearbeitet. Vorausgegangen waren turbu-
lente Diskussionen an der I. Universitäts-Frauenklinik seit 1988, die sich auf
die Ergebnisse von Archivstudien sowie von Dissertationen bezogen und die
inhumanen Praktiken der Frauenheilkunde in der Zeit zwischen 1933 und
1945 zum Inhalt hatten. Es war dann das Verdienst von Heribert Kentenich,
die 22. Jahrestagung für psychosomatische Geburtshilfe und Gynäkologie in
Berlin unter das Hauptthema »Gynäkologie und Nationalsozialismus« zu stellen. In der Eröffnungssitzung wurden damals die einführenden Themen von
Mitscherlich, Nielsen, Sellschop, Winau, Stauber und Franke gehalten. In
einem zusätzlichen Seminar dieser Jahrestagung wurden konkrete Erfahrungen mit dem Nationalsozialismus in Ost und West von Franke und Stauber
diskutiert.

Eine breite Öffentlichkeit erfuhr über die Medien konkrete Daten und
Kontinuitäten der NS-Frauenheilkunde, die in einer Feierstunde auf dem
50. Kongress der Deutschen Gesellschaft für Gynäkologie und Geburtshilfe
abgehalten wurde. Nach einer Einführung durch Hermann Hepp wurde ein
Überblick der Thematik anhand der Ergebnisse an der I. Universitäts-Frauenklinik in München gegeben. Eine Besonderheit lag darin, dass frühere Opfer
dieser inhumanen Medizin an der Feierstunde teilnahmen, denen eine formale
Entschuldigung vom Fach Gynäkologie und Geburtshilfe und deren Gesellschaft ausgesprochen wurde. Auch auf die Täter wurde eingegangen, was im
weiteren Verlauf immer wieder zu wichtigen Diskussionen führte.

In den folgenden Jahren haben wir sowohl auf nationalen als auch auf internationalen Kongressen diese Thematik vorgetragen, was sicherlich für die
psychosomatische Gynäkologie hilfreich war und auch zu mehr Sensibilität
für aktuelle ethische Probleme führte. Für uns war es immer wieder eindrucksvoll, mit welch großem Interesse, vor allem jüngere Ärztinnen und Ärzte

dieses Thema verfolgten. Es war auch auffällig, dass wenig Kenntnisse über die Dimension der humanen Katastrophe, speziell in der Medizin vorhanden waren. Aufgrund dieser Erfahrungen wurden die Seminare, die zusätzlich zu den Weiterbildungsinhalten in einer doppelstündigen Sitzung auf den DGPFG-Kongressen abgehalten wurden, jeweils mit konkreten Daten eingeleitet. Es schlossen sich dann Fragen zur Kontinuität und zur Aufarbeitung an. Eine ganze Reihe von Kolleginnen und Kollegen hat die Thematik der »Medizin im 3. Reich« in die eigene Klinik gebracht und dort Aufarbeitungen und auch späte Entschuldigungen – soweit noch möglich – durchgeführt.

Anlässlich eines Rückblicks über die 10-jährige Arbeit in den Seminaren der Deutschen Gesellschaft für psychosomatische Frauenheilkunde und Geburtshilfe zum Thema »Gynäkologie und Nationalsozialismus«, sollen auf Wunsch der derzeitigen Präsidentin der DGPFG – Frau Prof. Dr. Mechthild Neises – einige Daten für die Publikation im Kongressband zusammengefasst werden.

Jedes Einzelseminar im Rahmen der Jahrestagungen der DGPFG begann mit einer konkreten Erinnerung an die inhumane Medizin in der Zeit zwischen 1933 und 1945. Dabei wurde auf den Existenzverlust von nicht arischen Ärzten, auf die Zwangssterilisationen, die Zwangsabruptiones, die medizinischen Versuche sowie auf die Selektion durch Ärzte eingegangen. Abbildung 1 enthält hierzu Zahlen, die aus verschiedenen Literaturstellen (s. weiterführende Literaturhinweise) zusammengetragen wurden.

Abbildung 1: Konkrete Daten zum Thema »Medizin im Nationalsozialismus«

Medizin im Nationalsozialismus

Zahlen zur konkreten Erinnerung

- Existenzverlust von „nicht arischen Ärzten"	ca.	6.000
- **Zwangssterilisationen / z.T. mit Zwangsabruptio**	ca.	300.000
- **Todesfolge der Zwangssterilisationen**	ca.	5.000
- Tötung von Behinderten durch Ärzte	ca.	75.000
- Folterung und Tötung durch medizinische Versuche	ca.	100.000
- Tötung in KZs (Ärzte selektierten häufig)	ca.	5.000.000

Lit.: G. Hohendorf u. A. Magull-Seltenreich, 1990
      Toellner, 1989
      Vogel, 1990

Ein zweiter wichtiger Einstieg in die Seminare bestand in der Nennung der Gründe, die die Autoren zur Auseinandersetzung mit dem Thema »Frauenheilkunde und Nationalsozialismus« bewegt haben und noch bewegen. Dabei legten wir die oberste Priorität auf die Opfer, die speziell an der I. Universitäts-Frauenklinik in München eine so genannte »späte Entschuldigung« erhielten und die zur Nachahmung im eigenen Arbeitsbereich empfohlen wurde. Diese späte Entschuldigung bestand in einem ausführlichem Gespräch über die individuelle Situation anhand des alten Journals sowie in einer finanziellen Wiedergutmachung, die von unserer Seite in Absprache mit der früheren Patientin der Klinik über die Härteausgleichsfonds eingeleitet wurde. Weiterhin bestand das Angebot zur psychosomatischen Bearbeitung des Zwangssterilisations-Traumas bzw. zur psychotherapeutischen Begleitung dieser ehemaligen Patientinnen der Klinik, die trotz ihres hohen Alters – teilweise über mehrere Jahre – regen Gebrauch davon machten.

Ein oft emotional schwieriges Thema war die Nennung von Tätern und die Einschätzung des Stellenwertes ihres damaligen Wirkens. Wir zitierten hier Lifton (1988), der die Rolle der Mediziner im 3. Reich in fünf Kategorien einteilte, nämlich in
- Täter
- Mittäter
- Mitläufer
- Opfer
- Widerstandsleistende.

Die Diskussion in den Seminaren zur Rolle der Täter war meist gehemmt, da verständlicherweise die Mehrzahl der Kolleginnen und Kollegen dankbar über »die Gnade der späten Geburt« für ihre gedachte eigene individuelle Einstellung in einer analogen Situation waren. Was »exponierte Täter« betrifft, so wurde in den Seminaren intensiv die Rolle des Gynäkologen Prof. Dr. Carl Clauberg diskutiert. Er leitete damals wissenschaftlich das Haus 10 im Konzentrationslager Auschwitz. Dort hat er umfangreiche inhumane Forschungen bei geschlechtsreifen Frauen vorgenommen, die das Ziel hatten, Methoden zu schaffen, die es erlauben könnten, in großem Umfang schnell und kostenarm Zwangssterilisationen vorzunehmen. Auch die Rolle der gyn. Mitautoren des ersten Rassengesetzes (»Hitlergesetzes«: »Zur Verhütung erbkranken Nachwuchses«) wurde ausgiebig diskutiert, da die Seminarleiter über Dissertationen am Wirkungsort München konkrete Informationen erhalten haben. Es wurde dabei auch das Problem der Kontinuitäten erörtert. Ärzte wie zum Beispiel Eymer wurden zwar nach 1945 primär problematisiert, erhielten jedoch später gleichzeitig umfangreiche Ehrungen, wie zum Beispiel das Bundes-

Abbildung 2: Gründe für die Auseinandersetzung mit der Thematik »Gynäkologie im Nationalsozialismus«

Gründe für die Auseinandersetzung mit dem Thema „Frauenheilkunde im Nationalsozialismus"

* **Verantwortung für die Opfer (spez. im eigenen Arbeitsbereich)**

(z.B. Patientinnen mit Zwangssterilisation bzw. Zwangsabruptio)

- Hilfe bei der finanziellen „Wiedergutmachung" (Härteausgleichsfonds seit 1980)

- Angebot zur psychosomatischen Bearbeitung/ Begleitung

- Die „späte Entschuldigung" mindert den erlebten Makel

- Überprüfung früherer Aktivitäten in Lehre und Forschung (Präparate/Filme/Dissertationen/ Publikationen)

- Vermeidung der 2. Schuld

* **Chancen der Erinnerungsarbeit für MitarbeiterInnen**

- Anerkennung der Realitäten (tiefe Wunden durch Zwangsmaßnahmen)

- Gewinnung von Freiheitsgraden (durch Erkennen von Verdrängung, Rationalisierung und Verharmlosen).

- Vermeiden von Kontinuitäten damaliger Denkstrukturen („Ewiggestriges")

- Sensibilitätssteigerung für aktuelle ethische Fragestellungen

- Vorbeugung gegen den Wiederholungs-zwang (Geschichte)

verdienstkreuz, Ehrenmitgliedschaften in wissenschaftlichen Gesellschaften, Aufstellung von Büsten.

Um nochmals auf die Gründe für die notwendige Auseinandersetzung mit dem Thema »Frauenheilkunde und Nationalsozialismus« hinzuweisen, haben wir auch stets die Chancen dieser Erinnerungsarbeit für eine Sensibilitätssteigerung in Bezug auf aktuelle ethischer Probleme in der heutigen Geburtshilfe und Gynäkologie herausgestellt. Vor allem für die Reproduktionsmedizin aber auch für die Geburtsmedizin und die Onkologie kann es sehr sinnvoll sein, die Vergangenheit kritisch zu beleuchten. Hierdurch lassen sich zusätzlich für die Mitarbeiter und Mitarbeiterinnen Freiheitsgrade gewinnen und die Denkstrukturen »ewig Gestriger« problematisieren. Eine Vorbeugung gegen den Wiederholungszwang der Geschichte ist außerdem möglich. Abbildung 2 stellt nochmals zusammenfassend die Motivation unserer Arbeitsgruppe für die Auseinandersetzung mit dem Thema »Frauenheilkunde und Nationalsozialismus« zusammen.

In unseren Seminaren auf den Jahrestagungen der DGPFG hat sich immer wieder gezeigt, dass konkrete Zahlen über die damaligen inhumanen Praktiken der Gynäkologie wichtig sind. An dieser Stelle darf ich auf die unter den in den Literaturhinweisen angegebenen Arbeiten von zum Beispiel Stauber et. al., Kindermann, Kuss, Lehmann, oder speziell auf die Dissertation von Frau

Horban (1999) erinnern, die in Kurzform auch in der Zeitschrift für Geburtshilfe und Gynäkologie (Horban et al. 2001) erschienen ist.

Lebhaft diskutiert wurde in unseren Arbeitsgruppen auch das Problem der Lehre in der Geburtshilfe und Gynäkologie während des Nationalsozialismus. Am Beispiel der I. Universitäts-Frauenklinik München wurde deutlich, dass Filme aus der damaligen Zeit 40 Jahre nach dem Krieg noch ohne auffallende Kommentare zur Inhumanität in der Medizin der NS-Zeit gezeigt wurden. Dabei war es besonders bedenklich, dass die Dozenten oft nicht spürten, dass Filme das Beispiel einer unterlassenen Hilfeleistung wiedergaben. So wurde zum Beispiel ein Film über eine eklamptische Patientin, der man jegliche Hilfeleistung verweigerte, noch 1988 gezeigt. Problematisiert wurde dabei im studentischen Unterricht nur das schwere Krankheitsbild eines eklamptischen tonisch-klonischen Krampfanfalles, ohne zu vermerken, dass diese Patientin eigentlich Hilfsmaßnahmen wie Sedierung, Gummikeil usw. gebraucht hätte.

Was die damalige klinische Forschung in der Frauenheilkunde betrifft, so sind überdurchschnittlich viele wissenschaftliche Arbeiten zum Thema Sterilisation mittels verschiedener operativer Verfahren sowie Bestrahlungsmaßnahmen verfasst worden. Anhand vorgestellter Dissertationen aus der I. Univ.-Frauenklinik in München wurde die Inhumanität in den damaligen medizinischen Handlungen deutlich.

Besonders nachdenklich machten die Teilnehmer des Seminars die Zahlen der Parteimitgliedschaft deutscher Ärzte im Dritten Reich. So waren nach einer Mitteilung des Deutschen Ärzteblattes 45 Prozent der deutschen Ärzte Mitglied der NSDAP. 26 Prozent der Ärzte waren zusätzlich Mitglieder der SA und 7,3 Prozent gehörten zusätzlich der SS an. Damit war die Ärzteschaft mit großem Abstand die am meisten nazifizierte Berufsgruppe (zusammengefaßt in Abbildung 3).

Was das Frauenbild im Nationalsozialismus betrifft, so wurden anhand von Kongressen der Deutschen Gesellschaft für Gynäkologie und Geburtshilfe die Eröffnungsreden von Tagungspräsidenten zitiert und Schlußfolgerungen gezogen. So sagte zum Beispiel Prof. Seitz auf der Jahrestagung 1934: »Ich möchte die Aufgabe in dem Satz zusammenfassen, auf welchem Wege und mit welchen Mitteln können wir Frauenärzte die eugenischen und bevölkerungspolititschen Bestrebungen der nationalen Regierung unterstützen und zur Verhütung erbkranken Nachwuchses und zur Förderung eines zahlreich erbgesunden Nachwuchses unsererseits beitragen«. Zusammenfassend läßt sich sagen, dass »mit Hilfe von Öffentlichkeitsarbeit, Gesetzen, Verordnungen sowie durch schulische Erziehung und Lobpreisung versucht wurde, die Frau auf ihre biologische Rolle als Mutter und Erhalterin der Rasse zu reduzieren« (Groothius 1995).

Abbildung 3: Deutsches Arzteblatt mit Zahlen zur NS-Mitgliedschaft

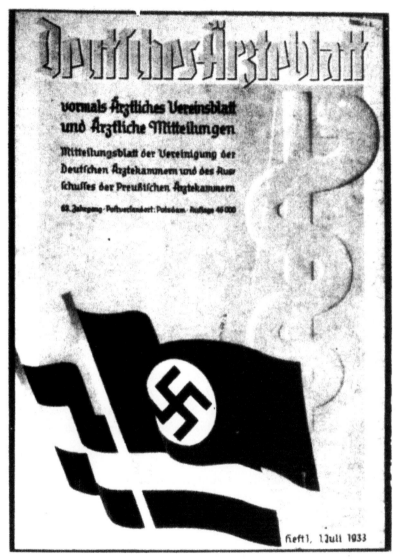

45 % der deutschen Ärzte wurden Mitglied der NSDAP,

26 % der Ärzte waren zusätzlich Mitglieder der SA und
7,3 % gehörten zusätzlich der SS an.

Die Ärzteschaft war die mit großem Abstand am meisten
nazifizierte Berufsgruppe.

Die für uns Autoren spannendste Diskussion in den Seminaren »Gynäkologie und Nationalsozialismus« ergab sich aus der Frage, ob es nicht doch eine »spezielle deutsche Struktur« gibt, die es möglich machte, eine solche Diktatur mit Völkermord und Angriffskrieg zu entwickeln? Welche Psychodynamik steckte hinter den Rollen der Täter, Mitläufer und Widerstandsleistenden (vgl. Stauber u. Kindermann 1994)?

A. und M. Mitscherlich schreiben in »Eine deutsche Art zu lieben«, dass heroische, faustische und unendlich schweifende Züge, die von außen als Aggressivität erscheinen, dem germanischen oder nordischen Erbstrang nachgesagt werden. In diesem Zusammenhang sind tiefenpsychologische Überlegungen prominenter US-Wissenschaftler in Bezug auf Deutschland am Kriegsende interessant. An einer speziellen Konferenz zu dieser Thematik (1944) wirkten Psychoanalytiker, Soziologen, Psychologen wie Margret Mead und Erich Fromm mit. Es wurde damals die Diagnose gestellt: »Die Deutschen haben eine schwere geistige Krankheit (Paranoia), ein kollektives neurotisches Abweichen von normalen Verhaltensmustern«. Symptome für den Massenwahn seien die nationalen Leitbilder und deutschen Charakterzüge wie Streben nach Perfektion, Irrationalismus, schwächlicher Romantizismus und mystischer Bombast. Die Schlussfolgerung der damaligen Wissenschaftler lautet so, dass das Deutsche Volk umerzogen werden müßte. Das Wort der »Reedukation« war schließlich ein sehr wichtiges Wort nach dem Krieg. Man betonte auch in dieser Kommission, dass die Deutschen lernen müßten, einen friedfertigen Lebenswandel zu führen und die Regeln der Bescheidenheit und Menschenliebe zu wollen. Zu diesem speziellen Themenkreis gibt es noch weitere Arbeiten, z. B. von M. und J. Kestenberg (1986). Dabei wird der Verdacht ausgesprochen, dass die Ursachen der Charakterzüge der Deutschen in autoritären Strukturen in Familie, Beruf und Schule sowie Militarismus zu suchen seien. Es wird auch festgestellt, dass »die Liebe zum Kind wohl keine germanische Tradition habe«. Es werden aber – wie in den Diskussionen unserer Seminare besonders deutlich wurde – Anzeichen bei der jetzigen Jugend gesehen, die damit beginnen würde, sich selbst und auch ihre Kinder mehr zu lieben als dies früher gepflegt wurde. Dieser »Blick von draußen« mag eng und zeitgebunden ausgewählt sein. Aber er könnte anstoßen zum Nachdenken auch über unsere Verhalten als ÄrztInnen speziell in der Frauenheilkunde und Psychosomatik.

Die Diskussionen innerhalb der Seminare zum Thema »Gynäkologie und Nationalsozialismus« waren geprägt durch Betroffenheit, Sensibilität und dem wiederholten Hinweis auf die Notwendigkeit, weiterhin Erinnerungsarbeit zu leisten. Eine Absage wurde stets den Vertretern der Schlussstrichtheorie erteilt. Geschichte reiche nun einmal kontinuierlich ohne Schlussstrich von der

Abbildung 4: Gynokologen im Nationalsozialismus

Gynäkologie im Nationalsozialismus

vor 1933	1933 - 1945	nach 1945
Ideologien des "Sozial-darwinismus" und der "Eugenik" waren Vor-läufer für das 1933 erlassene "Gesetz zur Verhütung erbkranken Nachwuchses"	**Inhumane Gynäkologie eingeleitet durch das "Gesetz zur Verhütung erbkranken Nachwuchses" (14.Juli 1933 1. u. 2. Auflage unter jeweiliger Mitautorenschaft gynäk. und chirurg. Ordinarien)** • Zwangssterilisationen • Zwangsabruptiones zusätzlich - inhumane Forschung - inhumane Lehre - verweigerte Hilfeleistung - Selektionen - Euthanasie	**Flucht vor der Erinnerung** Verdrängung, Verharmlosung - Vergessen der Opfer **"Kontinuitäten,,** durch gleiche Personen in Spitzenpositionen (altes Gedankengut Sensibilitätsdefizite in Lehre und Patientenversorgung) Ehrungen von Tätern in wiss. Gesellschaften, Büsten, geschönte Biographien ("2.Schuld")

Vergangenheit bis in die Zukunft. Übrigens: eine Reihe von Kolleginnen und Kollegen, die an den »NS-Seminaren der DGPFG« teilnahmen, haben in ihrem speziellen Arbeitsbereich eine weitere konstruktive Erinnerungsarbeit angeregt. Dabei wurde vor allem die durch ältere Kollegen oft deutlich werdende Verharmlosung, Verdrängung und Verleugnung der konkreten Daten der NS-Medizin problematisiert.

Als Abschlussübersicht wurde in den Seminaren eine zusammenfassende Aufstellung gezeigt, die in Abbildung 4 dargelegt wird. Dabei akzentuierten wir die so genannte 2. Schuld (Kontinuität) durch eine fehlende Bearbeitung der humanen Katastrophe in der Medizin des Ditten Reiches.

Literatur

Baader, G. (1989): Rassenhygiene und Eugenik, Vorbedingungen für die Vernichtungsstrategien gegen sogenannte »Minderwertige« im Nationalsozialismus. In: Bleker, J. & Jachertz, N (Hg.): Medizin im Dritten Reich. (Deutscher Ärzteverlag), 22–29.

Baader, G. (1990) Sozialdarwinismus – Vernichtungsstrategien im Vorfeld des Nationalsozialismus. In: Hohendorf, G. & Magull-Seltenreich, A. (Hg.): Von der Heilkunde zur Massentötung. Heidelberg (Verlag Wunderhorn), 21–36.

Becker, H. (1990): Medizin im Nationalsozialismus – Geleitwort. In: Hohendorf, G. & Magull-Seltenreich, A. (Hg.): Von der Heilkunde zur Massentötung. Heidelberg (Verlag Wunderhorn).

Binding, K. & Hoche, A. (1920): Die Freigabe der Vernichtung lebensunwerten Lebens. Leipzig (Verlag Felix Meiner).

Döderlein, A. (1934): Die Eingriffe zur Unfruchtbarmachung der Frau. In: Gütt, A.; Rüdin, E. & Ruttke, F. (Hg.): Gesetz zur Verhütung erbkranken Nachwuchses vom 14. Juli 1933. München (Lehmanns Verlag), S. 224–227.

Döderlein, G. (1974): Erlebtes und Geschichten aus der deutschen Gynäkologie in alter Zeit – Heinrich Eymer (1883–1965). München (Verlagsgesellschaft Otto Spatz) S. 55–57.

Dohnanyi, von K. (1986): Eröffnungsrede zum 34. Kongreß der Internationalen Psychoanalytischen Vereinigung am 28. Juli 1985. In: Psyche 10, S. 860–863.

Eymer, H. (1936): Die Eingriffe zur Unfruchtbarmachung der Frau. In: Gütt, A.; Rüdin, E. & Ruttke, F. (Hg.): Gesetz zur Verhütung erbkranken Nachwuchses vom 14. Juli 1933. München (Lehmanns Verlag).

Franke, P. (1994): Die Widerspiegelung des Nationalsozialismus im »Zentralblatt für Gynäkologie. In: Kentenich, H.; Rauchfuß, M. & Diederichs, P. (Hg.): Psychosomatische Gynäkologie und Geburtshilfe. Heidelberg (Springer).

Freud, E. (1992): Zum Sinn der Aufarbeitung der Rolle der Ärzte in der Gynäkologie des 3. Reiches. In: Pers. Mitteilungen.

Groothius (1995): Persönliche Mitteilung

Haselwarter, R. (1939): Zusammenstellung der vom 1. Januar 1934 bis 1.Juli 1937 aus eugenischen Gründen vorgenommenen Sterilisierungen an der I. Universitäts- Frauenklinik München. Inauguraldissertation an der Ludwig-Maximilians-Universität.

Hitler, A. (1930): Mein Kampf. München (Lehmanns-Verlag).

Hohendorf, G. & Magull- Seitenreich, A. (1990): Von der Heilkunde zur Massentötung. Heidelberg (Verlag Wunderhorn).

Horban, C. (1999): Gynäkologie und Nationalsozialismus: Die zwangssterilisierten, ehemaligen Patientinnen der I. Universitäts-Frauenklinik heute – eine späte Entschuldigung. München (Herbert Utz Verlag).

Horban, C.; Stauber, M.; Kästner, R.; Dathe, O. & Kinermann, G. (2001): Zwangssterilisationen und Zwangsabruptiones an der I. Univ.-Frauenklinik München zwischen 1933–1945 – Versuch einer späten Lebenshilfe. In: Geburtsh und Frauenheilk 61, S. 578–585.

Kaiser, R. (1987): Heinrich Eymer (1883–1965). In: Zander, J. & Zimmer, F. (Hg.): Die Bayerische Gesellschaft für Geburtshilfe und Frauenheilkunde e. V. Eine Dokumentation anläßlich ihres 75-jährigen Bestehens. München (Urban & Schwarzenberg Verlag).

Kater, H. M. (1989): Die Krise der Ärzte und der Medizin im Dritten Reich. In: Ärztekammer Berlin in Zusammenarbeit mit der Bundesärztekammer (Hg.): Der Wert des Menschen. Berlin (Edition Hentrich).

Kestenberg, J. (1986): Eindrücke vom Hamburger IPA- Kongreß. In: Psyche 10, S. 881–883.

Kestenberg, M. (1986): Eindrücke vom Hamburger Psychoanalytischen Kongreß. In: Psyche 10, S. 884–885.

Klee, E. (1983): Euthanasie im NS-Staat – Die Vernichtung lebensunwerten Lebens. Frankfurt/M. (S. Fischer Verlag).

Klee, E. (1990): Euthanasie im NS – Staat. In: Hohendorf, G. & Magull- Seltenreich, A. (Hg.): Von der Heilkunde zur Massentötung. Heidelberg (Verlag Wunderhorn). S. 53–70.

Kuss, E. (1995): Inhumane Praktiken der I. Frauenklinik der Universität München. In: Geburth Frauenheilk, 55, S. 291–298.

Laufs, B. (1990): Vom Umgang der Medizin mit ihrer Geschichte. In: Hohendorf, G. & Magull-Seltenreich, A.: Von der Heilkunde zur Massentötung. Heidelberg (Verlag Wunderhorn), S. 233–258.

Lexer, E. (1933): Die Eingriffe zur Unfruchtbarmachung des Mannes und zur Entmannung. In: Gütt, A.; Rüdin, E. & Ruttke, F.: Gesetz zur Verhütung erbkranken Nachwuchses vom 14. Juli 1933. S. 219–223.

Lifton, R. J. (1988): Ärzte im Dritten Reich. Stuttgart (Klett – Cotta).

Link, G. (1999): Eugenische Zwangssterilisationen und Schwangerschaftsabbrüche im Nationalsozialismus. Frankfurt am Main (Peter Lang, Europäischer Verlag der Wissenschaften).

Lohmann, H. M. (1984): Psychoanalyse und Nationalsozialismus. Frankfurt (Fischer Verlag).

Mitscherlich, A. & Mielke, F. (1949): Medizin ohne Menschlichkeit, Dokumente des Nürnberger Ärzteprozesses. Frankfurt (Fischer Verlag).

Mitscherlich, A. & Mitscherlich, M. (1967): Die Unfähigkeit zu trauern. Grundlagen kollektiven Verhaltens. München (Piper).

Mitscherlich, A. & Mitscherlich, M. (1970): Eine deutsche Art zu lieben. München (Piper Verlag).

Mitscherlich, M. (1986): Psychoanalyse unter Hitler – Psychoanalyse heute. In: Psyche 5, S. 432–434.

Mitscherlich-Nielsen, M. (1992): Die (Un)Fähigkeit zu trauern in Ost- und Westdeutschland. Was Trauerarbeit heißen könnte. In: Psyche 5, S. 406–417.

Mitscherlich-Nielsen, M. (1994): Über die Unfähigkeit zu trauern – ist die Diagnose noch aktuell? In: Kentenich, H.; Rauchfuß, M. & Diederichs, P. (Hg.): Psychosomatische Gynäkologie und Geburtshilfe. Heidelberg (Springer).

Mitscherlich-Nielsen, M. & Sellschopp, A. (1994): Zum Problem der (Un-)Fähigkeit zu trauern. In: Kentenich, H.; Rauchfuss, M. & Diederichs, P. (Hg.): Psychosomatische Gynäkologie und Geburtshilfe. Heidelberg (Springer).

Moser, T. (1992): Die Unfähigkeit zu trauern: Hält die Diagnose einer Überprüfung stand? In: Psyche 5, S. 390–405.

Richter, H. E. (1992): Erinnerungsarbeit und Zukunftserwartung der Deutschen. Vortrag bei der Eröffnung der Gedenkstätte Wannseekonferenz in Berlin am 19.1.1992.

Rosenkötter, L. (1984): Schatten der Zeitgeschichte auf psychoanalytischen Behandlungen (1979). In: Lohmann, H. M. (Hg.): Psychoanalyse und Nationalsozialismus. Frankfurt (Fischer Verlag).

Rosmus, A. E. (1988): Exodus – im Schatten der Gnade. Tittling (Verlag Dorfmeister).

Rothmaler, C. (1989): Zwangssterilisation nach dem »Gesetz zur Verhütung erbkranken Nachwuchses«. In: Bleker, J. & Jachertz: Medizin im Dritten Reich. Köln (Deutscher Ärzteverlag GmbH), S. 68–75.

Sellschopp, A. (1994): Gynäkologie und Nationalsozialismus. In: Kentenich, H.; Rauchfuß, M. & Diederichs, P. (Hg.): Psychosomatische Gynäkologie und Geburtshilfe. Heidelberg (Springer).

Shasseguet-Smirgel J. (1986): Anmerkungen zum Hamburger Kongreß der IPA. In: Psyche 10, S. 871–872.

Stauber, M. (1991): Die Entwicklung der deutschen und internationalen Gesellschaft für psychosomatische Geburtshilfe und Gynäkologie, Vortrag anläßlich des zehnjährigen Bestehen des Arbeitsbereiches Psychosomatik und Psychotherapie an der Klinik für Gynäkologie und Geburtshilfe in Magdeburg. In: Schierke, 7.12.1991.

Stauber, M. (1991): 75 Jahre I. Universitätsklinik München in der Maistraße. Vortrag an der I. UFK München, 18.12.1991.

Stauber, M.; Barth, C.; Dathe, O.; Engert, K.; Hipp, M.; Hirsch, A. & Kettler, K. (Hg.) (1992/1993): Gynäkologie und Nazionalsozialismus – ein psychosomatisches Seminar im WS 1992/93 an der Ludwigs-Maximilians-Universität München.

Stauber, M. (1994): Gynäkologie und Nationalsozialismus: Konkrete Erinnerungen – Nachwirkungen – Schlußfolgerungen. Vortrag auf der 22. Jahrestagung der DGPGG, 24.–27.Feb. 1993 Berling. In: Kentenich, H.; Rauchfuß, M. & Diederichs , P. (Hg.) (1993/1994): Psychosomatische Gynäkologie und Geburtshilfe. Berlin (Springer Verlag).

Stauber, M. (1995): Frauenheilkunde im Nationalsozialismus: Aktuelle Thematisierung und Schlußfolgerungen 50 Jahre danach. In: Zeitschr für medizinische Ethik 41, S. 205–222.

Stauber, M. (1998): Frauenheilkunde im Nationalsozialismus: Konkrete Erinnerungen, Nachwirkungen Kontinuitäten und Schlußfolgerungen. In: Kolb, S. & Seithe, H. (Hg.): Medizin und Gewissen: 50 Jahre nach dem Nürnberger Ärzteprozess, Kongressdokumentation/IPPNW. Frankfurt a. M. (Mabuse Verlag).

Stauber, M. & Kindermann, G. (1994): Über inhumane Praktiken der Frauenheilkunde im Nationalsozialismus und ihre Opfer. Untersuchung zu konkreten Ereignissen. In: Geburtsh und Frauenheilk 54, S. 479–489.

Tapfer, S. (1965): Lebensbild von Professor Heinrich Eymer (1883–1965). In memoriam. Münchner med. Wschr.. 107, S.1889–1890.

Tandler-Schneider, A.; Stauber, M. et al. (1989): Geburtshilfe und Gynäkologie zur Zeit des Nationalsozialismus. In: Perinatal Medizin 7, S.103–107.

Vogt, R. (1986): Psychoanalyse unter Hitler – Psychoanalyse heute. Psyche 5, S.435–436.

Weber, M. (1993): Ernst Rüdin, eine kritische Biographie. Berlin (Springer Verlag).

Winau, R. (1989): Die Freigabe der Vernichtung »lebensunwerten Lebens – Euthanasie – Wandlung eines Begriffes. In: Bleker, J. & Jachertz, N. (Hg.): Medizin im Dritten Reich. Köln (Deutscher Ärzte-Verlag), S. 76–85.

Winau, R. (1993): Gynäkologie und Geburtshilfe 1933–1945, Vortrag auf der 22. Jahrestagung der DGPGG, 24.–27. Feb. Berlin. In: Kentenich, H.; Rauchfuß, M. & Diederichs, P. (Hg): Psychosomatische Gynäkologie und Geburtshilfe 1993/1994 . Berlin (Springer Verlag).

XI.

Freie Beiträge
aus Forschung und Praxis
als Posterbeiträge

Tanja Kasimzade, Klaus Diedrich, Ingrid Kowalcek

Motivationale und emotionale Aspekte des unerfüllten Kinderwunsches

Eine Analyse bei Frauen in verschiedenen Altersgruppen

Fragestellung

Ziel dieser Studie ist die Erfassung der Psychodynamik der Kinderwunschmotive in verschiedenen Altersstufen. Motivationale und emotionale Aspekte des unerfüllten Kinderwunsches werden bei Frauen untersucht und vergleichend in drei Altersstufen dargestellt.

Methodik

Die Stichprobe umfasst 130 ungewollt kinderlose Frauen, die sich in der Sterilitätssprechstunde der Klinik zu einem Erstgespräch vorstellten. Soziodemographische und somatische Daten werden durch Akteneinsicht erhoben. Neben den Hintergrundvariablen werden auch unabhängige (Geschlecht, Alter und Dauer des Kinderwunsches) sowie die abhängigen Variablen (Kinderwunschmotive) erfasst. Der Fragebogen zur Erfassung der emotionalen, rationalen und kognitiven Aspekte des Kinderwunsches (Kowalcek 1997) erfasst sowohl die bewussten Kinderwunschmotive als auch die emotionale Befindlichkeit der Frauen. Die Patientinnen werden in drei Altersgruppen eingeteilt: Gruppe I: 20 bis 29 Jahre, Gruppe II: 30 bis 35 Jahre, Gruppe III: 36 Jahre und älter. Die erhobenen Daten werden mit Hilfe des Statistikprogrammes »SPSS« erfasst, sowie deskriptiv und inferenzstatistisch ausgewertet.

Ergebnisse

Die emotionale Befindlichkeit wird in allen drei Altersgruppen an erster Stelle mit »enttäuscht« beschrieben. An zweiter Stelle folgen in allen Altersgruppen die Begriffe »unwohl« und »verunsichert«.

Ebenfalls zeigt sich eine gleichförmige Verteilung der wichtigsten kognitiven Motive in den drei Altersgruppen. Der wichtigste Grund für den Kinderwunsch ist der Wunsch, Liebe zu geben, gefolgt von der Vorstellung eines schöneren Lebens durch ein Kind sowie eine erfülltere Partnerschaft. Auch die sozialen Einflussfaktoren auf den Kinderwunsch zeigen keinerlei Unterschied in den Altersgruppen. Den wichtigsten Einfluss auf den Kinderwunsch hat der Partner, gefolgt durch die Erziehung. Die gesellschaftliche Erwartung hat den geringsten Einfluss auf den Kinderwunsch. Bei der Frage nach den bisherigen Lebensinhalten wählen die Frauen in allen Altersgruppen den Partner an erster Stelle. Es folgen die Eltern auf dem zweiten Platz. Bei den aktionalen Kinderwunschmotiven zeigt sich ebenfalls kein signifikanter Unterschied in den Altersgruppen. In jeder Gruppe sehen die Frauen durch einen erfüllten Kinderwunsch eine wesentliche Veränderung vor allem in der Partnerschaft, gefolgt von der beruflichen Veränderung.

Diskussion

Verschiedene Studien überprüfen die emotionale Befindlichkeit ungewollt kinderloser Paare. Sie alle beschreiben die Situation der Patienten als stressbehaftet (Abbey et al. 1992, Daniluk 1988, Keye 1984, Link 1986, Mahlstedt 1985, Wright 1991). Auch die in Lübeck erhobenen Daten zeigen dieses Ergebnis. Unabhängig von dem Alter der Frauen scheint eine eher verunsicherte und ängstliche Gefühlslage vorzuliegen.

Sicherlich trägt das bevorstehende Maß reproduktiver Interventionen, welches ja in erster Linie die Frauen betrifft, dazu bei, dass sich die Patientinnen unwohl fühlen. Goldschmidt (1997) beschreibt den Kinderwunsch nicht als angeborenes Bedürfnis, sondern als ein in der Lebensgeschichte erworbener Wunsch. Lukesch (1986) unterscheidet die Kinderwunschmotive in bewusste und unbewusste Motive.

Bei den kognitiven Kinderwunschmotiven werden ebenfalls keine signifikanten Unterschiede zwischen den Altersgruppen deutlich. Wie auch in anderen Studien werden hier ebenfalls die typischen bewussten Kinderwunschmotive aufgeführt. Nach van Balen et al. (1995) lassen sich zwei große Kategorien der Kinderwunschmotivation gegenüberstellen: die unbewusste Motivation und das soziale Empfinden.

Erstaunlicherweise spielt bei allen Frauen die gesellschaftliche Erwartungshaltung lediglich eine untergeordnete Rolle. Vielmehr steht der »Wunsch, Liebe zu geben« und ein »schöneres Leben durch ein Kind« an erster Stelle. Diese Motivationen werden auch als klassische bewusste Kinderwunschmotive von Goldschmidt et al. (1997) beschrieben.

Auch die Ergebnisse dieser Studie zeigen einen deutlichen Verlauf: emotionale Bedürfnisbefriedigung steht an erster Stelle. Der gesellschaftliche Druck zeigt nur einen geringen Einfluss auf den Kinderwunsch bei ungewollt kinderlosen Frauen

In Anbetracht dieser Ergebnisse lassen sich die in Lübeck erhobenen Ergebnisse des externalen Einflusses auf den Kinderwunsch der Frau diskutieren. Unabhängig voneinander gaben die Frauen den jeweiligen Partner als denjenigen an, der den größten Einfluss auf den Kinderwunsch hat. Dies korreliert mit den von Frick-Bruder (1980) beschriebenen Kinderwunschkategorien. In der ersten Kategorie »entsteht« der Kinderwunsch »aus der partnerschaftlichen Beziehung, d. h. die Partner wollen etwas Drittes, das sie als Bereicherung ihrer gemeinsamen Lebensqualität erfahren können.«

Die zweite Kategorie des Kinderwunsches beschreibt das Kind als eine narzisstische Selbsterweiterung der potenziell werdenden Eltern.

Vergleicht man die nun hier vorliegenden Daten, so lassen sich in allen Altersgruppen sehr deutlich die Kinderwunschmotitve der ersten Kategorie zuordnen. Der Einfluss des Kinderwunsches ist offensichtlich hauptsächlich mit durch den Partner determiniert. Erst mit größerem Abstand folgen die externalen Einflüsse auf den eigenen Kinderwunsch durch die Erziehung und die Eltern.

Betrachtet man den bisherigen Lebensinhalt der ungewollt kinderlosen Frauen, so setzt sich der Schwerpunkt der Partnerschaft fort. Frauen aller drei Altersgruppen betrachten ihren Partner als Lebensmittelpunkt. Freunde, Eltern und Beruf folgen erst später. Auch hier scheint sich erneut die von Frick-Bruder (1980) aufgestellte These des Kinderwunsches als Bereicherung der partnerschaftlichen Beziehung zu bestätigen.

Das Leben der kinderlosen Frauen zentriert sich zunächst auf den jeweiligen Partner. Die Paare versuchen durch das ersehnte Kind die Partnerschaft in eine andere Dimension zu heben und der Beziehung eine neue Qualität und ein neues Zentrum zu geben.

Insgesamt lässt sich sagen, dass gesellschaftliche Normen und Werte sicherlich aufgrund der Intestinalisierung in der persönlichen Biographie einen individuellen Einfluss auf den Kinderwunsch haben, doch spielen sie als bewusst empfundener gesellschaftlicher Druck eine eher untergeordnete Rolle in Bezug auf die Kinderwunschmotivation. Der Kinderwunsch muss vielmehr als eine individuelle, auf die eigenen persönlichen und partnerschaftlichen Bedürfnisse zu begreifendes Konstrukt angesehen werden.

Bei Betrachtung aller Ergebnisse wird deutlich, dass sich hingegen der bisherigen Vermutungen die Kinderwunschmotive in den verschiedenen Altersgruppen nicht signifikant unterscheiden. Sowohl jüngere Frauen als auch

Frauen in der Gruppe »36 Jahre und älter« weisen dieselbe Kinderwunschmotivation auf. Auch die emotionale Befindlichkeit unterscheidet sich nicht signifikant in den verschiedenen Gruppen.

Literatur

Abbey, A. et al. (1992): Psychosozial treatment and demographic predictors of the stress associated with infertility. In: Fertil Steril 57(1), S. 122–128.

Balen, F. v. & Trimbos-Kemper, T. C. M. (1995): Involuntarily childless couples: their desire to hyve children and their motives. In: Journal of Psychosomatic Obstetics & Gynecology 16, S. 137–144.

Daniluk, J. C. (1988): Infertility: intrapersonal and interpersonal impact. In: Fertil Steril 49, S. 982–990.

Frick-Bruder, V. (1980): Psychologische Gesichtspunkte der kinderlosen Ehe. In: Schirren, C.; Leidenberger, F. & Stoll, P. (Hg.): Die kinderlose Ehe. Gynäkologische, andrologische und psychologische Aspekte 34, S. 217–241.

Goldschmidt, S. et al. (1997): Psychologische Aspekte von Fertilitätsstörungen. Ein Überblick zum Forschungsthema. Zeitschrift für Medizinische Psychologie 3–4.

Keye, W. R. Jr. (1984): Psychosexual responses to infertility. Clin Obstet Gynecol 27, S. 760–766.

Link, P. W. & Darling, C. A. (1986): Couples undergoing treatment for infertilty: Dimensions od life satisfaction. In: Journal of sexual Mariatal Therapie 12, S. 46–59.

Lukesch, H. (1986): Psychosoziale Aspekte der extrakorporalen Befruchtung und des Embryotransfers beim Menschen. In: Psychosozial 9, S. 59–76.

Mahlstedt, P. P. et al. (1985): Emotional factors and the in vitro fertilization and embryo transfer process. Journal of In Vitro Fertalization an Embryo Transferation 4, S. 232–236.

Wright, J. et al. (1991): Psychosozial distress and infertility: men and women respond differently. In: Fertil Steril 55 (1), S. 100–108.

Clarissa Schwarz, Beate Schücking

Wie ›normal‹ sind die Geburten von Migrantinnen?

Ein Vergleich zu deutschen Gebärenden

Im Rahmen des *Forschungsprojekts »Technisierung* der ›normalen‹ Geburt – Interventionen im Kreißsaal«, gefördert vom Niedersächsischen Forschungsverbund für Frauen-/Geschlechterforschung in Naturwissenschaft, Technik und Medizin, wurden geburtshilfliche Daten auf Hinweise einer zunehmenden Medikalisierung der Geburtshilfe untersucht.

Analysiert wurden Daten der Niedersächsischen *Perinatalerhebung*, die zum Zwecke der Qualitätssicherung mittlerweile von allen Geburten in allen Kliniken erhoben werden (seit 1989 durch das GRG gesetzlich geregelt). Der untersuchte Datensatz wurde als Datenbank vom Zentrum für Qualitätsmanagement im Gesundheitswesen, einer Einrichtung der Ärztekammer Niedersachsen, zur Verfügung gestellt und beinhaltet Daten von Geburten, die in niedersächsischen Kliniken im Zeitraum 1984 bis 1999 stattgefunden haben. Diese zum Zwecke der Qualitätssicherung erhobenen Daten von insgesamt über eine Million Geburten (n=1 066 802) wurden einer Sekundäranalyse mit Methoden der deskriptiven Statistik unterzogen.

Definition der Gruppe der Migrantinnen

In der Perinatalerhebung wird zunächst zwischen deutschen und nicht deutschen Frauen unterschieden. Der Anteil der im beobachteten Zeitraum von 1984 bis 1999 dokumentierten Geburten von nicht deutschen Schwangeren in Niedersachsen stieg beträchtlich, wie Abbildung 1 zeigt. Waren 1984 noch 6,7 Prozent der Schwangeren nicht deutscher Herkunft, so ist ihr Anteil auf 15 Prozent im Jahr 1999 und damit auf mehr als das Doppelte angestiegen. Von den insgesamt 71926 Frauen, die im Jahr 1999 in niedersächsischen Kliniken Kinder geboren haben, waren 10 780 ausländische Frauen.

Abbildung 1: Anteil von deutschen und nicht deutschen Schwangeren in der Niedersächsischen Perinatalerhebung 1984 bis 1999; n = 1 066 802 (alle dokumentierten Geburten)

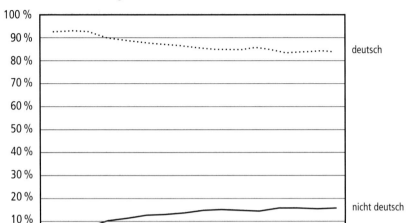

Seit 1987 werden durch die Perinatalerhebung auch die Herkunftsländer erfasst und unterschieden nach sechs Kategorien dokumentiert.

- Mittel- und Nordeuropa
- Mittelmeerländer
- Osteuropa
- Mittlerer Osten
- Asien ohne Mittleren Osten
- Sonstige Staaten

Die Zusammensetzung der Gruppe der nicht deutschen Mütter hat sich im Lauf der Zeit verändert wie aus Abbildung 2 zu ersehen ist. Die größte Gruppe bilden nach wie vor die Frauen aus dem Mittleren Osten, auch wenn ihr Anteil, der 1990 noch über 40 Prozent der Ausländerinnen betrug, auf 33,6 Prozent (1999) gesunken ist. Die zweitgrößte Gruppe bilden seit einigen Jahren die Osteuropäerinnen. Ihr Anteil hat sich von 10,3 Prozent (1987) auf 22,7 Prozent (1999) mehr als verdoppelt. Die Frauen aus den Mittelmeerländern bilden seit einigen Jahren die drittgrößte Gruppe, ihr Anteil ist von 26,7 Prozent (1987) auf 20,5 Prozent gesunken. Diese drei Gruppen – Mittlerer Osten, Osteuropa und die Mittelmeerländer – werden für die weitere Betrachtung zur Gruppe der Migrantinnen zusammengefasst. Die drei Gruppen, 1. Mittel- und Nordeuropa sowie 5. Asien ohne Mittleren Osten und 6. Sonstige Staaten, bleiben unberücksichtigt. Damit reduziert sich das

Abbildung 2: Anteil der nicht deutschen Schwangeren nach Herkunftsgebieten in der Niedersächsischen Perinatalerhebung 1987 bis 1999 (nicht deutsche Schwangere)

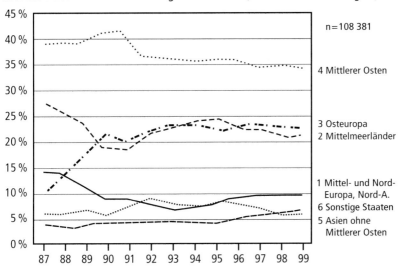

betrachtete Kollektiv auf 890 833 Frauen und setzt sich aus 804 875 Deutschen und 85 958 Migrantinnen zusammen.

Unterschiede zwischen Migrantinnen und deutschen Gebärenden

Im folgenden werden Unterschiede und ihre Veränderungen im Zeitraum von 1987 bis 1999 zwischen Migrantinnen und deutschen Gebärenden dargestellt und betrachtet in bezug auf ihr Alter und die Parität, Risikostatus, Frühgeburtlichkeit, die geburtshilflichen Interventionen Geburtseinleitung und operative Geburtsbeendigung, sowie die kindliche Mortalität.

Alter und Parität
Die Migrantinnen unterscheiden sich von den deutschen Schwangeren in Bezug auf ihr Alter und die Parität: die deutschen Frauen sind älter wenn sie ihre Kinder bekommen, insbesondere beim ersten Kind und sie haben weniger Kinder als die Migrantinnen.

Das mittlere Alter der deutschen Erstgebärenden stieg von 1987 bis 1999 von 25,95 auf 28,26 Jahre. Auch das mittlere Alter der Migrantinnen ist etwas angestiegen, wenn auch in geringerem Maß von 23,33 Jahren (1987) auf 24,19 Jahre (1999).

Knapp die Hälfte der deutschen Frauen (47,1%) brachte 1999 ihr erstes Kind zur Welt, während dies nur bei gut einem Drittel (35,5%) der Migran-

Abbildung 3: Parität von Migrantinnen und Deutschen; Anteil bezogen auf die jeweiligen Untergruppe (je 100 %); n = 890 833 (Deutsche und Migrantinnen)

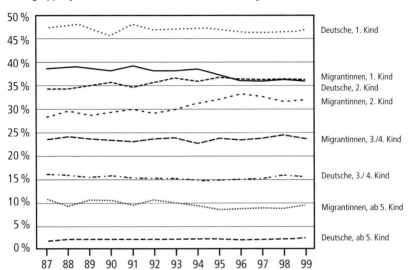

tinnen der Fall war. Während 9,2 Prozent der Migrantinnen bereits vier oder mehr Kinder hatten, traf dies nur auf 1,9 Prozent der Deutschen zu. Aus Abbildung 3 sind die jeweiligen Unterschiede, getrennt nach den vier Gruppen 1. Kind, 2. Kind, 3./4. Kind und ab 5. Kind, abzulesen. Die Abbildung zeigt den jeweiligen Anteil im Vergleich getrennt nach den beiden betrachteten Untergruppen, so dass sich die verschiedenen Paritäts-Gruppen sowohl bei den Deutschen als auch bei den Migrantinnen zu jeweils 100 Prozent ergänzen.

Risikostatus

Eine Risikoschwangerschaft ist zum Normalfall geworden. Nach den deutschen Mutterschaftsrichtlinien galten 1999 bereits 74 Prozent aller Schwangeren in Niedersachsen als Risikoschwangere. Migrantinnen sind davon etwas seltener betroffen; 69,7 Prozent der Migrantinnen gegenüber 74,8 Prozent der deutschen Schwangeren. Bei der Betrachtung der Erstgebärenden im Alter von 20 bis 29 Jahren wird der Unterschied noch deutlicher: 59,8 Prozent mit Risikostatus unter den Migrantinnen gegenüber 66,7 Prozent unter den deutschen Schwangeren.

Frühgeburtlichkeit

Die Zunahme von Frühgeburten (Geburten vor 36 vollendeten Schwangerschaftswochen) hielt weiter an und erreichte im Jahr 1999 den Höchststand von 8,4 Prozent aller Geburten in Niedersachsen. Diese seit Jahren zu beobachtende Entwicklung setzte sich trotz der Ausweitung der Vorsorgeunter-

Abbildung 4: Frühgeburtlichkeit bei Migrantinnen und Deutschen; Anteil bezogen auf die jeweiligen Untergruppen (je 100 %); n = 890 833 (Deutsche und Migrantinnen)

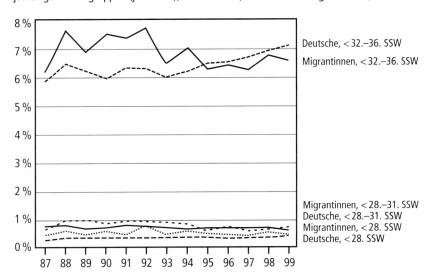

suchungen in der Schwangerschaft und der Fortschritte der Geburtsmedizin weiter fort. Es fällt auf, dass die Zunahme der Frühgeburtlichkeit nicht etwa auf die sehr kleinen Frühgeborenen zurückzuführen ist, wie oft behauptet wird. Die Rate der sehr frühen Geburten bis zu 27 vollendeten Schwangerschaftswochen stagniert seit Jahren bei circa 0,4 Prozent, die Rate der frühen Geburten von 28 bis 31 vollendeten Schwangerschaftswochen liegt bei 0,7 bis 0,8 Prozent. Der größte Anteil und auch der beobachtete Zuwachs entfällt auf die Geburten zwischen 32 und 36 vollendeten Schwangerschaftswochen, die von 6,0 Prozent (1987) auf 7,1 Prozent (1999) zunahmen.

Beim Vergleich von Deutschen und Migrantinnen ist festzustellen, dass insgesamt die Frühgeborenenrate der Migrantinnen die der Deutschen in den ersten Jahren des betrachteten Zeitraums erheblich überstieg. Die Zunahme von Frühgeburten der Deutschen und die gleichzeitige Abnahme bei den Migrantinnen führte dazu, dass sich das Bild gewandelt hat. Seit 1996 übersteigt die Frühgeburtlichkeit der Deutschen die der Migrantinnen. Im Jahr 1999 stand eine Frühgeburtlichkeit von 8,4 Prozent unter den Deutschen einer Rate von 7,9 Prozent unter den Migrantinnen gegenüber.

Aus Abbildung 4 sind noch detailliertere Informationen abzulesen: bei den frühen und sehr frühen Geburten hat sich die über viele Jahre höhere Frühgeburtsrate der Migrantinnen auf das Niveau der Deutschen angeglichen. Die Zunahme der Frühgeburten zwischen 32 und 36 vollendeten Schwanger-

Abbildung 5: Interventionsraten bei Deutschen und Migrantinnen: geburtseinleitende Interventionen; n = 890 833 (Deutsche und Migrantinnen)

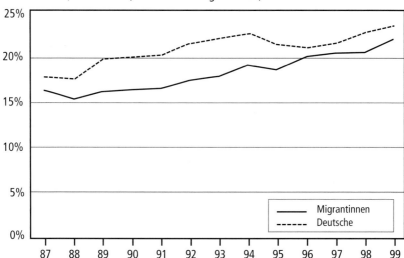

schaftswochen ist in stärkerem Maße bei den deutschen Schwangeren zu finden.

Geburtseinleitung

Immer häufiger werden Geburten eingeleitet, mittlerweile bei fast jeder vierten Frau (1999: 23,4 %). Die beiden in der Perinatalerhebung erfassten Interventionen »medikamentöse Zervixreifung« und »Geburtseinleitung« wurden zusammengefasst als »geburtseinleitende Interventionen« betrachtet, da die Unterschiede in der Praxis fließend sind. Der über viele Jahre bestehende Unterschied zwischen Deutschen und Migrantinnen hat sich verringert, wie aus Abbildung 5 abzulesen ist. Im Jahr 1999 wurden 22,3 Prozent der Geburten bei Migrantinnen und 23,4 Prozent der Geburten bei Deutschen eingeleitet.

Operative Geburtsbeendigung

Geburten werden bei Deutschen häufiger operativ beendet als bei Migrantinnen. Dies gilt sowohl für die vaginaloperativen Methoden mit Saugglocke und Zange als auch für den Kaiserschnitt. Da dieser Unterschied erhalten bleibt, auch wenn man den Vergleich auf Erstgebärende in der Altersgruppe von 20 bis 29 beschränkt, kann er nicht auf die Unterschiede im Alter und der Parität zurückgeführt werden.

Während Geburten zunehmend seltener vaginal-operativ beendet werden (die Rate sank von 1987 bis 1999 bei den Deutschen von 9,8 auf 7,6 Prozent

Abbildung 6: Interventionsraten bei Deutschen und Migrantinnen in der Niedersächsischen Perinatalerhebung: primäre Sectio; n = 890 833 (Deutsche und Migrantinnen)

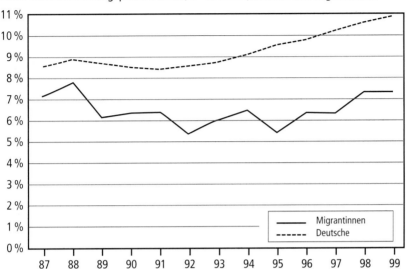

und parallel dazu bei den Migrantinnen von 6,9 auf 5,1 Prozent), wird dieser Rückgang durch die Zunahme an Kaiserschnitten mehr als ausgeglichen. Sowohl die Rate der primären Sectio (geplanter Kaiserschnitt) als auch der sekundären Sectio zeigt einen deutlichen Aufwärtstrend, wobei die Differenz zwischen beiden Gruppen bei der primären Sectio (siehe Abbildung 6: 10,7 Prozent der Deutschen und 7,5 Prozent der Migrantinnen 1999) wesentlich größer ist als bei der sekundären Sectio (siehe Abbildung 7: 10,3 Prozent der Deutschen und 8,4 Prozent der Migrantinnen 1999)

Entsprechend ging der Anteil an Spontangeburten zwischen 1987 und 1999 bei Deutschen von 76,3 auf 71,3 Prozent und bei Migrantinnen von 79,7 auf 79,0 Prozent zurück.

Perinatale Mortalität
Die hohe perinatale Sterblichkeit bei Kindern von Migrantinnen aus den 70er und 80er Jahren ist nicht mehr zu beobachten (Börner et al 2000 und Da Fonseca et al. 2001). Diese Beobachtung kann für die antenatale und postnatale Mortalität bestätigt werden, die bei Migrantinnen zurückgegangen ist und kaum noch Unterschiede zu den Deutschen festzustellen sind. Allerdings liegt die Rate der subpartalen Mortalität bei Migrantinnen weiterhin höher als bei Deutschen. Während 1999 bei unter Deutschen bei 3,4 von tausend Geburten ein Kind während der Geburt starb, kam dies unter Migrantinnen bei 5,4 von tausend Geburten vor.

Abbildung 7: Interventionsraten bei Deutschen und Migrantinnen in der Niedersächsischen Perinatalerhebung: sekundäre Sectio; n = 890 833 (Deutsche und Migrantinnen)

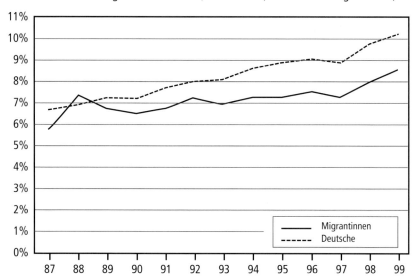

Zusammenfassung

Migrantinnen unterscheiden sich von deutschen Schwangeren dadurch, dass sie mehr Kinder bekommen, dabei jünger sind als deutsche Frauen und zu einem geringeren Anteil Risikoschwangerschaften aufweisen. Die über viele Jahre beobachtete höhere Frühgeburtlichkeit hat sich nivelliert. Steigende Interventionsraten sind auch bei Migrantinnen zu beobachten, wenn auch auf etwas geringerem Niveau. Während die höhere antenatale und postpartale Mortalität nicht mehr festzustellen ist, ist die subpartale Mortalität noch immer erhöht.

Literatur

Bömer, K. E.; David, M. & Kentenich, H. (2000): Gibt es Unterschiede bei den Perinataldaten deutscher und ausländischer Frauen? In: Geburtshilfe und Frauenheilkunde 60, S.S12

Da Fonseca, K. E.; David, M. & Kentenich, H. (2001): Schlechtere Schwangerenvorsorge, schlechtere Perinataldaten bei türkischen Migrantinnen – gilt das heute noch? In: Zeitschrift für Geburtshilfe und Neonatologie 20. Deutscher Kongress für Perinatale Medizin, FV 9.2.

Schücking, B.& Schwarz, C. (2001): Die Entwicklung der »normalen« Geburt 1984–1999/Erste Ergebnisse eines Forschungsprojekts. In: Zentrum für Qualitätsmanagement im Gesundheitswesen, Einrichtung der Ärztekammer Niedersachsen (Hg.) (2001): NPExtra 1999. Niedersächsische und Bremer Perinatal- und Neonatalerhebung. Hannover, S. 209–215.

Zentrum für Qualitätsmanagement im Gesundheitswesen, Einrichtung der Ärztekammer Niedersachsen (Hg.) (2001): NPExtra 1999. Niedersächsische und Bremer Perinatal- und Neonatalerhebung. Hannover.

Gisa Buhrow, Klaus Diedrich, Ingrid Kowalcek

Erfassung des emotionalen Geburtserlebens beider Elternteile

Entwicklung eines Fragebogens

Einleitung

Die moderne Geburtshilfe sieht sich steigenden Erwartungen der werdenden Eltern an die Sicherheit, gleichzeitig aber auch an das »Erlebnis Geburt« gegenüber. Das Schlagwort «Familienorientiertheit« fasst die hohen Ansprüche an einen harmonischen, ganzheitlich betreuten Geburtsvorgang zusammen.

Um diesen Erwartungen gerecht zu werden, bedarf es zunächst der Objektivierung des emotionalen Geburtserlebens beider Partner. Bereits existierende standardisierte Fragebögen erfassen lediglich Teilbereiche der im Geburtsverlauf relevanten Emotionen, wie zum Beispiel die Geburtsangst.

Ziel dieser Studie ist daher die Erstellung eines standardisierten Messinstruments zur Erfassung des emotionalen Geburtserlebens.

Methode

In einem zweiseitigen Fragebogen werden insgesamt 39 Emotionen angeboten, die alternierend positiv und negativ besetzt sind. Auf einer sechsstufigen Intervallskala wird für jedes Item der Grad des Zutreffens (von 0 = gar nicht bis 5 = sehr intensiv) ausgedrückt.

Im Anschluss an die Einzelitemanalyse wird mittels Faktorenanalyse eine Reduktion der Komplexität des Datenmaterials vorgenommen. Den somit empirisch ermittelten Faktoren werden theoretische Konstrukte zugeordnet.

Der Fragebogen wird entbundenen Müttern und ihren Partnern nach der Geburt vorgelegt mit der Bitte, die Fragen bis maximal 24 Stunden nach der Entbindung zu bearbeiten. Eingeschlossen werden alle Paare, die der deutschen Sprache mächtig sind und ein gesundes Kind bekommen haben, unabhängig vom Geburtsmodus.

Abbildung 1: Einzelitemanalyse getrennt für Männer und Frauen

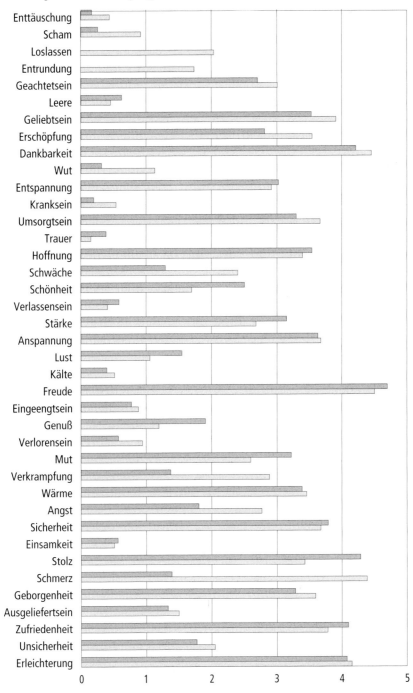

Ergebnisse

Der Fragebogen wurde von 95 entbundenen Frauen und 68 Vätern innerhalb der ersten 24 postpartalen Stunden bearbeitet. Bei 89 Frauen gelang die Zuordnung zum somatischen Geburtsverlauf.

Der Altersdurchschnitt der Frauen lag bei 30,39 Jahren. Für 44 Frauen war es die erste Entbindung, für 33 die zweite. Acht Frauen bekamen das dritte und vier bereits das vierte Kind.

10,1 Prozent der Entbindungen waren Frühgeburten, die restlichen Entbindungen fanden nach der 37. Schwangerschaftswoche statt . Der Mittelwert liegt bei 39,76 Schwangerschaftswochen. 83,1 Prozent der Geburten waren Spontanentbindungen. 9 Prozent Zangenentbindungen oder Vakuumextraktionen, 3,4 Prozent primäre Schnittentbindungen und 4,5 Prozent sekundäre Schnittentbindungen (die Absolutwerte zur Häufigkeitsverteilung der unabhängigen Variablen sind in Tabelle 1 dargestellt).

Es wurde zunächst eine Einzelitemanalyse für die Gesamtstichprobe getrennt für Frauen und Männer durchgeführt. Die Mittelwerte sind in Abbildung 1 dargestellt. Für die anschließende Faktorenanalyse wurden die Items mit einem Mittelwert kleiner eins eliminiert.

Für die Frauen (n=95) zeigen sich nach Extraktion durch Hauptkomponentenanalyse und Varimax-Rotation sechs Faktoren, die den Konstrukten ›Wärme‹, ›Freude‹, ›Lust‹, ›Kraft‹, ›Schmerz‹ und ›Angst‹ zugeordnet werden können. Die erklärte Gesamtvarianz beträgt 66,4 Prozent.

Für die Männer ergeben die obengenannten Berechnungen vier Faktoren, denen sich die Konstrukte ›Freude‹, ›Wärme‹, ›Angst‹ und ›Schmerz‹ zuordnen lassen Auf einem fünften Faktor laden die Items ›Mut‹ und ›Erleichterung‹ isoliert mit relativ hohen Faktorladungen. Die erklärte Gesamtvarianz beträgt für die Männer 59,2 Prozent (s. Tabelle 2).

Tabelle 1: Häufigkeitsverteilung der unabhängigen Variablen

	Alter	SSW	Parität		Gravidität		Geburtsmodus	
N Gültig	89	89		89		89		89
Fehlend	6	6		6		6		6
Mittelwert	30,39	39,76	1	44	1	30	Spontan	74
Standardabweichung	5,25	2,01	2	33	2	33	Forceps/Vak.	8
			3	8	3	16	Prim. Sectio	3
			4	4	4-7	10	Sek. Sectio	4

Tabelle 2: Ergebnis der Faktorenanalyse für Frauen und Männer

Faktor	Frauen	Männer	Faktor
Angst	Unsicherheit Angst Schwäche	Unsicherheit Angst Anspannung Ausgeliefertsein	Angst
Schmerz	Ausgeliefertsein Schmerz Verkrampfung Anspannung Wut Erschöpfung	Schwäche Schmerz Verkrampfung Kranksein E rschöpfung	Schmerz
Freude	Erleichterung Zufriedenheit Freude Schönheit	Stolz Zufriedenheit Freude Schönheit Stärke G enuß Dankbarkeit Lust Geliebtsein	Freude
Wärme	Geborgenheit Sicherheit Wärme Umsorgtsein Entspannung Dankbarkeit Geliebtsein	Geborgenheit Sicherheit Wärme Umsorgtsein Geachtetsein Hoffnung	Wärme
Lust	Stolzz Mu t G enuß Lust		
Kraft	Stärke Hoffnung Geachtetsein Entrundung		

Schlussfolgerungen

Das Überwiegen der positiven Emotionen unter den Items mit höheren Mittelwerten in der Einzelitemanalyse zeigt, dass das Geburtserleben auch direkt nach der Entbindung weitgehend durch positive Elemente bestimmt wird. Dies zeigt sich bei den Männern noch deutlicher, als bei den Frauen.

Die Faktorenanalyse zeigt für die Frauen zwei negative und vier positive Elemente, die die Komplexität des Geburtserlebens widerspiegeln. Für die Väter lassen sich nur je zwei positive und negative Elemente darstellen. Hier lässt sich diskutieren, ob die »passivere« Rolle des Vaters während der Entbindung zu einer geringeren Differenziertheit des Geburtserlebens führt.

Zur deutlichen Herausarbeitung der Faktoren bei den Vätern sollte zunächst die Stichprobe vergrößert werden. Nach einer entsprechenden Standardisierung können die so gewonnene, in der Itemzahl reduzierten Fragebögen in 6 beziehungsweise 4 Skalen ausgewertet werden und somit vergleichbare Ergebnisse liefern, die die Bearbeitung einer Vielzahl von Fragestellungen erlauben.

Georgine Huber, Tanja Kasimzade, Ingrid Kowalcek

Vorzeitige Wehentätigkeit und tokolytischen Therapie

Psychosoziale Aspekte bei drohender Frühgeburtlichkeitg

Einleitung

>»As well as one so great and so forlorn
May hold together: on her frights and griefs,
Which never tender lady hath borne greater,
She is something before her time deliver'd«.
Shakespeare, The Winter's Tale

Eine der wichtigsten und weiterhin unzureichend gelösten Aufgaben der modernen Geburtshilfe ist die Vermeidung der Frühgeburtlichkeit. Trotz des Einsatzes medizinischer Präventionsmaßnahmen wie Tokolyse, Cerclage und Antibiose bleibt die Rate der Frühgeborenen mit circa sieben Prozent unverändert hoch, wobei nahezu drei Viertel der perinatalen Mortalität zu Lasten dieser Kinder geht (Wulf 1997). Wirksame Gesamtkonzepte für die Frühgeburtlichkeitsprophylaxe fehlen, und bei der Bewältigung dieser Aufgabe scheint das überwiegend somatisch ausgerichtete Konzept der Therapie vorzeitiger Wehen/drohender Frühgeburtlichkeit an seine Grenzen zu stoßen.

Das Auftreten vorzeitiger Wehen ist multifaktoriell bedingt. Neben den bekannten, somatischen Ursachen werden seit langem psychosoziale Einflussfaktoren der vorzeitigen Wehentätigkeit vermutet. Die zu diesem Thema vorliegenden Studien untersuchen mit teilweise widersprüchlichen Ergebnissen den Einfluss von sozioökonomischem Status, Alter, Ehestand, sozialem Netzwerk und psychischer Belastung der Schwangeren auf die vorzeitige Wehentätigkeit (Main 1987, Stein 1987, Hedegaard 1993, Wadhwa 1993, Berkowitz 1993, Peacock 1995). Die Interpretation der Befunde wird jedoch dadurch erschwert, dass häufig Schwangerschaften mit intrauteriner Wachstumsretardierung unter dem Symptomenkomplex der Frühgeburtlichkeit subsummiert werden.

Versteht man Schwangerschaft als biopsychosozialen Adaptationsprozess der Frau an ihre weibliche Rolle in Form der Mutterschaft (Rauchfuss 2000), so wird verständlich, dass das Gleichgewicht aus sozialen Bedingungen und psychischen Ausgleichsprozessen zahlreichen Störungen unterliegen kann (Teichmann 1987 und 1989). Dabei zeichnen sich die berichteten seelischen Belastungen von Schwangeren mit vorzeitiger Wehentätigkeit weniger durch einzelne, traumatische Lebensereignisse aus (Sjöström 1999), sondern zeigen typischerweise eine Lebenssituation chronischer Überforderung, verbunden mit nur unzureichenden Bewältigungsstrategien und dem Gefühl der Machtlosigkeit oder der Angst (Omer 1986, Madeja 1989, Börgens 1995).

Psychosomatische Therapieansätze beinhalten Versuche, die Belastungen der Lebenssituation zu verringern, Unterstützung bei der Verarbeitung vergangener belastender Erlebnisse anzubieten und Entspannung im Sinne von autosuggestiv-übenden, angstreduzierenden Verfahren zu trainieren (Omer 1988, Börgens 1995).

Ziel der vorliegenden prospektiven Untersuchung ist, die Befindlichkeit und aktuelle Belastung der Schwangeren mit vorzeitiger Wehentätigkeit, insbesondere unter tokolytischer Therapie, darzustellen.

Material und Methode

In die Studie eingeschlossen werden Schwangere ab der 24+0 SSW (Sicherung des Gestationsalters nach Frühultraschall), die in der Klinik für Frauenheilkunde und Geburtshilfe des Universitätsklinikum in Lübeck (Leitung Prof. K. Diedrich), wegen vorzeitiger Wehentätigkeit stationär aufgenommen werden.

Die Wehentätigkeit wird mittels Tokogramm (Aufzeichnung regelmäßiger Wehentätigkeit), vaginalem Untersuchungsbefund (Bishop-Score) und Transvaginalsonographie (Zervixlänge $\leq$ 25 mm, ggf. Trichterbildung) verifiziert. Die Schwangeren erhalten einen Fragebogen, der in einen soziodemographischen Teil (Fragen zu Alter, Schulbildung, Parität, bisherige Schwangerschaftskomplikationen) und in einen Teil zur Erfassung des Schwangerschaftserlebens, des Körperbildes, der Partnerschaft und Familie gegliedert ist. Als weitere Aspekte werden die Faktoren der aktuelle Belastung (Kurzfragebogen zur aktuellen Beanspruchung, Müller und Basler 1993) und Gefühle von Wut und Aggression erfragt. In einer abschließenden, offenen Frage hat die Schwangere die Möglichkeit, ihre Gedanken inhaltlich zu beschreiben. Der weitere Schwangerschaftsverlauf wird der geburtshilflichen Akte entnommen.

Die erhobenen Daten werden mit Hilfe des Statistikprogrammes »SPSS« (Statistical Package for Social Sciences) deskriptiv ausgewertet.

Ergebnisse

Die Stichprobe umfasst 41 Schwangere (32 Nulliparae, 9 Multiparae) im Alter von 16 bis 39 Jahren. Bei der stationären Aufnahme der Schwangeren beträgt das Schwangerschaftsalter im Durchschnitt 30+1 SSW (min. 25+0 SSW, max. 34+4 SSW). Haupt- (36,6 %, n=15) und Realschulabschluss (39,0 %, n=16) stellen die häufigste Schulbildung dar. 40 Schwangere (97,6 %) leben in einer festen Partnerschaft.

Nach bisherigen Schwangerschaftskomplikationen befragt, geben 48,8 Prozent (n=20) der Schwangeren vorzeitige Wehen und 43,9 Prozent (n=18) eine Hyperemesis gravidarum an, bei 34,1 Prozent (n=14) kam es zu Blutungen, 24,4 Prozent (n= 10) litten unter Schmerzen.

83,0 Prozent (n=34) der Schwangeren berichten, sich die Schwangerschaft sehr gewünscht zu haben. 92,0 Prozent (n=38) freuen sich sehr darauf, Mutter zu werden und 75,6 Prozent (n=31) finden ihren Körper in der Schwangerschaft schön. 87,8 Prozent (n=36) fühlen sich von ihrem Partner und 85,3 Prozent (n=35) von ihrer Familie verstanden und unterstützt.

Der durchschnittliche Krankenhausaufenthalt beträgt 29,3 Tage (min. 9, max. 57 Tage), die Applikation der i.v. Tokolyse 21,8 Tage (min. 5, max. 49 Tage).

Die Fragen zur aktuellen Belastung der Schwangeren ergeben bei 29,3 Prozent (n=12) eine mittelstarke, bei 48,8 Prozent (n=20) eine sehr starke bis maximale Belastung.

Gemäß den Antworten in der geschlossenen Frageform empfinden 22 Prozent (n=9) der Schwangeren Ungeduld und 19,5 Prozent (n=8) Unzufriedenheit, jeweils 7,3 Prozent (n=3) fühlen sich ärgerlich und wütend. Die Auswertung der freien Frage zeigt bei 51,0 Prozent der Schwangeren Gefühle von Ungeduld, bei 36,1 Prozent Unzufriedenheit, und 43,1 Prozent verspüren Wut. Aggression wird dabei im Zusammenhang mit der Gesamtsituation, der verordneten Bettruhe, dem Ausgeliefertsein und der Hilflosigkeit, der tokolytischen Therapie und ihren Nebenwirkungen, sowie dem Ungeborenen gegenüber zum Ausdruck gebracht.

Bisher haben 36 der befragten Frauen geboren. Das erreichte Schwangerschaftsalter beträgt durchschnittlich 34+2 SSW (min 26+4 SSW, max. 39+2 SSW), die Geburt erfolgte in 55,6 Prozent (n=20) per Sectio, in 44,4 Prozent (n=16) spontan. Eine Verlegung des Neugeborenen auf die Intensivstation war in 55,6 Prozent (n= 20) der Fälle notwendig.

Diskussion

Die vorliegenden Untersuchungsergebnisse zeigen, dass die Diagnose der vorzeitigen Wehentätigkeit, einhergehend mit einem längeren stationären Krankenhausaufenthalt und der medikamentösen Tokolysetherapie, für die betroffene Schwangere eine große Belastung darstellt. Der Routinebetrieb im Krankenhaus lässt der betroffenen Frau oft wenig Raum, um ihre widersprüchlichen Gedanken und Gefühle zu verbalisieren. So wurde in unserer Untersuchung erst in der offenen Fragestellung das Ausmaß der von den Frauen empfundenen Aggression deutlich:

»Keiner fragt, wie es mir geht, alles dreht sich um das Kind«.

Da sich in der belasteten Situation der vorzeitigen Wehentätigkeit diese aggressiven Emotionen auch gegen das Ungeborene richten können, erlebt die Schwangere ihre Stimmungen als konflikthaft. Dies ist vor allem dann der Fall, wenn ihr der Eindruck vermittelt wird, sie müsse sich ihrer Gefühle schämen und sie verschweigen.

Aus psychologischer Sicht tragen die zur Tokolyse eingesetzten β-Sympathomimetika durch ihr Nebenwirkungsspektrum (Tachykardie, Tremor, Unruhe) eher zur organischen Untermauerung der akuten Belastung, als zur Entspannung und Beruhigung der Situation bei (Börgens 1995). Diese These wird auch von unseren Untersuchungsergebnissen bestätigt: trotz medikamentöser Wehenhemmung wurden bisher 30 Kinder (83,3 %) vor der vollendeten 37. SSW als Frühgeburt geboren und 20 Kinder (55,6 %) benötigten intensivmedizinische Maßnahmen mit nachfolgender Trennung von Mutter und Kind in einer höchst vulnerablen Phase.

Zu fordern bleibt also eine sinnvolle, gezielte und gegenseitige Ergänzung der medikamentösen und psychosomatischen Betreuung dieser oft über viele Wochen belasteten Schwangeren, um die spätere Mutter-Kind-Beziehung nicht zu gefährden.

Literatur

Berkowitz, G.; Papiernik, E. (1993): Epidemiology of preterm birth. In: Epidem Rev 15, S. 414–443

Börgens, S. (1995): Psychosoziale Aspekte der Frühgeburt. In: Gynäkologe 28, S. 13–141.

Hedegaard, M.; Brink Henriksen, T.; Sabroe, S. & Secher, N. J. (1993): Psychological distress in pregnancy and preterm delivery. In: BMJ 307, S. 234–239.

von Madeja, U.-D. & Maspfuhl, B. (1989): Psychopathologische Aspekte von Abort und Frühgeburt. In: Zentbl Gynäkol 111, S. 678–685.

Main, D. M. & Gabbe, S. G. (1987): Risk scoring for preterm labor: Where do we go from here? In: Am J Obstet Gynecol 157, S. 789–793.

Müller, B. & Basler, H. D. (1993): Kurzfragebogen zur aktuellen Beanspruchung. Weinheim (Beltz Test).

Omer, H.; Elizur, Y.; Barnea, T. & Friedlander, D. (1986): Psychosocial variables and premature labour: A possible solution for some methodical problems. In: J Psychosom Res 30, S. 559–565.

Omer, H. & Everly, G. S. (1988): Psychological factors in preterm labor: Critical review and theoretical synthesis. In: Am J Psychiatry 145, S. 1507–1513.

Rauchfuss, M. (2000): Vorzeitige Wehentätigkeit und Frühgeburt – eine psychosomatische Störung? In: Beiträge der Jahrestagung 2000. (Psychosozialverlag).

Sjöström, K.; Thelin, T.; Valentin, L. & Marsal, K. (1999): Do pre-, early, and mid-pregnancy life events influence gestational length? In: J Psychosom Obstet Gynecol 20, S. 170–176.

Stein, A.; Campbell, E. A.; Day, A.; McPherson, K. & Cooper, P. J. (1987): Social adversity, low birth weight, and preterm delivery. In: BMJ 295, S. 291–293.

Teichmann, A. T. (1987): Vorkommen und psychosoziale Bedingungen der vorzeitigen Wehentätigkeit. In: Gynäkologe 20, S. 14–19.

Teichmann, A. T.; Breull, A. (1989): Ein neues Konzept zur psychosomatischen Forschung am Beispiel der vorzeitigen Wehentätigkeit. In: Zsch psychosom Med 35, S. 256–276.

Wadhwa, P. D.; Sandman, C. A.; Porto, M.; Dunkel-Schetter, C. H. & Garite, T. (1993): The association between prenatal stress and infant birth weight and gestational age at birth: A prospective investigation. In: Am J Obstet Gynecol 169, S. 858–86517. Wulf K-W, Künzel W. Frühgeburt. Verlag Urban und Schwarzenberg, München 1997

Corinna Schindler, Gerd Eldering, Anja Matuszewski, Anja Kraft

Kunsttherapie in der Geburtshilfe und der psychosomatischen Gynäkologie

Seit August 2001 gibt es für gynäkologische und geburtshilfliche Patientinnen des Vinzenz Pallotti Hospitals in Bensberg die Möglichkeit, an zwei Tagen in der Woche ein kunsttherapeutisches Angebot in Anspruch zu nehmen. Begleitet wurden in den ersten vier Monaten des Projektes zweiundvierzig Frauen mit vorzeitigen Wehen und Blutungen in der Schwangerschaft, Hyperemesis und Carzinomerkrankungen, aber auch solche mit allgemeinen psychischen Verstimmungen vor oder nach der Entbindung.

Strukturierung der Settings

Die Settings werden auf jede Person individuell abgestimmt: meist werden Einzelbegleitungen von 45 bis 60 Minuten im hierfür eingerichteten Kunsttherapieraum durchgeführt. Frauen mit relativer oder absoluter Bettruhe werden auf den Zimmern besucht. Gemalt wird vorwiegend mit Aquarellfarben in der Naß-in-Naß-Technik. Vereinzelt und bei Bedarf werden auch andere Materialien, wie zum Beispiel Öl- und Pastellkreiden, und als plastisches Material Ton zur Verfügung gestellt.

Das Angebot wird unterschiedlich lange in Anspruch genommen und zum Teil auch ambulant über den stationären Aufenthalt hinaus weitergeführt.

Fallbeispiel A

Frau A. ist eine zweitgravide 30-jährige Frau, die in der 30. SSW wegen vorzeitiger Wehentätigkeit für zwei Wochen stationär aufgenommen wird. Neben absoluter Bettruhe erhält sie eine intravenöse Partusistentokolyse. Täglich wird der Zustand ihrer Schwangerschaft am CTG überprüft. Sie ist sehr skeptisch bezüglich des kunsttherapeutischen Angebotes, freut sich aber darüber, dass sich jemand auch für ihre persönlichen Bedürfnisse interessiert. Ich besuche sie auf dem Zimmer und bringe ihr Aquarellfarben, Papier und Pinsel mit.

Das *primäre Ziel* ist, Frau A. durch das Malen zu entlasten. Sie hat eine lebhafte Tochter von drei Jahren, die sie sehr fordert, so dass sie ihre eigenen Bedürfnisse und die schwangerschaftsbedingten körperlichen Grenzen beiseite geschoben hat. Im Gespräch erzählt sie, dass sie zudem Schuldgefühle habe, weil sie sich mit ihrer jetzigen Schwangerschaft weitaus weniger beschäftigt habe, als mit der ersten.

Die folgenden zwei Bilder sind im Abstand von einer Woche entstanden.

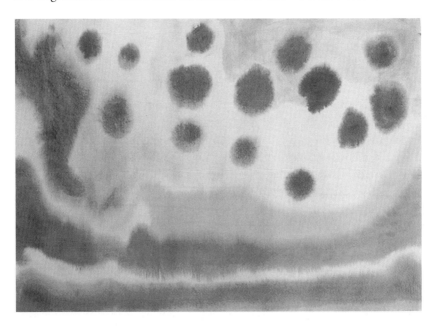

Bildbetrachtung zu Abbildung 1

Frau A. lässt ihrer Fantasie freien Lauf. Es entsteht eine Art Geschichte: Die blauen Tupfen, die wie ›Schritte im Sand‹ aussehen, sind ihr ungeborener Sohn, der auf der Suche nach seiner Schwester ist. Diese befindet sich links unten und wird durch eine offene in zwei verschiedenen Rottönen gemalte U-Form dargestellt. Bei Rot müsse sie immer an ihre Tochter denken, weil die ganz »rotnärrisch« und sehr lebendig sei – wie ihre Großmutter, die Mutter von Frau A. Als wir über die zinnoberroten Klekse am rechten unteren Bildrand sprechen, weint Frau A.. Sie stehen für ihre vor zwei Jahren verstorbene Mutter, mit der sie sich sehr verbunden fühlte.

Die *Entstehung des Bildes* hat sie sehr überrascht und berührt. Sie hätte nie gedacht, dass sie sich tatsächlich in das Malen vertiefen und währenddessen entspannen könnte. Vor allem war sie fasziniert über die schönen leuchtenden

Farben und hat es genossen, ihr Verlaufen zu beobachten. Sie selbst gibt dem Bild den Titel »*Begegnungen*«.

Reflexion zu Abbildung 1

Auf dem Bild ›begegnen‹ sich drei Menschen verschiedener Zeitebenen (Vergangenheit, Gegenwart, Zukunft), die für Frau A. besonders bedeutungsvoll sind. Da sie sich in der Realität (Mutter verstorben) nicht begegnen können, kann in diesem Akt der bildnerischen Darstellung eine symbolische Auseinandersetzung mit Geburt und Tod geschehen. Den meisten Raum nimmt der ungeborene Sohn ein. Dies entspricht auch der realen Situation, da sich Frau A. durch die vorzeitigen Wehen verstärkt mit seinem Kommen auseinandersetzt. Vermutlich aktualisiert die Auseinandersetzung mit dem Thema Geburt gleichzeitig die Trauer um ihre verstorbene Mutter. Die Auseinandersetzung mit der eigenen Mutterbeziehung ist ein Thema, das die Geburt eines Kindes häufig mit sich bringt. Für Frau A. ist die bildnerische Darstellung eine Hilfe, um sich an die mütterliche Geborgenheit zu erinnern, nach der sie sich sehnt.

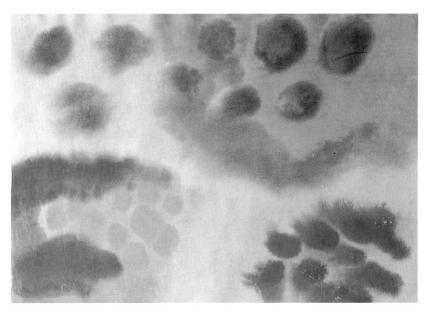

Bildbetrachtung zu Abbildung 2

Frau A. erzählt, sie habe sich auf das Malen gefreut und sei sehr gespannt, was sie heute aus ihrem Bild über sich selbst in Erfahrung bringen werde. Sie berichtet von einem Erlebnis in der vergangenen Woche, in dessen Verlauf sie eine Nacht am CTG im Kreißsaal verbracht habe. Obwohl sie von ihrer Angst

455

spricht, dass ihr Sohn als Frühgeborenes zur Welt kommen könne und deswegen eventuell von ihr getrennt versorgt werden müsse, lässt sie sich dies kaum anmerken. Sie spricht darüber in humorvollem Tonfall.

Bereits beim Malen kommentiert Frau A. manche Bildelemente. So erinnern die entstandenen Wellenlinien sie sofort an CTG-Aufzeichnungen, während die blauen Tupfen »natürlich« wieder für ihren Sohn stehen. Diesmal wecken die blauen Farbkleckse durch ihre Unregelmäßigkeit allerdings in ihr eher Assoziationen von »Schneeflocken«, die von oben »herabschweben«.

Sie überlegt, dass das Bild durch die ähnliche Farbgebung wie eine Fortsetzung des ersten Bildes wirke und dass die Geburt ihres Sohnes näherzurücken scheine, da er zum Hauptinhalt des Bildes geworden sei.

Wieder ist Frau A. über die Unmittelbarkeit erstaunt, mit der bedeutende Situationen auf der bildnerischen Ebene sichtbar werden. Im Anschluß überlegt sie, ob die Situation im Kreißsaal sie wohl mehr belastet habe, als sie sich zunächst selbst habe eingestehen wollen.

Reflexion zu Abbildung 2

Frau A. lässt ungewollt und doch eigenaktiv in dem Bild ihr belastendes Erlebnis aus dem Kreißsaal einfließen und macht es so für sich zugänglicher und bearbeitbar. Die Auseinandersetzung mit der Geburt ihres Sohnes wird zu einem Höhepunkt gebracht, so dass sich Frau A. nun auf eine mögliche vorzeitige Entbindung vorbereiten kann. Da im Bild die entsprechende Situation nochmals aktualisiert wird, steht sie in Kontakt mit ihren Ängsten und kann sich nun auch solche Emotionen eingestehen. Das Wahrnehmen ihrer eigenen Gefühlslage hilft ihr beim Erkennen ihrer Bedürfnisse und öffnet den Blick für Schritte zur Entlastung.

Beim Vergleich der beiden Bilder entsteht durch die Farbgebung der Eindruck, dass im zweiten Bild eine Verbindung der unterschiedlichen Ebenen geschaffen wurde. Während im ersten Bild die einzelnen Bereiche der eigenen Mutter, der Tochter und des Sohnes noch getrennt waren, kommen sie im zweiten Bild zusammen und wirken wie die Schichten eines ›fruchtbaren Bodens‹, auf den die ›Schneeflocken‹ fallen.

Frau A. hat zwei Wochen nach dem zweiten Bild in der 33. SSW eine Spontangeburt, jedoch wird ihr zu früh geborenes Kind zwei Wochen lang in einer Kinderklinik betreut.

Fallbeispiel B

Frau B. (36 J.) wird mit depressiver Verstimmung im Wochenbett für zwei Wochen stationär aufgenommen. Drei Wochen zuvor hat sie ein gesundes Kind zur Welt gebracht. Die Freude darüber kann sich aber kaum entwickeln, weil das Gefühl zu stark ist, von nun an verzichten und entbehren zu müssen. In ihren Gedanken gibt es keinen Freiraum mehr für eigene Erlebnisse und Bedürfnisse – alles wird ›zugunsten‹ des Kindes zurückgestellt. Gleichzeitig sind die Schuldgefühle wegen des eigenen vermeintlich egoistischen Denkens und die Angst, die Bedürfnisse des Kindes nicht zu erkennen, sehr groß. Körperlich wie seelisch ist sie erschöpft, findet kaum Schlaf und hat sehr hohe Ansprüche an sich als Mutter.

Das *primäre Ziel* ist, Frau B. in Kontakt mit ihren eigenen Bedürfnissen zu bringen und ihr durch das Malen das Gefühl von Selbsttätigkeit zu vermitteln. Durch die Erfahrung, auch als Mutter eine eigene Persönlichkeit leben zu können, hat sie die Möglichkeit, sich selbst mehr zu spüren und so nach Lösungen zu suchen, sowohl die eigenen Bedürfnisse als auch die des Kindes zu berücksichtigen.

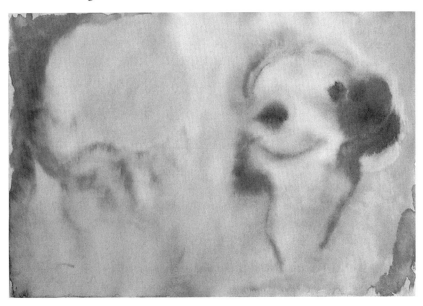

Bildbetrachtung zu Abbildung 3

Frau B. berichtet, welche Bedeutungen die einzelnen Farben und Formen für sie haben. Die beiden roten Formen auf der rechten Seite hätten sie an ein tanzendes Paar erinnert. Sie sei traurig geworden, weil ihr bewusst wurde, dass es genau diese Leichtigkeit sei, die sie momentan in ihrer Beziehung vermisse. Kurzzeitig habe sie darüber nachgedacht, ob sie eine dritte Person hinzu malen solle, sträubte sich aber dagegen. Seit ihr Kind auf der Welt sei, drehe sich alles nur noch um dieses Thema. Gleichzeitig erlebt sie es als Konflikt, ihr Kind ausgeschlossen zu haben. Im Gespräch wird deutlich, dass sie bereits früher ihre eigenen Bedürfnisse häufig zurückgestellt habe. Sie habe sich dafür verantwortlich gefühlt, dass es ihrer Mutter gut gehe, weil diese nicht für ihre eigenen Bedürfnisse habe sorgen können. Ihr wird bewusst, dass sie Gefahr läuft, ein ihr bekanntes Muster auf ihr eigenes Kind zu übertragen.

Die gelbe Kugel stelle die Sonne dar und das Blaue daneben einen Baum. Sie sei »Sonnenanbeterin«, liebe die Natur sehr und hoffe, dass bald der Frühling käme. Sie gibt dem Bild den Titel *Sehnsüchte*.

Reflexion zu Abbildung 3

Frau B. setzt sich im Bild mit ihrer neuen Identität als Mutter und den Veränderungen in ihrem Leben auseinander. Es entstand spontan ein »tanzendes Paar», das sie an ihre Sehnsüchte und damit verbundenen Ängste erinnerte. Die Malweise ist zart und wirkt zerbrechlich und scheint die Unsicherheit mitzuteilen, mit der sie selbst wagt, ihre Bedürfnisse als berechtigt anzusehen.

Es gelingt ihr in einem ersten Schritt, ihre ›Sehnsüchte‹ bildnerisch auszudrücken, sie wahrzunehmen und auszuformulieren. Da diese Inhalte für sie eindeutig interpretierbar sind, kann sie hier gleichzeitig die emotionale Bedeutsamkeit dieser Thematik für sich erkennen. Sie sieht, dass sie nur dann auf die Bedürfnisse ihres Kindes eingehen kann, wenn sie ihre eigenen ernst nimmt. Die ›Natur‹ im linken Bildbereich wirkt – durch die blauviolette Farbgebung des ›Baumes und die blassgelbe ›Sonne‹ – wie eine nächtliche, durch Mondlicht erhellte ›Traumlandschaft‹. Hier bleibt die Frage zurück, ob hier eine Natur abgebildet ist, in der man sich erholen kann, ob diese Sonne wärmen kann? Möglicherweise ist auch diese Diskrepanz Ausdruck ihrer ungelebten Bedürfnisse? Der Zustand von Frau B. hat sich nach zwei Wochen soweit stabilisiert, dass sie entlassen wird.

Theoretischer Hintergrund

Die hier vorgestellte kunsttherapeutische Vorgehensweise ist psychosomatisch ganzheitlich orientiert. Spezifische Materialeigenschaften, eine künstlerisch-therapeutische Begleitung und eine vertrauensvolle Atmosphäre sind geeignete Rahmenbedingungen für die Entfaltung kreativer Prozesse, die Heilungsprozesse positiv unterstützen. Hier wird den Frauen ein Rahmen gegeben, um positive Erfahrungen durch Eigentätigkeit zu sammeln. Dadurch können individuelle Bewältigungskompetenzen erweitert und die Gesamtpersönlichkeit stabilisiert werden.

Durch den Umgang mit Farben und Formen werden Gefühle direkt angesprochen, Kontakt zu eigenen Bedürfnissen aufgenommen und im persönlichen Dialog zum Ausdruck gebracht. Neben bewusst ausgedrückten Inhalten zeigen sich grundsätzlich auch unbewußte, die im Bild völlig unabhängig von künstlerischer Begabung und Leistung direkt bearbeitbar werden. Die Malende erfährt Entlastung und Entspannung und verändert gleichzeitig ihre Sichtweise. In der bildnerischen Gestaltung steht das spielerische Ausprobieren, Entdecken und Verändern von Farbe und Form im Vordergrund sowie die Neugierde und Freude an diesen Prozessen. Das Erfahren neuer Impulse, die passiv durch die Eigenschaften des Materials oder aktiv durch Pinselführung und/oder therapeutische Anregung entstehen, führt dabei zur Wahrnehmung und Aktivierung von eigenen Ressourcen. Lösungen und Handlungsmöglichkeiten können erprobt und auf das reale Leben übertragen werden. So kann dem Gefühl von Hilflosigkeit und Fremdbestimmung entgegengewirkt werden, das insbesondere in der Situation einer Hospitalisierung empfunden wird.

Entwicklungen werden äußerlich sichtbar und im Bild dokumentiert. Die Bilder bringen ›Farbe‹ in den Klinikalltag und lassen eine persönliche Atmosphäre entstehen. Dies gibt insbesondere in der Situation des stationären Aufenthaltes Kraft und Halt.

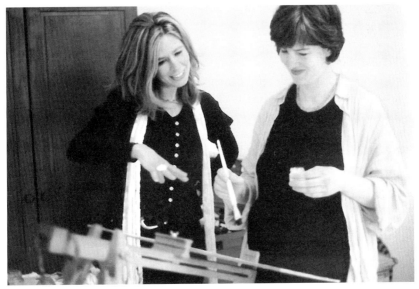

Schindler-Beratung

Brigitte Leeners, Peruka Neumaier-Wagner, Mechthild Neises, Sabine Kuse, Werner Rath

Erhöht Berufstätigkeit das Risiko für die Entstehung hypertensiver Schwangerschaftserkrankungen?

Einleitung

Obwohl eine Beteiligung psychosomatischer Faktoren bei der Genese eines Hypertonus klar erwiesen ist, wurde die Rolle psychosomatischer Parameter bei der Genese von hypertensiven Schwangerschaftserkrankungen (HES) bisher kaum exploriert. Ergebnisse von Klonoff-Cohen und von Landbergis deuten auf eine Rolle der Berufstätigkeit bei der Entstehung einer HES. Diese Hypothese wird in der vorliegenden Untersuchung an einem größeren Kollektiv überprüft.

Methodik

Zwischen September des Jahres 1999 und Juni 2001 wurde ein Fragebogen an 2900 Frauen mit HES und 1000 Frauen mit unauffälliger Schwangerschaft ausgegeben. Sämtliche angegebenen Diagnosen wurden mit Einverständnis der Patientin anhand der Krankenhausakten überprüft und ggf. korrigiert. Die hier vorgestellten Ergebnisse basieren auf den ersten 115 Fragebögen von Frauen mit Präeklampsie PE/HELLP-Syndrom, 35 Fragebögen von Frauen mit schwangerschaftsassoziierter Hypertonie (SaH) und 156 Fragebögen von Kontrollprobandinnen

Ergebnisse

Das durchschnittliche Alter der Patientinnen mit PE/HELLP bei der letzten Schwangerschaft beträgt 30,5 (Range 19 bis 40), bei den Frauen mit SaH 32,0 (Range 23 bis 40), das der Kontrollen 30,7 (Range 16 bis 39). Durchschnitt-

Abbildung 1: Berufstätigkeit während der Schwangerschaft

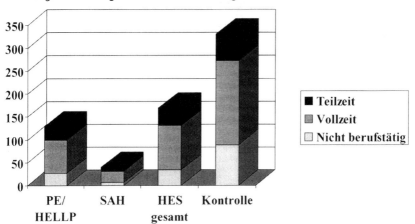

lich hatten die Frauen mit PE/HELLP wie auch die Kontrollprobandinnen 1,8 Schwangerschaften, Frauen mit SaH 2,3.

Während der Schwangerschaften mit PE/HELLP, waren die Frauen in 79 Prozent (102/129) der Schwangerschaften berufstätig, davon zu 30 Prozent mit einer Teilzeit- und zu 70 Prozent mit einer Vollzeittätigkeit. Frauen mit SaH waren in 83 Prozent (33/40) der auffälligen Schwangerschaften berufstätig, davon 27 Prozent als Teilzeit und 73 Prozent als Vollzeitkraft. Von den Kontrollprobandinnen waren 70 Prozent (183/262) berufstätig, wobei in 32 Prozent einer Teilzeit- und in 68 Prozent einer Vollzeittätigkeit nachgegangen wurde. Der Anteil der berufstätigen Frauen unterscheidet sich in den drei Kollektiven nicht statistisch signifikant. Der Anteil der Teilzeittätigkeit ist annähernd gleich.

Auch die subjektiv empfundene körperliche Belastung war mit 17 Prozent für PE/HELLP-Patientinnen, 16 Prozent für GH Patientinnen und 18 Prozent bei den Kontrollen in allen Gruppen fast identisch.

Diskussion

Damit lassen sich die von Klonoff-Cohen und Landbergis vorgestellten Ergebnisse in unserem Kollektiv nicht bestätigen. Weder die Entstehung von PE/HELLP noch einer isolierten SaH korrelieren mit Berufstätigkeit. Dies gilt sowohl für die Berufstätigkeit an sich, wie auch für die dabei empfundene körperliche Belastung.

Da insbesondere nach der Geburt eines Kindes auf die Ausübung eines Berufes verzichtet wurde, stellt möglicherweise die Betreuung älterer Kinder eine

Abbildung 2: Subjektiv empfundene körperliche Belastung

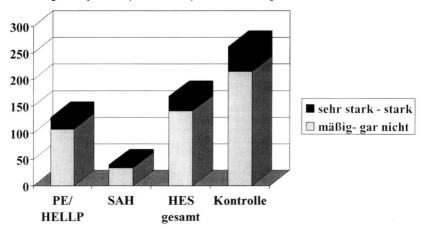

mit der Berufstätigkeit vergleichbare Belastung dar. Die endgültige Auswertung der kompletten Daten wird zeigen, ob eine Häufung von HES in bestimmten Berufsgruppen auftritt. Auch eine Berücksichtigung weiterer Einflussfaktoren wie zum Beispiel Alter, Parität, Nikotinkonsum etc. fehlt zum aktuellen Zeitpunkt noch.

Schlussfolgerungen

Berufstätigkeit stellt nach den bisher ausgewerteten Ergebnissen unserer Untersuchung keinen Risikofaktor für HES dar.

Literatur

Klonoff-Cohen, H. S.; Cross, J. L. & Pieper, C. F. (1996): Job stress and preeclampsia. Epidemiology 7, S. 245–249.

Landsbergis, P. A.; Hatch, M. C. (1996): Psychosocial work stress and pregnancy-induced hypertension. Epidemiology 7, S. 346–351.

Landbergis, P. & Hatch, M. (2000): Job stressors and gestational hypertension. Epidemiology 11, S. 95.

Evelyn Loeser, Diethelm Wallwiener

Die Problematik der Arzt-Patientinnen-Beziehung bei Androgen-Insensivity-Syndrom (AIS)

Einleitung und Definition

Das Androgen-Insensivity-Syndrom ist eine X-chromosomal vererbare, hereditäre Intersexform bei äußerlich überwiegend weiblichen, gonadal und chromosomal männlichen Personen. Die Inzidenz liegt bei 1:92000. Aufgrund des defekten oder gar fehlenden Androgenrezeptors kommt es zu einer großen Vielfalt der Symptomausprägung.

CAIS: Complete Androgen-Insensivity-Syndrom: weiblicher Phänotyp, keine Sexualbehaarung, keine uterusanlage

PAIS: Partial Androgen-Insensivity-Syndrom: Große Variabilität der Intersexausprägung

alte Synonyme: Testikuläre Feminisierung, männlicher Pseudehermaphroditismus, hairless woman

Material und Methodik

Anlässlich des Treffen der österreichischen, schweizerischen und deutschen AIS-Selbsthilfegruppen in Rottenburg am Neckar im Oktober 2000 wurde in einer offenen Diskussion ärztliches Fehlverhalten, die Auswirkungen und Verbesserungsvorschläge erörtert und bearbeitet. Vervollständigt wurde die Arbeit durch weitere e-mail-Diskussionen und einer Metaanalyse der vorhandenen Literatur. Bewusst wurde auf eine statistische Auswertung verzichtet, da jeder genannte Punkt für Personen mit AIS individuell von größter Bedeutung war.

Fehlverhalten im Umgang mit AIS aus Sicht der AIS-Patientinnen

- Patientinnen wird die Diagnose nicht umfassend oder nur in Halbwahrheiten oder sogar gar nicht mitgeteilt: Tabuisierung von AIS und Intersexualität

- Fehlendes Fachwissen und Kompetenz

- Reduzierung der Behandlung von AIS auf operative Verbesserungsmöglichkeiten; hierbei oft medizinische Zielvorstellungen des behandelnden Arztes im Vordergrund

- Fehlende Kooperation zwischen den einzelnen Behandlern und mangelnder Informationsaustausch mit dem Pflegepersonal

- Zu wenig vertrauliche Gespräche mit dem behandelnden Arzt

- Fehlende psychosomatische/psychologische Betreuung

- Hilfe von Selbsthilfegruppen oft nicht erwähnt

- »Vorführobjekte« für medizinische Lehre

- wertende Ausdrucksweise (z. B. »Sie sind nicht normal gebaut«)

Verbesserungsvorschläge zum intensivierten Umgang mit AIS

- Vollständige Aufklärung der Patientinnen und Angehörigen in behutsamer, empathischer Weise in mehreren Gesprächen evtl. mit psychosomatischer/psychologischer Hilfe und anschließender weiterer Begleitung der betroffenen Personen und Angehörigen; von entscheidender Wichtigkeit ist die Differenzierung von »Geschlecht« und »Geschlechtsidentität«.

- Zur Verfügung Stellung von Literatur, Infomaterial, Kontaktadressen der Selbsthilfegruppen

- Bei operativen Vorgehen Miteinbeziehen der Patientinnen bei Entscheidungen, die die Funktionalität und Kosmetik betrifft

- Kooperation zwischen einzelnen Zentren, Einrichtungen und Fachrichtungen

- Einsatz von multimedialen Techniken für die Lehre (»keine Patientinnenvorführung«)

- Verständliche Ausdrucksweise unter Verwendung wertneutraler Synonyma

- Arzt als Freund

Abbildung 1: Ausmaß an psychischer Komplexität und Differenzierung

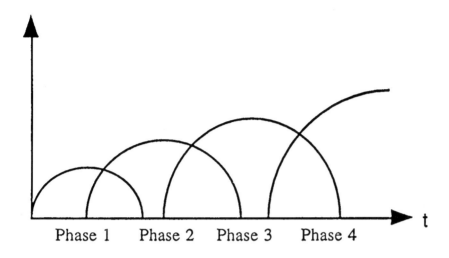

Tübinger Konzept beim Anlegen einer laparoskopischen Neovagina bei AIS

- Mehrere ausführliche Gespräche und ausführliche Diagnostik mit Explorationslaparoskopie, präoperativ sowohl mit der Patientin als auch den Angehörigen durch den ständig begleitenden Arzt und denOperateur auf Wunsch mit psychosomatischer/psychologischer Begleitung.

- Hierbei Bereitstellung von Infomaterial und auf Wunsch Kontaktherstellung zu Selbsthilfegruppen oder betroffenen Personen.

- Perioperative intensive psychosomatische Betreuung. Anschließende engmaschige Gespräche mit der Patientin und den Angehörigen und Kontrolluntersuchungen durch den Operateur selbst.

Enge Kooperation mit den niedergelassenen Kollegen, die in haus-, facharztlicher Weise die Patientinnen mit und weiter betreuen.

Kontaktadresse: XY-Frauen, AIS-Kontaktgruppe, Kiss Altona, Gaußstraße 21, 22765 Hamburg, E-Mail: kat.tekste@wtal.de, www:xy-frauen.de

Abbildung 2: Selbstempfindungen und Alter (In Monaten)

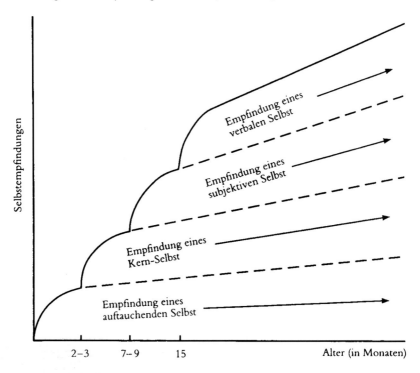

Walter F. Benoit, Barbara Benoit

Verstümmelung als Folge fehlverstandener Krankheitsbilder

Problemstellung

Bei einer Frau mit proportionierter Adipositas ist ihr Selbstwertgefühl nach einer Reduktionsplastik, Sekundärheilung und Mamillennekrose so tiefgreifend gestört, dass sie mit einer Soziophobie reagiert. Als sie vor etwa zwanzig Jahren erstmals die Praxis aufsucht, lautet die Eintragung: larvierte Depression. Die damals Siebenundzwanzigjährige war kurz zuvor wegen nicht beherrschbarer Blutungen hysterektomiert worden. Anlässlich dieses Eingriffs hatte ihr der Frauenarzt – der sie bis heute betreut – prophezeit, dass ihr in Zukunft die zu großen Brüste Probleme bereiten werde.

Sie ist ein einfach strukturierter Mensch, der seine psychosozialen Probleme – und davon gibt es eine Menge – in hohem Maße externalisiert und Konflikte somatisiert. Die Übersicht über ihr bisheriges Leben und ihre Erkrankungen zeigt, wie sie die rein somatisch orientierte Medizin mit ihren Heilsversprechungen in ihr System der Konfliktbewältigung einbindet, ohne ihr Kernproblem des gestörten Selbstwertgefühls letztendlich zu lösen. Gleichzeitig verdeutlicht dieser Fall exemplarisch, unter welchen Rahmenbedingungen biopsychosoziale Medizin stattfinden kann.

Methodische Überlegungen

Zu unserem methodischem Vorgehen, das in der jetzigen Deutlichkeit Ergebnis langjähriger Entwicklung ist, zitieren wir G. Hüther (1999), der im Zusammenhang mit Stress und seiner Bewältigung formuliert:

»…durch kontrollierbare beziehungsweise unkontrollierbare Störungen ausgelöste Anpassungsprozesse findet man auf allen Ebenen der Organisation lebender Systeme, gleichgültig, ob es sich hierbei um eine Zelle, einen Organismus, eine Population oder eine Gesellschaft handelt. Jedes System produziert bei einer Störung seiner inneren Ordnung ein charakteristisches Muster von Signalen, das gewissermaßen eine physikalische, chemische oder sprachliche Kodierung von Art und Ausmaß der Störung darstellt.« Anders formuliert, wenn eine existentielle Krise im Leben eines Menschen seine Ressourcen übersteigt, symbolisiert die somatische Krankheit diese Krise. Daraus ergeben sich die Grundfragen psychosomatischer Medizin: Warum dieses Organ, warum jetzt und welche Bedeutung besitzt dieses Krankheitsbild in der Biographie des Patienten?«

Unter dem Einfluss eines Krankheitsverständnisses, das Krankheit als technisch reparablen Fehler versteht, stößt dieser Zugang zu Krankheitsbildern nicht nur bei Patienten, sondern auch in Ärztekreisen auf Unverständnis. Dieses Unverständnis ist vor seiner historischen Entwicklung zu verstehen. Vor etwa hundertfünfzig Jahren hat in der Medizin in Forschung und Lehre ein Paradigmenwechsel stattgefunden, der sich so formulieren lässt: Medizin ist Naturwissenschaft oder gar nicht. Das Forschungsinstrument ist das Experiment, dessen Ergebnisse identisch reproduzierbar sein müssen. Behandlungen und Behandlungserfolge vollziehen sich vor diesem materialistischen Weltbild. Damit ist um den Patienten eine Grenze gezogen und ein Weltbild konstruiert, in dem der seelisch-geistige Anteil nur insofern einen Platz findet, als er mit analytischen Messmethoden reproduzierbar ist. Die Frage ist, ob dieses Weltbild für die ärztliche Praxis ausreicht und ob die Analyse die einzige wissenschaftliche Methode des Arztes sein kann.

Bei der angemessenen Methode der Dekodierung von Botschaften handelt es sich um die Hermeneutik, die bei aller Subjektivität ebenfalls zu reproduzierbaren Ergebnissen kommt. Diese Methode geht von einem vollständig anderen Begriff von Wissen und Wissenschaftlichkeit – eben dem der Geisteswissenschaften – aus, und diese geisteswissenschaftliche Dimension ist es, um die das rein naturwissenschaftliche Weltbild der Medizin für seinen Umgang mit dem Patienten zu erweitern ist. Dabei ist Krankheit nicht primär Ausdruck einer naturwissenschaftlich fassbaren oder statistisch zu definierenden Normabweichung, sondern in erster Linie ein kodiertes Störsignal, in dem die Art der Störung in spezifischer Form zum Ausdruck kommt. Für die Praxis bedeutet diese Einsicht: Psychosomatik ist kein Nebenfach, auf das mit einer gewissen Beliebigkeit zurückgegriffen werden kann.

Den Fragen, wann und wo der Patientin unter diesen Bedingungen nicht richtig zugehört und ihre verschlüsselten Mitteilungen missverstanden wurden, soll im Folgenden nachgegangen werden.

Kasuistik

Sie wird hineingeboren und wächst auf in der – wie sie sagt – relativen Freiheit und Ungebundenheit einer Obdachlosensiedlung am Rande der Stadt. Sie ist das dritte von sieben Kindern. Als sie dreizehn Jahre alt ist, bestärkt der Familienrat die Mutter in ihrem Entschluss, sich von ihrem Vater, einem gewalttätigen Alkoholiker, der – solange sie sich erinnern kann – von Sozialhilfe gelebt hat, zu trennen. Die Mutter stammt aus einer Familie, die vor hundert Jahren vor den Progromen in Russland nach Holland geflohen war und dort die Verfolgungen durch die Deutschen überlebte.

Nach der Hauptschule beginnt sie eine Lehre als Köchin, schließt sich einem lockeren Club von Motorrockern an und lässt sich die Buchstaben »LOVE« auf die Grundglieder der Finger beider Hände tätowieren. Sie selbst bezeichnet sich damals als »das schwarze Schaf« der Familie. Sexuell nicht aufgeklärt erwartet die damals noch Minderjährige – mit siebzehn Jahren – ihren ersten Sohn. Das Kind wird von ihrer Mutter aufgenommen und sie hat zu ihm später nur noch einen losen Kontakt. Sie heiratet und bricht die Lehre ab. Bevor die Ehe geschieden wird, wird sie erneut schwanger und verliert die Tochter bei der Geburt durch einen Blutsturz bei Plazenta praevia. – Wenn man bedenkt, mit wieviel Muskelkontraktionen der Uterus den implantationsbereiten Embryo letztendlich positioniert, wird die Plazenta praevia zu einem metaphorischen Bild, dessen Aussage lauten könnte: »Ich wünsche mir Kinder, aber eine Frau, die später mein Schicksal teilt, möchte ich nicht in diese Welt setzen.« – Auch ihre späteren Krankheitsbilder werden über das anatomische Substrat und das Ergebnis der Untersuchungsbefunde hinaus unter ihrer semantischen Qualität betrachtet werden.

Sie heiratet erneut und muss, da ihr Mann über keine Wohnung verfügt, in ein Obdachlosenhaus ziehen. Diesmal liegt das Haus nahezu im Zentrum der Wohnsiedlung. Das unbepflanzte, lehmige Grundstück grenzt an die Gärten von Einzelhäusern und liegt in einer Flucht mit Mietshäusern und ihren Vorgärten, wobei vor diesem Haus der Bürgersteig in eine Asphaltfläche übergeht, die bis an die Hauswand reicht. In ihrem neuen Asyl sind die Glasbausteine im Treppenhaus stellenweise ebenso wie die gelben Kathedralglasscheiben der aufgebrochenen und mit Riegeln verschlossenen Wohnungstüren zerbrochen und durch Pappe, Sperrholz oder Hartfaserplatten ersetzt. Im Keller sind eine gemeinsame Dusche und eine Waschküche. Die Diskriminierung der Einwohner erfolgt hier direkt über die allen im Viertel bekannte Adresse.

Sie bekommt einen Sohn. Unter der komplizierten Geburt – die Schwangerschaft wird um fast einen Monat übertragen – kommt es zu reichlichem Mekoniumabgang. Nach der Entbindung treten nicht beherrschbare Blutungen auf, weswegen sie hysterektomiert wird. – Ein Verlauf, der sich etwa so formulieren lässt: In dieser Umgebung möchte ich eigentlich kein Kind bekommen und ich werde alles daransetzen um dies zu verhindern.

Sie kommt erstmalig in Vertretung ihres Hausarztes, nachdem ihre Bemühungen, eine bürgerliche Existenz aufzubauen, ins Wanken geraten sind und die Familie in ihren Worten auf »Stütze« – das heißt finanzielle Hilfe des Sozialamtes – angewiesen ist. Schon die Arbeitsdiagnose dieses Kollegen, für die es bei späteren Röntgenuntersuchungen kein mophologisches Aequivalent gibt, ist genügend Metapher in sich: Spondylolistesis. – Eigene Untersuchungen an Unfallopfern und Schmerzpatienten belegen die Einsicht, dass chronische Lumboischialgien etwas mit fehlender Stütze durch die Gesellschaft zu tun haben. –

Auch in ihren späteren Erkrankungen spiegelt sich ihre Situation. Zweimal tritt ein Herpes nasalis auf, als ihr ihre Lage real – wie bildlich – stinkt. Der Herpes nasalis oder labialis ist als Ekeläquivalent an diesen Lokalisationen ein bekanntes psychosomatisches Phänomen.

Sie leidet in den ersten drei Jahren wiederholt an heftigen, chronisch verlaufenden Harnwegsinfekten. – Das territoriale Markieren durch Harn findet sich als Enuresis nicht nur bei Kindern, sondern auch bei Erwachsenen, etwa Heimbewohnern und Krankenhauspatienten, die unter der Einschränkung ihrer territorialen Intimsphäre leiden. –

Die Frage, was sie zur Zeit macht, als sie die Praxis wegen einer Colitis aufsucht, kommentiert sie mit: »Scheißarbeit«, wobei für sie die Angst im Vordergrund steht, den Leistungsanforderungen nicht gerecht werden zu können. Ein anderer Beschwerdekomplex zieht sich mit einer gewissen Konstanz durch ihre fast zwanzigjährige Krankengeschichte und unterliegt erst vor etwa sechs Jahren einem gewissen Gestaltwandel. Sie kann ihrem Sohn nicht das Elternhaus bieten, das sie gerne möchte, und lebt in einer sehr eigenen ambivalenten Symbiose mit ihm. Zumindest leidet er in den ersten Jahren unter Neurodermitis. Später, als sich die Symbiose lockert, entwickelt er nach Angriffen und Anfeindungen Tonsillitiden. Dazu ist anzumerken, dass er bis zur Pubertät den Eindruck eines typischen Muttersöhnchens macht, das Angriffen von außen keinen Widerstand entgegenzusetzen hat. Nach diesen Angriffen, die vorwiegend darin bestehen, dass er als »das Kind von Obdachlosen« diskriminiert wird, und gegen die sie sich jeweils voll für ihn einsetzt, möchte sie sich am liebsten vor Scham verkriechen oder im Boden versinken. In zwölf Jahren sind insgesamt vierzehn derartige Ereignisse verzeichnet, die in der Regel zu Notfallbehandlungen durch die Krankenhausambulanz führen und von den dortigen Ärzten – richtig – als Tachyarrhythmien, aber nie als Panikaequivalente erkannt werden. Dabei sind die Ohnmachtsanfälle der Patientin, unabhängig davon, ob es sich um einen Zustand nach vasovagalem Kollaps mit sekundärer Reflextachykardie, oder um eine primäre Tachykardie handelt, unter dem Aspekt eines Äquivalentes für eine Panikattacke einsichtig und nachvollziehbar. Später wird sie über diese Zeit sagen: »Er war schon immer mein Sorgenkind.«

Mitte der neunziger Jahre kommt es auf mehreren Ebenen – administrativ, gesellschaftlich und familiär – zu Veränderungen, die sich auch in ihrer Krankengeschichte wiederfinden – beispielsweise durch den Wegfall des Krankenscheines und seines Ersatzes durch die Versichertenkarte, zu einer Lockerung kollegialen Gedankenaustausches und entsprechenden Informationsdefiziten. Für die Patientin und den Autor ändern sich damit die Art und Qualität der Kontakturusachen. Synkopen treten jetzt nur noch selten auf. Dafür kommt sie mit Kopfschmerzen und linksseitigen Thoraxschmerzen in die Notfallambulanz und wird mit den Diagnosen vertebragener Spannungskopfschmerz, Thieze-Syndrom und Interkostalneuralgie entlassen. Ohne erkennbare Änderung ihres Essverhaltens nimmt sie innerhalb eines halben Jahres um zwanzig Kilogramm und im späteren Verlauf um weitere zwanzig auf hundert Kilogramm Körpergewicht zu. Sie entwickelt mastopathische Beschwerden und Rückenschmerzen. – Ihr Umfeld verschafft ihr genügend Probleme, die ihr Kopfschmerzen bereiten und dafür sorgen könnten, dass sie sich ein dickes Fell anschafft: Der Sohn kommt in Kontakt zur Haschischszene, ihr Mann wird nach einem Bandscheibenvorfall operiert, ein Umzug in eine komfortablere Wohnung, die aber erst noch vom Schimmelbefall saniert werden muss, steht an.

Vor diesem Hintergrund laufen die Beratungen durch ihren Frauenarzt, der ihr schon nach ihrer letzten Geburt und der Hysterektomie vor fünfzehn Jahren prophezeit hat, dass sie wegen ihres starken Busens noch arge Rückenprobleme bekommen werde. Jetzt scheint die Zeit dafür gekommen. Nach entsprechenden Begutachtungen durch einen Orthopäden und einen Arzt für plastische Chirurgie ist sie damit einverstanden, ihre Beschwerden – den Spannungskopfschmerz, die Interkostalneuralgien und die Mastopathie –, die für sie mit einer Karzinophobie einhergehen – alles in Einem – durch eine Reduktionsplastik der Brust beheben zu lassen.

Am zweiten Tag nach der Entlassung aus dem Krankenhaus stellt sie sich nur kurz für eine Überweisung zur postoperativen Nachbehandlung vor. Sie sagt, sie sei mit starken Wundschmerzen entlassen worden, die Tage vor der Entlassung aufgetreten seien, aber bei den Visiten ignoriert wurden. Im weiteren Verlauf kommt es zur Sekundärheilung, Abstoßung der rechten Mamille und Keloiden mit Narbenkontrakturen und Bewegungseinschränkung des rechten Armes.

Wegen ihrer Soziophobie kommt es auch zu therapeutischen Gesprächen mit der Koautorin und es lassen sich zu dem Verlauf folgende Zusatzinformationen gewinnen: Die Wohngemeinschaft wählt sie vor sechs Jahren zur Sprecherin ihrer Interessengemeinschaft. Die Mieten sollten nach dem Verkauf des Hauses durch die Stadt vom neuen Eigentümer von null auf zwanzig Mark pro Quadratmeter angehoben werden. Sie bekommt als sachkundige Bürgerin – die Zeit ihrer Gewichtszunahme – in den Ratssitzungen scheinbar einen wichtigen Platz. Letztendlich fallen ihr jedoch alle in den Rücken. Sie bekommt unter anderem Besuch vom Stadtkämmerer, der sich ihre fünfzig Quadratmeterwohnung ansieht und sagt: »Bei Ihnen sieht es ja genauso schön aus wie bei mir zu Hause. Sie sind hier völlig falsch untergebracht.« Ihrer Familie wird eine neue Wohnung vermittelt und durch dieses Privileg ein Keil zwischen sie und die übrigen obdachlosen Familien getrieben. Letztendlich geht der Stadtrat nur teilweise auf ihre Ratschläge zur Verbesserung der Situation aller Betroffenen ein. Diese empfinden sie nach ihrem Wohnungswechsel als korrumpiert und stehen nicht mehr so solidarisch hinter ihr. Nach diesen Zusatzinformationen gewinnen ihre Beschwerdebilder eine ganz neue semantische Gewichtung, nämlich dass sie sich durch den aufgezwungenen Wohnungswechsel ihres sozialen Umfeldes beraubt und dadurch ausgegrenzt fühlt, obwohl sie sich eigentlich sozial aufgewertet fühlen könnte.

Auch zu den näheren Umständen vor dem operativen Eingriff macht sie weitere Angaben: Nach der ersten Vorbereitungsspritze tritt einer der Operateure an ihr Bett und sagt zu seinem Kollegen: »Eine so fette Patientin sollte man gar nicht operieren.« Sie bittet die Operation zu verschieben, weil diese Bemerkung sie beleidigt und ängstigt. Das wird ignoriert. Diese Rücksichtslosigkeit im Umgang mit ihr und ihren Gefühlen kränkt sie zur Zeit am meisten und lässt sie gegen die Klinikärzte prozessieren.

Unter der These, dass Krankheitsbilder eine kodierte aber sinnhafte Information darüber sind, dass der Patient an die Grenzen seiner Ressourcen gelangt ist, weisen die Krankheitsbilder der Patientin auf spezifische Blockaden ihrer psychosozialen Situation hin (Benoit & Benoit 2000). Weil der Leib als Sinnträger dem Patienten unbewusst ist, und Ärzte nicht mehr geschult sind, die Semantik eines Krankheitsbildes zu dekodieren, fällt es schwer, psychosomatisches Denken primär und generell in unsere Arzt-Patientenkontakte einzubeziehen. Umgekehrt entschlüsselt sich die semantische Bedeutung eines Krankheitsbildes erst aus dem Verlauf und im Zusammenhang mit der Kenntnis des sozialen Umfeldes.

Die vorgestellten Beobachtungen sind Ergebnis einer longitudinalen Feldforschung, die nicht horizontal – etwa durch die horizontale Befragung eines repräsentativen Querschnittes – betrieben werden kann, sondern die das Ergebnis langjähriger Beobachtung des individuellen Einzelfalles darstellen.

Zusammenfassung

Bei einer Frau mit proportionierter Adipositas ist ihr Selbstwertgefühl nach einer Reduktionsplastik, Sekundärheilung und Mamillennekrose tiefgreifend gestört. Sie ist ein Mensch, der seine psychosozialen Probleme in hohem Maße somatisiert und externalisiert.

Die Übersicht über ihr bisheriges Leben und ihre Erkrankungen zeigt, wie sich rein somatisch orientierte Medizin mit ihren Heilsversprechungen in ihr System der Konfliktbewältigung einbinden lässt, ohne ihr Kernproblem – das bereits vor dem Eingriff gestörte Selbstwertgefühl – letztendlich zu lösen

Dabei ist Krankheit nicht primär Ausdruck einer naturwissenschaftlich fassbaren oder statistisch zu definierenden Normabweichung, sondern in erster Linie ein verschlüsseltes Störsignal, in dem die Art der Störung in spezifischer Form zum Ausdruck kommt. Unter der These, dass Krankheitsbilder eine kodierte aber sinnhafte Information darüber sind, dass der Patient an die Grenzen seiner Ressourcen gelangt ist, lassen sich auch die übrigen Krankheitsbilder der Patientin im Kontext zu spezifischen Blockaden ihrer psychosozialen Situation sehen.

Weil Patienten und Ärzte nicht mehr geschult sind, die Semantik eines Krankheitsbildes zu dekodieren, fällt es allen – sowohl Ärzten als auch den Patienten schwer, so zu denken und primär und generell in Arzt-Patientenkontakte einzubeziehen.

Der biophysische Anteil eines Krankheitsbildes ist ebenso wie die verbal geäußerten Beschwerden Teil eines umfassenden aber spezifischen Störsignals. Unterbleibt die Dekodierung oder wird das komplexe Signal falsch verstanden, kann eine rein somatisch orientierte Medizin – wie im vorgestellten Fall – zerstörerische Folgen haben.

Literatur

Benoit, B. & Benoit, W.: Krankheitsbilder. Die Bedeutung der Mythen und Märchen – Teil 1. Frankfurt/M. (R. G. Fischer Verlag).

Hüther, G.: Der Traum vom stressfreien Leben. In: Spektrum der Wissenschaft, Dossier 3/1999 Stress, S. 6–11.

Barbara Benoit, Walter F. Benoit

Der Einfluss von Zeitgeist und Lebensplan auf den Umgang mit dem Paragrafen 218

Das Beziehungsgeflecht, in dessen Rahmen sich Frauen emanzipieren, eine Entscheidung für oder wider eine Schwangerschaft treffen können, ist sehr kompliziert gesponnen. Familienkonstellationen, eigene Triebhaftigkeit und Individualität, soziokulturell geprägte Bedingungen, das Milieu und nicht zuletzt der gesellschaftliche Normenrahmen in seiner jeweiligen zeitlich bedingten Ausformung sind Einflussgrößen, die hier eine Rolle spielen. Wenn es darum geht, Menschen hier Orientierung und damit auch Möglichkeiten von Veränderung an die Hand zu geben, scheint uns ein angemessener Weg nur über die emotionale Einsicht der Betreffenden zu führen. Wir möchten anhand eines Beispiels aus unserer Praxis den Fall einer heute 59-jährigen Hausfrau und Mutter von drei Söhnen demonstrieren, wie Rollen und Strategien, obschon der oben genannten Komplexität unterworfen, exemplarisch entwirrt werden können. Es wird der Hintergrund aufgezeigt, vor dem sich das Ehepaar gegen die herrschende Anschauung in unserer Gesellschaft – in diesem Fall gegen die Meinung ihres Frauenarztes – die Durchführung einer medizinisch indizierten Schwangerschaftsvorsorge verweigert und wie sich diese Tatsache später auf den Sohn und die gesamte Familie auswirkt.

Methode

Um das emotionale Beziehungsgeflecht innerhalb einer Gruppe – etwa einer Familie – aufzudecken, haben wir eine eigene Methode entwickelt, dieses den Patienten plausibel zu machen. Nach dieser Methode kann verdeutlicht werden, wieweit wir in unserem Rollenverhalten verhaftet sind, welche Rollen wir spielen und wie das Drehbuch zu diesen Rollen im einzelnen aussieht. Beschreibt man beispielsweise das Verhalten von Eltern, die aus existenziellen Ängsten ihre Kinder vorzeitig ins Leben entlassen, und wenn dann das Kind später die feste Einstellung entwickelt, nur in der Gemeinsamkeit mit einem Partner sein Leben meistern zu können, resultiert daraus ein bestimmtes Verhalten. Will man diese kognitive Rollenbeschreibung in ein Bild kleiden und nennt die Geschichte von *Hänsel und Gretel*, stehen die Figuren des Märchens mit ihrem Verhalten plastisch vor Augen. Man sieht die Eltern der beiden Kinder, die aus Sorge um das eigene Überleben die Kinder in den Wald führen, damit diese sich verlaufen und nie wieder heimkehren mögen. Außerdem hat man die beiden Kinder vor Augen, die allen Gefahren gemeinsam trotzen.

Mit diesem Kunstgriff haben wir über 350 Patienten zu Beginn der Therapie nach einem Märchen, das sie in der Kindheit besonders beeindruckt hat, befragt. Im weiteren Verlauf der Therapie stellte sich heraus, dass die Situation der Mutter während der Schwangerschaft in die Ausgangssituation dieses Lieblingsmärchens wie ein Schlüssel in sein Schloss passt, und dass für die Betreffenden nicht nur die emotionale Situation ihrer Herkunftsfamilie, sondern auch ihr späteres Rollenverhalten in den Märchenfiguren symbolische Gestalt gewinnt. Hier ist der Begriff »Märchen« seiner Märchenhaftigkeit zu entkleiden. Das Wort »Märchen« ist nichts anderes als ein altertümliches Wort für »Kurzgeschichte«, in welcher aus anfänglicher Notlage und Mangelsituation heraus die bestehenden Konflikte zu einem guten Ende gebracht werden. Insofern behandeln Märchen immer konkrete Problemfelder. Damit gelang es den Patienten, aus dem Thema des Märchens auch ihr Lebensthema klar zu definieren, und aus dem Konglomerat der Verhaltensstrategien der einzelnen Märchenfiguren ließen sich die eigenen individuellen, angewandten und verinnerlichten Strategien zu ihrer Lebensbewältigung ableiten. Nicht nur der Hauptheld spielt als Leitbild für ihr eigenes Leben eine Rolle, sondern alle Rollen können in den passenden Situationen eingenommen und delegiert werden. Wir fanden weiterhin heraus, dass auch die vorgegebenen Beschaffenheiten, der Ablauf der Geschichte und die Besonderheiten des Märchens als Vorbilder in das reale Leben übernommen werden. Nun gibt es in der Kindheit prägende Erlebnisse, welche das Kind und den späteren Erwachsenen sein ganzes Leben lang begleiten. Auch diese Motive finden sich in Märchen wieder und bieten dem Betreffenden die Möglichkeit, sich mit den immer sich wiederholenden und einander gleichenden Konstellationen seiner Auseinandersetzungen mit seiner Umwelt über die Bilder des Märchens klar zu werden. In den Märchen wird auch der Umgang mit »bedürftigen« beziehungsweise mit »kleinen« Personen – zum Beispiel mit Kindern, Zwergen und anderen Kreaturen – aufgezeigt. Diese Einstellung wird vom Betreffenden ebenfalls – wie im Märchen aufgezeigt – übernommen.

In unserer heutigen Zeit ist der Mensch bestrebt, körperlichen und geistigen Behinderungen von Menschen sowohl qualitativ als auch quantitativ entgegen zu wirken. Im Gegensatz zu der gesetzlich sanktionierten Tötung von Behinderten während des Nazi-Regimes wird heutzutage eine Schwangerschaftsunterbrechung bei der Feststellung von Behinderung erwartet und gesetzlich erlaubt. Wir wollen in diesem Aufsatz ein Beispiel demonstrieren, bei welchem ein Ehepaar sich mit dieser Problematik auseinandersetzen muss und dabei erlebt, wie sich allein die Vorsorgeuntersuchung während der Schwangerschaft emotionsbelastend auswirken kann.

Kasuistik

Im konkreten Fall standen wir vor dem Problem, dass die Patientin (mit dem Lieblingsmärchen *Schneeweißchen und Rosenrot*) im Alter von 43 Jahren zum dritten Male schwanger wird. Der sie behandelnde Frauenarzt (mit der lebensplanbildenden Geschichte *Schneewittchen*) empfiehlt ihr aus Rücksicht auf ihr Alter eine Amniozentese durchführen zu lassen. Als sie das ablehnt, sagt er zu ihr beim Verlassen der Praxis: »Sie bekommen sowieso ein erblich belastetes Kind!« Daraufhin wechselt sie in der Schwangerschaft zur Autorin. Sie ist einerseits empört über diesen Ausspruch und andererseits verunsichert, weil auch eine ihrer Schwestern (mit dem Märchen *Dornröschen*) äußerte: »Du willst doch nicht, dass da noch ein Schlitzauge mehr herumläuft!« Eigentlich wollte sie kein Kind mehr haben, war aber dann froh, weil die beiden älteren Söhne inzwischen ihre eigenen Wege gingen. Mein Argument, dass auch junge Frauen behinderte Kinder bekommen, machte sie damals angstfrei. Ihr Mann (seine lebensplanbildende Geschichte ist das Hauff'sche Märchen vom *Kalif Storch*) sagt heute: »Ich hätte niemals zugelassen, dass mein Kind abgetrieben wird!« Es stellte sich heraus, dass die Einstellung des Ehepaares aus dem eigenen Erleben in ihren Herkunftsfamilien resultiert:

Vom Vater (*1903, †1971) des Ehemannes ist bekannt, dass er in seiner Eigenschaft als SS-Offizier toleriert, seine älteste Tochter (*1931), die im Alter von drei Jahren an Epilepsie erkrankte, 1943 im Rahmen des Euthanasie-Programms töten zu lassen. Die Mutter (*1909) hat ihr Kind kurz vor seiner Tötung in der Universitätsklinik in Breslau besucht und kann das in einem weißen Hemdchen auf dem Zementboden liegende Kind mit den großen fragenden und anklagenden Augen ihr ganzes Leben lang nicht mehr vergessen. Sie litt nach diesem Ereignis bis zu ihrem Tode (1988) unter Depressionen. Seit damals wurde dieser tragische Vorfall erst jetzt in der Familie thematisiert.

Dagegen wird in der Familie der Patientin von einem heute 70-jährigen, geistig behinderten Cousin erzählt, dass dieser 1943 im Rahmen des Euthanasie-Programms abgeholt werden sollte, woraufhin die Großmutter die Gesundheitsbeamten mit vorgehaltener Flinte und den Worten: »Ihr bekommt ihn nur über meine Leiche!« vom Hof gejagt habe.

Im Jahre 1983 steht dieses Ehepaar mit diesen unterschiedlichen Familiengeschichten vor der gleichen Situation wie ihre Eltern, dass ihr Kind – wegen drohender körperlicher oder geistiger Behinderung – der Gefahr des Getötet-Werdens ausgesetzt werden soll.

Der heute siebzehnjährige Sohn erfährt jetzt zum ersten Male von der Gefahr, in der er sich befand. Als er seine Lieblingsgeschichte – der Jugendroman von J. Spyri: *Heidi* – nennt, sagt er: »Logisch! Ich musste ja normal zur Welt kommen beziehungsweise – wie Klara – normal werden.«

Genese der Lebenspläne und Dialektik des Zeitgeistes

Die Situation der Mutter beziehungsweise die Familiensituation, in welcher sie während der Schwangerschaft und Geburt steht, wird auf das Kind übertragen und bestimmt dessen spätere psychische Grundhaltung. Diese Grundhaltung findet sich in einem Märchen wieder, welches das Kind dann besonders beeindruckt und später als Grundlage für seinen Lebensplan dient. Seine späteren Verhaltensstrukturen lassen sich aus dem Konglomerat der Verhaltensstrategien der einzelnen Märchenfiguren ableiten. Das Leitmotiv zu diesem Thema wird durch prägende Erfahrungen in der frühen Kindheit festgelegt. Die Grundlage für den Lebensplan ergibt sich demnach aus der Einstellung der schwangeren Mutter zur Familien- beziehungsweise gesellschaftlichen Situation.

Entscheidungen (Motivationen) im Einzelfall sind Folge des Lebensplanes und die Summe der Entscheidungen (Motivationen) ergibt sich aus der Summe der Lebenspläne der Gesellschaft und bestimmt den Zeitgeist. Die Konsensbildung über den Zeitgeist führt zu bestimmten politischen Entscheidungen, die wiederum bestimmte Mangelsituationen der einzelnen Gesellschaftsmitglieder und Änderung ihrer Familiensituation zur Folge haben, was zu neuen Einstellungen und somit zu neuen Lebensplänen Anlass gibt.

Diskussion

An dem beschriebenen Beispiel wird deutlich, dass die zum Zeil jahrhundertealten Märchen auch heute noch ihre Aktualität und Bedeutung haben, indem sie ein anschauliches Bild für die Gestaltung unseres Lebens haben. Aufgrund einer durch gesellschaftliche Normen und deren Umsetzung in den Herkunftsfamilien geprägten Einstellung ergeben sich die Grundlage für den individuellen Lebensplan, der durch entsprechende Märchen veranschaulicht werden kann. Wie es sich im Einzelfall bei der Entscheidungsfindung verhält, ist eine Folge des Lebensplanes – je nachdem, welche Rolle des jeweiligen Märchens eingenommen wird. Hier besteht sicher ein Handlungsspielraum innerhalb der Rollen, allerdings bewegt man sich immer im Rahmen seiner eigenen Geschichte.

Am Beispiel sieht man sehr schön, dass eine Frau – in deren Märchen sich Schneeweißchen und Rosenrot immer wieder für das Leben des schwächeren, wenn auch undankbaren Zwerges (medizinische Entität: Nanismus) einsetzen, ihn aber trotzdem nicht vor dem Bären beschützen können – von ihrem Arzt und einer Schwester verunsichert wird, aber sich letztendlich dafür entscheidet, ein möglicherweise behindertes Kind auszutragen. In der Einstellung der Patientin kommt die Ambivalenz ihres lebensplanbildenden Märchens zum Ausdruck – sie verhält sich lebensplantypisch.

Der Kollege verhielt sich den medizinischen Richtlinien entsprechend. In seinem Märchen soll Schneewittchen vom Jäger getötet werden, aber dieser hat Mitleid mit ihm und denkt: »Die wilden Tiere werden dich bald gefressen haben.« Sein Verhalten und seine Argumentation sind somit lebensplantypisch, wenn unterstellt wird, dass er sich zu diesem Zeitpunkt mit der Rolle des Jägers identifiziert. Die gesetzliche Norm verlangt im allgemeinen Interesse unserer Gesellschaft von ihm – als Arzt – zu verhindern, dass es überhaupt zur Geburt behinderter Kinder kommt.

Auch der Ehemann verhält sich lebensplantypisch. Er würde unter keinen Umständen das Kind gefährden wollen. Das jahrelange Schweigen um die während des Nazi-Regimes staatlich geforderte und festgesetzte Tötung seiner kranken Schwester lässt darauf schließen, dass die ganze Familie diese Tat am liebsten ungeschehen machen möchte und bis heute unter Gewissensbissen leidet. Dieses Geschehen spiegelt sich in seiner Geschichte: Der Kalif und sein Wesir werden durch die bösen Machenschaften eines Zauberers in Störche und zur Sprachlosigkeit verdammt. Aber am Ende wird der Zauberer gehängt und seine Opfer werden zurückverwandelt. Die Entstellung des Menschen bis hin zum Tier hat Lebensberechtigung mit der Hoffnung auf Heilung und gleichzeitig verbunden mit der Strafandrohung – gehängt zu werden, wenn man gegen diesen Sittencodex verstößt.

Die ambivalente Einstellung der Patientin zu kranken und behinderten Kindern, die sie während der Schwangerschaft beschäftigte, und die lebensplantypische Einstellung des Vaters, die darin besteht, dass Deformationen rückgängig gemacht werden können, finden in dem Jugendroman *Heidi* symbolischen Ausdruck, den der Sohn heute als seine Lieblingsgeschichte nennt. S. Freud sagt beispielsweise (Bettelheim 1987, S. 1):

»Es ist keine Überraschung, auch aus der Analyse zu erfahren, welche Bedeutung unsere Volksmärchen für das Seelenleben unserer Kinder gewonnen haben. Bei einigen Menschen hat sich die Erinnerung an ihr Lieblingsmärchen an die Stelle eigener Kindheitserinnerungen gesetzt; sie haben die Märchen zu Deckerinnerungen erhoben.«

Etwa zeitgleich hat A. Adler den Gedanken entwickelt, dass sich Lebenspläne über Mythen, Märchen und Sagen formulieren lassen. Während bei Freud diese Feststellung eher als Zufallsbeobachtung betrachtet werden kann und Adler nur eine Anregung gab, haben wir gezielt danach gesucht.

Bettelheim hat den Einsatz von Märchen als einen zentralen Bestandteil seiner Arbeit als Kinderpsychotherapeut betrachtet. Zitat (Bettelheim, 1980, S. 25):

»Wenn das Kind keinen Geschmack an der Geschichte findet, bedeutet das, daß deren Motive oder Themen in diesem gegebenen Augenblick seines Lebens keine sinnvolle Reaktion weckt. (…) Bald wird das Kind zu erkennen geben, daß eine bestimmte Geschichte wichtig geworden ist; es reagiert unmittelbar darauf oder bittet immer wieder um dieses Märchen. Geht alles gut, so wirkt die Begeisterung des Kindes ansteckend; das Märchen wird für die Eltern ebenfalls wichtig, wenn auch vielleicht nur deshalb, weil es für das Kind soviel bedeutet.«

Während wir die Erfahrung gemacht haben, dass ein bestimmtes Märchen, welches sich das Kind immer wieder erzählen ließ, oder welches ihm am besten befallen hat, diesen Menschen sein Leben lang begleitet und leitet, nahm Bettelheim anfangs an, dass das Kind nur zu bestimmten Zeiten ein bestimmtes Märchen bevorzugt, und konzentrierte er sich in seiner Arbeit vor allem darauf, die Märchen tiefenpsychologisch zu analysieren und einen Bezug zu Verhaltensstrategien der Kinder herzustellen. Erst in einem seiner letzten Vorträge berichtet er, welchen Einfluss das Märchen *Hänsel und Gretel* auf sein eigenes Leben hatte. In diesem Zusammenhang forderte er seine Doktoranden dazu auf, ihre Lieblingsmärchen aufzuschreiben, und so sammelte er Tausende derartiger Arbeiten, ohne dass eine wissenschaftliche Bearbeitung folgte. Es gibt sehr viele Aufsätze, in welchen Märchen selbst tiefenpsychologisch analysiert werden, aber nur die Untersuchungen H. Dieckmanns konzentrieren sich darauf, welchen Einfluss ein bestimmtes Märchen auf den Lebensplan des jeweiligen Menschen hat.

Nun hat natürlich auch der zur jeweiligen Epoche gehörende Zeitgeist als Summe der Lebenspläne aller in der Gesellschaft Lebenden einen Einfluss auf die Motivationen des Einzelnen. So ist es zum Beispiel ein Unterschied, ob im *III. Reich* unter dem Begriff der Euthanasie Menschen mit Behinderungen getötet werden, oder ob in der Gegenwart diskutiert wird, unter welchen medizinischen Indikationen ein Schwangerschaftsabbruch möglich beziehungsweise nötig ist, und in welcher Form mit behinderten Menschen umgegangen wird. Auf der Grundlage geschichtlicher Erfahrungen und des jeweiligen Standes von Wissenschaft und Philosophie entwickeln sich mit dem Zeitgeist die Werte und Normen der verschiedenen Epochen. Um zu politischen Vereinbarungen zu gelangen, wird durch die gesellschaftlichen Entscheidungsträger ein Konsens beziehungsweise ein Kompromiss bezüglich des Zeitgeistes angestrebt. Natürlich decken sich diese getroffenen politischen Vereinbarungen, d.h. die Gesetze, nicht immer mit den Bedürfnissen einzelner Gesellschaftsmitglieder, so dass sich bei diesen Mangelsituationen einstellen. In unserem Beispiel erkennt man das daran, dass der Arzt im Rahmen der bestehenden Rechtslage – sowie des herrschenden Zeitgeistes – der Patientin eine Amniozentese empfiehlt, und die Frau selbst, aufgrund ihres Bedürfnisses, schwächeres Leben zu schützen, sich darauf nicht einlassen kann und deshalb in Konflikt zur herrschenden »gesellschaftlichen Meinung« gerät. Andererseits erlebte der Ehemann in seiner Kindheit den im Rahmen des damals herrschenden Zeitgeistes gerechtfertigten Mord an seiner Schwester als große Familienschuld. Er erlebt hier ebenfalls eine Mangelsituation, da er sich innerhalb seines Gewissens im Konflikt zu den Gesetzen seiner Zeit befindet. Aufgrund dieser Erfahrung entscheidet er sich viel später – im Gegensatz zur Ermordung einer Behinderten – zum Schutz des ungeborenen, möglicherweise behinderten Lebens. Er gestaltet damit eine für ihn neue Familiensituation, nachdem er aus seinen Erfahrungen und seinem Schuldbewusstsein heraus neue Einstellungen entwickelt.

So kommt es, dass aus der Verbindung zwischen zwei Familien, welche der Erhaltung behinderten Lebens unterschiedlich begegnen, ein Kind entsteht, das im Rahmen seiner lebensplanbildenden Geschichte *Heidi* bestrebt ist, Behinderungen in die »Normalität« einzubetten.

Zusammenfassend lässt sich feststellen, dass die Märchen, Geschichten und Mythen seit ihrem Bestehen immer wieder gelebt werden, egal in welchem gesellschaftlichen Kontext sich die Menschen bewegen. Bestimmte Grundmechanismen, Lebensmuster – wie zum Beispiel Umgang mit Konflikten, Umgang mit Schwächeren usw. – laufen unabhängig vom herrschenden Zeitgeist ab, so dass die in den Mythen enthaltenen Bilder sehr gut zur Beschreibung des menschlichen Verhaltens verwendet werden können.

Zusammenfassung

Der Umgang mit dem § 218 als die wichtigste Komponente unseres gesellschaftlichen Zusammenlebens steht in einem Beziehungsgeflecht mit teils fördernden und teils hemmenden Einflüssen von individuellem Verhalten, Familienkonstellationen und gesellschaftlichen Normen. Dieses Beziehungsgeflecht ist unserer Meinung nach nur über die emotionale Einsicht der Betreffenden verständlich und beeinflussbar.

Ausgehend von der Prämisse, dass Märchen und andere Kurzgeschichten als Konzept für den Lebensplan dienen, nicht nur weil sie dem Betreffenden anbieten, wie das eigene Leben gestaltet werden kann, sondern auch weil sie gleichzeitig ein Lebensthema beziehungsweise einen Lebenssinn vermitteln.

Diese Geschichten handeln häufig von Kindern oder anderen kleinwüchsigen Wesen. Die Art und Weise, wie im Märchen mit den Kleinen umgegangen wird, kann dann im Erwachsenenleben als Vorbild für den eigenen Umgang mit Kindern beziehungsweise mit Behinderten dienen, zumal ja Kinder Erwachsenen gegenüber sowohl körperlich als auch geistig »behindert« sind.

Anhand eines Beispieles aus der Therapie wird der Umgang mit dem § 218 demonstriert. Es wird gezeigt, welchen Einfluss zu dieser Norm Zeitgeist und Lebenspläne einer heute 59-jährigen Frau, ihres Mannes und der Eltern und Geschwister beider haben, und wie sich in diesen Rollen der Zeitgeist spiegelt. Außerdem wird dargestellt, wie sich Zeitgeist, Lebensplan und Familiensituation auf die dritte Schwangerschaft unserer Patientin auswirken und welche Konsequenz sich aus ihrer persönlichen Situation während dieser Schwangerschaften für den Lebensplan ihres Sohnes ergibt.

Mit den Bildern der Familienkonstellation vor Augen gewinnt die Patientin nicht nur Einsicht in ihre eigenen unbewussten Motive und Ängste und in Verhalten und Motive ihrer Herkunftsfamilie und der Familie ihres Mannes, sondern auch Verständnis für die Prägung durch den Lebensplan, welcher einen entscheidenden Einfluss auf den Umgang mit dem § 218 hat.

Literatur

Ansbacher, H. L. (1985): Lebensplan. In: Brunner, R.; Kausen, R. & Titze, M. (Hg.): Wörterbuch der Individualpsychologie. München, Basel (Ernst Reinhardt Verlag), S. 253.

Benoit, B. & Benoit, W. (2000): Krankheitsbilder – Die Bedeutung der Mythen und Märchen – Teil 1. Frankfurt/M. (R. G. Fischer).

Bettelheim, B. (1980): Kinder brauchen Märchen. München (dtv).

Bettelheim, B. (1987): Hänsel und Gretel, mein Lieblingsmärchen. In: Psychother. Psychosom. med. Psychol. 37, S. 1–9.

Dieckmann, H. (1978): Gelebte Märchen. Hildesheim (Gerstenberg).

Freud, S. (1913): Märchenstoffe in Träumen. G.W.X.. Frankfurt/M. (S. Fischer).

Elmar Brähler, Yve Stöbel-Richter

Vermehren sich die Unfruchtbaren?

Eine Epidemiologie gewollter und ungewollter Kinderlosigkeit in Deutschland

Fragestellung

In vielen Artikeln oder Büchern zur ungewollten Kinderlosigkeit findet sich die Aussage, dass in Deutschland 15 bis 20 Prozent aller Paare ungewollt kinderlos seien und die Zahl weiterhin ansteige. Diese Zahl wird jedoch nicht genauer belegt. In der großen internationalen Vergleichsstatistik im ESHRE-Papier 1996 liegen die Zahlen für viele Länder Europas weit unter dieser Angabe, wobei allerdings keine Differenzierung zwischen gewollter und ungewollter Kinderlosigkeit vorgenommen wird.

Bei der Erfassung der ungewollten Kinderlosigkeit treten mehrere Probleme auf:
- Der Anteil kinderloser Frauen kann in Deutschland nicht auf der Basis amtlicher Daten berechnet werden. Gezählt werden nach der Ordnungsziffer nur ehelich Lebendgeborene aus der aktuellen Ehe. Nicht eheliche Kinder und eheliche Kinder aus früheren Ehen werden in dieser Statistik nicht berücksichtigt, so dass man auf Schätzungen angewiesen ist.
- Es ist zu unterscheiden zwischen *aktuell ungewollt* kinderlosen Paaren und solchen Paaren, die *lebenslang ungewollt* kinderlos bleiben.
- Die Entscheidung für oder gegen Kinder ist ein Prozess, der verschiedene Stadien durchlaufen kann. Oft liegt zunächst eine *gewollte* Kinderlosigkeit vor, die später in eine *ungewollte* übergehen kann. Oft ist bei Paaren nicht eindeutig auszumachen, ob es sich um eine gewollte oder ungewollte Kinderlosigkeit handelt, da entweder die Partner unterschiedliche Vorstellungen haben oder die Entscheidung offen lassen und z. B. eingeschränkt verhüten »laissez faire« oder (umgekehrt) nur eingeschränkt die Realisierung des Kinderwunsches anstreben.
- Anhand einer Repräsentativbefragung aus dem Jahr 1999 sollen Zahlen zur tatsächlichen Lage in Deutschland dargestellt werden.

Methodik und Stichprobenbeschreibung

1999 wurden 1580 Bundesbürger im Alter zwischen 14 und 50 Jahren im Rahmen einer repräsentativen Mehrthemenumfrage zum generativen Verhalten befragt. In der Stichprobe befinden sich 747 Ost- und 833 Westdeutsche, der Altersmittelwert der Befragten lag bei 34,8 Jahren, 84 Prozent leben in einer Partnerschaft. Dabei wurden auch Fragen nach dem Vorhandensein von Kindern, gewollter und ungewollter Kinderlosigkeit und nach der Stärke des aktuellen Kinderwunsches gestellt. Tabelle 1 zeigt ausführlichere Stichprobencharakteristika.

Tabelle 1: Soziodemographische Merkmale der Untersuchungsstichprobe

		Gesamt	Männer	Frauen	West	Ost
Alter	Mittelwert	34.8	35.0	34.6	35.4	34.3
in Jahren	Streuung	9.6	9.8	9.4	9.4	9.9
Altersgruppen	14-20 Jahre	149 (9.4%)	78 (9.8%)	71 (9.0%)	57 (6.8%)	92 (12.3%)
	21-30 Jahre	404 (25.6%)	192 (24.2%)	212 (27.0%)	218 (26.2%)	186 (24.9%)
	31-40 Jahre	533 (33.7%)	268 (33.7%)	265 (33.7%)	288 (34.6%)	245 (32.8%)
	41-50 Jahre	494 (31.3%)	257 (32.3%)	237 (30.3%)	270 (34.4%)	224 (30.0%)
Familienstand	Verh., zus. lebend	768 (49.0%)	362 (46.1%)	406 (52.0%)	390 (46.9%)	378 (51.4%)
	Verh., getr. lebend	27 (1.7%)	10 (1.3%)	17 (2.2%)	11 (1.3%)	16 (2.2%)
	ledig	620 (39.6%)	348 (44.3%)	272 (34.8%)	345 (41.5%)	275 (37.4%)
	geschieden	132 (8.4%)	63 (8.0%)	69 (8.8%)	74 (8.9%)	58 (7.9%)
	verwitwet	20 (1.3%)	3 (0.4%)	17 (2.2%)	11 (1.3%)	9 (1.2%)
In Partnerschaft	ja	280 (35.0%)	139 (32.6%)	141 (37.6%)	125 (28.5%)	155 (42.8%)
lebend*	nein	521 (65.0%)	287 (67.4%)	234 (62.4%)	314 (71.5%)	207 (57.2%)
Schulabschluss	Ohne Abschluss	17 (1,1%)	10 (1,3%)	7 (0,9%)	13 (1,6%)	4 (0,6%)
	Hauptschule/ 8.Klasse	413 (26,9%)	238 (30,9%)	175 (22,8%)	334 (41%)	79 (11%)
	Mittlere Reife/ Realschule	344 (22,4%)	152 (19,8%)	192 (25,1%)	260 (31,9%)	84 (11,7%)
	POS/10. Klasse	366 (23,8%)	185 (24,1%)	181 (23,6%)	14 (1,7%)	352 (48,8%)
	Fachschule ohne Anerkennung	72 (4,7%)	18 (2,3%)	54 (7,0%)	22 (2,7%)	50 (6,9%)
	Abitur	163 (10,6%)	86 (11,2%)	77 (10,1%)	92 (11,3%)	71 (9,8%)
	Studium	151 (9,8%)	76 (9,9%)	75 (9,8%)	77 (9,5%)	74 (10,3%)
	And. Schulabschl.	9 (0,6%)	4 (0,5%)	5 (0,7%)	2 (0,2%)	7 (1,0%)
Berufstätigkeit	Vollzeit	887 (57%)	571 (72,9%)	316 (40,8%)	492 (59,6%)	395 (54%)
	Teilzeit	165 (10,6%)	16 (2,1%)	149 (19,3%)	109 (13,2%)	56 (7,7%)
	Wehr-Zivild./ Erziehungsurlaub	44 (2,8%)	6 (0,8%)	38 (4,9%)	14 (1,7%)	30 (4,1%)
	Arbeitslos/ 0-Kurzarbeit	151 (9,7%)	79 (10,1%)	72 (9,3%)	37 (4,5%)	114 (15,6%)
	Rentner/ Vorruheständler	22 (1,4%)	10 (1,3%)	12 (1,6%)	7 (0,8%)	15 (2,1%)
	Nicht berufstätig/ Hausfrau	103 (6,6%)	6 (0,8%)	97 (12,5%)	82 (9,9%)	21 (2,9%)
	in Ausbildung	185 (11,9%)	95 (12,2%)	90 (11,6%)	85 (10,3%)	100 (13,7%)
Kinder	ja	931 (59%)	400 (50,4%)	531 (67,7%)	437 (52,5%)	494 (66,4%)
	nein	646 (41%)	393 (49,6%)	253 (32,3%)	396 (47,5%)	250 (33,6%)

* diese Angaben beziehen sich auf Unverheiratete

Ergebnisse

Aktueller Kinderwunsch

Insgesamt 69 Prozent der Befragten wünschen sich derzeit kein Kind, hierbei ist jedoch zu berücksichtigen, dass 59 Prozent bereits Kinder haben. In Tabelle 2 sind die Werte für die gesamte Stichprobe, sowie für einzelne Teilstichproben angegeben. Mittels Drei-Weg-Varianzanalyse wurden signifikante Unterschiede zwischen den Teilgruppen Ost/West, Alter und Geschlecht überprüft. Die Ergebnisse zeigen, dass sich die Altersgruppen signifikant voneinander unterscheiden ($F = 40.02$, p von $F = .00$), demnach wünschen sich die Probanden der Altersgruppe zwischen 21 und 30 Jahren signifikant stärker ein Kind als alle anderen. Darüber hinaus existieren zweifaktorielle Unterschiede zwischen den Gruppen Ost/West/Geschlecht ($F = 4.60$, p von $F = .032$) und Geschlecht/Alter ($F = 9.54$, p von $F = .000$): Frauen in den neuen Bundesländern wünschen sich aktuell am wenigsten ein Kind, Frauen der Altersgruppe 21 bis 30 Jahren geben den stärksten Kinderwunsch an.

Tabelle 2: Stärke des aktuellen Kinderwunsches
(»Wie stark wünschen Sie sich im Moment ein Kind?«)

Teilstichproben	gar nicht	kaum	etwas	stark	sehr stark	Gesamt (n)
West	521 (66.7%)	112 (14.3%)	113 (14.5%)	17 (2.2%)	18 (2.3%)	781
Ost	480 (72.3%)	82 (12.3%)	62 (9.3%)	23 (3.5%)	17 (2.6%)	664
Männer	506 (69.1%)	110 (15.0%)	79 (10.8%)	20 (2.7%)	17 (2.3%)	732
Frauen	495 (69.4%)	84 (11.8%)	96 (13.5%)	20 (2.8%)	18 (2.5%)	713
bis 20 Jahre	112 (78.3%)	19 (13.3%)	11 (7.7%)	1 (0.7%)		143
21-30 Jahre	209 (54.3%)	68 (17.7%)	75 (19.5%)	17 (4.4%)	16 (4.2%)	385
31-40 Jahre	297 (62.0%)	78 (16.3%)	72 (15.0%)	19 (4.0%)	13 (2.7%)	479
41-50 Jahre	383 (87.4%)	29 (6.6%)	17 (3.9%)	3 (0.7%)	6 (1.4%)	438
Gesamt	1001 (69.3%)	194 (13.4%)	175 (12.1%)	40 (2.8%)	35 (2.4%)	1445
missing	135					

Auf die Frage, ob man sich überhaupt ein Kind wünsche, unabhängig davon, wann, antworten immerhin 8,1 Prozent der Gesamtstichprobe, dass sie keine Kinder bekommen wollen. Lediglich 1,5 Prozent geben an, dass sie bzw. der Partner/die Partnerin keine Kinder bekommen können. Ausführliche Informationen für einzelne Teilgruppen können der Tabelle 3 entnommen werden.

Ideale Kinderzahl

Befragt nach der *idealen Kinderzahl* geben 53 Prozent der Probanden an, zwei Kinder zu wünschen. Bei über der Hälfte der befragten Personen ist also die Zwei-Kind-Familie nach wie vor aktuell; knapp 40 Prozent von diesen Personen haben tatsächlich auch zwei Kinder. Das bedeutet, dass die ideale Kinderzahl vielfach wirklich nur Ideal bleibt und nicht realisiert wird. Andererseits geben auch 10 Prozent der befragten Personen an, dass ein Leben ohne

Tabelle 3: Haben Sie schon prinzipiell entschieden, ob Sie einmal ein Kind haben möchten (unabhängig davon, wann)?

Teilstichproben		1	2	3	4	5	6
Wohnsitz	West	98 (11,9%)	128 (15,6%)	39 (4,8%)	106 (12,9%)	13 (1,6%)	437 (53,2%)
	Ost	24 (3,5%)	88 (12,9%)	32 (4,7%)	37 (5,4%)	9 (1,3%)	494 (72,2%)
Geschlecht	Männer	86 (11,5%)	122 (16,2%)	32 (4,3%)	97 (12,9%)	14 (1,9%)	400 (53,3%)
	Frauen	36 (4,8%)	94 (12,5%)	39 (5,2%)	46 (6,1%)	8 (1,1%)	531 (70,4%)
Altersgruppen	bis 20 Jahre	6 (4,9%)	55 (45,1%)	18 (14,8%)	31 (25,4%)	0	12 (9,8%)
	21-30 Jahre	27 (7,0%)	114 (29,8%)	39 (10,2%)	56 (14,6%)	5 (1,3%)	142 (37,1%)
	31-40 Jahre	42 (8,1%)	42 (8,1%)	12 (2,3%)	45 (8,7%)	4 (0,8%)	374 (72,1%)
	41-50 Jahre	47 (9,8%)	5 (1,0%)	2 (0,4%)	11 (2,3%)	13 (2,7%)	403 (83,8%)
Gesamt		122 (8,1%)	216 (14,4%)	71 (4,7%)	143 (9,5%)	22 (1,5%)	931 (61,9%)

Bedeutung der Antwortkategorien:
1 = Ja, für mich steht fest, daß ich keine Kinder haben will
2 = Ja, für mich steht fest, daß ich einmal Kinder haben möchte.
3 = Ja, und zwar, wenn ich ... (Berufsausbildung abgeschlossen etc.) habe.
4 = Nein, ich kann noch nicht sagen, ob ich einmal Kinder haben möchte.
5 = Ich /mein Partner kann keine Kinder bekommen.
6 = Ich habe bereits Kinder.

Kind ideal wäre. Von diesen Personen haben wiederum 13 Prozent ein oder zwei Kinder. Weitere Angaben zu diesem Item, auch für einzelne Teilstichproben, sind Tabelle 4 zu entnehmen.

Erstgravidität

Hinsichtlich des Zeitpunktes, in welchem das *erste Kind* kommen soll, sind in der Teilstichprobe der Probanden, welche noch kein Kind haben generell zwei Tendenzen erkennbar: 38 Prozent der Befragten geben an, ihr erstes Kind zwischen 25 und 29 Jahren bekommen zu wollen und ebenfalls 38 Prozent

Tabelle 4: Ideale Kinderzahl (»Wenn in Ihrem Leben alles ideal wäre, so wie Sie es gern haben möchten, wie viele Kinder würden Sie sich dann insgesamt wünschen?«)

Teilstichproben	Kein Kind	1 Kind	2 Kinder	3 Kinder	> 4 Kinder	Gesamt (n)
West	107 (14%)	135 (17%)	391 (49%)	123 (15%)	40 (5%)	796
Ost	35 (5%)	138 (20%)	407 (58%)	91 (13%)	36 (5%)	707
Männer	102 (14%)	158 (21%)	371 (49%)	79 (11%)	41 (5%)	751
Frauen	40 (5.3%)	115 (15%)	427 (57%)	135 (18%)	35 (4.7%)	752
bis 20 Jahre	10 (7.4%)	20 (15%)	86 (63%)	15 (11%)	5 (3.6%)	136
21-30 Jahre	35 (8.9%)	63 (16%)	228 (58%)	58 (15%)	11 (2.8%)	395
31-40 Jahre	45 (8.8%)	100 (20%)	259 (51%)	76 (15%)	30 (5.2%)	510
41-50 Jahre	52 (11%)	90 (19%)	225 (49%)	65 (14%)	30 (6.5%)	462
Gesamt	142 (10%)	273 (18%)	798 (53%)	214 (14%)	76 (5%)	1503
missing	77					

möchten ihren Kinderwunsch zwischen 30 und 35 Jahren realisieren, der Gesamtdurchschnitt liegt bei 29,9 Jahren. Grundsätzlich ist ein Ansteigen des Erstgraviditätsalters erkennbar. Interessant ist dabei, dass mit zunehmendem Alter auch das angegebene Erstgraviditätsalter steigt. So geben Probanden bis 20 Jahre als Alter, in welchem sie ihr erstes Kind bekommen möchten, noch 26 Jahre an, Probanden zwischen 21 und 30 geben 29 Jahre an, Probanden zwischen 31 und 40 geben 36 Jahre an.

Zusammenhang zwischen Bildungsgrad und Kinderzahl

Kinderlosigkeit ist vielfach durch den Aufschub der Realisierung des Kinderwunsches bedingt. Frauen, die vor dem 25. Lebensjahr heirateten, blieben nach Schätzungen nur zu 5 Prozent kinderlos, während Frauen, welche nach den 35. Lebensjahr eine Ehe schlossen, zu einem Drittel kinderlos blieben. Darüber hinaus sind es vor allem höherqualifizierte Frauen, welche kinderlos bleiben (vgl. Abbildung 1).

Abbildung 1: Kinderlose Frauen und Mütter im Alter zwischen 35 und 39 Jahren im früheren Bundesgebiet und in den neuen Bundesländern nach dem beruflichen Bildungsabschluss im Jahr 1992

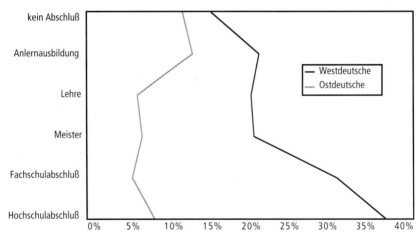

Quelle: BiB, Family and Fertility Survey 1992 (West n=1342, Ost: n=1515)

Kinderlosigkeit in verschiedenen Geburtsjahrgängen

Abbildung 2 zeigt die Kinderlosigkeit in den Geburtsjahrgängen 1935 bis 1966 in der ehemaligen DDR und dem früheren Bundesgebiet. Deutlich ist zu erkennen, dass die Kinderlosigkeit, ob gewollt oder ungewollt, für die Jahrgänge um 1955, die vor allem von den postnatalistischen Maßnahmen profitierten, deutlich unter 7 Prozent liegt. Für die Jahrgänge ab 1958 ist, besonders in den neuen Bundesländern, ein enormer Anstieg ersichtlich.

Abbildung 2: Kinderlosigkeit in den Geburtsjahrgängen 1935 bis 1966 in der ehemaligen DDR und im früheren Bundesgebiet

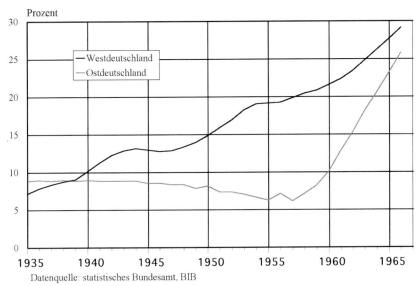

Datenquelle: statistisches Bundesamt, BIB

Tabelle 5: Waren Sie bzw. Ihre Partnerin in den letzten zwei Jahren schwanger? War diese Schwangerschaft von Ihnen geplant? – Ausprägungen in Abhängigkeit von Wohnsitz (alte und neue Bundesländer) und Erhebungszeitpunkt

		1996 (N = 1.111)	1999 (N = 1.508)
Gesamt- stichprobe	Schwangerschaft		
	nein	984 (89 %)	1360 (90 %)
	ja	127 (11 %)	148 (10 %)
	davon		
	geplant	75 (59 %)	82 (56 %)
	ungeplant	52 (41 %)	66 (44 %)
Ost	Schwangerschaft		
	nein	452 (91 %)	629 (89 %)
	ja	47 (9 %)	76 (11 %)
	davon		
	geplant	26 (53 %)	39 (52 %)
	ungeplant	22 (47 %)	37 (48 %)
West	Schwangerschaft		
	nein	532 (87 %)	731 (91%)
	ja	80 (13 %)	72 (9 %)
	davon		
	geplant	49 (62 %)	44 (61 %)
	ungeplant	31 (38 %)	28 (39 %)

Planbarkeit von Schwangerschaften

Betrachtet man die Erhebung zur Schwangerschaft in den zwei Jahren vor der Befragung, so zeigen sich signifikante Unterschiede, wenn die Teilstichproben Ost und West getrennt voneinander betrachtet werden: 1999 gaben in den alten Bundesländern im Vergleich zu 1996 signifikant weniger Personen an, schwanger gewesen zu sein (Chi-Quadrat = 6.11; p = .013). In den neuen Bundesländern ist die Zahl, derjenigen, die eine Schwangerschaft angaben, von 1996 bis 1999 leicht gestiegen, der Unterschied ist jedoch nicht signifikant (Chi-Quadrat = 0.59; p = .442). In der Retrospektive sind rund ein Drittel der Schwangerschaften im Westen und knapp die Hälfte der Schwangerschaften im Osten als ungeplant bezeichnet worden. Dabei sind allerdings keine Unterschiede zwischen den Jahren 1996 und 1999 festzustellen. Die genauen Werte hierzu können der Tabelle 5 entnommen werden.

Familienleben oder Single?

Weitere Unterschiede wurden bei der Frage: »Glauben Sie, dass man eine Familie oder einen Partner braucht, um wirklich glücklich zu sein, oder kann man alleine genauso glücklich leben?« deutlich. Hierbei treten sowohl zwischen den Geschlechtern, als auch zwischen den Probanden aus den alten und neuen Bundesländern signifikante Differenzen auf. Die Ostdeutschen geben häufiger an, eine Familie zum Glück zu benötigen, ebenso wie die Frauen. Werden die Ergebnisse mit den Zahlen aus einer früheren repräsentativen Erhebung (1996) verglichen, wird deutlich, dass die Tendenz zur Familie bei den Ostdeutschen 1999 gestiegen, bei den Westdeutschen hingegen eher gesunken ist (vgl. hierzu auch Abbildungen 3 und 4).

Zusammenfassung

Die Zahl *ungewollt* kinderloser Paare in Deutschland ist in der Vergangenheit mit 15 bis 20 Prozent deutlich überschätzt worden. Der Prozentsatz dieser Paare liegt in Deutschland aktuell unter 3 Prozent. Im Gegensatz dazu steigt die Zahl der *gewollt* kinderlosen Paare. Dabei korrespondiert der höhere Bildungsgrad der Frauen mit einem höheren Ausmaß an Kinderlosigkeit. Diese Kinderlosigkeit ist maßgeblich durch den Aufschub der Realisierung des Kinderwunsches bedingt. In Deutschland wünschen sich die meisten Menschen nach wie vor zwei Kinder. Dass dies nicht realisiert wird, liegt nicht an der stets überschätzten ungewollten Kinderlosigkeit, sondern an der Zunahme der gewollten Kinderlosigkeit, die auf eine zunehmende Elternfeindlichkeit unserer Gesellschaft zurückzuführen ist (Stöbel-Richter & Brähler, 2001). Hier muss kein Wertewandel bei den jungen Menschen stattfinden, sondern bei der Setzung der gesellschaftlichen Rahmenbedingungen.

Abbildung 3: Glauben Sie, dass man eine Familie oder einen Partner braucht, um wirklich glücklich zu sein, oder kann man alleine genauso glücklich leben? (Teilstichprobe der Männer und Frauen; nicht aufgeführt sind die durchschnittlich 10 Prozent derjenigen, die angeben, sich noch nicht entschieden zu haben)

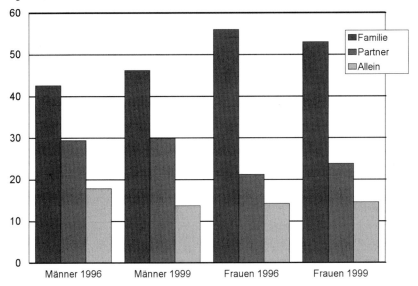

Abbildung 4: Glauben Sie, dass man eine Familie oder einen Partner braucht, um wirklich glücklich zu sein, oder kann man alleine genauso glücklich leben? (Teilstichprobe der Ost- und Westdeutschen, nicht aufgeführt sind die durchschnittlich 10 Prozent, welche angaben, es noch nicht zu wissen)

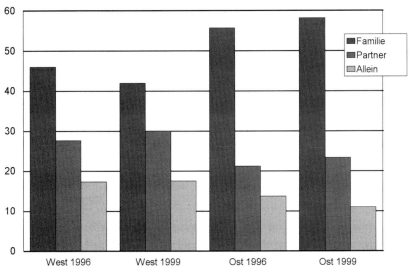

Yve Stöbel-Richter, Elmar Brähler

Einstellungen zu Familie, Schwangerschaftsabbruch und Berufstätigkeit der Frau in Deutschland

Fragestellung

Einer der größten Ost-West-Unterschiede besteht nach wie vor im Zusammenhang mit der Berufstätigkeit der Frau und Kindererziehung. Weibliche Berufstätigkeit war in der DDR fest mit der weiblichen Rollenidentität verbunden. Das brachte die notwendige Unterbringung der Kinder in entsprechenden Betreuungseinrichtungen (Krippen und Kindergärten) mit sich. Auch nach der Wiedervereinigung waren die ostdeutschen Frauen größtenteils bestrebt, dem Bild einer berufstätigen Mutter weiterhin zu entsprechen. Seitens verschiedener Politiker und aber auch in der öffentlichen Meinung vieler Westdeutscher stieß diese Haltung vielfach auf Unverständnis.

In der DDR war der Schwangerschaftsabbruch bis zur 12. Woche legalisiert. Auch hier prallten nach der Wiedervereinigung Welten aufeinander.

Dem in den neuen Bundesländern herrschenden Selbstverständnis bezüglich weiblicher Berufstätigkeit, Kinderunterbringung in entsprechenden Einrichtungen und auch hinsichtlich der Thematik Schwangerschaftsabbruch wird in den alten Ländern oft Unverständnis entgegengebracht. Wie tief diese Meinungsverschiedenheiten auch im Jahr 2000 noch verwurzelt waren, wird im folgenden deutlich.

Methodik und Stichprobenbeschreibung

1102 Ostdeutsche und 2036 Westdeutsche wurden im Allbus befragt. Dieser wird alle zwei Jahre erhoben. Die Fragen zur Familie, Schwangerschaftsabbruch etc. waren allerdings erstmalig enthalten. Genauere Charakteristika der Stichprobe sind Tabelle 1 zu entnehmen.

Tabelle 1: Soziodemografische Merkmale der Stichprobe

	Gesamt	West	Ost
N	3138	2036 (65%)	1102 (35%)
Männer	1515	987 (48,5 %)	528 (47,9%)
Frauen	1623	1049 (51,5%)	574 (52,1 %)
Alter			
18-29 Jahre	526 (16.8%)	346 (17 %)	180 (16,3 %)
30-44 Jahre	956 (30.5%)	613 (30,1 %)	343 (31,1 %)
45-59 Jahre	782 (24.9%)	525 (25,8 %)	257 (23,3 %)
60-74 Jahre	661 (21.1%)	418 (20,5 %)	243 (31,1 %)
75-89 Jahre	204 (6.5%)	128 (6,3 %)	76 (6,9 %)
über 89 Jahre	9 (0.3%)	6 (0,3%)	3 (0,3%)
Familienstand			
verh., zus. lebend	1892 (60.3%)	1251 (61,6 %)	641 (58,3 %)
verh., getrennt lebend	45 (1.4%)	31 (1,5 %)	14 (1,3 %)
verwitwet	283 (9.0%)	167 (8,2 %)	116 (10,5 %)
geschieden	200 (6.4%)	121 (6,0 %)	79 (7,2 %)
ledig	710 (22.6%)	460 (22,7 %)	250 (22,7 %)

Ergebnisse

1. So wie die Zukunft aussieht, kann man es kaum noch verantworten,
Kinder auf die Welt zu bringen.

Auch wenn 49 Prozent der ostdeutschen Probanden dieses Item verneinen, ist
doch hier ein deutliches Ost-West-Gefälle erkennbar, lediglich 29 Prozent der
Westdeutschen geben an, dass man aufgrund unsicherer Zukunftsaussichten
kein Kind mehr auf die Welt bringen kann, aber 51 Prozent der Ostdeutschen. Das bedeutet nicht, dass die Ostdeutschen sich keine Kinder mehr
wünschen; immerhin geben sie bei der Frage »Braucht man eine Familie, um
wirklich glücklich zu sein oder kann man alleine genauso glücklich leben?« zu
fast 80 Prozent an, dass man eine Familie braucht (westdeutsche Stichprobe
mit 72,6 Prozent). Hier sind es also die gesellschaftlichen und ökonomischen
Bedingungen, welche sehr stark ins Gewicht fallen.

2. Meinungsbilder zu weiblicher Berufstätigkeit und Kindererziehung.
Frauen an den Herd, Männer in den Job?

Die folgenden drei Grafiken (Abbildung 2, 3 und 4) zeigen deutlich den Einfluß der Sozialisation auf das Rollenbild der Frau. Auch wenn sich hier in den
letzten Jahren einiges geändert hat, sind doch tradierte konventionelle Werte
in den alten Bundesländern stärker erkennbar als in den neuen, in welchen
das Bild der berufstätigen Frau propagiert wurde. Nach wie vor   stimmen

Abbildung 1: So wie die Zukunft aussieht, kann man es kaum noch verantworten, Kinder auf die Welt zu bringen

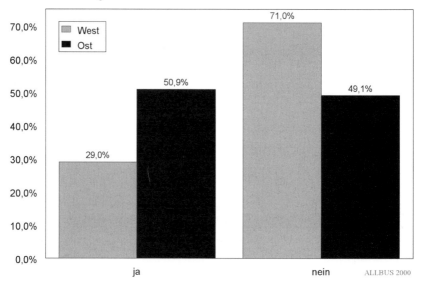

Abbildung 2: Eine verheiratete Frau sollte auf eine Berufstätigkeit verzichten, wenn ihr Mann in der Lage ist, für den Unterhalt der Familie zu sorgen

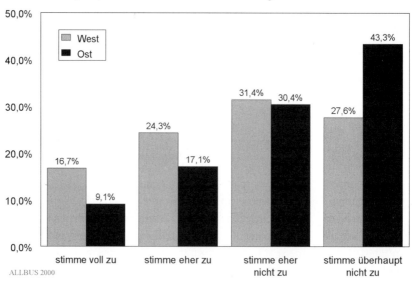

Abbildung 3: Eine verheiratete Frau sollte auf eine Berufstätigkeit verzichten, wenn ihr Mann in der Lage ist, für den Unterhalt der Familie zu sorgen

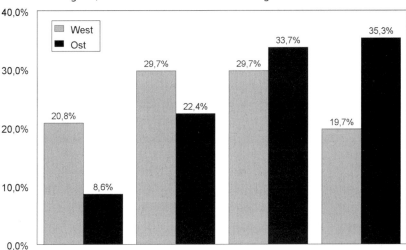

ALLBUS 2000

Abbildung 4: Es ist für alle besser, wenn der Mann voll im Berufsleben steht und die Frau zu Hause bleibt und sich um Haushalt und Kinder kümmert

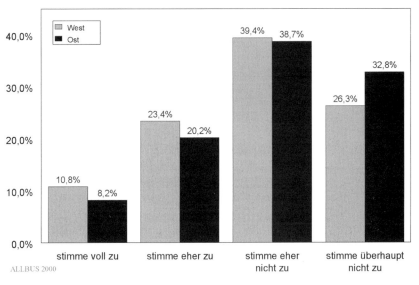

ALLBUS 2000

41 Pozent der Probanden aus den alten Bundesländern zu, dass eine Frau doch besser auf Berufstätigkeit verzichten sollte, wenn ihr Mann in der Lage ist, für den Unterhalt der Familie zu sorgen. 73 Pozent in den neuen Bundesländern können sich dies gar nicht für sich vorstellen. Über 50 Pozent im Westen stimmen denn auch zu, dass es für alle besser sei, wenn die Frau zu Hause bleibe und sich um Haushalt und Kinder kümmere, im Gegensatz zu 31 Pozent im Osten. Dementsprechend können sich dies 69 Pozent in den neuen Bundesländern gar nicht vorstellen. Nichts desto trotz wird es Frauen in beiden Bundesländern überwiegend zugestanden, selbst Karriere zu machen, auch hier stellen sich die Ostdeutschen wieder etwas progressiver dar als die Westdeutschen.

Im folgerichtigen Schluss zum beschriebenen Rollenbild der Frau ergeben sich die Antworten auf die Frage, ob ein Kleinkind darunter leidet, wenn eine Mutter berufstätig ist. Dabei ist die Frage allerdings so gestellt, dass sie der so genannten »Rabenmutter«-Meinung Vorschub leistet. Zumindest in den alten Bundesländern, in welchen der Großteil der Generation, welche heute Eltern sind bzw. sein könnten, kaum je einen Kindergarten von innen gesehen hat, spiegelt sich diese Sozialisationserfahrung deutlich in den Antworten wieder: über 70 Prozent der Befragten sind der Meinung, dass ein Kleinkind unter der Berufstätigkeit seiner Mutter leidet, im Gegensatz zu 40 Pozent in den neuen Bundesländern.

Die folgenden beiden Grafiken (Abbildung 5 und 6) stellen die Bewertung der Berufstätigkeit der Frau/Mutter dar, in den neuen Bundesländern wird ihr eher zugestanden, ein ebenso herzliches Verhältnis zu ihren Kinder aufbauen zu können wie eine Mutter, welche für/mit ihren Kindern zu Hause bleibt. In der zweiten Grafik stimmen mehr als 71 Prozent im Osten im Gegensatz zu 33 Prozent im Westen zu, dass es sogar von Vorteil sein kann, wenn eine Frau sich nicht nur über die Rolle der Mutter, sondern auch über ihre Rolle in der Arbeit definieren kann. Auch ist wieder der Einfluss unterschiedlicher Sozialisationserfahrungen deutlich erkennbar.

3. Meinungsbilder zum Schwangerschaftsabbruch

Wie die Berufstätigkeit, so war auch der Schwangerschaftsabbruch in beiden Teilen Deutschlands nicht nur unterschiedlich bewertet, sondern auch gesetzlich unterschiedlich geregelt. Dieser Sozialisationsaspekt spiegelt sich bereits in der Verhaltensbeurteilung: 70 Prozent der Ostdeutschen finden Schwangerschaftsabbruch weniger bzw. überhaupt nicht schlimm, hingegen geben fast 62 Prozent der Westdeutschen an, dies sehr bzw. ziemlich schlimm zu finden.

Abbildung 5: Ein Kleinkind wird sicherlich darunter leiden, wenn eine Mutter berufstätig ist

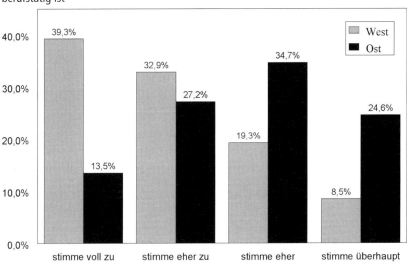

ALLBUS 2000

Abbildung 6: Eine berufstätige Mutter kann ein genauso herzliches und vertrauensvolles Verhältnis zu ihren Kindern finden, wie eine Mutter, die nicht berufsfähig ist.

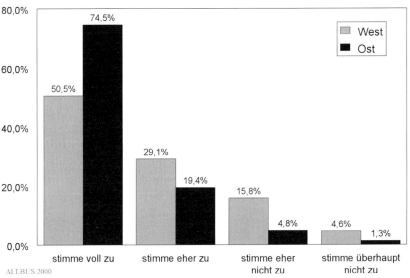

ALLBUS 2000

Dementsprechend fallen auch die Antworten nach der Frage, ob Schwangerschaftsabbruch grundsätzlich gesetzlich möglich sein sollte, aus: Knapp 73 Prozent der Ostdeutschen meinen »ja«, 61 Prozent der Westdeutschen meinen »nein«.

Werden verschiedene Kriterien angegeben, so differenziert sich die Meinung der Deutschen in Ost und West. Wenn die Frau unverheiratet ist und den Vater des Kindes auch nicht heiraten möchte, wird ein Schwangerschaftsabbruch am Wenigsten toleriert. Wenn sich die Frau/ die Familie sich aus wirtschaftlichen Gründen für einen Abbruch entscheidet, so findet das in den neuen Bundesländern großes Verständnis (bei fast 80 %), in den alten Bundesländern ist es immerhin die Hälfte der Probanden, welche mit »ja« antwortet. Im Osten noch etwas stärker, im Westen weniger akzeptiert ist der Grund, dass die Frau keine Kinder mehr haben möchte

Zusammenfassung

Sowohl die Meinungen zur Berufstätigkeit von Müttern, als auch die zum Schwangerschaftsabbruch differiert nach wie vor sehr stark zwischen alten und neuen Bundesländern. Bei der Interpretation dieser Phänomene können sowohl eine unterschiedliche Sozialisation, als aber auch differente soziostrukturelle Gegebenheiten als Erklärung dienen.

Abbildung 7: Es ist für ein Kind sogar gut, wenn seine Mutter berufstätig ist und sich nicht nur im Haushalt aufhält

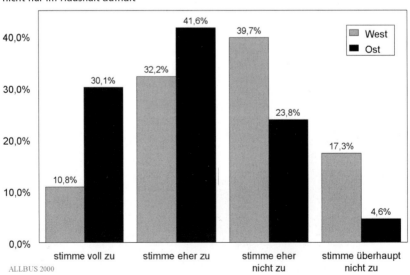

ALLBUS 2000

Abbildung 8: Verhaltensbeurteilung: Schwangerschaftsabbruch?

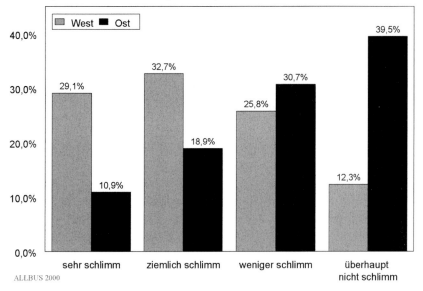

ALLBUS 2000

Abbildung 9: Sollte ein Schwangerschaftsabbruch möglich sein, wenn die Frau es will, unabhängig vom Grund?

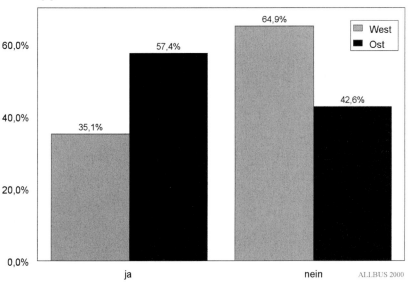

ALLBUS 2000

Abbildung 10: Sollte ein Schwangerschaftsabbruch gesetzlich möglich sein, wenn die Frau unverheiratet ist und den Vater des Kindes nicht heiraten möchte?

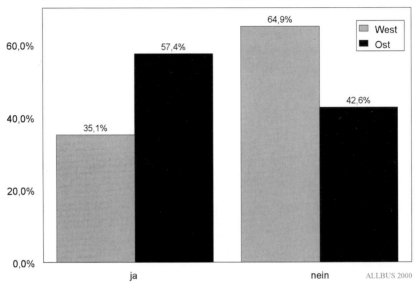

Abbildung 11: Sollte ein Schwangerschaftsabbruch gesetzlich möglich sein, wenn die Familie nur über ein geringes Einkommen verfügt, sich keine Kinder mehr leisten kann?

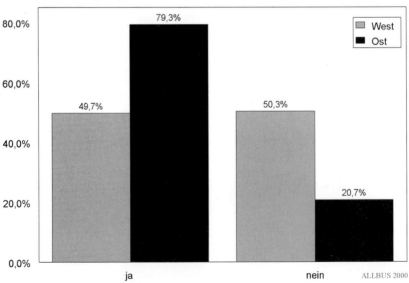

Abbildung 11: Sollte ein Schwangerschaftsabbruch gesetzlich möglich sein, wenn die Frau verheiratet ist und keine Kinder mehr will?

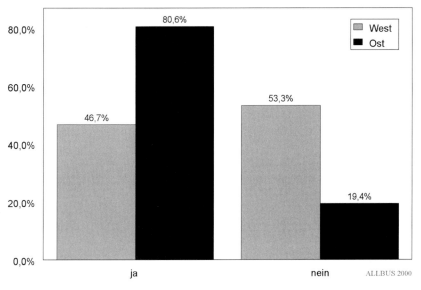

Elisabeth Geisel

Die Bedeutung der Umgebung auf die physiologischen Prozesse der Geburt

In einer Zeit der steigenden Wunschsectio und PDA ist es angebracht, sich auf die Grundbedürfnisse der Gebärenden zu besinnen. Die GfG hat sich seit ihrer Gründung für die Verbesserung der Geburtsbedingungen eingesetzt und die wissenschaftlichen Erkenntnisse bestätigen heute diese Bemühungen.

Um über die Bedingungen zu sprechen, haben wir das Bild eines menschlichen Gehirns in die Mitte der Abbildung (auf der nächsten Seite) gesetzt. Uns interessieren hier zwei Ebenen:

- Erstens der Neocortex, stammesgeschichtlich junger Teil der Großhirnrinde, der nur bei uns Menschen so entwickelt ist,
- zweitens das Stammhirn, bestehend aus dem Hypothalamus, der Hypophyse und anderen Strukturen die alle zusammen wie eine Drüse funktionieren und stammesgeschichtlich den ältesten Teil des Gehirns bilden. Diese Strukturen haben wir gemeinsam mit allen anderen Säugern, sie sind Sitz der lebens- und arterhaltenden Funktionen und schalten sich reflexartig ein.

Der Neocortex und das Stammhirn sind meistens Kontrahenten und kooperieren in den seltensten Fällen.

Der Neocortex wird leicht erregt, insbesondere durch vier Faktoren: *Licht, Sprache, Beobachtung, Angst.* Auf der Abbildung sind die vier Bereiche auf die Geburtssituation bezogen detailliert ausgeführt. Es ist festzuhalten, dass jede Situation, die die Ausschüttung von Catecholaminen (Adrenalinen) verursacht, den Neocortex stimuliert und damit den Geburtsverlauf stört.

Damit die archaischen Programme der Geburt ablaufen, müssen Faktoren ausgeschaltet werden, die den Neocortex anregen. Dies geschieht am besten in einer vertrauten heimischen Umgebung, in der die Reize auf ein Minimum herabgesetzt sind. Dort sind auch Faktoren zu finden die dazu beitragen die

Abbildung 1: Die Bedeutung der Umgebung auf die psychologischen Prozesse der Geburt auf einem Poster dargestellt

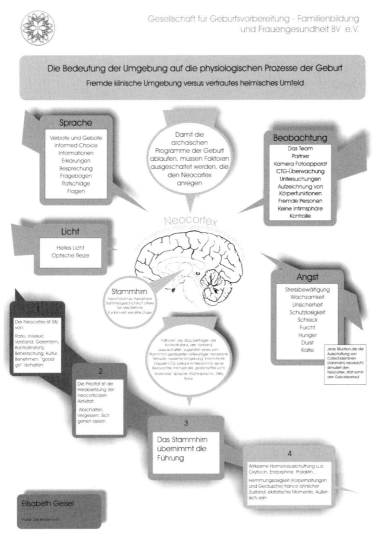

Kontrollinstanz, den Verstand, zugunsten eines vom Stammhirn gesteuerten reflexartigen Verhaltens auszuschalten. Auf der Abbildung ist dies im Kreis zu sehen.

Auf der von 1 bis 4 nummerierten Bahn finden wir zusammengefasst die Etappen, die den Übergang von einer Bewusstseinsebene in die andere darstellen. Dieser Übergang gilt für alle Episoden des sexuellen Lebens, die mit einem »Spendereflex« enden: Geburtsarbeit mit der Geburt des Kindes, Laktation mit dem Let-down Reflex, Geschlechtsverkehr mit dem Orgasmus und Ejakulation.

- Der Neocortex ist Sitz von Ratio, Intellekt, Verstand, Kontrollinstanz etc. ...daher kommen die Hemmungen
- Die Priorität ist die Herabsetzung der neocortikalen Aktivitäten: Abschalten, Vergessen, sich gehen lassen.
- Das Stammhirn übernimmt die Führung.
- Wirksame Hormonausschüttung u.a. von Endorphinen, Oxytocin, und Prolaktin. Unter dem Einfluss dieses Hormoncocktails kommen typische Verhaltensweisen zutage: ungehemmte Körperhaltungen, Geräusche, trance-ähnlicher Zustand, ekstatische Momente, Außer-sich-sein.

Es ist auch bemerkenswert, dass diese Hormone geeignet sind Bindung, Liebe, Schutz und Fürsorge auszulösen, daher die Bezeichnung »Liebeshormone«.

Literatur

Odent, M.(2001): New Reasons and New Ways to Study Birth Physiology. In: Int. Jour. of Gynecology & Obstetrics 75, S. 39–45.

Almut Pantlen, Christoph Dorn, Anke Rohde

Mirtazapin gegen therapieresistente Hyperemesis gravidarum-Kasuistik

Erfahrungen mit dem Einsatz von Remergil®

Hyperemesis gravidarum ist eine Erkrankung, die zu Gewichtsverlust, Dehydration, Elektrolytverschiebungen und im Extremfall zu schweren Organschäden führen kann, wenn keine suffiziente Therapie erfolgt. Die ätiologischen Faktoren der Hyperemesis gravidarum konnten bis heute noch nicht ausreichend geklärt werden. Neben somatischen Gründen werden auch psychosoziale Faktoren diskutiert. Von Saks (2001) wurde anhand von sieben Fällen die Behandlung therapieresistenter Hyperemesis gravidarum mit Mirtazapin oral (einem Antidepressivum) beschrieben. Wir selbst verfügen in der Zwischenzeit über eigene Erfahrungen mit dem intravenösen Einsatz von Remergil® bei Hyperemesis gravidarum (siehe auch Dorn et al., 2002). Ein entsprechender Fall wird im Folgenden vorgestellt.

In die geburtshilfliche Klinik des Universitätsklinikums Bonn wurde eine 33-jährige erstgravide Frau in der 15. Schwangerschaftswoche nach einem zuvor einmonatigen stationären Aufenthalt in einem auswärtigen Krankenhaus mit therapieresistenter Hyperemesis gravidarum eingewiesen. Auch die Therapie mit Vomex-Infusionen, Ranitidin-, Paspertin- und Psyquil-Infusionen blieb ohne Wirkung. Die Patientin erbrach bis zu 30-mal täglich, so dass eine Ernährung nur noch über ZVK möglich war. Es zeigte sich ein Gewichtsverlust von 12 Kilogramm. Anzeichen für eine somatische Verursachung der anhaltenden Übelkeit und des Erbrechens konnten nicht gefunden werden. In der 16. Schwangerschaftswoche äußerte die Patientin den dringenden Wunsch zum Schwangerschaftsabbruch, um diesen Zustand zu beenden. Aus diesem Grunde wurde die gynäkologische Psychosomatik hinzugezogen.

Bei der Patientin handelte es sich um eine geplante und erwünschte Schwangerschaft. Aufgrund des Erbrechens »seit elf Wochen rund um die Uhr« sei sie »körperlich und nervlich am Ende«. In der Vorgeschichte fanden sich keine psychopathologischen Auffälligkeiten. Zum aktuellen Zeitpunkt wirkte die Patientin äußerst ratlos, deprimiert, hoffnungslos, erschöpft, innerlich angespannt und unruhig. Sie litt unter starken Einschlaf- und Durchschlafstörungen sowie unter starken Insuffizienzgefühlen. Sie gab an, ständig Grübeln zu müssen, da sie sich extreme Sorgen um ihre eigene Gesundheit und die

Schwangerschaft mache. Es gab keine Anzeichen für eine der Hyperemesis gravidarum zugrundeliegende psychische Komponente. Deutlich wurde jedoch eine akute Belastungsreaktion in Folge körperlicher Erschöpfung und Hoffnungslosigkeit durch die therapieresistenten Symptome. Die Patientin zeigte sich auf den Schwangerschaftsabbruch als Lösung fixiert, was sich gleichzeitig mit extremen Schuldgefühlen dem ungeborenen Kind gegenüber verband.

Nach ausführlicher Aufklärung der Patientin und des Partners erhielt die Patientin zunächst Tavor expidet dreimal täglich 1 mg oral (Lorazepam, expidet-Form: Absorbtion über die Mundschleimhaut) gegen innere Anspannung. Am ersten Tag zeigte sich dadurch eine deutliche Entspannung und Besserung des Erbrechens, das jedoch nach 24 Stunden erneut auftrat. Dann erhielt die Patientin Remergil® 6 mg i. v./Tag über zwei Tage gegen Übelkeit und Erbrechen, da eine orale Medikamenteneinnahme wegen des Erbrechens nicht mehr möglich war. Bereits am ersten Tag nach Beginn der Remergil®-Therapie stagnierten Übelkeit und Erbrechen. Tavor konnte innerhalb von drei Tagen ausgeschlichen werden. Am dritten Tag wurde die Umstellung von Remergil® i. v. auf Remergil® oral (15 mg /Tag) möglich. Anschließend wurde unter Kostaufbau der ZVK entfernt. Nach 14 Tagen konnte die Patientin in gutem körperlichen und psychischen Zustand entlassen werden.

Nach Entlassung nahm die Patientin Remergil® noch etwa zwei Wochen in der bisherigen Dosierung (15 mg zur Nacht) ein. Dann erfolgte die Reduktion auf 15 mg alle zwei Tage. Nach zwei weiteren Wochen wurde das Medikament ganz abgesetzt. Nach dem Absetzen von Remergil® (21. Schwangerschaftswoche) blieb die Patientin beschwerdefrei. Das Kind wurde in der 36. Schwangerschaftswoche, vier Wochen zu früh, aber gesund geboren. Weitere Komplikationen wurden uns nicht bekannt.

Schlussfolgerungen

Mirtazapin ist ein atypisches Antidepressivum und hat sowohl noradrenerge als auch spezifische serotonerge antagonistische Wirkung (NaSSA). Die antiemetische Wirkung wird über die postsynaptische Blockade der 5HT3-Rezeptoren vermittelt. Unter sorgfältiger Nutzen-Risiko-Abwägung kann Mirtazapin im Einzelfall eine Therapieoption bei therapieresistenter Hyperemesis gravidarum sein und zwar sowohl oral als auch intravenös.

Literatur

Dorn, C.; Pantlen, A. & Rohde, A. (2002): Mirtazapin (Remergil®) i.v.: Behandlungsoption bei therapieresistenter Hyperemesis gravidarum? – ein Fallbericht. In: Geburtsh Frauenheilk, 62, S. 1–4.
Saks, B. (2001): Mirtazapine: treatment of depression, anxiety and gravidarum in the pregnant patient. A report of 7 cases. In: Archives of Women's Mental Health 3, S. 165–170.

Regina Dievernich, Inken Roos, Anke Rohde

Psychopathologische Symptomatik und Befindlichkeit in der Schwangerschaft

Die Erstmanifestation psychischer Erkrankungen in der Schwangerschaft ist eher selten, jedoch sind Veränderungen der Stimmung – sowohl in positiver als auch in negativer Richtung – und eine dadurch veränderte subjektive Befindlichkeit nicht ungewöhnlich. Dies trifft insbesondere für das 1. Trimenon zu. In dieser Zeit steht die Notwendigkeit zur Adaptation an die neue Lebensperspektive im Vordergrund. Diese Veränderungen betreffen neben dem eigenen Körper den Alltag, die Paarbeziehung, den Beruf und somit das gesamte Lebenskonzept. Ein weiterer Zeitraum in der Schwangerschaft, der besonders für affektive Verstimmungen prädestiniert, ist das 3. Trimenon, in dem die Vorstellungen über die bevorstehende Entbindung, das erwartete Kind und die Zeit post partum für die Frau zunehmend präsenter werden (Rohde 2001). In dieser Zeit spielen Ängste eine besondere Rolle, wie etwa Ängste hinsichtlich der Geburt, in Bezug auf die Gesundheit des Kindes oder vor der Situation nach der Geburt (Diket & Nolan 1997). Es kann zu raschen Stimmungswechseln kommen zwischen Neugier und Vorfreude auf das Kind (Kastendieck 2000) und Ängsten und depressiven Verstimmungen, bis hin zur Entwicklung von ausgeprägten Formen der Depression (u.a. Evans et al. 2001, Kitamura et al. 1996, Wisner et al. 1999) oder anderen psychischen Störungen.

Ziel der hier vorgestellten Studie war es, Häufigkeit und Art psychischer Veränderungen in der Schwangerschaft sowie das subjektive Befinden zu erfassen und mögliche Einflussfaktoren heraus zu arbeiten (wie etwa Parität, Persönlichkeit, Geburtsangst, soziobiographische Faktoren etc.).

Stichprobe und Methode

Studienpopulation

Untersucht wurden insgesamt 194 Frauen (Durchschnittsalter 32,4 Jahre, 18 bis 44 Jahre), die im Zeitraum 5/99 bis 3/00 über die Universitätsfrauenklinik sowie ausgewählte gynäkologische Praxen in die Studie aufgenommen wurden. Es handelte sich um insgesamt 120 ambulant behandelte Patientinnen (Schwangerenambulanz der Universitätsfrauenklinik: 69, niedergelassene Praxen: 51) und 74 stationär behandelte Patientinnen. Davon waren 115 Primiparae und 79 Multiparae.

Erhebungszeitpunkt

Das Erstgespräch fand im 3. Trimenon statt (durchschnittlich 32. SSW, 16. bis 42. SSW). In die Studie wurden zudem Schwangere vor der 28. SSW dann aufgenommen, wenn sie sich zum Beispiel wegen drohender Frühgeburt in stationärer Behandlung befanden.

Instrumentarium

Angewandt wurde ein semistrukturiertes Interview, das auch den Mini-Dips (Margraf 1994) zur Erfassung der aktuellen sowie anamnestischen psychopathologischen Symptomatik beinhaltete. Darüber hinaus wurden u.a. das Freiburger-Persönlichkeits-Inventar (FPI-R; Fahrenberg et al. 1994) und die Geburts-Angst-Skala (GAS; Lukesch 1983) eingesetzt.

Befunde

Insgesamt berichteten 29 Prozent der befragten Frauen über eine subjektiv empfundene Verschlechterung ihres seelischen Befindens in der Schwangerschaft, 23 Prozent fühlten sich besser als sonst, 47 Prozent verneinten jegliche Veränderung. Dabei fand sich eine Verschlechterung des Befindens signifikant häufiger bei den Mehrfachgebärenden (MG) mit 38 Prozent vs. 23,5 Prozent bei den Erstgebärenden (EG), eine Verbesserung dagegen häufiger bei den Erstgebärenden (29 Prozent vs. 15 Prozent; siehe Abbildung 1).

In beiden Gruppen wurde als belastende Symptomatik häufig Gereiztheit angegeben, gefolgt von Stimmungslabilität und Ängstlichkeit. Diesbezüglich unterschieden sich die beiden Gruppen nicht, jedoch berichteten signifikant mehr Erstgebärende als Multiparae über eine größere Gelassenheit und damit über eine positive Stimmungsveränderung in der Schwangerschaft (Tabelle 1).

Bei insgesamt 30 Frauen (15,5 %) rechtfertigte die psychische Symptomatik in der Schwangerschaft eine Diagnose nach ICD-10 (s. Tabelle 2). Die häufigste Diagnose lautete Angsterkrankung (5,2 %), gefolgt von Depressionen (2,6 %).

Abbildung 1: Subjektive psychische Befindlichkeit in der Schwangerschaft; Vergleich Erstgebärende (EG)/Mehrfachgebährende (MG)

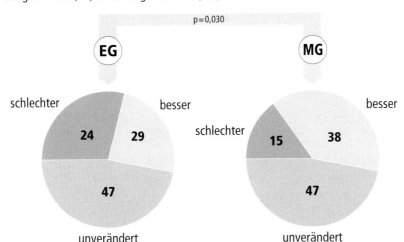

Auf die subjektive Einschätzung des psychischen Befindens in der Schwangerschaft hatten verschiedene Faktoren einen signifikanten Einfluss. Die wichtigsten Einflussfaktoren waren zum einen körperliche Aspekte wie subjektiv schlechtes körperliches Befinden, Erkrankungen in der Schwangerschaft oder eine stationäre Behandlung . Zum anderen auch eine ungewollte Schwangerschaft sowie die Sorge, der Zeit nach der Entbindung gewachsen zu sein (siehe Tabelle 3). Überraschenderweise spielte für die subjektive Einschätzung des seelischen Befindens das Auftreten von Übelkeit in der Schwangerschaft eine signifikant größere Rolle als zum Beispiel Komplikationen wie vorzeitige Wehen oder Infektionen. Entgegen der Erwartung (vgl. Gilsdorf 2000) wurde kein Einfluss gefunden hinsichtlich soziodemographischer Daten wie Familienstand, aktuelle Lebenssituation und Dauer der Partnerschaft. In Bezug auf das Alter der Schwangeren zeigte sich ein tendenzieller Zusammenhang zwischen höherem Alter und schlechterem psychischen Befinden.

In Bezug auf die eingesetzten Fragebögen und Tests (n=170) ergab sich erwartungsgemäß ein hoch signifikanter Zusammenhang zwischen der Angst vor der Entbindung (GAS) und einer Beeinträchtigung des psychischen Befindens (p=0.000). Der Einfluss verschiedener Persönlichkeitsfaktoren (FPI-R) ist in Tabelle 4 dargestellt. Hier zeigte sich ein hoch signifikanter Zusammenhang zwischen einer subjektiv erlebten Verschlechterung des psychischen Befindens und einer niedrigen Lebenszufriedenheit sowie einer hohen emotionalen Labilität.

Tabelle 1: Häufigste psychische Symptomatik (n = 194)

	EG	MG	Gesamt	Sign.
Gereiztheit	39,1 %	49,4 %	43,3 %	p=0.157
Stimmungslabilität	28,7 %	31,6 %	29,9 %	p=0.659
Ängstlichkeit	26,1 %	21,5 %	24,2 %	p=0.466
Interessenverlust	23,5 %	17,7 %	21,1 %	p=0.335
Niedergeschlagenheit	9,6 %	13,9 %	11,3 %	p=0.347
Euphorie	8,7 %	11,4 %	9,8 %	p=0.535
größere Gelassenheit	47,0 %	30,4 %	40,2 %	p=0.021 *

* p < .05

Tabelle 2: Diagnosen nach ICD-10 in der aktuellen Schwangerschaft

Diagnose		n = 194	davon 15,5%
Angsterkrankungen	(F40-41)	10	5,2 %
Affektive Störungen	(F30-38)	9	4,6 %
(davon Depression		5	2,6 %)
Belastungsreaktionen	(F43)	8	4,1 %
Persönlichkeitsstörung	(F60)	2	1,0 %
Essstörung	(F50)	1	0,5 %

Tabelle 3: Negative Einflussfaktoren auf die Befindlichkeit (n = 194)

	Sign.	
Ungewollte Schwangerschaft	p=0.006	**
Subjektiv schlechtes körperliches Befinden	p=0.000	**
Stationäre Behandlung in der Schwangerschaft	p=0.007	**
Übelkeit in der Frühschwangerschaft	p=0.024	*
Somatische Erkrankungen in der Schwangerschaft	p=0.009	**
Somatische Vorerkrankungen	p=0.020	*
Schwangerschaftsabbruch in der Vorgeschichte	p=0.018	*
Sorge, ob der Zeit postpartal gewachsen	p=0.000	**
Sorge um das Baby	p=0.025	*

p < .05   ** p < .01

Tabelle 4: Negative Beeinflussung der Befindlichkeit durch Persönlichkeitsfaktoren (FPI-R; n = 170)

Skala	Sign.	
- Lebenszufriedenheit (niedrig)	p=0.000	**
- Emotionale Labilität (hoch)	p=0.001	**
- Körperliche Beschwerden (hoch)	p=0.019	*
- Erregbarkeit (hoch)	p=0.025	*
- Soziale Orientierung (hoch)	p=0.047	*
- Aggressivität (hoch)	p=0.048	*

* p < .05   ** p < 0.01

Fazit

Die Ergebnisse zeigen, dass mehr als die Hälfte der in der vorliegenden Studie untersuchten Frauen in der Schwangerschaft eine Stimmungsveränderung an sich wahrnahm, vor allem jedoch Mehrfachgebärende unter einer Verschlechterung ihres seelischen Befindens litten. Bei 15,5 Prozent führte die aktuelle psychische Situation zu einer Diagnose nach ICD-10. Das psychische Befinden wurde von einer Vielzahl von Faktoren negativ beeinflusst, wobei Persönlichkeitsfaktoren wie Lebenszufriedenheit und emotionale Labilität eine nicht unerhebliche Rolle zukam.

Kritisch anzumerken bleibt, dass es sich in der hier vorgestellten Studie nicht um eine Zufallsstichprobe handelt, sondern um eine selektierte klinische Studie mit einer hohen Zahl von Risikoschwangerschaften. Dabei bildet die Teilgruppe der stationär behandelten Patientinnen eine besonders belastete Untergruppe. Damit sind die Ergebnisse nicht verallgemeinerbar, sie zeigen jedoch eine deutliche Tendenz hinsichtlich der Einflussfaktoren auf die emotionale Befindlichkeit in der Schwangerschaft.

In der weiteren Analyse soll geklärt werden, inwieweit den Veränderungen in der Schwangerschaft eine prädiktive Bedeutung zukommt z. B. für postpartale Depressionen. Ein wichtiges Ziel ist es, für die Entwicklung postpartaler Störungen prädestinierte Frauen frühzeitig zu erkennen, um ihnen gezielt supportive/therapeutische Maßnahmen anbieten zu können.

Literatur

Diket, A. L. & Nolan, T. E. (1997): Anxiety and depression. Diagnosis and treatment during pregnancy. In: Obstretics and Gynecology Clinics of North America 24, S. 535–558.

Evans, E.; Heron, J.; Francomb, H.; Oke, S. & Golding, J. (2001): Cohort study of depressed mood during pregnancy and after childbirth. In: British Medical Journal 323, S. 257–260.

Fahrenberg, J.; Hampel, R. & Selg, H. (1994): Freiburger Persönlichkeitsinventar. Revidierte Fassung (FPI-R). 6. Auflage. Göttingen (Hogrefe).

Gilsdorf, A. (2000): Einfluss der Vorgeschichte und der aktuellen Lebenssituation auf das Erleben einer Schwangerschaft – Ergebnisse einer Querschnittserhebung. Inaugural-Dissertation an der Universität Bonn.

Kastendieck, M. (2000): Prävention: die Schwangerenvorsorge. In: Neises, M. & Ditz, S. (Hg.): Psychosomatische Grundversorgung. Stuttgart (Thieme).

Kitamura, T.; Shima, S.; Sugawara, M. & Toda, M. A. (1996): Clinical and psychosocial correlates of antenatal depression: A Review. In: Psychother Psychosom 65, S. 117–123.

Lukesch, H. (1983): Geburts-Angst-Skala (GAS). Göttingen (Hogrefe).

Margraf, J. (1994): Mini-Dips. Diagnostisches Kurz-Interview bei psychischen Störungen. Berlin (Springer).

Rohde, A. (2001): Psychiatrische Erkrankungen in der Schwangerschaft und im Wochenbett. In: Gynäkologe 34, S. 315–323.

Wisner, K. L.; Gehlenberg, A. J.; Leonhard, H.; Zarin, D. & Frank, E. (1999): Pharmacologic treatment of depression during pregnancy. JAMA 282, S. 1264–1269.

Jael Backe

Anorexia nervosa und Bulimia nervosa in der Frauenarztpraxis

Eine Querschnittstudie

Welcher Frauenarzt wurde beim Verordnen der »Pille« noch nicht ängstlich von einer schlanken jungen Frau gefragt, ob diese Pille etwa »dick« mache? Wer hat noch nicht in der Werbung für orale Kontrazeptiva von der »schlanken Pille XXX« gelesen oder vom Produkt XXX – »eine *Verhütung,* die nicht ins *Gewicht* fällt«? Schwebende, federleichte junge Frauen sind in dieser Anzeigenwerbung abgebildet oder spindeldürre Mädchen mit tiefen Augenringen, die lächelnd ein Maßband um die Taille tragen. Angesichts dieser Idole und Idealbilder, die der Frauenarzt ungefragt mitverantwortet und mitpropagiert stellt sich die Frage, wie häufig Essstörungen unter den Patientinnen einer Frauenarztpraxis sind und, ob diese von den Frauenärzten erkannt werden.

Das Ziel der vorliegenden Untersuchung ist die Analyse der Prävalenz von Essstörungen unter den Patientinnen einer Frauenarztpraxis, da bislang noch keine Daten zu diesem Thema aus der frauenärztlichen Praxis vorliegen.

Die wichtigsten heute bekannten Essstörungen sind die Anorexia Nervosa (AN) und die Bulimia Nervosa (BN). Die AN ist gekennzeichnet durch die Weigerung, ein Minimum des normalen Körpergewichts zu halten (American Psychiatric Association 1980). Nach dem Diagnostischen und Statistischen Manual Psychischer Störungen-IV (DSM-IV) gehören zur Diagnose einer AN ein Körpergewicht mit einem Body-Mass-Index (BMI) geringer als $17,5 \text{ kg/m}^2$, ausgeprägte Ängste vor Gewichtszunahme, eine Störung der Selbstwahrnehmung der eigenen Figur mit übertriebenem Einfluss dieser Parameter auf die Selbstbewertung sowie eine sekundäre Amenorrhoe über mindestens drei Monate (American Psychiatric Association 1980). In mehr als 80 Prozent der AN-Fälle sind heute Frauen betroffen, wobei das Durchschnittsalter bei Beginn der AN bei 17 Jahren liegt (Fairburn & Beglin 1990,

Lempp 1994). Dabei scheint die AN vorwiegend in den westlichen industria-lisierten Kulturen vorzukommen (Mason & Chaney 1996)). Epidemiologi-sche Untersuchungen in der späten Adoleszenz und im frühen Erwachsenen-alter ergaben eine Prävalenz von 0,5 bis 1,0 Prozent (Fairburn & Beglin). Personen, die nicht alle AN-Kriterien erfüllen, sind hierbei weitaus häufiger. Die Mortalität liegt bei der AN 12-mal höher als in einer Vergleichspopulation und ist damit als ernst zu bewerten (Sulivan 1995).

Die fünf Diagnosekriterien des DSM-IV für die BN beinhalten »Fressatta-cken« über mindestens drei Monate mindestens zweimal pro Woche (Kriteri-um A und C), bei denen unter Verlust der Kontrolle des eigenen Essverhaltens innerhalb einer bestimmten Zeitspanne eine große Nahrungsmenge auf-genommen wird. Außerdem kommt es zu unangemessenen, einer Gewichts-zunahme gegensteuernden Maßnahmen, wie selbstinduziertes Erbrechen, La-xanzien-, Diuretika-, Klistiermissbrauch, Fasten und übermäßige körperliche Betätigung (Kriterium B). Kriterium D zur Diagnosestellung der BN beinhal-tet den übermäßigen Einfluss von Figur und Körpergewicht auf die Selbstbe-wertung und Kriterium E gibt vor, dass die Störung nicht ausschliesslich im Verlauf von Episoden der AN auftritt (American Psychiatric Association 1980).

Material und Methodik

Im Zeitraum von September bis November 2000 wurden 500 unselektierte Patientinnen einer Frauenarztpraxis gebeten, einen anonymisierten Fragebogen zur Erhebung des Essverhaltens auszufüllen. Als psychometrisches Messin-strument diente der Bulimic Investigatory Test Edinburgh (BITE), der aus 33 Fragen besteht (Henderson & Freeman 1987). Dabei handelt es sich um eine operationalisierte Checkliste der diagnostischen Kriterien des DSM-III für die BN, die ins Deutsche übertragen und evaluiert wurde (Schmidt & Tre-asure 2000, Thiels & Garthe 2000, Wernze 2000). Er enthält zwei Subskalen, die Symptomskala und die Schwereskala. Die Scores der Symptomskala kön-nen in hohe (>=20 Punkte), mittlere (10 bis 19 Punkte) und niedrige (< 10 Punkte) eingeteilt werden. Personen mit hohen Scores erfüllen mit gro-ßer Wahrscheinlichkeit die DSM-III-Kriterien der BN. Das Deckblatt enthält Fragen zu demographischen und klinischen Daten.

Die Diagnose BN wurde gestellt, wenn im Fragebogen ein Symptomscore von >=20 Punkten und zugleich ein Score von >=5 Punkten auf der Schwere-skala errechnet wurde. Bei der AN führten gemäß DSM-Kriterien das ge-meinsame Vorliegen eines BMI<=17,5 kg/m^2 und die Angabe einer Amenor-rhoe zur Diagnosestellung

Ergebnisse

Insgesamt waren 486 der ausgeteilten Fragebögen auswertbar, das mittlere Alter der Befragten betrug 34,2 Jahre. Der größte Teil der Frauen (47,5 %) war als Arbeiterin oder Angestellte tätig, 25,9 Prozent waren Hausfrauen und zu 12,8 Prozent handelte es sich um Schülerinnen und Studentinnen. Akademischen Berufen gingen 11,3 Prozent der Befragten nach und selbständige Berufe hatten 2,5 Prozent der Frauen. Mehr als die Hälfte der Frauen war kinderlos (52,3 Prozent). Verheiratet waren 47,1 Prozent aller Frauen und ledig waren 28,8 Prozent der Patientinnen. 16,9 Prozent lebten in einer Partnerschaft, geschieden waren 5,8 Prozent und 1,4 Prozent der Befragten waren verwitwet. Die Mehrzahl der Frauen (80,5 Prozent) kam zur Krebsfrüherkennungsuntersuchung, die verbleibenden 19,5 Prozent wegen Beratungsgesprächen, Schmerzen oder infektiösen Erkrankungen.

Von 45,7 Prozent der Patientinnen wurde eine Dysmenorrhoe und von 15 Prozent eine Regeltempostörungen angegeben. Bei 8,4 Prozent der Frauen war die Menstruation seit mindestens drei Monaten ausgeblieben. Aus den Angaben des aktuellen Körpergewichts und der Körpergröße wurde für 482 Frauen rechnerisch der »Body-Mass-Index« (BMI) ermittelt. Der mittlere BMI betrug 22,7 kg/m^2. Der niedrigste angegebene Wert betrug 15,7 kg/m^2 und der höchste lag bei 32,4 kg/m^2. Übergewichtig (BMI>=30 kg/m^2) waren 14 Prozent aller Frauen und deutliches Untergewicht (BMI<17,5 kg/m^2) hatten 2,3 Prozent der untersuchten Frauen.

Tabelle 1 zeigt eine Übersicht über die Prävalenz von AN, BN und BED in dieser Untersuchung. Es fanden sich 5 (1,02 %) Patientinnen, die die Kriterien für die Diagnose einer AN erfüllten. Zusätzlich hatten sechs (1,2 %) weitere Patientinnen einen BMI<=17,5 kg/m^2 und nahmen orale Kontrazeptiva ein. Eine AN konnte bei diesen Patientinnen nicht ausgeschlossen werden. Bei neun Frauen (1,85 %) wurde eine BN diagnostiziert und 17 Frauen (3,49 %) entsprachen den DSM-IV-Kriterien der BED.

Tabelle 2 enthält den Anteil der Patientinnen mit mittleren und hohen BITE-Scores in Abhängigkeit von der Altersgruppe. Es zeigt sich, dass mittlere BITE-Scores, vorwiegend (23,9 %) bei den Frauen unter 19 Jahren und in der Gruppe zwischen 20 und 29 Jahren (11,4 %) auftraten, während sie mit zunehmendem Alter seltener gefunden wurden. Allerdings gab es auch in der Gruppe der 50- bis 59-Jährigen noch fünf (10,2 %) Frauen mit gestörtem Essverhalten. Hohe BITE-Score-Werte betrafen vorwiegend die Altersgruppe der 20- bis 29-Jährigen (4,7 %) und der 30- bis 39-Jährigen (4,0 %), unter den 40- bis 49-Jährigen gab es nur eine Frau (0,9 %) mit einem BITE-

Tabelle 1: Prävalenz von Anorexia nervosa (AN), Bulimia Nervosa (BN) und Binge Eating Disorder (BED) simuliert nach DSM IV

Essstörung	Vorliegende Untersuchung
n	486, weiblich
Kollektiv	Frauenarzt-Patientinnen
Mittleres Alter (Jahre) +- SD	34,2 +- 11,4
AN(%)	1,02
BN(%)	1,85
BED(%)	3,49

Score >= 20. Es wurde überprüft, inwieweit die BITE-Symptomwerte signifikant mit anderen erhobenen Variablen korrelieren. Das Ausmaß der berichteten Dysmenorrhoe war bei den Frauen mit hohem BITE-Score signifikant höher als bei denjenigen mit niedrigem BITE-Score ($p < 0,01$). Im Chi^2-Test ergab sich ein signifikanter Unterschied ($p = 0,003$) zwischen verheirateten Frauen und nicht-verheirateten Frauen im BITE-Score. Die Patientinnen mit hohen und mittleren BITE-Scores hatten häufiger ($p = 0,000$) wegen Essproblemen bereits einen Arzt aufgesucht als diejenigen mit niedrigen BITE-Scores, insgesamt hatten fünf von 13 Frauen (38,5 %) mit einem BITE-Score >= 20 wegen der Essproblematik einen Arzt aufgesucht.

Diskussion

Essstörungen sind schwer zu erkennen und zu behandeln. Es handelt sich um Störungen, die von den Patientinnen häufig sorgfältig geheimgehalten werden (Beglin & Fairburn 1992). Aus diesem Grund werden diese Störungen von Hausärzten häufig nicht erkannt. Zur Erfassung von Essstörungen haben sich psychometrische Selbstbeurteilungsfragebögen bewährt (Bonifazi et al. 1992).

Ein hoher Prozentsatz der in der aktuellen Studie Befragten, zeigte einen problematischen Umgang mit dem Essen. So gaben 72,4 Prozent der Befrag-

Tabelle 2: Anzahl der Patientinnen mit mittlerem oder hohem BITE-Score in Abhängigkeit von der Altersgruppe

Altersgruppe (Jahre)	Befragte pro Altersgruppe n	BITE-Score (10-19)* n (%)	95%-KI	BITE-Sccore (> = 20)** n (%)	95%-KI
< = 19	46	11 (23,9)	0.28-0,30	0 (0)	-
20 – 29	49	17 (11,4)	0.09-0,11	7 (4,7)	0.94-0,95
30 – 39	125	12 (9,6)	0,17-0,18	5 (4,0)	0,63-0,65
40 – 49	115	8 (6,9)	0.20-0,21	1 (0,9)	0,85-0,86
50 – 59	49	5 (10,2)	0,42-0,44	0 (0)	-
60 - 76	2	0 (0)	-	0 (0)	-

* Indikator eines ungewöhnlichen Essverhaltens.
** Indikator eines schwer gestörten Essverhaltens.

ten an, dass sie vor dem Gedanken »dick« zu werden, erschrecken und 29 Prozent fühlen sich schuldig, wenn sie zuviel essen. Nach Simulation der DSM-IV-Kriterien aus den Angaben des BITE lag die Prävalenz der AN in dieser Erhebung bei 1,02 Prozent, die Diagnose der BN wurde bei 1,85 Prozent und eine BED wurde bei 3,49 Prozent der untersuchten Frauen festgestellt. Da der BITE auf die Diagnosen des DSM-III zugeschnitten wurde, war eine Aktualisierung auf die Kriterien des DSM-IV, dessen Diagnosekriterien für die BN wesentlich enger gefasst sind, erforderlich (American Psychiatric Association 1980, Sullivan 1995, Thiels & Garthe 2000). Dadurch ergaben sich niedrigere Prävalenzen der BN als dies zu erwarten gewesen wäre. Thiels et al. (2000), die 394 weibliche Studierende aus Deutschland mit einem mittleren Alter von 25,9 Jahren untersuchte, fand vergleichsweise niedrigere Prävalenzen der AN (0,25 %) und der BN (0,76 %). Diese Diskrepanz mag dadurch erklärt sein, dass die Amenorrhoe, bzw. Zyklusirregularität einige an AN oder BN Erkrankte zum Frauenarzt führte. Die BED wurde in beiden Untersuchungen mit einer vergleichbaren Prävalenz von 3,81 Prozent festgestellt. Der Prozentsatz essgestörter Patientinnen war im Kollektiv der hier untersuchten Frauenarztpatientinnen demnach deutlich höher als unter unselektierten Studentinnen.

Die Mehrzahl aller Studien über Essstörungen berücksichtigt keine älteren Frauen in ihren Analysen (Leichner et al. 1988). In den vergangenen Jahren gab es jedoch mehrere Publikationen, die auf einen »late onset«-Typ der AN (7,9) hinwiesen. Es gab sogar Fallberichte, die einen Fall von BN bei einer 64-Jährigen (Coker 1994) und eine AN bei einer 80-Jährigen (Growers 1994) beschrieben. In der vorliegenden Studie gab es eine schwer essgestörte Frau in der Gruppe der 40- bis 49-Jährigen und fünf Frauen (4 %) mit einem hohen BITE-Score aus der Altersgruppe der 30- bis 39-Jährigen. Die Probandinnen mit mittelschweren Essstörungen hingegen stammten hauptsächlich (23,9 %) aus der jungen Altersgruppe bis zu 19 Jahren. Es ist zu beachten, dass auch in dieser Kategorie mit mittleren BITE-Scores acht Frauen (6,9 %) zwischen 30 und 39 Jahre alt waren und fünf Patientinnen (10,2 %) sogar über 50 Jahre alt waren. Diese Verschiebung der höheren Schweregrade der BITE-Scores in die höheren Altersgruppen lässt sich dadurch erklären, dass etwa 20 Prozent aller Essstörungen chronisch werden und die Frauen bis ins Alter begleiten (Hsu et al. 1988). Zusätzlich können bei Frauen, die eine starke Kontrolle auf ihr Gewicht ausüben, frühere Verhaltensmuster durch die physiologischen Körperveränderungen der Peri- und Postmenopause reaktiviert werden (Striegel-Moore et al. 1986). Außerdem gibt es Hinweise darauf, dass konfliktbeladene Konstellationen mit wenig familiärem Zusammenhalt, in denen sich Frauen schwer von der Familie abgrenzen können, häufiger bei älteren Essgestörten gefunden werden (Perkins et 1997).

Eine sehr interessante Langzeituntersuchung von 48 BN-Patientinnen über 10 Jahre ergab, dass Frauen mit BN neben Störungen der Sexualität häufiger gynäkologisch erkranken. Hierbei traten insbesondere die Sterilität, Fehlgeburten, Hyperemesis gravidarum und postpartale Depressionen auf (Abraham 1998). In diesen Zusammenhang gehört auch das Symptom der Dysmenorrhoe, deren empfundene Stärke in der hier vorgestellten Untersuchung signifikant mit dem BITE-Symptomwert korrelierte.

Ein wichtiger weiterer Indikator für eine Essstörung ergab sich aus der Größe der Differenz zwischen Ist- und Wunschgewicht und aus der Selbsteinschätzung als übergewichtig bei objektiv schlanken Frauen. Diese Parameter korrelierten signifikant mit den BITE-Werten und könnten im ärztlichen Gespräch diagnostisch wegweisend für die Verdachtdiagnose einer BN sein. Diese Selbsteinschätzungen stehen im Zusammenhang mit einer gestörten Wahrnehmung des Körperbildes und einem soziokulturell geprägten Standard der Schlankheit, der einen spezifischen Risikofaktor für die Entwicklung einer BN darstellt (Mason et al. 1996). Der Frauenarzt läuft Gefahr, dieses Schlankheitsideal selbst zu propagieren, wenn er unreflektiert die Inhalte der aktuellen kommerziellen Werbung für die »schlanke Pille« weitergibt.

Die Ergebnisse dieser Untersuchung wurden bereits publiziert (J. Backe (2001): Die Prävalenz von Essstörungen unter den Patientinnen einer Frauenarztpraxis. Geburtsh Frauenheilk 61, S. 408–413).

Literatur

Abraham, S. (1998): Sexuality and reproduction in bulimia nervosa patients over 10 years. In: J Psychosom Res 44, S. 491–502.

American Psychiatric Association (1980): Diagnostic and statistical manual of mental disorders 3rd ed. (DSM-III).

American Psychiatric Association (1996) Diagnostisches und Statistisches Manual Psychischer Störungen. DSM-IV. Deutsche Bearbeitung und Einführung von Saß, H.; Wittchen, H.-U.; Zaudig, M. Übersetzt nach der 4. Auflage des Diagnostic and statistical manual der American Psychiatric Association. Göttingen (Hogrefe).

Beglin, S. J. & Fairburn, C. G. (1992): Women who choose not to participate in surveys on eating disorders. In: Int J Eat Disord 12, S. 113–116.

Bonifazi, D. Z.; Crowther, J. H. & Mizes, J. S. (2000): Validity of Questionnaires for assessing dysfunctional cognitions in bulimia nervosa. In: Int J Eat Disord 27, S. 464–70.

Coker, S. (1994): Onset of bulimia nervosa in a 64-year-old woman. In: Int J Eat Disord 16, S. 89–91.

Cosford, P. A. & Arnold, E. (1992): Eating disorders in later life: a review. In: Int J Geriat Psychiatry 7, S. 491–498.

Fairburn, C. G. & Beglin, S. J. (1990): Studies of the epidemiology of bulimia nervosa. Am J Psychiat 147, S. 401–408.

Gupta, M. A. (1990): Factors in late onset anorexia nervosa. In: Int J Eat Disord 9, S. 221–224.

Growers, S. G. & Crisp, A. H. (1990): Anorexia nervosa in an 80 year-old woman. In: Brit J Psychiatry 157, S. 754–757.

Henderson, M. & Freeman, C. P. L. (1987): A self-rating scale for bulimia. The »BITE«. In: Brit J Psychiatry 150, S. 18–24.

Hsu, L. K. & Zimmer, B. (1988): Eating disorders in old age. In: Int J Eat Disord 7, S. 133–138.

Leichner, P. & Gertler, A. (1988): Prevalence and incidence studies of anorexia nervosa. In: Blinder, B. J.; Chaitin, B. F. & Goldstein, R. S. (Hg.): The eating disorders: Medical and psychological bases of diagnosis and treatment. New York (PMA Publishing).

Lempp, R: Essstörungen. In: Eggers, G.; Lempp, R.; Nissen, G. & Strunk, P. (1994): Lehrbuch der speziellen Kinder- und Jugendpsychiatrie. Berlin (Springer).

Mason, N. S. & Chaney, J. M. (1996): Bulimia nervosa in undergraduate women: factors associated with internalization of the sociocultural standard of thinness. In: Applied and Prevent Psychology 5, S. 249–259.

Perkins, A. J.; Fritz, J. J.; Barber, C. E. B. & Turner, J. G. (1997): The Prevalence and family correlates of eating disorder tendencies in older women. In: J Women Aging 9, S. 66–84.

Schmidt, U. H. & Treasure, J. L. (2000): Die Bulimie besiegen. Ein Selbsthilfe-Programm. Übersetzung von Thiels C. Weinheim (Beltz).

Striegel-Moore, R. H.; Silberstein, L. R. & Rodin, J. (1986): Toward an understanding of risk factors for bulimia. In: Am Psychologist 41, S. 246–263.

Sullivan, P. F. (1995): Mortality in anorexia nervosa. In: Am J Psychiat 152, S. 1073 bis 1074.

Thiels, C. & Garthe, R. (2000): Prävalenz von Essstörungen unter Studierenden. Nervenarzt 71, S. 552–558.

Wernze, H. (2000): Überraschende Wirkungen von Spironolacton auf Essverhalten und Befindensparameter bei Bulimie. In: Psychopharmakotherapie 7, S. 33–39.

Andrea Wendt, Annegret Klemme, Anke Rohde

Prämenstruelle Dysphorische Störung

Schwerste Form des Prämenstruellen Syndroms

Bei der Prämenstruellen Dysphorischen Störung (PMDS) handelt es sich um eine schwere und seltene Form eines prämenstruellen Syndroms, welches trotz ausgeprägtem Leidensdruck bei den betroffenen Frauen in der gynäkologischen und psychiatrischen Praxis häufig nicht erkannt und diagnostiziert wird.

Klinisches Bild

Im Vordergrund der Symptomatik stehen Reizbarkeit, depressive Verstimmung, Affektlabilität, Ängstlichkeit und Anspannung. Normalerweise beginnt die Symptomatik in der Lutealphase des Menstruationszyklus und klingt mit dem Einsetzen der Menstruationsblutung wieder ab. Neben diesen so genannten Kernsymptomen können darüber hinaus Konzentrationsprobleme auftreten; die Betroffenen klagen häufig über Energieverlust, leichte Ermüdbarkeit und ein abnehmendes Interesse an üblichen Aktivitäten. Nicht selten werden diese psychischen Symptome begleitet von körperlichen Symptomen wie Brustspannung, Kopfschmerzen, Gelenkbeschwerden, Wassereinlagerungen und Gewichtszunahme. Auch Appetitveränderungen, wie zum Beispiel Kohlenhydrat-Craving, sind nicht selten bei den betroffenen Frauen zu beobachten. Aufgrund dieser Symptome kommt es darüber hinaus nicht selten zu erheblichen zwischenmenschlichen Konflikten im Beruf und/oder im Privatleben, die wiederum den Leidensdruck der betroffenen Frauen erhöhen.

Diagnostik

Bisher bietet nur das DSM-IV, das Diagnosesystem der American Psychiatric Association (APA 1989), die Möglichkeit, die Diagnose einer PMDS zu stellen. Eine Aufnahme entsprechender Diagnosekriterien in die ICD-10 ist noch nicht geschehen, dort erfolgt die Einordnung unter F38.8 »Sonstige nicht näher bezeichnete affektive Störungen« in Kombination mit der N94.3 »Sonstige näher bezeichnete Zustände in Zusammenhang mit den weiblichen Gentitalorganen und dem Menstruationszyklus«. Demnach mangelt es in der Praxis an ausreichender Diagnostik, so dass die Betroffenen oftmals eine langwierige Krankheitsgeschichte haben, ehe die Diagnose einer PMDS gestellt und spezifisch behandelt wird.

Epidemiologie

Werden die im DSM-IV definierten Kriterien (s. Tab. 1) angewandt, resultieren Prävalenzzahlen, die zwischen 3 bis 8 Prozent der Frauen im gebärfähigem Alter liegen (Angst 1999, Angst et al. 2001, Steiner 2000), wobei der Gipfel im 2. und 3. Lebensjahrzehnt anzusiedeln ist (Freeman et al. 1995). Dagegen bemerken etwa 75 Prozent aller gebärfähigen Frauen in den Tagen vor der Menstruation irgendwelche körperlichen und psychischen Veränderungen, ohne dass aus diesen prämenstruellen Befindlichkeitsänderungen das Vorliegen einer Prämenstruellen Dysphorischen Störung abgeleitet werden könnte (Lenzinger et al. 1997, Pinkawa 2000, Rohde et al. 1992, Stuhl 2001).

Tabelle 1: Kriterien der Prämenstruellen Dysphorischen Störung nach DSM-IV

A. Während der meisten Menstruationszyklen 5 (oder mehr) der folgenden Symptome während der letzten Woche der Lutealphase, wobei mindestens eines der Kernsymptome 1-4 vorhanden sein muß (Rückbildung nach Beginn der Menstruation):
1. Deutliche Depressive Verstimmung 2. Deutliche Ängstlichkeit, Anspannung 3. Deutliche Affektlabilität (z.B. plötzlich traurig sein, gesteigerte Empfindlichkeit) 4. Deutliche Wut oder Reizbarkeit, vermehrte zwischenmenschliche Konflikte 5. Abnehmendes Interesse an üblichen Aktivitäten (Beruf, Hobbys, Freunde) 6. Konzentrationsschwierigkeiten 7. Lethargie, leichte Ermüdbarkeit, Energieverlust 8. Deutliche Appetitveränderungen (z.B. Kohlehydrat-Craving) 9. Hypersomnie oder Insomnie 10. Subjektes Gefühl des Überwältigtseins oder außer Kontrolle zu geraten 11. Körperliche Beschwerden (wie Brustspannung, Kopfschmerzen, Gelenk beschwerden, Wassereinlagerung, sich "aufgedunsen" fühlen, Gewichtszunahme etc.)
B. Das Störungsbild interferiert deutlich mit Arbeits- oder Schulleistungen oder gewöhnlichen Aktivitäten
C. Die Störung ist nicht lediglich Exazerbation einer anderen Störung (z.B. Depression, Panikstörung, Dysthymie, Persönlichkeitsstörung etc.)
D. Die Symptome können prospektiv durch tägliche Selbsteinschätzung während 2 symptomatischer Zyklen bestätigt werden (z.B. Führung eines Zyklustagebuches)

Dass auf der einen Seite mindestens jede zweite Frau leichte prämenstruelle Befindlichkeitsveränderungen wahrnimmt, auf der anderen Seite eine relativ kleine Gruppe von Frauen schwerste psychische und körperliche Symptome in der Zeit vor der Monatsblutung ausbildet, deutet an, dass die prämenstruellen Befindlichkeitsänderungen auf einem Kontinuum rangieren (siehe Abbildung 1).

Abbildung 1: Kontinuum prämenstrueller Befindlichkeitsänderungen bis Prämenstruelle Dysphorische Störung

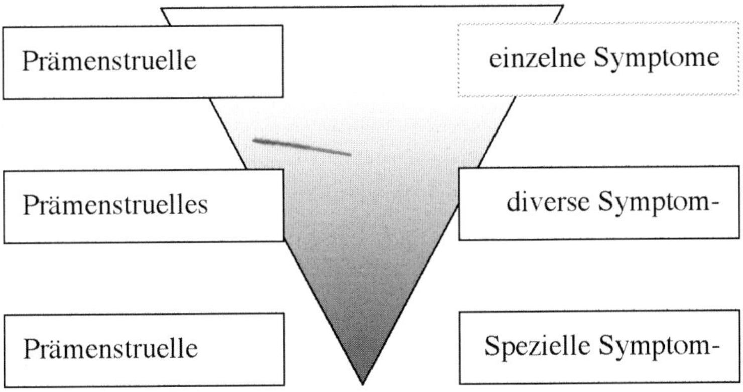

Prämenstruelle	einzelne Symptome
Prämenstruelles	diverse Symptom-
Prämenstruelle	Spezielle Symptom-

Ätiologie

Hinsichtlich der Ursache der PMDS bestehen Unklarheiten, vermutet wird eine multifaktorielle Genese mit Beteiligung psychoendokrinologischer, psychosozialer, biologischer und genetischer Faktoren sowie der Persönlichkeit (Fryer et al. 1999). Darüber hinaus ergeben sich in den letzten Jahren Hinweise auf eine Relevanz der zerebralen Neurotransmittersysteme, insbesondere des Serotoninsystems und deren Beeinflussung durch gonadale Steroide (Freeman 1995, Korzekwa & Steiner 1997, Steiner 2000) bei entsprechender Vulnerabilität (Halbreich 1997).

Therapie

Aufgrund der Schwere der Symptomatik einer PMDS ist zumeist eine Psychopharmakotherapie indiziert. In mehreren placebokontrollierten Doppelblindstudien konnte die Wirksamkeit verschiedener Antidepressiva vom SSRI-Typ (z. B. Fluoxetin, Paroxetin, Sertralin, Citalopram) nachgewiesen werden und zwar sowohl für die kontinuierliche Gabe als auch für die intermittierende Therapie nur in der zweiten Zyklushälfte (Eriksson 1999, Eriksson et al. 1995, Pearlstein et al. 1997, Steiner 2000, Yonkers et al. 1997, Young et al. 1998).

PMDS-Patientinnen der Gynäkologischen Psychosomatik Bonn

Häufigkeit prämenstrueller Befindlichkeitsstörungen

Zwischen 1997 und 8/2001 wurden insgesamt 1226 Patientinnen in der Gynäkologischen Psychosomatik untersucht. 113 (9,2 %) dieser Patientinnen berichteten über Probleme im Zusammenhang mit dem Menstruationszyklus, zum Beispiel Zyklusstörungen/Amenorrhoe (n = 33) und prämenstruelle psychische Beschwerden (n=80). Die genaue Diagnostik unter Anwendung der oben genannten DSM-IV-Kriterien zeigte, dass bei 57 Patientinnen (4,6 %) der Gesamtklientel die Symptomkriterien einer PMDS erfüllt waren. Bei allen 57 Patientinnen bestand ein erheblicher Leidensdruck, da sie mit teils gravierenden Folgeerscheinungen im sozialen Umfeld zu kämpfen hatten (familiäre Auseinandersetzungen, Partnerschaftsprobleme bis hin zur drohenden Trennung, Probleme am Arbeitsplatz etc.). Bereits bei der ersten Vorstellung konnte für diese Patientinnen ausgeschlossen werden, dass es sich um die Exazerbation einer anderen bestehenden psychischen Störung handelt.

Soziobiographische Daten der untersuchten Patientinnen

Die 57 Patientinnen, bei denen anhand der DSM-IV-Kriterien die vorläufige Diagnose einer PMDS gestellt werden konnte, waren im Durchschnitt 36,7 Jahre alt. Dieser Durchschnittswert entspricht der klinischen Erfahrung, dass am häufigsten Frauen im Alter von *Mitte bis Ende 30* mit einem solchen Störungsbild den Arzt aufsuchen. Die Mehrzahl der Patientinnen (70,2 %) war verheiratet bzw. lebte in einer festen Beziehung. Lediglich 12 Frauen (21,1 %) lebten alleine. 37 der Frauen (64,9 %) hatten eigene Kinder, wobei die durchschnittliche Anzahl der Kinder 2,8 betrug. Hinsichtlich der Schulbildung und der beruflichen Situation der Patientinnen fiel auf, dass alle Bildungsgrade vertreten waren und dass das PMDS unabhängig von der beruflichen Stellung auftrat.

Die Erkrankungsdauer betrug im Durchschnitt 9,1 Jahre (Min. ein Jahr, Max. 33 Jahre) und bei circa der Hälfte der Patientinnen hatte sich die Symptomatik seitdem verschlechtert (52,6 %). Im Durchschnitt begannen die Beschwerden 8,7 Tage vor Einsetzen der Menstruation (Min. 2, Max. 14 Tage prämenstruell) und endeten zwischen dem ersten und dritten Tag nach Beginn der Regelblutung.

Gefundene Häufigkeit einzelner Symptome im Rahmen der PMDS

Die Symptomkriterien nach DSM-IV wurden von allen 57 Frauen erfüllt. Anhand Tabelle 2 kann abgelesen werden, wie häufig die einzelnen Symptome von den betroffenen Frauen genannt wurden.

Aufgrund der Verteilung der Häufigkeiten wird deutlich, dass die Kernsymptome einer PMDS bei der überwiegenden Mehrzahl der Patientinnen erfüllt waren, wobei Reizbarkeit und Depressivität von fast allen Frauen genannt wurden.

Tabelle 2: Häufigkeit prämenstrueller Beschwerden (n = 57)

Depressivität	**93,0 %**
Ängstlichkeit/Anspannung	**78,9 %**
Affektlabilität	**84,2 %**
Reizbarkeit	**96,5 %**
Interessenverlust	**68,4 %**
Konzentrationsschwierigkeiten	**61,4 %**
Energieverlust	**82,5 %**
Appetitveränderungen	**78,9 %**
Schlafveränderungen	**86,0 %**
Kontrollverlust	**57,9 %**
Körperliche Symptome	**80,7 %**

Weiterer Verlauf und Therapie

Bei 18 von 28 Patientinnen, bei denen der weitere Verlauf bekannt ist, wurde durch das Führen eines Zyklustagebuches über mindestens zwei Monate die Diagnose PMDS bestätigt. 15 Frauen entschieden sich für die Einnahme eines SSRI, wobei in den meisten Fällen Fluoxetin verabreicht wurde, einmal Paroxetin, einmal Sertralin. Die Gabe erfolgte in 13 Fällen kontinuierlich und in zwei Fällen von Beginn der Behandlung an intermittierend, d.h. lediglich in der zweiten Hälfte des Menstruationszyklus bis Einsetzen der Regelblutung. Bei insgesamt neun Patientinnen konnte im weiteren Verlauf eine Besserung der Symptomatik beobachtet werden, zwei Patientinnen setzten wegen der anfänglichen Nebenwirkungen (Übelkeit, Kopfschmerzen) die Medikation ab. Von vier Frauen, die mit Empfehlung zur Einnahme eines SSRI an den vorbehandelnden Arzt zurückverwiesen wurden, liegen keine Verlaufsinformationen vor. Drei weitere Patientinnen, bei denen die Diagnose PMDS bestätigt wurde, entschieden sich zunächst für ein pflanzliches Präparat (Johanniskraut, Kava-Kava) und berichteten über eine Besserung (Rohde & Klemme 2002).

Schlussfolgerungen

Auch wenn die wissenschaftliche Forschung auf dem Gebiet der prämenstruellen Befindlichkeitsstörungen Fortschritte gemacht hat, ist die Prämenstruelle Dysphorische Störung in der Praxis sicherlich noch unterdiagnostiziert. Das hat zur Folge, dass betroffene Frauen trotz teilweise erheblichen Leidensdrucks und beschriebener Folgen im familiären und beruflichen Bereich keiner adäquaten Therapie unterzogen und im Kontakt mit Ärzten oftmals mit Unverständnis und Hilflosigkeit konfrontiert werden. Aus diesem Grund wäre es wünschenswert, dass die Frage nach prämenstruellen Befindlichkeitsveränderungen zur Routinefrage im Rahmen der gynäkologischen Anamnese gehören würde. Werden typische prämenstruelle Symptome beschrieben, kann über das Führen von Zyklustagebüchern, die von einigen Pharmafirmen zur Verfügung gestellt werden, Aufschluss darüber erzielt werden, ob eine PMDS vorliegt und wie stark die Störung ausgeprägt ist.

Placebokontrollierte Studien konnten bislang eindeutig feststellen, daß die schwerste Form eines prämenstruellen Syndroms, die PMDS, erfolgreich mit serotonerg wirkenden Antidepressiva behandelbar ist, selbst dann, wenn die Medikation intermittierend erfolgt. Aus diesem Grund wäre es für die Zukunft wünschenswert, wenn die PMDS die Beachtung bekommt, die ihr aufgrund des teilweise schweren Leidensdruck und der Folgen für die betroffenen Frauen und deren Familien zukommt. Ein Schritt in diese Richtung wäre sicherlich die Verankerung entsprechender Diagnosekriterien in der ICD-10.

Literatur

American Psychiatric Association (APA)(1989): Diagnostisches und Statistisches Manual Psychischer Störungen DSM-IV. Weinheim (Beltz).

Angst, J. (1999): Perimenstrual symptoms in the community: prevalence, stability, comorbidity. In: Journal of Eur Coll Neuropsychophramacol 9, S. 144.

Angst, J.; Sellaro, R.; Merikangas, K. R. & Endicott, J.(2001): The epidemiology of perimenstrual psychological symptoms. In: Acta Psychiatric Scandinavica 104, S. 110–116.

Dilling, H.; Mombour, W. & Schmidt, M. H. (Hg.) (1993): Internationale Klassifikation psychischer Störungen: ICD-10. Kap. V (F): Klinischdiagnostische Leitlinien/Weltgesundheitsorganisation. 2. korr. Auflage. Bern (Huber).

Eriksson, E. (1999): Serotonin reuptake inhibitors for the treatment of premenstrual dysphoria. In: International Clinic Psychopharmacol 14 (Suppl 2), S. S27–S33.

Eriksson, E.; Hedberg, M.; Andersch, B. & Sundblad, C. (1995): The serotonin reuptake inhibitor Paroxetin is superior to the Noradrenaline reuptake inhibitor Maprotiline in the treatment of premenstrual syndrom. In Neuropsychopharmacology 12, S. 167–176.

Freeman, E. W.; Rickels, K.; Schweitzer, E. & Ting, T. (1995): Relationships between age and symptom severity among women seeking medical treatment for premenstrual symptoms. In Psychol Med 25, S. 309–315.

Fryer, C. P.; Kaspi, S. P.; Fallon, S. K.; Moline, M. L. & Severinao, S. K. (1999): Premenstraul dysphoric disorder: literatur review. In: Arch Womens Ment Health 2, S. 1–27.

Halbreich, U. (1997): Premenstrual dysphoric disorders: a diversified cluster of vulnerability traits to depression. In: Acta Psychiatr Scand 95, S. 169–176.

Korzekwa, M. & Steiner, M. (1997): Premenstrual syndroms. In: Clin Obstet Gynecology 40, S. 564–567.

Lenzinger, E.; Diamant, K.; Vytiska-Binstorfer, E. & Kasper, S. (1997): Prämenstruelle dysphorische Störung (PMDS). Ein Überblick über Diagnose, Epidemiologie und Therapieansätze. In: Nervenarzt 68, S. 708–718.

Pearlstein, T. B.; Stone, A. B.; Lund, S. A.; Scheft, H.; Zlotnick, C. & Brown, W. A. (1997): Comparison of Fluoxetin, Buprobion, and placebo in the treatment of premenstrual dysphoric disorder. In: J Clin Psychopharmacol 17, S. 261–266.

Pinkawa, U. (2000): Erfassung der Häufigkeit und des Schweregrades prämenstrueller Beschwerden in einem gynäkologischen Patientinnenkollektiv sowie die Evaluierung der soziodemographischen und gynäkologischen Faktoren und der Persönlichkeitsfaktoren auf die Ausprägung der prämenstruellen Beschwerden. Bonn, Rheinische Friedrich Wilhelms Universität, Dissertation.

Rohde, A.; Marneros, A.; Fischer, J. & Diedrich, K. (1992): Häufigkeit und Art prämenstrueller Symptomatik unter dem Einfluss erlebter Infertilität: Eine vergleichende Studie. In: Geburtshilfe und Frauenheilkunde 52, S. 291–296.

Steiner, M. (2000): Premenstrual syndrome and premenstrual dysphoric disorder: guidelines for management. In: J Psychiatry Neurosci 25, S. 459–468.

Stuhl, E. (2001): Häufigkeit und Art prämenstrueller Symptomatik bei Patientinnen mit verschiedenen psychiatrischen Erkrankungen. Bonn, Rheinische Friedrich Wilhelms Universität, Dissertation.

Yonkers, A.; Halbreich, U.; Freeman, E.; Brown, C. & Pearlstein, T. (1997): Sertraline in the treatment of premenstrual dysphoric disorder. In: Psychopharmacol Bull 32, S. 41–46.

Young, S. A.; Hurt, P. H.; Benedek, D. M. & Howard, R. S. (1998): Treatment of premenstrual dysphoric disorder with Sertraline during the luteal phase: a randomized, double-blind, placebo-controlled crossover trial. In: J Clin Psychiatry 59, S. 76–80.

Ilka Straßburger, Berrin Peksen, P. Malewski, S. Ditz, Mechthild Neises

Die pränatale Kommunikation/ Kontaktaufnahme mit dem Kind

Einfluß des Bindungsstils von Müttern und Vätern

Die Bedeutung der Bindung

Nach Bowlby (1988), dem Begründer der Bindungstheorie, bilden Mutter und Kind ein *sich wechselseitig beeinflussendes System.* In diesem Prozess ist die Bindung ein besonders wichtiges Charakteristikum. Die Art dieser Bindung, Veränderungen und beeinflussende Faktoren, bleiben für die Entwicklung und den gesamten Lebenslauf eines Menschen bedeutsam. Untersuchungen in der Vergangenheit konnten darstellen, dass sich der frühestmögliche Kontakt der Mutter zu ihrem Neugeborenen positiv auf die qualitative Entwicklung der Mutter-Kind-Bindung auswirkt. Dies lässt vermuten, dass auch eine Kommunikation zwischen Eltern und Ungeborenem in der pränatalen Phase bedeutsam für das emotionale Bindungsverhalten und damit für die weitere Entwicklung von Mutter und Kind ist. Dabei kann angenommen werden, dass die vorgeburtliche Kommunikation vor allem durch die Bewegungen des Kindes stattfindet (vgl. Abb. 1).

Abbildung 1: Differenzierung von körperlichen und psychischen Merkmalen auf der Grundlage taktiler Informationen aus den Bewegungen (Gloger-Tippelt 1995)

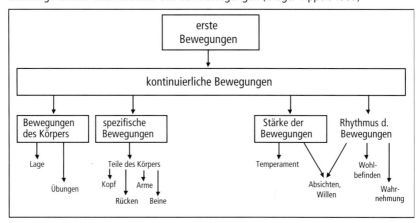

Wie entwicklungsneurologische Untersuchungen zeigen, findet die erste Kontaktaufnahme mit dem Kind, das auf sämtliche Stimuli seiner Sinnesnerven reagieren und damit »antworten« kann, schon im Mutterleib statt. Es stellt sich also die Frage, inwieweit eine Störung der pränatalen Kommunikation durch beispielsweise Angstgefühle, Ablehnung des Kindes oder individuelle Störungen im interpersonalen Bindungsverhalten der Eltern einen Einfluss auf die postnatale Eltern-Kind-Bindung hat, also auch auf Verlauf und Erleben der Geburt sowie die Stillperiode.

Methoden

Ziel der Studie war es, somatische sowie psychosomatische Charakteristika des Geburtsverlaufs, des Geburtserlebens und des Stillverhaltens vorhersagen zu können, indem der Einfluss von individuell verschiedener Einstellung und Vorstellung zur Geburt und zum Kind dargestellt wurden. Aber auch das Bindungsstilverhalten der Eltern und Merkmale der Partnerschaft wurden auf ihre Bedeutsamkeit hin untersucht. Dabei ist das zugrundeliegende postulierte Modell durchaus recht komplex (vgl. Abb. 2).

Abbildung 2: Überblick über vermutete und bewährte Beziehungen zwischen Geburts-angst und weiteren Merkmalen (Lukesch 1983)

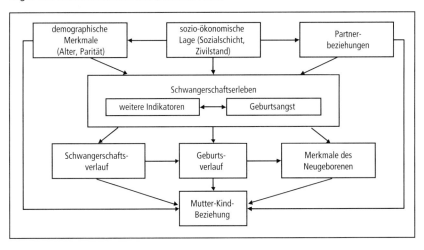

Die Studie in Hannover wurde im prä-post-Design durchgeführt, das heißt 60 werdende Elternpaare wurden sowohl vor der Geburt um die 25. Schwangerschaftswoche mittels verschiedener Fragebögen untersucht als auch postpartal zu Geburt und Wochenbett befragt. Insbesondere die Ängste in Bezug

527

auf Schwangerschaft und Geburt, ermittelt mit der Geburtsangstskala (GAS) von Lukesch (1983) und das Inventar zur Erfassung interpersonaler Probleme (IIP) von Horowitz et al. (1994) zur Beurteilung des Bindungsverhaltens, stellten einen Schwerpunkt der Untersuchung dar. Außerdem wurde neben einer ausführlichen Schwangerschaftsanamnese und dem sozioökonomischen Hintergrund der Paare die spontane Kontaktaufnahme zum Kind erfragt sowie Vorstellungen zum Ungeborenen und dem gemeinsamen Leben nach der Geburt. Es handelte sich in allen Fällen um Erstgebärende, nicht aber zwingend um I-Gravida.

Erste Ergebnisse

Alle schwangeren Frauen unserer Studie nahmen spontan den Kontakt mit ihrem Ungeborenen auf, zum Teil berichteten auch die Väter von Versuchen, durch Streicheln des Bauches, Sprechen, Vorsingen etc. mit dem Kind zu kommunizieren.

Die Kontaktaufnahme zum Kind wirkte sich tendenziell positiv aus

- auf die somatischen Aspekte des Geburtsverlaufes wie zum Beispiel die Wehendauer,
- auf die Art der Geburt,
- auf Komplikationen und
- auf den Medikamentenbedarf.

Die Beschäftigung mit dem Kind als eigenständige Person, etwa durch Überlegungen zum Kindsnamen bei bekanntem Geschlecht, hatte einen Einfluss.

Die Geburtsangst zeigte keinen Einfluss auf den Geburtsverlauf, wohl aber auf den Geburtstermin. So scheint mit zunehmender Ängstlichkeit das Risiko für eine Frühgeburt zu steigen. Die Geburtsangst selbst ist abhängig vom Bindungsverhalten der Mutter, das heißt Frauen mit interpersonaler Problematik zeigten sich bezüglich der Geburt sehr viel ängstlicher als Frauen mit einem ungestörten Bindungsumgang. Betrachtet man den IIP-Test genauer, so werden mit seiner Hilfe acht interpersonale Verhaltensweisen erfragt.

Abbildung 3 zeigt die Verteilung der Antworten auf diesen acht Skalen. Es zeigt sich, dass nur sehr wenige Mütter einen auffälligen Bindungsstil zeigten. Abbildung 3 zeigt die Verteilung des Bindungsverhaltens in der Stichprobe. Anhand extremer Ausprägungen in bestimmten Bereichen können interpersonale Problematiken erkannt und einem bestimmten Bindungsstil zugeordnet werden.

Abbildung 3: Verteilung des Bindungsverhaltens in der Stichprobe, Überblick zum IIP

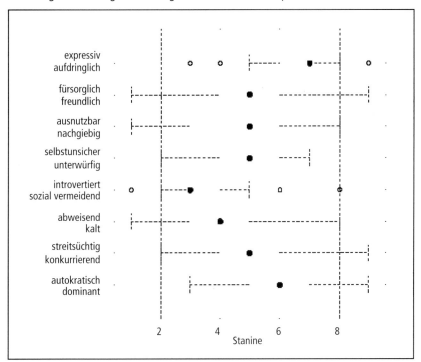

Nach Bartholomew und Horowitz (1991) wurde ein Modell von vier Bindungsstilen vorgeschlagen:

- sicherer Bindungsstil

- anklammernder (ambivalenter) Bindungsstil

- ängstlich-vermeidender Bindungsstil

- abweisender Bindungsstil.

Interessanterweise konnte kein Einfluss des Bindungsstils auf die pränatale Kontaktaufnahme zum Kind gefunden werden, allerdings äußerten sich Frauen des ängstlich-vermeidenden und des abweisenden Bindungsstils besonders häufig negativ zum Stillerleben, beschrieben Schmerz, Hilflosigkeit, Überforderung und Angst vor dem Kind, während die Gruppen der beiden anderen Bindungsstile das Stillen meist als angenehm empfanden und einen Zustand größter Nähe erlebten. Es scheint also, dass sowohl die vorgeburtliche Mutter-Kind-Kommunikation als auch ein ungestörtes interpersonales Verhalten für eine komplikationslose Geburts- und Stillperiode von Bedeutung sind.

Ein Programm zur Förderung der Mutter-Fötus-Kommunikation (Raffai 1997). Leitend für das Programm ist die Erwartung, dass die pränatale Akzeptanz des Kindes die Geborgenheit sichert, den Anfangspunkt einer guten Entwicklung bildet und positive Auswirkungen auf die Geburt und die postnatale Entwicklung des Kindes haben kann.

In einer Kooperation von Raffai (1997) sowie Janus und Haibach (1997) entstand ein auf positive Körperwahrnehmungen und Förderung der Mutter-Kind-Kommunikation fokussierendes Interventionsprogramm:

Täglich:

- Meditation und Körperwahrnehmungsübrungen
  (jeweils 20 Min., bis zur Geburt)
- Tagebuch schreiben über die Gefühle und Ereignisse
  in der Schwangerschaft
- Singen: Liebeslieder vorsingen und sich im Rhythmus
  dazu bewegen
- Kontaktaufnahme und Spielen durch sanftes Klopfen
  und Berühren des Bauches.

Wöchentlich:

- taktile Kommunikation durch sanftes Streicheln und
  Massieren des Bauches
- klassische Musik hören, zum Beispiel Vivaldi, Haydn,
  Boccherini, Bach, Mozart, Händel usw. (jeweils 30 Min.)

Die Effektivität des Programms wird anhand eines randomisierten Kontrollgruppendesigns überprüft. Die Zuteilung zur Behandlungs- beziehungsweise Kontrollgruppe erfolgt zwischen der 16. und 20. Schwangerschaftswoche. Effektparameter sind vor allem die Mutter-Kind-Kommunikation und Geburtskomplikationen.

Bisher wurden 60 Frauen in der Universitätsfrauenklinik Mannheim und 60 Paare an der Medizinischen Hochschule Hannover rekrutiert. Bereiche wie Geburtsangst (GAS), interpersonale Kommunikation (IIP) und die Kontrollüberzeugungen (IPC) werden mit Hilfe standardisierter Instrumente erfasst. Zusätzliche Fragebögen werden post partum zur Erfassung der Depression im Wochenbett eingesetzt. Voraussichtlich werden erste Ergebnisse in einem Jahr vorliegen. Es kann jedoch schon jetzt von einer guten Akzeptanz und von positiven Rückmeldungen berichtet werden (Abb. 4).

Abbildung 4: Zitate zweier werdender Mütter, die an dem Interventionsprogramm nach Raffai (1997) am Klinikum Mannheim teilgenommen haben:

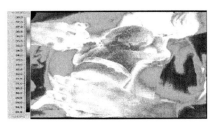

„Durch die Meditation empfinde ich meine Gebärmutter als Wärmegürtel, der mein Kind umschlingt und beschützt."

„Während der Körperwahrneh-mungsübungen sind mir oft die Tränen des Glücks aus den Augen gelaufen; ich war dann ganz arg bei meiner Kleinen."

Mitarbeiter der Studie Mannheim: Susanne Ditz, Angela Hauer, Maria Anna Mikes, Christoph Schultze
Mitarbeiter der Studie Hannover: Peter Malewski, Mechthild Neises, Ilka Straßburger, Berrin Peksen

«Durch die Meditation empfinde ich meine Gebärmutter als Wärmegürtel, der mein Kind umschlingt und beschützt.»

«Während der Körperwahrnehmungsübungen sind mir oft die Tränen des Glücks aus den Augen gelaufen; ich war dann ganz arg bei meiner Kleinen.»

Literatur

Bowlby, J. (1988): A secure base: clinical implications of the attachment theory. London (Routledge).

Gloger-Tippelt, G. (1995): Psychologische Veränderungen beim Übergang zur Elternschaft. In: Frick-Bruder, V.; Kentenich, A. & Scheele, M. (Hg.): Psychosomatische Gynäkologie und Geburtshilfe. Gießen (Psychosozial), S. 55–68.

Grossmann, K. E. & Grossmann, K. 1997): Die Bedeutung der frühen Mutter-Kind-Beziehung, Ergebnisse und Forschung. In: Prill, H. J.; Stauber, M. & Teichmann, A. (Hg.): Psychosomatische Gynäkologie und Geburtshilfe. Berlin (Springer)

Horowitz, L. M. & Kordy, H. (1994): Inventar zur Erfassung interpersonaler Probleme. Weinheim (Beltz).

Kästner, R.; Stauber, M. & Gingelmaier, A. (1997): Untersuchung zur frühesten Mutter-Kind-Beziehung. In: Prill, H. J.; Stauber, M. & Teichmann, A. (Hg.): Psychosomatische Gynäkologie und Geburtshilfe. Berlin (Springer).

Krampen, G. (1981) IPC-Fragebogen zu Kontrollüberzeugungen. Göttingen (Hogrefe).

Lukesch, H. (1983) Geburts-Angst-Skala. Göttingen (Hogrefe).

Mikes, M. A.; Ditz, S.; Neises, M. & Schultze, Ch. (1999): Prospektive randomisierte Untersuchung von schwangeren Frauen zum Einfluss eines Kommunikationstrainings auf die Geburt und die Mutter-Kind-Beziehung. In: J Pre- & Perinatal Psychol 11, S. 257–262.

Raffai, J. (1997): Mutter-Kind-Bindungsanalyse im pränatalen Bereich. In: J Pre- & Perinatal Psychol 9, S. 457–466.

Trautmann, K.; Rauchfuß, M.; Ängste in der Schwangerschaft bei Frauen mit und ohne vorausgegangene Fehl-, Früh- oder Totgeburten und deren Auswirkung auf Schwangerschafts- und Geburtsverlauf. In: Prill, H. J.; Stauber, M. & Teichmann, A. (Hg.): Psychosomatische Gynäkologie und Geburtshilfe. Berlin (Springer).

Rafael Mikolajczyk, Martina Rauchfuß, Dieter Lamm

Zufriedenheit in der Partnerschaft und ihre Komponenten

Die Zufriedenheit in der Partnerschaft ist als komplexe Integrationsleistung menschlicher Psyche anzusehen. Viele Studien versuchten die Zusammenhänge zwischen dem emotionalen Zustand der Zufriedenheit und typischen Verhaltensweisen beziehungsweise Handlungen in einer Partnerschaft zu erforschen (Bradbury, Fincham et al. 2000). Gesucht wurden jene Kriterien, die eine glückliche, zufriedene Partnerschaft ausmachen und den Erfolg eines Paares begründen, vorhersagen oder sogar herbeiführen. Die Forschung ergab, dass es ein allgemeingültiges Rezept nicht gibt. Eine geringe Rolle spielen soziodemographische Variablen – ein hoher oder ein niedriger ökonomischer Status oder Bildungsniveau sind für die Zufriedenheit in der Partnerschaft nicht ausschlaggebend. Fast tautologisch klingt hingegen die Feststellung, dass die emotionale Nähe für eine Liebesbeziehung bedeutsam ist. Übereinstimmend wird auch die Wichtigkeit körperlicher Aspekte für das Gelingen einer Liebesbeziehung betont, wobei hier mehr Wert auf die Feststellung des Zusammenhangs als auf die Relation zwischen den emotionalen und physischen Aspekten gelegt wurde (Bradbury, Fincham et al. 2000). In einer trivialen Form wird die Bedeutung der körperlichen Aspekte in der manchmal anzutreffenden Überzeugung gefunden, dass hier die Angepasstheit beider Partner ausprobiert werden muss – eine Formulierung, die ein deutliches Primat der körperlichen Aspekte annimmt.

Die Zufriedenheit in der Partnerschaft hat einen sehr individuellen Charakter. Das, was die einen Paare beglückt, kann die anderen Paare an den Rand des Zerfalls führen. Zusätzlich kann es noch zwischen den Partnern große Unterschiede bezüglich der Wichtigkeit von einzelnen Aspekten geben, was nicht unbedingt bedeutet, dass so diskordante Paare die Zufriedenheit in der Partnerschaft nicht erlangen können.

Es stellte sich aber die Frage, ob trotz dieser Inhomogenität der Erfahrungen eine Art innerer Struktur der Zufriedenheit in der Partnerschaft existiert. Insbesondere die Relation zwischen physischen und psychischen, d. h. körperlichen und emotionalen Aspekten der Partnerschaft weckt hier ein großes Interesse. Wir unternahmen deshalb einen Versuch der empirischen Exploration der Zusammenhänge zwischen der »Zufriedenheit auf der körperlichen Ebene«, »emotionaler Zufriedenheit« und »allgemeiner Zufriedenheit in der Partnerschaft« und einzelnen Aspekten des partnerschaftlichen Miteinanders.

Material und Methode

Im Herbst 1997 und im Frühjahr 1998 wurde in jeweils einem Krankenhaus in Berlin und Krakow (Polen) eine Befragung von Wöchnerinnen durchgeführt (Mikolajczyk 2000). Der dafür eingesetzte Fragebogen wurde hauptsächlich zur Erforschung der Anwendung von Familienplanungsmethoden entwickelt, allerdings beinhaltete er auch mehrere Fragen zur Partnerschaft und zur Zufriedenheit in der Partnerschaft. 860 Fragebögen wurden ausgeteilt und von 239 Wöchnerinnen in Berlin und 249 in Krakow kamen die Bögen ausgefüllt zurück (insgesamt 57 Prozent Rücklaufquote). In beiden Gruppen entsprachen die Respondentinnen bzgl. des Alters und der Parität der jeweiligen Grundpopulation (Mikolajczyk and Rauchfuss 2001). Die soziodemographischen Variablen zeigten eine Ähnlichkeit beider Gruppen hinsichtlich Schulbildung und Berufstätigkeit und einen ausgeprägten Unterschied bei Konfessionszugehörigkeit und Familienstand.

Das Ziel der ersten schematischen Analyse, die hier referiert wird, war die Erfassung von Korrelationen zwischen Variablen wie der Häufigkeit des Geschlechtsverkehrs beziehungsweise dem Gefühl, vom Partner geliebt zu sein und den Projektionsebenen der Zufriedenheit in der Partnerschaft (wir sprechen von Projektionsebenen der Zufriedenheit und nicht von ihren Aspekten, um dem ganzheitlichen Charakter der Zufriedenheit gerecht zu werden). Um die Zusammenhänge – aber auch ihre Unabhängigkeit voneinander – adäquat zu untersuchen, wurde die Methode der multiplen Varianzanalyse verwendet. Die prägnanten kulturellen Unterschiede zwischen beiden untersuchten Gruppen ermöglichten hingegen, die kulturellen Einflüsse zu analysieren.

Ergebnisse

Trotz ausgeprägter soziodemographischer und kultureller Unterschiede war die Bewertung aller untersuchten Variablen in beiden Gruppen sehr ähnlich. Auch die Zusammenhänge zwischen den einzelnen Variablen und den Projek-

Abbildung 1: Modell für die innere Struktur der Zufriedenheit in der Partnerschaft – Empfindungen bzw. Verhalten, die innerhalb mehrerer Projektionsebenen liegen, stehen mit ihnen im Zusammenhang; jene, die nur auf einer Projektionsebene liegen, haben keinen unabhängigen Zusammenhang mit den anderen Projektionsebenen (* – eine Skala auf der Basis des Partnerschaftsfragebogens von Hahlweg und Klann)

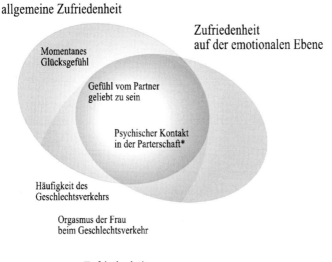

allgemeine Zufriedenheit

Zufriedenheit auf der emotionalen Ebene

Momentanes Glücksgefühl

Gefühl vom Partner geliebt zu sein

Psychischer Kontakt in der Parterschaft*

Häufigkeit des Geschlechtsverkehrs

Orgasmus der Frau beim Geschlechtsverkehr

Zufriedenheit auf der körperlichen Ebene

tionsebenen waren in beiden Gruppen ähnlich stark. In univariater Analyse zeigten alle untersuchten Variablen eine hochsignifikante Korrelation untereinander, erst die multivariate Analyse erlaubte eine weitere Strukturierung anhand der unabhängigen Effekte.

Die in beiden Gruppen vorliegende, übereinstimmende interne Struktur der Zufriedenheit in der Partnerschaft ist dargestellt in Abbildung 1. Die jeweiligen Projektionsebenen sind als Ellipsen, die statistisch signifikanten Zusammenhänge ($p < 0.05$) als Platzierung innerhalb der jeweiligen Ellipse dargestellt. Befindet sich eine Variable innerhalb mehrerer Ellipsen, so weist das auf ihren direkten Zusammenhang mit den jeweiligen Projektionsebenen hin. Hingegen bedeutet die Platzierung außerhalb einer bestimmten Ebene, dass es hier keinen direkten Zusammenhang gibt.

Die Häufigkeit des Geschlechtsverkehrs und des Orgasmus der Frau hingen mit der körperlichen Zufriedenheit, aber nicht mit der emotionalen oder allgemeinen Zufriedenheit zusammen. Ein starker Zusammenhang bestand dagegen zwischen allgemeiner und emotionaler Zufriedenheit und dem Gefühl, geliebt zu sein und starkem psychischen Kontakt in der Partnerschaft.

Im Hinblick auf die Projektionsebenen war der Zusammenhang zwischen allgemeiner und emotionaler Zufriedenheit deutlich stärker als zwischen der allgemeine und der körperlichen Zufriedenheit. Die Einbindung der Aspekte der körperlichen Zufriedenheit, wie es in der univariaten Analyse als direkter Zusammenhang zwischen zum Beispiel der Häufigkeit des Geschlechtsverkehrs oder sogar dem Erreichen des Orgasmus durch die Frau beim Geschlechtsverkehr und der allgemeinen oder emotionalen Zufriedenheit beobachtet wurde, wird in Wirklichkeit über die Zusammenhänge zwischen den emotionalen Aspekten und der körperlichen Zufriedenheit vermittelt. Die genauere Beschreibung dieses Zusammenhanges ist damit ein Gewinn der multivariaten Analyse.

Diskussion

Die vergleichende Analyse der Bedeutung der emotionalen und der körperlichen Aspekte für die Zufriedenheit in der Partnerschaft ergab ein deutlich höheres Gewicht der ersteren. Untersucht wurden dabei Paare in unterschiedlich langen Beziehungen, wobei dieses als ein überwiegendes Muster in den vielleicht zehn ersten Jahren einer Partnerschaft gewertet werden kann. Eine Analyse der Veränderungen dieser Struktur in Abhängigkeit von der Entwicklung der Liebesbeziehung in diesem Zeitraum wurde hier nicht untersucht und wird Gegenstand einer weiteren Arbeit sein. Aussagen über die Situation der Partnerschaften mit mehr als zehn Jahren Dauer können hier nicht getroffen werden.

Dass das Prinzip »Je mehr, desto besser« in Bezug auf die Häufigkeit des Geschlechtsverkehrs nicht gilt, ist eine weit verbreitete Annahme. Es hat sich aber gezeigt, dass auch das Erreichen des Orgasmus durch die Frau beim jedem Geschlechtsverkehr in keinem eindeutigen Zusammenhang mit ihrer Zufriedenheit in der Partnerschaft steht. Das Fehlen des Zusammenhangs bedeutet, dass ebenso seltenes wie auch häufiges Erreichen des Orgasmus zusammen mit einer hohen oder niedrigen Zufriedenheit in der Partnerschaft auftreten kann. Damit ist seine Bedeutung für die Zufriedenheit nicht universell.

Trotz der durch einen starken kulturellen Unterschied beider Gruppen validierten Ergebnisse, bleiben viele Fragen offen. Zum einen durch die Wahl des Befragungskollektivs wurde überwiegend die »glückliche Partnerschaft« und diese nur aus der Sicht der Frau untersucht. Hinweise auf Wochenbettdepression ließen sich in den umfangreichen Fragebögen trotz vieler offener Fragen nicht finden, sodass man davon ausgehen könnte, dass Wöchnerinnen mit depressiver Verstimmung den Fragebogen nicht ausgefüllt haben. Zum anderen erfasst prinzipiell die statistische Methode grundliegende Tendenzen, aber nicht das Verhalten von individuellen Paaren. So ist zwar anzunehmen, dass die Mehrheit oder zumindest ein großer Anteil in einer Weise empfindet, die durch das dargestellte Modell beschrieben wurde, einzelne Paare oder auch ein größerer Anteil von Paaren jedoch durchaus anders reagieren können. Wurde gezeigt, dass die Häufigkeit des Geschlechtsverkehrs und das Erreichen eines Orgasmus beim Geschlechtsverkehr im Hinblick auf die untersuchten Ebenen ausschließlich im Zusammenhang mit der körperlichen Zufriedenheit standen und sich damit jenseits dessen, was sich als ein »Kern« der Zufriedenheit in der Partnerschaft präsentierte befanden, so können die Aspekte der körperlichen Zufriedenheit für manche Frauen eine zentrale Rolle für die Zufriedenheit in der Partnerschaft spielen. Die Ergebnisse bedürfen einer Überprüfung in anderen Kollektiven und weiterer differenzierter Analyse.

Literatur

Bradbury, T. N.; Fincham, F. D. et al. (2000): Research on the Nature and Determinants of Marital Satisfaction: A Decade in Review. In: Jounal of Marriage and the Family 62., S. 964–980.

Mikolajczyk, R. (2000): Psychosoziale Aspekte der Anwendung von Methoden der Familienplanung. Dissertation an der Humboldt-Universität zu Berlin.

Mikolajczyk, R. & Rauchfuss, M. (2001): Unterschiedliche Konzepte im Umgang mit der Fruchtbarkeit: Eine Vergleichsstudie in Berlin und Krakau. In: Geburtshilfe Frauenheilkd 61, S. 121–126.

Christine Schleußner, Ekkehard Schleußner, Gabriele Nagel,
Bernd Röhrig, Bernhard Strauß

Mammakarzinompatientinnen: Einfluss von Angst und Depression

Analyse der Lebensqualität

Eine Karzinomerkrankung beeinflusst immer auch die Lebensqualität der betroffenen Patienten. Das Leben ist nicht mehr wie vorher: die Bewältigung alltäglicher Aufgaben, die physische und psychische Leistungsfähigkeit, die sozialen Kontakte, Beziehungen und Bindungen, mitunter auch die soziale Sicherheit sowie natürlich das physische und psychische Wohlbefinden werden sich kurz- und oft auch langfristig verändern – in der Regel verschlechtern. Das hat Auswirkungen auf den Behandlungsverlauf und den Behandlungserfolg und sollte deshalb unbedingt mehr im medizinischen Betreuungsprozess Berücksichtigung finden.

In der vorliegenden Studie wurden Mammakarzinompatientinnen zu ihrer Lebensqualität nach einer Mammaoperation befragt. Parallel dazu wurden Angst und Depressivität erfasst. Die Studie dient dem Nachweis eines Zusammenhanges von Angst und Depression als Merkmale psychischer Gesundheit, mit der subjektiv von den Patientinnen eingeschätzten Lebensqualität, in Abhängigkeit von Intensität und Ausmaß der Erkrankung sowie verschiedener Behandlungsmethoden.

Material und Methode

Im Rahmen des vom Bundesministerium für Gesundheit geförderten »Modellprogramms zur Verbesserung der regionalen Versorgung von Tumorpatienten« lief am Tumorzentrum der Friedrich-Schiller-Universität Jena eine »Feldstudie zur regionalen onkologischen Versorgung von Patientinnen mit einem Mammakarzinom«. Im Jahr 2000 wurden im Rahmen einer Längsschnittstudie 365 Patientinnen aus Ostthüringen, die an einem Mammakarzinom erkrankten (Ersterkrankung) und im Zeitraum von Januar bis Oktober 2000 operiert wurden, in dreimonatigen Abständen zu ihrer Lebensqualität postalisch befragt. Der Rücklauf dieser Befragung betrug über 70 Prozent.

Weiterhin wurden neben den soziodemographischen Daten auch alle krankheitsbezogenen Daten erfasst. Bei 142 Patientinnen konnte sechs Monate postoperativ (zweiter Messpunkt in der Längsschnittstudie) zusätzlich die Ausprägung der psychischen Komponenten Angst und Depressivität gemessen werden. Von diesen Patientinnen wurden als weitere Daten das Alter, die Art der Operation (brusterhaltende Operation oder Ablatio) und der Tumorstatus in die Studie einbezogen.

Die Fragebögen zur Erfassung der Lebensqualität sind der EORTC QLQ-C30 und als zusätzliches Modul explizit für das Mammakarzinom entwickelt, der EORTC QLQ-BR23 (Abb. 1). In einer allgemeinen, für eine große Anzahl von Karzinompatienten zutreffenden Weise, wird hier die Lebensqualität in drei Dimensionen der subjektiven Befindlichkeit (somatisch, psychisch und sozial) abgebildet. Das ergänzende Modul enthält spezifische Symptomlisten, die in unserem Fall auf das Mammakarzinom zugeschnitten sind.

Abbildung 1: Fragebeispiele EORTC QLQ – C30 und EORTC QLQ – BR23

Fragebeispiel EORTC QLQ –C30   überhaupt nicht wenig mäßig sehr
Während der letzten Woche:
6. Waren Sie bei Ihrer Arbeit oder bei anderen tagtäglichen Beschäftigungen eingeschränkt?.................
20. Hatten Sie Schwierigkeiten, sich auf etwas zu konzentrieren, z. B. auf das Zeitungslesen oder das Fernsehen?.................
26. Hat Ihr körperlicher Zustand oder Ihre medizinische Behandlung Ihr Familienleben beeinträchtigt?.................
Fragebeispiel EORTC QLQ –BR23
43. Fühlten Sie sich wegen Ihrer Erkrankung oder Behandlung weniger weiblich ? ....
53. Hatten Sie im Bereich der betroffenen Brust Schmerzen ?.................

In der Auswertung wird die Lebensqualität in den drei Befindlichkeitsdimensionen aufgegliedert und dargestellt:

- Somatisch: körperliche Belastbarkeit (ql)
  Belastbarkeit im Alltag (pf)
  Beschwerden im Brustbereich (breast)
  Körperbild (body)
  Schmerzen (pa)
- Psychisch: Emotion (ef)
  Konzentration/Erinnerung (cf)
  Müdigkeit (fa)
- Sozial: Familienleben/Unternehmungen (sf)

Darüber hinaus müssen die Probanden in einem Raiting von 1 bis 7 die allgemeine Lebensqualität (ql) einschätzen.

Die »Hospital Anxienty and Depression Scala« (HADS; Abb. 2) erfasst mit nur 14 Fragen das Ausmaß von Angst und Depression und eignet sich problemlos als Screeningverfahren in der medizinischen Routinediagnostik. Die Sensitivität für auffällige Angst und Depression liegt um 80 Prozent. Wegen ihrer Kürze ist die HAD-Skala einfach auszufüllen und auszuwerten. Die Grenzwerte ermöglichen eine grobe Einordnung der Probanden in 1 = unauffällig, 2 = grenzwertig und 3 = auffällig (schwere und sehr schwere Symptomatik). Letztere Probandengruppe bedarf dann einer weiterführenden Diagnostik und gegebenenfalls Therapie.

Abbildung 2: Fragebeispiele HADS

Fragebeispiel HADS

4. Ich kann lachen und die lustigen Seiten der Dinge sehen.
ja, so wie immer
nicht mehr ganz so viel
inzwischen viel weniger
überhaupt nicht

8. Ich kann behaglich dasitzen und mich entspannen.
ja, natürlich
gewöhnlich schon
nicht oft
überhaupt nicht

9. Ich fühle mich in meinen Aktivitäten gebremst.
fast immer
sehr oft
manchmal
überhaupt nicht

12. Ich fühle mich rastlos, muss immer in Bewegung sein.
ja, tatsächlich sehr
ziemlich
nicht sehr
überhaupt nicht

Ergebnisse

Die Ergebnisse beziehen sich auf die zum zweiten Messzeitpunkt (6 Monate postoperativ) erhobenen Daten.

Bei den 142 befragten Patientinnen zeigte sich bezüglich der psychischen Zustände Angst und Depression folgende Verteilung: (Abb. 3)

Abbildung 3: Häufigkeitsverteilung HADS

		Angst Häufigkeit	Angst Prozent	Depr. Häufigkeit	Depr. Prozent
Gültig	unauffällig	82	58,2	102	71,8
	grenzwertig	36	25,5	17	12,0
	schwere + sehr schwere symptomatik	23	16,3	23	16,2
	Gesamt	141	100	142	100
Fehlend	System	1			
Gesamt		142			

Abbildung 4: Lebensqualität bei HADS unauffällig und schwere + sehr schwere Symptomatik (auffällig)

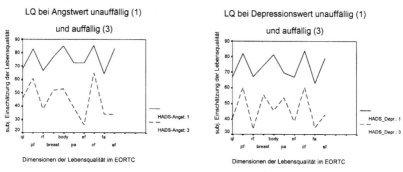

Über 16 Prozent der befragten Patientinnen zeigten in der HAD-Skala eine schwere oder sehr schwere Symptomatik hinsichtlich der Angst und/oder der Depressivität. Diese Patientinnen schätzten auch ihre Lebensqualität auf allen Dimensionen signifikant schlechter ein (Abb. 4).

Ein Zusammenhang zwischen der Art der Operation sowie dem Alter der Patientinnen und den psychischen Komponenten Angst und Depressivität konnte nicht nachgewiesen werden.

Jedoch sind Einflüsse des Tumorstatus (Tumorstadium, Lymphknotenbefall, Metastasennachweis) als Symptom der Schwere der Tumorerkrankung auf die psychische Befindlichkeit nachweisbar (Abb. 5, 6, 7).

Das Tumorstadium hatte besonders im Falle eines in situ-Befundes eine große Auswirkung auf die psychische Situation der betroffenen Patientin. Etwa jede zweite Patientin zeigte bezüglich der Angstausprägung und etwa jede dritte Patientin bezüglich der Depressivität eine schwere bis sehr schwere Symptomatik.

Abbildung 5: Einfluss der Tumorgröße auf die Ausprägung von Angst und Depression

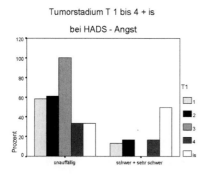
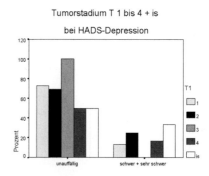

Abbildung 6: Einfluss des Lymphknotenbefalls auf die Ausprägung von Angst und Depression

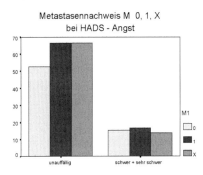
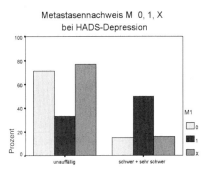

Im Falle eines Lymphknotenbefalls (Hermann 1997)) waren über 30 % der Skalenwerte für Angst und Depression im auffälligen Bereich der schweren und sehr schweren Symptomatik.

Jede zweite Patientin, bei der Metastasen nachweisbar waren (Hermann 1994), zeigte einen auffälligen Depressionswert. Im Angstwert war ein solcher Zusammenhang nicht nachweisbar.

Diskussion

Etwa jede sechste von uns befragte Patientin mit einer Mammakarzinomerkrankung litt sechs Monate postoperativ an einer Störung ihrer psychischen Befindlichkeit in Form von Angst und/oder Depressivität. Dabei hing die Schwere der psychischen Störung nicht nur von dem Ausmaß der Tumorerkrankung ab. Patientinnen mit in-situ Befunden zeigten deutlich häufiger

Abbildung 7: Einfluss des Metastasennachweises auf Angst und Depression

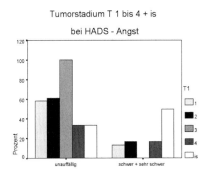
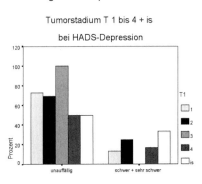

Christine Schleußner, Ekkehard Schleußner, Gabriele Nagel, Bernd Röhrig, Bernhard Strauß

Angst und Depressivität als Patientinnen mit ausgeprägteren Tumorerkrankungen.

Dies beeinflusste maßgeblich die Lebensqualität und dürfte sich negativ auf den Genesungsprozess ausgewirkt haben. Die betroffenen Patientinnen hätten dringend einer weiteren Abklärung ihres psychischen Gesundheitszustandes und gegebenenfalls eine psychologische oder psychotherapeutische Therapie benötigt.

Hier besteht ein deutliches Defizit in der erfolgten ambulanten Nachsorge der von uns befragten Mammakarzinompatientinnen. Bei keiner der von uns entdeckten Patientinnen mit auffälliger Angst- und/oder Depressionssymptomatik wurde in der Tumornachsorge diese Störung erkannt und behandelt. Die nachsorgenden Ärzte wurden von uns über die dringend abzuklärende Begleiterkrankung ihrer Patientinnen informiert.

Die vorliegende Studie zeigt, dass mit einfachen diagnostischen Mitteln, wie dem HADS und ergänzend dazu Fragebögen zur Lebensqualität, wie der EORTC QLQ-C30 und der EORTC QLQ-BR23, Parameter der psychischen Gesundheit schnell und unkompliziert erfasst werden und gegebenenfalls notwendige therapeutische Maßnahmen eingeleitet werden könnten.

Literatur

Herrmann, C.; Buss, U.; Lingen, R. & Kreuzer, H. (1994): Erfassung von Angst und Depression in der medizinischen Routineversorgung. In: DMW 119, Nr. 38.

Herrmann, C. (1997): International Experiences with the Hospital Anxiety and Depression Scala – a review of validation data and clinical results. In: Journal of Psychosomatic Resarch 42, S. 17–41.

Herrmann, C. et al. (1995): Handbuch zur Hospital Anxiety and Depression Scala – D. Bern (Verlag Hans Huber).

Koller, M.; Kussmann, J.; Lorenz, W. & Rothmund, M. (1994): Die Messung von Lebensqualität in der chirurgischen Tumornachsorge: Methoden, Probleme und Einsatzmöglichkeiten. In: Der Chirurg 65, S. 333–339.

Koller, M.; Kussmann, J.; Lorenz, W. & Rothmund, M. (1995): Die Erfassung und Dokumentation der Lebensqualität nach Tumortherapie. In: Wagner, G. & Hermanek, P. (Hg.): Organspezifische Tumordokumentation. S. A2.1–A2.12. Heidelberg (Springer).

Lorenz, W. & Koller, M. (1996): Lebensqualitätsmessung als integraler Bestandteil des Qualitätsmanegements in der Operativen Medizin. In: Zentralblatt für Chirurgie 121, S. 545–551.

Skarstein, J.; Aass, N.; Fossa, S. D.; Skovlund, E. & Dahl, A. A. (2000): Anxienty and depression in cancer patients: relation between the Hospital Anxiety and Depression Scala and the European Organization for Research and Treatment of Cancer Core Quality of Life Questionnaire. In: Journal of Psychosomatic Resarch 49, S. 27–34.

Wagner, G. & Hermanek, P. (Hg.) (1995): Organspezifische Tumordokumentation. Heidelberg (Springer).

Ekkehard Schleußner, Dörte Pabst, Winfried Meißner

Schmerzerwartung und Schmerzerleben unter der Geburt

Der Einfluss von Geburtsvorbereitungskursen

Geburtsvorbereitungskurse beinhalten Information und Aufklärung über Physiologie und Psychologie von Schwangerschaft und Geburt, Erläuterungen von Entspannungs- und Atemtechniken, von schmerzlindernden Methoden, Schwangerschaftsgymnastik und der Besichtigung des Kreißsaals. Basis der psychosomatischen Behandlung ist die Erfahrung, dass Ängste und die emotionale Verfassung der Gebärenden den Schmerz ungünstig beeinflussen und dass in der Eröffnungsphase ein verstärkter Angst – Spannung – Schmerz – Kreislauf zu einem negativen Geburtserlebnis führen kann.

In der psychosomatischen Geburtsvorbereitung haben sich dazu verschiedene Methoden entwickelt.

Arbeitshypothese der nach Dick-Read (1974) benannten Methode ist der Angst – Spannung – Schmerz – Kreislauf. Hauptziel dieser Methode ist die Aufarbeitung der Angst durch psychologische Geburtsvorbereitung, eine progressive Relaxation der Muskulatur und körperliche Entspannung.

Bei der so genannten französischen Methode nach Lamaze (Loskant 1975) wird die Abhängigkeit des Erfolgs von dem Können der zu erlernenden Übungen einerseits und den menschlichen und pflegerischen Qualitäten des geburtshilflichen Personals andererseits bestimmt. Es erfolgt eine individuelle Anamnese über psychische Traumata, Geburtsängste und Einstellung zu Schwangerschaft und Geburt. Die positiven Seiten der Schwangerschaft werden akzentuiert, um die Motivation zu einer glückvollen Geburt zu verstärken. Dieser individuellen Vorbereitung folgen Gruppensitzungen. Es werden die Phasen der Geburt erörtert, schmerzerleichternde Verfahren wie eine spezielle Atemtechnik und Massagen erlernt. Auch der Ehepartner soll bei den Übungen und bei der Geburt involviert sein. Die Methode schließt auch die Ausbildung des Personals mit ein. Besonderer Schwerpunkt wird dabei auf die Notwendigkeit einer ruhigen und freundlichen Atmosphäre in den Kreißsälen gelegt. Keine Frau soll sich selbst überlassen werden.

In einer prospektiven Fragebogenerhebung wurde der Einfluss von Geburts-vorbereitungskursen auf die Erwartung und das tatsächliche Erleben von Schmerzen unter der Geburt sowie die Zufriedenheit mit einer Schmerzthera-pie bei gesunden Nullipara untersucht.

Methode

Zwischen Mai 1999 und Dezember 2000 wurden 321 Frauen, die an der UFK Jena (30 %) und im KKH Ilmenau (70 %) im III. Trimenon und unter der Geburt betreut wurden, mittels eines mehrteiligen Fragebogens unter-sucht. Das mittlere Alter betrug 26,2 Jahre (17 bis 42 Jahre). 73 Prozent der befragten Schwangeren besuchten einen Geburtsvorbereitungskurs, 27 Pro-zent dagegen nicht.

Einschlusskriterien

- schriftliches Einverständnis
- Nullipara
- erwartete Spontangeburt
- regelrechte vordere Hinterhauptslage
- der deutschen Sprache kundig.

Ausschlusskriterien

- Zustand nach Spätabort, ektoper Gravidität oder assistierter Reproduktion
- ernsthafte maternale Begleiterkrankungen
- komplizierter Schwangerschafts- oder Geburtsverlauf
- pathologischer Plazentasitz und retroplazentares Hämatom
- Frühgeburt oder Terminüberschreitung
- vorzeitiger Blasensprung >10 Stunden
- protrahierte Eröffnungsperiode >15 Stunden
- protrahierte Austreibungsperiode >1,5 Stunden
- fetale IUWR oder Makrosomie
- vaginal-operative Entbindung.

Die Datenerhebung erfolgte im letzten Schwangerschaftsdrittel während der Geburtsvorbereitungkurse oder bei der Kreißsaalvorstellung, ohne dass ein solcher Kurs besucht worden war. Die präpartal verwendeten Fragebögen be-standen aus Fragen zu sozioökonomischen Angaben, den Visuellen Analogs-kalen (VAS) nach Scott (1975) und dem McGill-Pain-Questionnaire zur Erfassung des mehrdimensionalen Schmerzcharakters (Melzack 1975).

Abbildung 1: Verwendete Visuelle Analogskalen

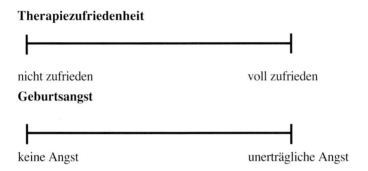

Schmerzerwartung bzw. -erleben

kein Schmerz   unerträglicher Schmerz

Therapiezufriedenheit

nicht zufrieden   voll zufrieden

Geburtsangst

keine Angst   unerträgliche Angst

Eine zweite Befragung erfolgte unter der Geburt am Ende der Eröffnungsperiode zur Schmerzintensität und Therapiezufriedenheit mittels Visueller
Analogskalen (Abb. 1).

Gleichzeitig erfolgte eine Fremdbeurteilung des Gebärverhaltens und
Schmerzklagens durch die betreuende Hebamme mittels einer fünfstufigen
Skala, modifiziert nach NIKOLAJEW (Abb. 2; Huttel 1973).

Die statistische Auswertung erfolgte computerbasiert mit SSPS 8.0. Der
Stichprobenvergleich wurde mit U-Test nach Mann und Withney beziehungsweise H-Test nach Kruskal und Wallis, die Analyse von Abhängigkeiten
mittels Korrelationskoeffizienz nach Spearmann und der Vergleich kategoria-
ler Variablen mittels X^2-Test nach Pearson durchgeführt.

Ergebnisse

Vor der Geburt traten in Abhängigkeit von der Teilnahme an einem Geburtsvorbereitungskurs signifikante Unterschiede in der Schmerzerwartung auf.
Frauen, die keinen geburtsvorbereitenden Kurs besucht hatten, erwarteten
signifikant stärkere Schmerzen, besonders in der affektiven Schmerzdimen-
sion (X^2-Test, $p = 0,015$). Zwischen dem Alter und dem Sozialstatus der
Schwangeren und der erwarteten Schmerzintensität fanden sich dagegen kein
signifikanter Zusammenhang.

Abbildung 2: Fremdbeurteilung des Gebärverhaltens und Schmerzklagens mittels einer fünfstufigen Skala modifiziert nach Nikolajew

Geburtsschmerz-Studie
Fr.-Schiller-Universität Jena und KKH Ilmenau

Fragebogen sub partu für Hebamme

Initialen Vor-/Nachname
Geburtsdatum:

1.   Beurteilen Sie das Verhalten der Gebärenden am Ende der Eröffnungsperiode (MM 8-10 cm)

   Während der Wehe Gesicht und Extremitäten entspannt.
   Keine motorische oder mimische Unruhe. Regelmäßige Atmung.
   Zwischen den Wehen wird selbständig völlige Entspannung erreicht.

   Bisweilen während der Wehen Anspannung der Extremitäten und
   vorübergehend unruhiges Atmen. Kann durch zeitweiliges Einhelfen
   des Personals leicht beseitigt werden.

   Während der Wehe erhebliche Verkrampfungen und Anhalten des Atems
   (Pat. kneift ins Bett). Unruhe in den Wehenpausen.
   Ständiger Einsatz des Personals erforderlich.

   Gelegentliche Aufschreie. Starke motorische Unruhe auch in den Wehenpausen.
   Bei bloßer Beobachtung Wehenpausen nicht mehr sicher anzugeben.
   Nur unter größten Einsatz des Personals beeinflussbar.

   Ungestümes Schreien. Verkrampfung des ganzen Körpers. Hin- und Herwerfen
   auf dem Bett. Körperlicher Widerstand gegen geburtshilfliche Maßnahmen.
   Verhalten nur noch durch Medikation zu ändern.

2.   Beurteilen Sie das Klagen der Gebärenden am Ende der Eröffnungsperiode (MM von 8-10 cm)

   Keine spontanen Klagen. Erst auf Befragen werden
   unangenehme , aber durchaus erträgliche
   Empfindungen während der Wehe angegeben.

   Periodenweise Klagen über Schmerzen, die durch
   Maßnahmen des Personals geringer werden.

   Klagen über Schmerzempfindungen auch in der
   Wehenpause. Die Schmerzempfindungen können
   durch Maßnahmen des Personals nicht verringert werden.

   Ständiges hysterisches Wehklagen. Ablehnung von
   geburtshilflichen Maßnahmen. Kontakt zum Personal
   nicht mehr vorhanden.

Gleichzeitig bestand eine signifikante Korrelation zwischen der Angst vor der Geburt und der erwarteten Schmerzintensität, der sich wieder besonders auf der affektiven Schmerzebene äußerte ($r = 0{,}30$; $p < 0{,}001$).

Auf die Stärke der unter der Geburt empfundenen Schmerzen, gemessen mittels VAS, hatte die Teilnahme an einem Geburtsvorbereitungskurs dagegen keinen nachweisbaren Einfluss. Auch zwischen der Höhe der erwarteten Schmerzstärke und der erlebten Stärke des Geburtschmerzes bestand keine signifikante Korrelation ($r = -0.01$; $p = 0.952$).

Im Unterschied zur Befragung vor der Geburt bestand unter der Geburt keine signifikante Korrelation zwischen der vorher geäußerten Angst vor der Geburt und der Höhe der tatsächlich erlebten Geburtsschmerzen. ($r = -0.03$; $p = 0.653$).

Das Verhalten der Gebärenden (r=0.43; p<0.001) und das Klagen über Schmerzen unter der Geburt (r=0.34, p<0.001) waren hoch signifikant von der Schmerzintensität abhängig. Je größer die Schmerzen empfunden wurden, desto angespannter und unruhiger war das Verhalten der Kreißenden. Die Teilnahme an Geburtsvorbereitungskursen hatte keinen signifikanten Einfluss auf das Gebärverhalten und das Schmerzklagen unter der Geburt. Das Klagen über Schmerzen korrelierte aber eng mit der vorher geäußerten Schmerzerwartung (r=−0.21, p=0.048). Je weniger Schmerzen die Gebärende erwartet hatte, desto mehr klagte sie über Schmerzen.

Die Höhe der angegebenen Geburtsschmerzen war allein von der Art der Schmerztherapie abhängig. Folgende schmerztherapeutischen Möglichkeiten kamen zur Anwendung in

- 42 % Analgetika gekoppelt mit alternativen Schmerzbehandlungen wie Akupunktur, Massagen, Entspannungsbad oder Aromatherapie
- 27 % Periduralanalgesie (PDA)
- 19 % Analgetika allein
- 6 % Alternativmethoden allein
- 6 % keine Schmerztherapie.

Es machte in der Schmerzbeurteilung keinen Unterschied, ob Analgetika, Alternativmethoden oder deren Kombination zur Anwendung kamen. Einzig Frauen, die eine PDA wählten, und Kreißende ohne jegliche Schmerztherapie klagten über geringere Schmerzen am Ende der Eröffnungsperiode (Abb. 3).

Abbildung 3: Wirksamkeit und Häufigkeitsverteilung der angewendeten Schmerztherapien *p<0,01 zu allen anderen Therapieformen, +p<0,05 zu Analgetika

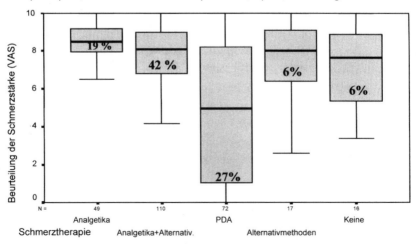

Die Teilnahme an einen Geburtsvorbereitungskurs hatte keinen Einfluss auf die Wahl der Schmerztherapie ($x^2 = 0,50$). Ebenso konnte kein Effekt auf die Erwartungen an und die Zufriedenheit mit einer Schmerztherapie gesichert werden.

Diskussion

Die erwarteten Geburtsschmerzen wurden durch eine Geburtsvorbereitung günstig beeinflusst. Hierfür kann weniger die Aufklärung über Schmerzintensität als vielmehr die Aufklärung über mögliche Bewältigungsstrategien und über die Beseitigung der Geburtsangst verantwortlich sein. Es zeigte sich jedoch, dass die Geburtsvorbereitung und die damit verbundene geringere Schmerzerwartung zu keinem geringerem Schmerzempfinden beitrug.

Unsere Ergebnisse bestätigen Berichte von Astbury (1980) und Davenport-Slack (1974), die ebenfalls keine Unterschiede im Schmerzerleben zwischen vorbereiteten und unvorbereiteten Frauen fanden. Dagegen beschreibt Melzack (1984) eine Schmerzreduktion von bis zu 30 Prozent bei Training nach Lamaze, gemessen mit dem McGill Questionnaire.

Abschließend bleibt festzustellen, dass nur das Angebot und die Qualität der Schmerzbehandlung sowie individuelle Persönlichkeitsmerkmale für Erwartungen, Schmerzempfinden, Gebärverhalten und Therapiezufriedenheit bedeutend waren, nicht jedoch die Teilnahme an Geburtsvorbereitungskursen. Die Vorbereitung und erlernten Atem-, Entspannungs- und Massagetechniken sind demnach entweder zu ineffektiv oder werden nicht konsequent umgesetzt. Sie müssen in ihrer Praktikabilität und Wirksamkeit neu überdacht werden.

Literatur

Astbury, J. (1980): Labour pain. In: Peck, C. & Wallace, M. (Hg.): Problems in pain. London (Pergamon), S. 245–252.

Davenport-Slack, M. S. (1974): Physiological correlates of childbirth pain. In: Psychosom Med 33, S. 3

Dick-Read, G. (1971): Mutterwerden ohne Schmerz. (Hoffmann und Campe), S. 56–76.

Huttel, F. A. (1973): Eine quantitative Auswertung psychoprophylaktischer Geburtsvorbereitung. Dissertation. (Universitätsbibliothek Hamburg).

Loskant, G. (1975): Der Schmerz als geburtshilfliches Problem. In: Med Welt 26, S. 1163.

Melzack, R. (1975): The McGill Questionnaire. In: Pain 1, S. 277–299.

Melzack, R. (1984): the myth of painless childbirth. In: Pain 19, S. 321–336.

Scott, J. & Huskisson E. (1976): Graphic representation of pain. In: Pain 2, 175–184.

Annekathrin Bergner, Martina Rauchfuß, Reinhard Beyer

Subjektive Ursachenzuschreibungen nach Fehlgeburten

Einleitung

Von Fehlgeburten oder Spontanaborten spricht man bei früh eintretenden, ungewollten Schwangerschaftsverlusten bis zur 22. Schwangerschaftswoche. Der größte Anteil von Spontanaborten wird in der Frühschwangerschaft bis zur 12. Schwangerschaftswoche festgestellt (Berle 1988). Sie gehören mit einer Auftretenshäufigkeit von 10 bis 20 Prozent zum Berufsalltag vieler Gynäkologen. Wesentlich seltener wiederholen sich Fehlgeburten in weiteren Schwangerschaften (rezidivierende oder habituelle Aborte, 0,3 bis 1 Prozent aller Frauen; Stirrat 1990). Eine Fehlgeburt trifft viele Frauen unerwartet und wird nicht selten als große Enttäuschung erlebt. Jede Frau versucht, den Schwangerschaftsverlust mit individuellen Bewältigungsmustern zu verarbeiten (Beutel et al. 1992, Lin & Lasker 1996). Einige der Frauen trauern offen um das verlorene Kind, andere reagieren mit Ärger oder Verzweiflung auf das schmerzhafte Ereignis. Wiederum andere versuchen, den Schwangerschaftsverlust zu verleugnen oder sich davon abzulenken. Doch nahezu jede Frau sucht nach Erklärungen und Ursachen für ihre Fehlgeburt. Da nur in seltenen Fällen eindeutige somatische Ursachen für den Schwangerschaftsverlust bestimmt werden können, bleibt viel Spielraum für die Vermutungen und Phantasien der Frauen. Gerade Ereignisse, die durch einen hohen Grad an Ungewissheit und Nicht-Kontrolle gekennzeichnet sind, regen nach Weiner (1985) die Überprüfung vorhandener Erklärungsmuster und die Suche nach weiterer Information an. Subjektive Ursachezuschreibungen (Attributionen) scheinen daher im Rahmen der nach einer Fehlgeburt einsetzenden Verarbeitungsprozesse eine wesentliche Rolle zu spielen.

Madden (1988) sowie James et al. (1995) untersuchten systematisch Zusammenhänge zwischen Attributions- und Bewältigungsmustern nach Fehlgeburten. Depressive Reaktionen mit Störungen des psychischen Gleichgewichts, sozialem Rückzug und Selbstanklagen zeigten bei Madden vor allem Frauen, die dem Partner die Schuld für den Abort gaben oder aber glaubten, sie selbst hätten durch anderes Verhalten die Fehlgeburt verhindern können. In der Studie von James et al. reagierten eher Frauen, die eigene Charakterschwächen oder aber ihren behandelnden Arzt für die Fehlgeburt verantwortlich machten, mit depressiven Bewältigungsmustern auf den Schwangerschaftsverlust. In einer eigenen Untersuchung (Bergner et al. 1999) befragten wir Frauen mit Abortanamnese in den ersten Wochen einer neuen Schwangerschaft. Wir erhielten Hinweise darauf, dass die Attribution der zurückliegenden Fehlgeburt auf variable, d. h. zeitlich veränderliche, Ursachen stark angstreduzierende Wirkung für das Befinden in einer neuen Schwangerschaft zeigt.

In der folgenden Darstellung (1) gehen wir der Frage nach, welche Ursachen Frauen für ihre Fehlgeburt verantwortlich machen und welche Rolle der Prozess der subjektiven Ursachezuschreibung bei der Verarbeitung einer Fehlgeburt spielt. In den zitierten Studien sind Kategorien von Ursachezuschreibungen analog theoretischen Konzepten (z. B. externale vs. internale Attributionen, variabel vs. stabil) formuliert und an die Frauen herangetragen worden. Unser Ziel war es zunächst, im Rahmen einer Fragebogenentwicklung eine große Bandbreite subjektiver Vorstellungen von Frauen zu sammeln, auf Ratingskalen beurteilen zu lassen und daraus über dimensionsreduzierende statistische Verfahren wesentliche Kategorien von Ursachezuschreibungen zu bilden *(Untersuchungsabschnitt I)*. Der so entstandene Fragebogen zur Attribution einer Fehlgeburt wurde in einem *zweiten Untersuchungsabschnitt* gemeinsam mit standardisierten Verfahren, die die psychische Verarbeitung einer Fehlgeburt messen, weiteren Frauen mit zurückliegender Fehlgeburt zur Beantwortung vorgelegt.

Stichproben und Untersuchungsmethoden

In Tabelle 1 werden die Stichproben, Erhebungs- und Auswertungsmethoden der beiden Untersuchungsabschnitte beschrieben.

Ergebnisse und Diskussion

Entwicklung eines Fragebogens zur Attribution der Fehlgeburt

Anhand der Daten von 48 Frauen mit zurückliegender Fehlgeburt (Stichprobe I) konnten aus einem Pool von 46 Items faktorenanalytisch 6 Skalen ermittelt werden, die 61 Prozent der Gesamtvarianz aufklären. In Abbildung 1

Tabelle 1: Untersuchungsabschnitt I und II: Beschreibung der Stichproben,
Erhebungs- und Auswertungsmethoden

	Untersuchungsabschnitt I	Untersuchungsabschnitt II
Ziel	Entwicklung eines Fragebogens zur Attribution der Fehlgeburt	Prüfung von Hypothesen über den Zusammenhang von Attributionsmustern und Verarbeitungsstrategien nach einer Fehlgeburt
Stichprobe	48 Frauen	89 Frauen
letzte Fehlgeburt	Ø vor 12 Monaten	Ø vor 12 Wochen
Schwangerschaftswoche der Fehlgeburt	Ø 10. Woche	Ø 9. Woche
Anzahl Fehlgeburten	eine Fehlgeburt: 38 Frauen (78,3 %) mehr als eine Fehlgeburt: 10 Frauen (21,7 %)	eine Fehlgeburt: 66 Frauen (74,2 %) mehr als eine Fehlgeburt: 23 Frauen (25,8 %)
Erhebungsinstrumente	Vorform des Fragebogens zur Attribution der Fehlgeburt	Fragebogen zur Attribution der Fehlgeburt
		Fragebogen zur Krankheitsverarbeitung (Muthny, 1989), modifiziert
		Beschwerden-Liste (Zerssen, 1976)
		Depressivitäts-Skala (Zerssen, 1976)
Auswertungsmethoden	Faktorenanalyse (Hauptkomponentenmethode, Varimax-Rotation)	T-Test für unabhängige Stichproben
		Korrelation nach Pearson
	Itemanalysen nach Klassischer Testtheorie	

sind die einzelnen Skalen unter Angabe der Skalenreliabilitäten beschrieben.
Die Endform des Fragebogens enthält insgesamt 22 Aussagen. Da die betroffenen Frauen meist mehrere mögliche Ursachen für ihren Schwangerschaftsverlust in Betracht ziehen, soll jede Aussage von den Frauen nach der subjektiven Wahrscheinlichkeit ihres Zutreffens auf einer sechsstufigen Rating-Skala
beurteilt werden.

Abbildung 1: Skalen des Fragebogens zur Attribution einer Fehlgeburt
(rr: Skalenreliabilität (Chronbach-Alpha))

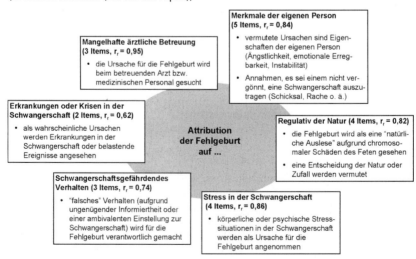

Abbildung 2: Attributionen nach einer Fehlgeburt: Mittelwerte der Skalen des Fragebogens zur Attribution der Fehlgeburt über alle Frauen (n=89)

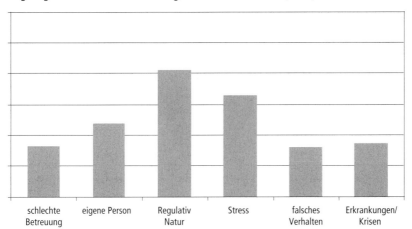

Ursachezuschreibungen nach Fehlgeburten

Am häufigsten führen die im zweiten Schritt untersuchten 89 Frauen (Stichprobe II) ihre Fehlgeburt auf das ›Regulativ Natur‹ zurück, ein Erklärungsmuster, das ihnen oft von ihren behandelnden Gynäkologen gegeben wird. Deutlich seltener wird die Fehlgeburt auf eine mangelhafte ärztliche Betreuung, eigenes schwangerschaftsgefährdendes Verhalten oder Erkrankungen bzw. Krisen in der Schwangerschaft zurückgeführt (Abbildung 2).

Frauen, die wiederholt eine Fehlgeburt erlitten haben, führen diesen Verlust zwar auch am ehesten auf natürliche Regulationsprozesse oder Stress in der Schwangerschaft zurück (Abbildung 3). Sie ziehen aber im Vergleich zu Frauen mit nur einer Fehlgeburt deutlich häufiger Mängel in der ärztlichen

Abbildung 3: Mittelwerte der Skalen des Fragebogens zur Attribution der Fehlgeburt für Frauen mit einer (n=66) und Frauen mit wiederholter Fehlgeburt (n=23)

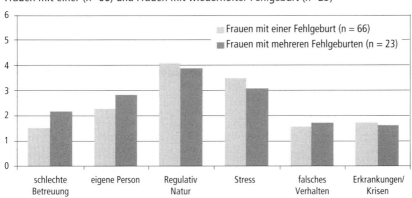

Betreuung (t = –1,9, df = 25,9, p = 0,06) sowie Merkmale ihrer eigenen Person (t = –1,9, df = 87, p = 0,06) in Betracht.

Zusammenhänge zwischen Ursachenzuschreibungen, Verarbeitungsmustern und psychischen und körperlichen Beschwerden nach einer Fehlgeburt

Tabelle 2 enthält die Ergebnisse der korrelationsstatistischen Analysen zwischen den Skalen des Fragebogens zur Attribution einer Fehlgeburt und den Skalen des von uns leicht modifizierten Fragebogens zur Krankheitsverarbeitung (Muthny 1989). Letzterer misst Bewältigungsstrategien, welche die Frauen einsetzen, um den Schwangerschaftsverlust psychisch zu verarbeiten. Des Weiteren wurde geprüft, welche Zusammenhänge zwischen den einzelnen Attributionsmustern und körperlichen beziehungsweise psychischen Beschwerden (Beschwerden-Liste, Depressivitätsskala, Zerssen 1976) existieren.

Frauen, die eine *unzureichende ärztliche Betreuung* für die Fehlgeburt verantwortlich machen, scheinen die Fehlgeburt eher depressiv und resignativ zu verarbeiten. Dieses Attributionsmuster geht mit einer stärkeren Depressivität einher und könnte daher prognostisch ungünstig sein. Möglicherweise empfinden Frauen mit solchen Verarbeitungsmustern eine starke Abhängigkeit von ihrem Arzt, dessen Fachkompetenz sie anzweifeln. Dies könnte die Überzeugung fördern, auch in einer neuen Schwangerschaft einen weiteren Verlust nicht verhindern zu können.

Tabelle 2: Ergebnisse der korrelationsstatistischen Analysen zwischen den Skalen des Fragebogens zu Attribution der Fehlgeburt, des Fragebogens zur Krankheitsverarbeitung sowie der Beschwerden-Liste und Depressivitätsskala

Attribution Verarbeitung (FKV-K)	Mangelhafte ärztliche Betreuung	Merkmale der eigenen Person	Regulativ der Natur	Stress in der Schwangerschaft	Schwangerschafts-gefährdendes Verhalten	Erkrankungen/K risen in der Schwangerschaft
Depressive Verarbeitung	**r = 0,28***	**r = 0,63***	r = -0,1 5	**r = 0,31***	r = 0,12	r = 0,01
Aktives problem - orientiertes Coping	r = 0,18	r = 0,17	r = 0,12	**r = 0,23***	r = -0,05	r = 0,20
Ablenkung/ Selbstaufbau	r = 0,17	**r = 0,29***	**r = 0,23***	r = 0,19	r = 0,15	r = 0,09
Sinnsuche	r = 0,07	r = 0,18	**r = 0,36***	r = 0,16	r = -0,09	r = 0,10
Bagatellisierung/ W unschdenken	r = 0,09	**r = 0,33***	r = -0,04	r = 0,08	r = 0,09	r = -0,01
Resignation, Substanzmiss-brauch	**r = 0,35***	**r = 0,36***	r = 0,20	**r = 0,27***	r = 0,05	r = 0,09
Beschwerden						
Beschwerden-Liste	r = 0,15	**r = 0,69***	r = 0,01	**r = 0,28***	r = 0,20	r = -0,06
Depressivitäts - Skala	**r = 0,30***	**r = 0,67***	r = 0,04	**r = 0,40***	r = -0,0 3	r = -0,1 0

* signifikant bei p = 0,05

Frauen, die sich selbst die Schuld am Schwangerschaftsverlust geben *(»Merkmale der eigenen Person«)* neigen eher zu schuldhaft-depressiven, resignativ-verleugnenden und selbstschädigenden Verarbeitungsmustern. Diese Frauen leiden gleichzeitig unter psychosomatischen und depressiven Beschwerden. Auch Attributionen dieser Kategorie können als Ausdruck einer depressiven Verarbeitung in Hinblick auf die psychische Anpassung nach einer Fehlgeburt als prognostisch ungünstig beurteilt werden.

Frauen, die sich ihre Fehlgeburt durch natürliche Regulationsprozesse erklären können, verfügen offenbar über effizientere Bewältigungsstrategien wie emotionaler Selbstaufbau, Selbstermutigung und Sinnsuche. Diese am häufigsten vorkommende Erklärung scheint Frauen zu entlasten und dem Schwangerschaftsverlust einen Sinn zu geben. Da dieses Attributionsmuster nicht mit Beschwerden assoziiert ist, scheint es hinsichtlich der Wiedererlangung des psychischen Gleichgewichts prognostisch günstig zu sein.

Frauen, die die Fehlgeburt auf *Stress in der Schwangerschaft* zurückführen, zeigen depressive und resignative Verarbeitungsmuster, aber auch aktive problemorientierte Strategien. Sie weisen ausgeprägte psychische und körperliche Beschwerden auf, die entweder auf die depressive Verarbeitung oder aber auf eine noch anhaltende körperliche beziehungsweise seelische Belastung der Frauen zurückgeführt werden können.

Bevorzugte Attributionen auf die Kategorien *schwangerschaftsgefährdendes Verhalten* und *Erkrankungen oder Krisen in der Schwangerschaft* lassen keinen Zusammenhang zu spezifischen Verarbeitungsmustern erkennen.

Ursächliche Erklärungen haben im Wesentlichen die Funktion, bedrohliche Lebensereignisse in einen Sinnzusammenhang einzuordnen (Wolf Steiner 1994). Verantwortungszuschreibungen haben dabei eine emotionsregulierende Funktion, die der Aufrechterhaltung des Selbstwertgefühls und dem Schutz vor Gefühlen der Ohnmacht, Schuld und Angst dienen. Unsere Ergebnisse zeigen, dass nur die Attribution der Fehlgeburt auf körperliche Regulationsprozesse, die in diesem Zusammenhang meist als eine »sinnvolle Einrichtung der Natur« verstanden werden, eine solch adaptive Funktion erfüllt. Frauen hingegen, die sich selbst, ihrem behandelnden Arzt oder Belastungen in der Schwangerschaft die Schuld am Schwangerschaftsverlust geben, leiden unter Selbstanklagen und Minderwertigkeitsgefühlen und fühlen sich vermutlich im Hinblick auf eine neue Schwangerschaft ohnmächtig ihrem Schicksal ausgeliefert. Diese mit eigener bzw. fremder Schuld behafteten Erklärungsmuster sind eng verwoben mit resignativen, verleugnenden und zum Teil selbstschädigenden Verarbeitungsmustern. Sie dienen vermutlich der Abwehr von starker Enttäuschung und Wut und verhindern dabei gleichzeitig eine emotionale Auseinandersetzung mit dem Verlust und seinen Folgen, in deren Resultat eine Anerkennung des schmerzhaften Verlustes und eine Gefasstheit hinsichtlich neuer Schwangerschaften stünde. Besonders stark sind Frauen betroffen, die aufgrund des wiederholten Verlustes ihrer Schwangerschaft den, wie ihnen vermittelt wird, nur in seltenen Fällen vorkommenden natürlichen Ausleseprozessen keinen Glauben mehr schenken können.

Schlussfolgerungen

Ursachezuschreibungen können als kognitive Auseinandersetzung mit einer Fehlgeburt verstanden werden und sind Teil des nach einer Fehlgeburt einsetzenden Verarbeitungsprozesses. Hier können mit dem wenig aufwendigen Mittel der ärztlichen Aufklärung effiziente Bewältigungsstrategien gefördert werden. Eine Aufklärung der Frauen über mögliche Ursachen einer Fehlgeburt in der gynäkologischen Sprechstunde ist daher ein wichtiges Moment. Dabei ist der Verweis auf die Häufigkeit chromosomaler Schäden und des Auftretens von Fehlgeburten entlastend, wenn damit nicht die Bedeutung des Verlustes für die Frauen heruntergespielt wird. Die Förderung des Gefühls der Selbstkompetenz (etwas gegen die Wiederholung der Fehlgeburt tun können) scheint bei Frauen, die sich selbst, ihr (Lebens-) Schicksal oder ihren behandelnden Arzt für die Fehlgeburt verantwortlich machen, besonders wichtig. Da Frauen nach wiederholten Fehlgeburten eher zu ungünstigen Attribuierungen wie Selbstanklagen und Anklagen des Arztes neigen, sind nach einer angemessenen körperlichen Untersuchung intensivere Gespräche über Aborturssachen und die Bedeutung für zukünftige Schwangerschaften indiziert.

Anmerkung

Es handelt sich um Zwischenergebnisse der laufenden Studie »Fehlgeburten, ihre Verarbeitung und die Folgen für eine neue Schwangerschaft«

Literatur

Bergner, A.; Rudolf, H.; Rauchfuß, M. & Beyer, R. (1999): Auswirkungen von Fehlgeburten auf das Befinden und Erleben in einer neuen Schwangerschaft. In: Bodden-Heidrich, R.; Rechenberger, I. & Bender, H. G.: Psychosomatische Gynäkologie und Geburtshilfe. Gießen (Psychosozial-Verlag).

Berle, P. (1988): Spontanabortrate in der Frühschwangerschaft. In: Gynäkologe 21, S. 93–98.

Beutel, M.; Deckardt, R.; Schaudig, K.; Franke, S. & Zauner, R. (1992): Trauer, Depressivität und Angst nach einem Spontanabort. Eine Studie über systematische Erfassung und Einflußfaktoren. In: Psychother Psychosom 42, S. 158–166.

James, D. S. & Kristiansen, C. M. (1995): Women's Reactions to Miscarriage: The Role of Attributions, Coping Styles, and Knowledge. In: Journal of Applied Social Psychology 25 (1), S. 59–76.

Lin, S. X. & Lasker, J. N. (1996): Patterns of grief reaction after pregnancy loss. In: Am J Orthopsychiat 66, S. 262–271.

Madden, M. E. (1988): Internal and external attributions following miscarriage. In: Journal of Social and Clinical Psychology 7 (2,3), S. 113–121.

Muthny, F. A. (1989): Freiburger Fragebogen zur Krankheitsverarbeitung. Weinheim. (Beltz-Test).

Stirrat, G. M. (1990): Recurrent miscarriage: definition and epidemiology. In: Lancet 336, S. 673–675.

Weiner, B. (1976): Theorien der Motivation. Stuttgart (Klett-Verlag).

Wolf Steiner, C. (1994): Kausalattribution und Krankheitsverarbeitung bei Brustkrebspatientinnen. Ergebnisse einer Längsschnittstudie. Zentralstelle der Studentenschaft, Zürich.

Zerssen, D. v. (1976): Die Beschwerden-Liste. Weinheim (Beltz-Test).

Zerssen, D. v. (1976): Die Paranoid-Depressivitäts-Skala. Weinheim (Beltz-Test).

Rafael Watrowski, Anke Rohde

Psychische Befindlichkeit der Risikoschwangeren

Einführung

Jede Schwangerschaft bedeutet für die werdende Mutter und ihre Umgebung eine Lebensveränderung. Es ändern sich Lebensperspektiven und Bedürfnisse, Körperwahrnehmung und Paarbeziehung. Es öffnet sich eine neue Mutter-Kind-Dimension. Nicht selten entstehen dabei schwangerschaftsbezogene innere und äußere Konfliktsituationen, die ohne situationsgerechte Bewältigungsstrategien schwer überwindbar sind. Eine bedrohte Schwangerschaft (vorzeitige Wehen, Infektion, Präeklampsie usw.) stellt Körper und Psyche der Schwangeren vor eine besondere Herausforderung. Der Schwangerschaftsverlauf kann von psychosozialen Faktoren sowohl positiv als auch negativ beeinflusst werden (Bocking 1998, Paarlberg et al. 1995, Rauchfuß 2000). Die normalen und pathologischen Erscheinungen während der Schwangerschaft, die im Zusammenhang mit der veränderten hormonalen und funktionalen Situation des mütterlichen Körpers sowie mit der Entwicklung des autonomen Kindesorganismus im Mutterleib stehen, können die psychischen Symptome verstärken oder vortäuschen (Klein & Essex 1994). Die Erfassung von Angst- und Depressionssymptomatik sowie die Einschätzung des Wohlbefindens insgesamt sollten daher beim holistischen Therapieansatz der Risikoschwangerschaft der erste Schritt sein. Die vorliegende Untersuchung hatte zum *Ziel*, die Verbreitung von Befindlichkeitsstörungen in einer Gruppe von Risikoschwangeren zu erfassen und diese in Vergleich mit einem Kontrollkollektiv zu setzen.

Patientinnen und Methodik

Die Studiengruppe bestand aus 126 Patientinnen, die 1998 bis 1999 wegen einer Risikoschwangerschaft in die Perinatale Klinik der Medizinischen Hoch-

Tabelle 1: Soziodemographische Daten des Untersuchungskollektivs und der Kontrollgruppe

		Risikoschwangere	Kontrollgruppe
Patientinnenzahl		126	102
Alter	Arithmetisches Mittel (± Standardabweichung)	27,1 (± 5,5) J.	22,2 (± 4,0) J.
	Median (Minimum-Maximum)	26 (17-43) J.	22 (15-31)
Familienstand	Ledig	17 (13,5 %)	75 (73,5%)
	Verheiratet	109 (86,5 %)	26 (25,5%)
	Geschieden	0 (0%)	1 (1%)
Schulbildung *	Niedrig	34 (27,0 %)	25 (24,5%)
	Mittel	57 (45,2 %)	60 (58,8%)
	Hoch	30 (23,8 %)	17 (16,7%)
	Fehlende Daten	5 (4,0 %)	
Eigeneinschätzung der materiellen Lage	Sehr schlecht	1 (0,8 %)	2 (2%)
	Schlecht	16 (12,7 %)	16 (15,7%)
	Gut	96 (76,2 %)	78 (76,4%)
	Sehr gut	13 (10,3 %)	6 (5,9%)

* Schulbildungs-Niveau: *niedrig* – Grundschule/Berufsschule ohne Abitur; *mittel* – Schulabschluss mit Abitur/letzte Klasse einer Schule, die einen solchen Abschluss garantiert; *hoch* – Hochschulabschluss mit Magistertitel/zwei letzte Studienjahre eines Magisterstudiums

schule Posen aufgenommen wurden. Aufnahmegrund in die Klinik waren in den meisten Fällen (82 %) vorzeitige Wehen (mit/ohne vorzeitigen Blasensprung bzw. andere Komorbidität). Die Diagnosenstruktur des Risikoschwangerschaftskollektivs hatte keinen Einfluss auf die untersuchten Parameter. Die Kontrollgruppe umfasste 101 konsekutiv aufgenommene Patientinnen, die wegen gynäkologisch-endokriner Störungen hospitalisiert wurden. Ausgeschlossen wurden jeweils Frauen mit psychiatrisch belasteter Anamnese. Die soziodemographischen Charakteristika der beiden Patientinnenkollektive wurden in Tabelle 1 zusammengefasst.

Die meisten Risikoschwangeren waren Primigravidae (41 %), jede Vierte war zum zweiten und jede Fünfte zum dritten Mal schwanger, wobei genau 50 Prozent aller Multigravidae zumindest eine Fehlgeburt erlitten haben. Die meisten Schwangerschaften waren geplant (68 %). Das durchschnittliche Gestationsalter betrug in unserer Studie 33 SSW.

Neben dem semistrukturierten Fragebogen (Fälle), bzw. einem Interview (Kontrollen) zur Erfassung von anamnestischen und soziodemographischen Daten, wurden die polnischen Übersetzungen (Jarema et al. 1997, Karakula et al. 1996) von zwei Selbstbeurteilungsskalen verwendet, die speziell zur psychometrischen Diagnostik von somatisch Kranken entwickelt wurden: Hospital Anxiety and Depression Scale (HADS) und WHO (Bradley) Well-being Index. Die HADS besteht aus zwei Subskalen (Angst/Depression). Die Bradley-Skala besteht aus vier Unterskalen zur Einschätzung von »negativen« und »positiven« Befindlichkeitskomponenten (Depression/Angst/Energie/»Positiv-

Tabelle 2: Schwangerschaftsbezogene Daten (Untersuchungskollektiv, n=126)

Schwangerschaftswoche	Arithm. Mittel (± Standardabweichung)		30,9 (± 6,9) SSW
	Median (Minimum – Maximum)		33 (6 – 42) SSW
Zahl der Schwangerschaften, einschl. der aktuellen	Arithm. Mittel (± Standardabweichung)		2,1 (± 1,2)
	Median (Minimum – Maximum)		2 (1 - 8)
	1. Schwangerschaft		52 (41,3%)
	2. Schwangerschaft		32 (25,4%)
	3. Schwangerschaft		28 (22,2%)
	4. Schwangerschaft		8 (6,3%)
	5. Schwangerschaft		5 (4,0%)
	8. Schwangerschaft		1 (0,8%)

Vorausgegangene Aborte			% der Multigravidae (n=74)	% des Untersuchungs-kollektivs (n=126)
	Insgesamt	37	50,0%	29,4 %
	1. Fehlgeburt	32	43.2 %	25,4 %
	2. Fehlgeburten	4	5,4 %	3,2 %
	3. Fehlgeburten	1	1,4 %	0,8 %

Geplantheit der Schwangerschaft	Geplant	69 (54,8 %)
	Eher geplant	17 (13,5 %)
	Eher nicht geplant	18 (14,3 %)
	Nicht geplant	22 (17,5 %)

es Befinden«). Zur statistischen Auswertung der Ergebnisse wurden folgende Tests eingesetzt: U-Test nach Mann-Whitney, Rangkorrelationskoeffizienten nach Spearman (rho) und Kendall (tau).

Ergebnisse

Risikoschwangere vs. Kontrollkollektiv

Bei Cutoff-Werten HADS-A≥11 und HADS-D≥9 waren 35,5 Prozent Risikoschwangere gegen 17,9 Prozent Kontrollen (p=0,01) wegen ausgeprägter *Angst* und 21,8 Prozent Risikoschwangere gegen 0,0 Prozent Kontrollen (p=0,0001) wegen *Depression* auffällig.

Bei Risikoschwangeren waren die Angst- und Depressionswerte in beiden Skalen höher, die Energie-Werte in der Bradley-Skala dagegen niedriger als in der Kontrollgruppe. Es bestand kein signifikanter Unterschied hinsichtlich der Bradley-Scores für positive Befindlichkeit.

Die mit beiden Untersuchungsinstrumenten erbrachten Gesamtwerte bestätigten die Ergebnisse in den Unterskalen: für Risikoschwangere lieferte die »negativsensible« HADS höhere Gesamtwerte, während der »positivsensible« WHO (Bradley) Well-being Index insgesamt niedriger ausfiel.

Tabelle 3: Häufigkeit der auffälligen Symptomatik in den HADS-Subskalen für Angst und Depression

	HADS-A≥11	HADS-A≥8	HADS-D≥9	HADS-D≥8
Risikoschwangere	35,5 %	62 %	22 %	28 %
Gynäkologisch-endokrinologische Patientinnen	18 %	36 %	0 %	4.5 %
Weibliche Allgemeinpopulation bis 39. Lebensjahr (Hinz/ Schwarz 2001)	5,3 %	-	7,1 %	-
Internistische Patientinnen (Karakula et al. 1996)	-	68 %	-	57 %
Postpartale Frauen (Harris et al. 1992)	30%	-	20 %	-
Postmenopausale Patientinnen (Trombelli et al. 1992)	39 %	69 %	16% (≥11)	41 %

Studienkollektiv intern

Die meisten untersuchten Risikoschwangeren empfanden Interesse/Zuwendung seitens des Kindesvaters (97 %) und der eigenen Familie (95 %).

Die Zuwendung der Familie der Schwangeren war für die stärksten und signifikantesten *Korrelationen* (r≥0,3; p<0,01) mit allen, vorwiegend aber den positiven Befindlichkeitsaspekten verantwortlich. Die Zuwendung des Kindesvaters korrelierte mit dem »positiven Befinden« in der Bradley Skala (r=0,25; p=0,006). Auf die Gesamtergebnisse der Depressivitätsskalen (Bradley, HADS-D), der Angstskala (HADS-A) und das positive Befinden wirkte die materielle Lage der Patientin ein (r>0,2; p<0,05). Die Parität korrelierte negativ mit der positiven Befindlichkeit (r=−0,3; p=0,0004) und positiv mit Depressivität (r=0,2; p=0,04). Andere Einflussgrößen, wie (Gestations-)Alter oder Schulbildung, veränderten lediglich die Einzelitemwerte.

Tabelle 4: Mittelwerte (mit Standardabweichung) der Fall- und Kontrollgruppe/Differenzvergleich im U-Mann-Whitney-Test

	Risikoschwangere Arithm. Mitt. (± SA)	Kontrollen Arithm. Mitt. (±SA)	Signifikanzniveau im U-Mann-Whitney-Test
HADS-Angst	8,7 (± 4,4)	6,3 (± 3,7)	p = 0,0003
HADS-Depression	5,6 (± 3,6)	2,9 (± 2,3)	p = 0,000000
HADS-Gesamt	14,3 (± 7,4)	9,2 (± 5,4)	p = 0,000004
Bradley-Depression	5,5 (± 3,4)	4,0 (± 2,5)	p = 0,0007
Bradley-Angst	6,4 (± 4,4)	5,2 (± 3,5)	p = 0,047
Bradley-Energie	7,1 (± 2,9)	8,5 (± 2,6)	p = 0,001
Bradley-Positive Bef.	13,2 (± 3,6)	13,0 (± 3,3)	p = 0,43 (n.s.)
Bradley-Gesamt	44,5 (± 11,8)	48,4 (± 9,8)	p = 0,009

Tabelle 5: Von der Schwangeren empfundene(s) Interesse/Zuwendung/Unterstützung durch Kindesvater und Familie

N= 126	Ja	Eher Ja	Eher Nein	Nein
Kindesvater	114 (90,5 %)	8 (6,3 %)	3 (2,4 %)	1 (0,8 %)
Familie	98 (77,8 %)	22 (17,5%)	6 (4,8 %)	0 (0 %)

Hinsichtlich der qualitativen Merkmale konnten in der Studiengruppe folgende signifikatne (p< 0,05) *Unterschiede* beobachtet werden: Die verheirateten Schwangeren waren weniger ängstlich und depressiv (Bradley-A 6,1±4,4, HADS-D 5,3±0,7) als die ledigen (Bradley-A 8,3±3,8, HADS-D 7,7±0,8). Sie verspürten auch mehr Energie (Bradley-E 7,3±2,9 vs. 5,6±2,2). Antidepressiv wirkte sich die Geplantheit der Schwangerschaft aus (HADS-D 5,1 ±3,0 gegen 6,7±4,4). Dementsprechend war die positive Befindlichkeit in der Bradley-Skala bei geplanten Schwangerschaften stärker betont (13,8±3,3 vs. 11,9±3,9). Die vorausgegangene (meistens nur eine) Fehlgeburt hing mit höheren HADS-Angst-Scores und niedrigeren Werten für positives Befinden (Bradley-Skala) zusammen, jedoch nur auf der Ebene der Einzelitems. Auffallend waren die Punkte 3, 17 und 18 des WHO (Bradley) Well-being Indexes – 3: »Ich konnte klar denken«, 17: »Ich war glücklich und zufrieden mit meinem Leben« und 18: »Ich fühlte mich meiner Lebenssituation gut angepasst«, da sie in fast allen Vergleichen und Zusammenhängen auftauchten. Steigernd auf alle drei wirkten: gute materielle Lage, Zuwendung des Kindesvaters und der Familie, Geplantheit der Schwangerschaft und keine vorausgegangenen Aborte. Höhere Parität verminderte dagegen Gedankenklarheit, Lebenszufriedenheit und -angepasstheit.

Diskussion

Je nach angenommenem – da keine endgültigen Empfehlungen vorliegen (Herrmann et al. 1995, Hinz & Schwarz 2001) – Cutoff-Wert litten 36 bis 62 Prozent aller untersuchten Risikoschwangeren an ausgeprägter Ängstlichkeit und 21 bis 28 Prozent an depressiven Symptomen. Das bedeutet, dass die antepartale Verbreitung von Angst und Depression bei Risikoschwangeren zumindest so groß ist, wie bei postpartalen Frauen (HADS-A ≥11 – 30 Prozent, HADS-D ≥9 – 20 Prozent) und sich den Werten für das Klimakterium (HADS-A ≥8 – 69 Prozent, HADS-D ≥8 – 41 Prozent) annähert (Herrmann et al. 1995). Die Kohortenstudien unterstützen diese Beobachtungen (Evans 2001, Josefsson et al. 2001). Sogar beim komplikationsarmen Schwangerschaftsverlauf treten in der 32. SSW die erhöhten Werte für Depression bei 9 bis 13 Prozent der Schwangeren auf, d. h. anderthalbmal so häufig wie acht Wochen nach der Entbindung. In unserer Studie betrug das durchschnittliche Gestationsalter 33. SSW – die Schwangeren bekamen also zum Zeitpunkt der größten Depressionshäufigkeit mit vorzeitigen Wehen u.a. zu kämpfen. So wundern auch die Studienergebnisse von Crandon nicht: unter Schwangeren mit hohen Angstniveaus sind Komplikationen wie Präeklampsie, protrahierte Geburt/ Geburtsstillstand oder postpartale Blutungen signifikant häufiger

(Crandon 1979). Am häufigsten wird der mütterliche Stress mit Frühgeburtlichkeit und dem niedrigen Geburtsgewicht des Babys (»kleine Frühgeburten«, low birth weight) assoziert (Copper et al. 1996, Wadhwa et al. 1993).

Offensichtlich waren in unserer Studie die Schwangerschaften für die Multiparae (unabhängig vom ihrem Alter) belastender. Die Irrelevanz des mütterlichen Alters, der Schulbildung und der geburtshilflichen Komplikationen für die Ausprägung der Befindlichkeitsstörungen beobachteten Georgas et al. (1984). Durch die gefundenen Korrelationen aller Befindlichkeitsscores mit der Zuwendung des Kindesvaters und der Familienmitglieder sowie mit der materiellen Lage wurde in unserer Untersuchung deren Rolle entsprechend gewürdigt. In einer anderen Studie konnte die Anzahl der Frühgeburten durch unterstützende psychologische Betreuung der Risikoschwangeren halbiert werden. (Mamelle et al. 1997)

Der Häufigkeitsanstieg der Angst- und Depressionssymptomatik während der Schwangerschaft trug bisher weder zu einer zufriedenstellenden Veränderung des Betreuungskonzeptes der Risikoschwangeren, noch zur Entwicklung neuer Therapiestrategien bei. Besondere Beachtung verdient der mögliche Einfluss der (neuro)endokrinen Korrelate von Angst und Depression auf die Schwangerschaftskomplikationen. Vor allem die Rolle der zentralen stressinduzierten Freisetzung von CRH und der Aktivierung der Stressachse bei Entstehung der vorzeitigen Uteruskontraktionen (Bocking 1998) sowie der indirekte Einfluss der durch Angst und Befindlichkeitsstörungen bedingten Immunabwehrstörungen mit einhergehendem Infektionsrisiko auf vorzeitige(n) Blasensprung/Wehen sollte untersucht werden (Dudley 1999, Paarlberg et al. 1995). Die erhöhten Niveaus von Angst und Depression in der Schwangerschaft könnten – auf umgekehrtem Wege – auch als Resultat der plazentaren Freisetzung von CRH auf das mütterliche ZNS gesehen werden. Unsere Studie bestätigt, dass mit den häufigen Befindlichkeitsstörungen der Risikoschwangeren ein ernstzunehmendes klinisches Problem vorliegt. Wegen ihrer Verbreitung und Ausprägung sollten die psychischen Symptome im Verlauf jedes diagnostisch-therapeutischen Prozesses in der Geburtshilfe erfasst werden und auf ihre klinische Relevanz hinterfragt werden. Für die Forschung stellt der enge Zusammenhang zwischen psychischen Befindlichkeitsstörungen und Schwangerschaftskomplikationen (insbesondere drohender Frühgeburt) ein verlockendes und wahrscheinlich fruchtbares Feld dar.

Literatur

Bocking, A. D. (1998): Preterm labour: recent advances in understanding of pathophysiology, diagnosis and managment. In: Current Opininion in Obstetetrics and Gynecology 10, S. 151–156.

Copper, R. L.; Goldenberg, R. L.; Das, A.; Elder, N.; Swain, M.; Norman, G.; Ramsey, R.; Cotroneo, P.; Collins, B. A.; Francee, J.; Jones, P. & Meier, A. (1996): The preterm prediction study: Maternal stress is associated with spontaneous preterm birth at less than thirty-five weeks' gestation. In: American Journal of Obstetetrics and Gynecology 175, S.1286–1292.

Crandon, A. J. (1979): Maternal anxiety and obstetric complications. In: Journal of Psychosomatic Research 23, S. 109–111.

Dudley, D. J. (1999): Immunoendocrinology of preterm labor: The link between corticotropin-releasing hormone and inflammation. In: American Journal of Obstetrics and Gynecology 180, S. 251–256.

Evans, J.; Heron, J.; Francomb, H.; Oke, S. & Golding J (2001): Cohort study of depressed mood during pregnancy and after childbirth. In: British Medical Journal 323, S. 257–260.

Georgas, J.; Giakoumaki, E.; Georgoulias, N.; Koumandakis, E. & Kaskarelis, D. (1984): Psychosocial Stress and Its Relation to Obstetrical Complications. In: Psychotherapy and Psychosomatics 41, S. 200–206.

Herrmann, C.; Buss, U. & Snaith, R.P. (1995): HADS-D-Hospital Anxiety and Depression Scale – Deutsche Version; ein Fragebogen zur Erfassung von Angst und Depressivität in der somatischen Medizin. Testdokumentation und Handanweisung. Bern (Huber).

Hinz, A. & Schwarz, R. (2001): Angst und Depression in der Allgemeinbevölkerung. Eine Normierungsstudie zur Hospital Anxiety and Depression Scale. In: PPmP Psychotherapie Psychosomatik Medizinische Psychologie 51, S.193–200.

Jarema, M.; Szafranski, T.; Waszkiewicz-Bialek, E., Marciniak, A. & Roslaniec, D. (1997): Badanie dobrego samopoczucia pacjentow z rozpoznaniem schizofrenii lub depresji za pomoca skali Bradley – doniesienie wstepne. (Evaluation of the well-being of schizophrenic or depressive patients with Bradley's questionnaire – a pilot study). In: Psychiatria Polska 31, S. 87–96.

Josefsson, A.; Berg, G.; Nordin, C. & Sydsjö, G. (2001): Prevalence of depressive symptoms in late pregnancy and postpartum. In: Acta Obstetricia et Gynecologica Scandinavica 80, S.251–255.

Karakula, H.; Grzywa, A.; Spila, B.; Baszak, J.; Gieroba, A.; Kosikowski, W. & Jedrych, M. (1996): Zastosowanie Skali Leku i Depresji – HADS w chorobach psychosomatycznych. (The application of Hospital Anxiety and Depression scale in psychosomatic disorder). In: Psychiatria Polska 30, S. 653–668.

Klein, M. H. & Essex, M. J. (1994): Pregnant or depressed? The effect of overlap between symptoms of depression and somatic complaints of pregnancy on rates of major depression in the second trimester. In: Depression 2, S. 308–314.

Mamelle, N.; Segueilla, M.; Munoz, F. & Berland, M. (1997): Prevention of preterm birth in patients with symptoms of preterm labor – The benefits of psychological support. In: American Journal of Obstetetrics and Gynecology 177, S. 947–952.

Paarlberg, K. M.; Vingerhoest, A. J.; Passchier, J.; Dekker, G. A. & van Geijn, H. P. (1995): Psychosocial factors and pregnancy outcome: A Review with emphasis on methodological issues. In: Journal of Psychosomatic Research 39, S. 563–595.

Rauchfuß, M. (2000): Vorzeitige Wehen und Frühgeburt – eine psychosomatische Störung? Forschungsergebnisse und klinische Erfahrungen. In: Weidner, K., Hellmann, V.; Schuster, D.; Dietrich, C. & Neises, M. (Hg.):Psychosomatische Gynäkologie und Geburtshilfe. Gießen (Psychosozial), S. 63–76.

Trombelli, L. S.; Mandrioli, S.; Zangari, F.; Saletti, C. & Calura, G. (1992): Sintomi orali in climacterio: Studio di prevalenza. [Oral symptoms in the climacteric. A prevalence study]. In: Minerva Stomatologia 41, S. 507–513.

Wadhwa, P. D.; Sandman, C. A.; Porto, M.; Dunkel-Schetter, C. & Garite, T. J. (1993): The association between prenatal stress and infant birth weight and gestational age at birth: a prospective investigation. In: American Journal of Obstetrics and Gynecology 169, S. 858–865.

Rafael Watrowski, Anke Rohde

Well-being Index und Hospital Anxiety and Depression Scale

Bei gynäkologischen und geburtshilflichen Patientinnen

Einführung

Die in Gynäkologie und Geburtshilfe öfter übersehenen psychischen Symptome können sowohl Ausdruck des vorhandenen Leidens als auch Ursache vieler als »idiopathisch« geltenden Störungen sein. Die Erfassung der negativen und positiven psychischen Befindlichkeit (Angst, Depression, Energie, Wohlbefinden) im Rahmen der Frauenheilkunde erfordert praktikable Instrumente. Da im Kreißsaal oder bei der Klinikaufnahme nur selten viel Zeit zur Verfügung steht, sind kurze, zuverlässige und verständliche Selbstbeurteilungsskalen die erste Wahl. Sie sollten sich durch gute teststatistische Qualitäten auszeichnen, die konvergierende körperliche und psychische Symptomatik ausblenden, und eine klare Abgrenzung/Zuordnung der psychischen Symptome möglich machen. Das Ziel unserer Studie war, die interne und externe Validität von zwei speziell für den Einsatz in der »somatischen« Medizin entwickelten Tests – der HADS und der Bradley-Skala – im gegebenen Kollektiv zu überprüfen und miteinander zu vergleichen.

Patientinnenkollektiv und Methodik

In zwei Gruppen (Gynäkologische Endokrinologie und Perinatologie, Medizinische Hochschule Posen) von insgesamt 228 Patientinnen wurde die Validität von WHO (Bradley) Well-being Index (n = 227) und Hospital Anxiety and Depression Scale (HADS) (n = 191) untersucht. Die soziodemographische Charakteristik des Untersuchungskollektivs wurde in Tabelle 1 zusammengefasst.

Hospital Anxiety and Depression Scale
Die HADS ist ein von Zigmond und Snaith (1983) konstruiertes psychometrisches Instrument, das 14 Items enthält, je sieben pro Angst- und De-

Tabelle 1: Soziodemographische Charakteristik des Patientinnenguts

		n = 228	
Alter	Arithmetisches Mittel	24,9 Jahre	
	Standardabweichung	5,4 Jahre	
	Median	24 Jahre	
	Minimum	15 Jahre	
	Maximum	43 Jahre	
Familienstand	Ledig	92	40,4 %
	Verheiratet	135	59,2 %
	Geschieden	1	0,4 %
Schulbildung*	Niedrig	59	25,9 %
	Mittel	117	51,3 %
	Hoch	47	20,6 %
	Fehlende Daten	5	2,2 %
Eigeneinschätzung der materiellen Lage	Sehr schlecht	3	1,3 %
	Schlecht	32	14,0 %
	Gut	174	76,3 %
	Sehr gut	19	8,3 %

* Schulbildungs-Niveau: *niedrig* – Grundschule/Berufsschule ohne Abitur; *mittel* – Schulabschluss mit Abitur/letzte Klasse einer Schule, die einen solchen Abschluss garantiert; *hoch* – Hochschulabschluss mit Magistertitel/zwei letzte Studienjahre eines Magisterstudiums

pressivitäts-Subskala. Die Fragen sind in alternierender Abfolge angeordnet und sollen auf einer vierstufigen (0 bis 3) Ausprägungsskala beantwortet werden. So ergibt sich für jede Subskala der mögliche Wertebereich von 0 bis 21. Der Beurteilungszeitraum ist jeweils »die letzte Woche«. Die Autoren empfehlen, jede Subskala getrennt zu interpretieren (Snaith 1990). Für die HADS liegen bisher über 200 Studien vor, die ihre Eignung in verschiedenen Patientenkollektiven bestätigen (Hinz 2001). In Gynäkologie und Geburtshilfe wurde die HADS bei gesunden Schwangeren, Schwangeren vor einer Interruptio und nach Spontanabort, bei Wöchnerinnen, bei gynäko-onkologischen Patientinnen sowie bei postmenopausalen Frauen angewandt (Herrmann 1995). Es wurde allerdings keine Validerung der HADS in diesen Kollektiven vorgenommen.

WHO (Bradley) Well-being Index

Auch für diese Skala liegen bisher keine Studien vor, die ihre Validität in gynäkologisch-geburtshilflichen Kollektiven überprüft hätten. Der WHO Well-being Index wurde zum ersten Mal in Clare Bradleys *Handbook of psychology and diabetes* (1994) veröffentlicht und wurde u.a. von der WHO zur Erfassung des Wohlbefindens bei Gesunden und somatisch Kranken empfohlen (Heun et al. 1999). Der Well-being Index besteht aus vier Subskalen: für Depression (Items 1 bis 6), Angst (Items 7 bis 12), Energie/Vitalität (Items 13 bis 16) und Positives Wohlbefinden (Items 17 bis 22). Auch hier sind die Ant-

Tabelle 2: Kenngrößen für die Hospital Anxiety and Depression Scale (n = 191)

n=191	Mittel	Standardabweichung	Median	Minimum	Maximum	1.Quartil	3.Quartil
HADS-Angst	7,8 (4,6)	4,3 (3,2)	8 (4)	0	20	4 (2)	11 (6)
HADS-Depression	4,6 (3,2)	3,5 (3,1)	4 (3)	0	20	2 (1)	6 (5)
(HADS-Total)	12,5	7,2	12	0	40	7	17

wortmöglichkeiten auf einer vierstufigen Skala (0 bis 3) ordinal skaliert und beziehen sich auf einen Zeitraum von den »letzten paar Wochen«. Die Ergebnisse in einzelnen Unterskalen sowie das Gesamtergebnis entstehen durch Addieren bzw. Subtrahieren der Itemwerte nach dem vorgegebenen Schlüssel (Bradley & Gamsu 1994).

Statistische Auswertung

Es wurden Cronbachs alpha-Koeffizienten zur Bestimmung der internen Konsistenz berechnet. Anschließend wurde die Faktoranalyse mit Varimax-Rotation durchgeführt und die externe Validität der untersuchten Skalen überprüft durch Korrelierung der HADS- und Bradley-Ergebnisse mit denjenigen in Beck Depression Inventory (BDI) und Hamilton Depression Scale (HDS).

Ergebnisse

Die mittels der HADS erbrachten Werte lagen in beiden Unterskalen (für Depressivität und insbesondere für Angst) über den von Hinz & Schwarz (2001) erbrachten Normwerten für die gleichaltrige weibliche Allgemeinpopulation. Diese Werte wurden in Tabelle 2 bereitgestellt (in Klammern stehen jeweils Werte für die deutsche Frauen-Allgemeinpopulation, da Vergleichwerte für die kulturnahe polnische Population fehlen).

Die in Tabelle 3 zusammengefassten Ergebnisse für die Bradley Skala zeigen, dass bei den von uns untersuchten jungen gynäkologisch-geburtshilflichen

Tabelle 3: Kenngrößen für die Hospital Anxiety and Depression Scale (n = 191)

n=227	Mittel	Standardabweichung	Median	Minimum	Maximum	1.Quartil	3.Quartil
Bradley-Depression	4,8 (2,1)	3,1 (2,5)	4 (1)	0 (0)	14 (13)	2	7
Bradley-Angst	6,0 (2,1)	4,1 (2,3)	6 (1,5)	0 (0)	18 (10)	2	9
Bradley-Energie	7,8 (10,3)	2,8 (3,0)	8 (11)	0 (1)	12 (12)	6	10
Bradley-Positives Befinden	13,1 (15,8)	3,5 (3,1)	13 (17)	4 (3)	18 (18)	11	16
Bradley-Gesamt	46,2 (57,8)	11,1 (8,6)	47 (60)	11 (21)	66 (66)	39	55

Patientinnen (im Durchschnitt 24 Jahre), die Werte für negativ betonte Befindlichkeit höher und diejenigen für positives Befinden niedriger lagen als bei den von Heun et al. (1999) untersuchten Frauen oberhalb des 60. Lebensjahres (die Werte in Klammern)!

Innere Konsistenz

Cronbachs alpha ist der häufigste Indikator der internen Konsistenz einer Skala. Es wird als der mittlere Koeffizient von allen Item-Interkorrelationen einer Skala berechnet und steigt mit der Itemzahl an. Angestrebt werden seine Werte > 0,70, d. h. eine starke Korrelation der Items, wobei alpha-Koeffizienten > 0,9 auf eine hohe Redundanz der Fragen hinweisen. In unserer Untersuchung erwies sich die interne Konsistenz von HADS (Cronbachs alpha: 0,89) und deren Subskalen (HADS-A: 0,84 und HADS-D: 0,79) als sehr gut. Die interne Konsistenz der Bradley-Unterskalen für Depression (0,22) und Angst (0,33) war dagegen nicht zufriedenstellend und zeigte die ungenügenden Interkorrelationen der Items dieser Subskalen. Sie wirkte sich auf die interne Konsistenz der ganzen Skala (0,52) ungünstig aus, trotz guter Werte für »Energie« (0,75) und »positives Befinden« (0,87).

Faktoranalyse

Bei HADS erlaubten die Faktorladungen nach der rotierten Faktorlösung (Varimax) eine klare Zuordnung der Items zu den Dimensionen Angst und Depression (Kriterium für die Zuordnung eines Items zu einer Subskala ist eine Faktorladung > 0.4). Wie in anderen Studien (Herrmann et al. 1995, Hinz & Schwarz 2001) bereiteten die Items HADS-A4 (»Ich kann behaglich dasitzen und mich entspannen«), HADS-D4 (»Ich fühle mich in meinen Aktivitäten gebremst«), und zusätzlich noch HADS-D6 (»Ich blicke mit Freude in die Zukunft«) Schwierigkeiten. Mischladungen, die sie aufwiesen, würden eine Zuordnung sowohl zur Angst- als zur Depressivitätsskala möglich machen. Die Hauptkomponentenanalyse beim Eigenwertkriterium (Eigenwerte > 1) erbrachte für alle Einzelitems zwei Faktoren (Faktor 1: Angst, Faktor 2: Depression). Die Varimax-Rotation führte zu einer gleichmäßigen Verteilung der Varianzanteile (Faktor 1: 26 %, Faktor 2: 24 %).

Die Faktoranalyse zeigte beim WHO Well-being Index, mit Ausnahme der Subskala »positives Befinden«, etliche Unterschiede zwischen der von Clare Bradley beschrieben (Bradley 1994, Bradley & Gamsu 1994) und der von uns erhaltenen Item-Zuordnung (Tabelle 4). Beim Eigenwertkriterium (Eigenwerte > 1) führte sie zur Hervorhebung von vier Faktoren, die nach der Varimax-Rotation den Dimensionen »Angst« (Faktor 1), »Positives Befinden« (Faktor 2), »Depression« (Faktor 3) und »Energie« (Faktor 4) entsprachen.

Tabelle 4: Erhaltene (»Studie«) und ursprüngliche (»Bradley«) Item-Zuordnung

	Studie	Bradley
BRADLEY 1	Depression	Depression
BRADLEY 2	Angst	Depression
BRADLEY 3	Depression/ Positives Befinden	Depression
BRADLEY 4	Depression	Depression
BRADLEY 5	Angst	Depression
BRADLEY 6	Depression	Depression
BRADLEY 7	Angst	Angst
BRADLEY 8	Angst	Angst
BRADLEY 9	Angst	Angst
BRADLEY 10	Angst	Angst
BRADLEY 11	Energie	Angst
BRADLEY 12	Energie	Angst
BRADLEY 13	Energie	Energie
BRADLEY 14	Angst	Energie
BRADLEY 15	Angst/ Energie	Energie
BRADLEY 16	Energie	Energie
BRADLEY 17	Positives Befinden	Positives Befinden
BRADLEY 18	Positives Befinden	Positives Befinden
BRADLEY 19	Positives Befinden	Positives Befinden
BRADLEY 20	Positives Befinden	Positives Befinden
BRADLEY 21	Positives Befinden	Positives Befinden
BRADLEY 22	Positives Befinden	Positives Befinden

Die Verteilung der Varianzanteile: Faktor 1: 19 Prozent, Faktor 2: 17 Prozent, Faktor 3: 10 Prozent, Faktor 4: 11 Prozent.

Externe Validität

Die stärksten positiven Korrelationen ($r > 0,7$) bestanden zwischen den Gesamtwerten in BDI und HDS und den Angst-Unterskalen der HADS und der Bradley-Skala. Mäßig bis stark ($0,4 < r < 0,6$) korrelierten die BDI/HDS-Werte mit den Depressionsscores beider untersuchten Skalen. Mäßig ausgeprägt ($0,3 < r < 0,6$) waren die negativen Korrelationen zwischen BDI/HDS und den Bradley-Werten für Energie und »positives Befinden«. Stark bis sehr stark ($0,5 < r < 0,8$) waren dagegen die Korrelationen zwischen allen Unterskalen von HADS und WHO (Bradley) Well-being Index. In der HADS korrelierten die Werte in HADS-A und HADS-D mit $r = 0,7$. Mit dem Gesamt-HADS-Score korrelierten die HADS-A-Werte mit $r = 0,94$ und die HADS-D-Werte mit $r = 0,9$. Analoge Korrelationen für Bradley wurden in Tabelle 5 dargestellt.

Tabelle 5: Interkorrelationen der Bradley-Subskalen (Spearman-r, $p < 0,001$

	Bradley-Depression	Bradley-Angst	Bradley-Energie	Bradley-Positives Befinden	Bradley-Gesamt
Bradley- Depression	-	0,65	- 0,63	- 0,54	- 0,85
Bradley- Angst	0,65	-	- 0,65	- 0,52	- 0,87
Bradley- Energie	- 0,63	- 0,65	-	0,43	0,80
Bradley- Positives Befinden	- 0,54	- 0,52	0,43	-	0,75
Bradley- Gesamt	- 0,85	- 0,87	0,80	0,75	-

Diskussion

Die Spezifik des gynäkologisch-geburtshilflichen Bereichs, klinische Relevanz der zu erbringenden Daten sowie Zeitökonomie diktieren die angestrebten Charakteristika der in Gynäkologie und Geburtshilfe einsetzbaren psychometrischen Instrumente. Einerseits wäre die schnelle Erfassung des »totalen Gemütszustandes« in Form eines Wohlbefinden-Scores willkommen (Zemp Stutz et al. 2001). Andererseits sollte das verwendete Messinstrument möglichst viele Informationen zu den Faktoren (Angst, Depression usw.) liefern, die das Wohlbefinden der Patientin am meisten beeinflussen und die Items sollten die psychischen Phänomene, auf die sie sich beziehen, wirklich widerspiegeln. Die Multidimensionalität eines Wohlbefinden-Tests bedeutet nicht immer eine eindeutige Abgrenzung solcher Symptome wie Angst und Depressivität oder Depressivität und Energie/ Vitalität, da sie in vielen Fällen verschiedene Aspekte desselben Gemütszustandes beleuchten und zusätzlich noch von angenommenen Definitionen und methodologischen Konzepten abhängen (Bramley et al. 1988). Angst ist bekanntlich das häufigste Begleitsymptom vieler Depressionsbilder, »Energieverlust« überlappt sich inhaltlich mit »Antriebslosigkeit« oder »Anhedonie« – den ausgeprägtesten Merkmalen der Depressivität (Bramley et al. 1988). Erwartungsgemäß war die erbrachte Korrelation zwischen Angst und Depression in HADS sehr stark ($r = 0,7$). Sie fiel ähnlich aus wie jene ($r = 0,65$) bei Hinz & Schwarz (2001) oder in anderen zwölf von Hermann et al. (1995) analysierten Studien ($r > 0,6$). Der korrelative Zusammenhang der Bradley-Subskalen unterstützt die Behauptung über die intrinsische Komplexität der erfassten Phänomene bzw. das gleichzeitige Vorliegen komplexer psychischen Symptomatik im untersuchten Patientinnenkollektiv.

Für die Bradley Skala bedeuten hohe Interkorrelationen der Unterskalen, gepaart mit der in der Faktoranalyse deutlich werdenden zweifelhaften Item-Zuordnung, dass ihre Vierdimensionalität (Bech et al. 1996) in unserer Studie durch Zwei- oder Dreidimensionalität ersetzt werden müsste, aufgrund der relativen Unterrepräsentation der erbrachten Items für Depression und Überrepräsentation jener für Angst. Insbesondere beim Vergleich der in dieser Studie erbrachten Werte für die innere Testkonsistenz (Cronbachs alpha) mit denen aus anderen Studien bekannten (Bech et al. 1996, Heun et al. 1999) wurden Unterschiede sichtbar. In Anbetracht der bereits in der Entstehungsphase der Skala signalisierten diesbezüglichen Bedenken, erklärte Clare Bradley die Möglichkeit solcher Unterschiede durch die Uneinheitlichkeit der vorhandenen nationalen Versionen ihrer Skala (1996). Starke Konvergenz der HADS- und Bradley-Gesamtwerte ($r = -0,82$), sowie extrem starke Korrelierung der Subskalen- und Gesamtwerte der HADS (r > 0,9) machen deutlich, dass – entgegen den Empfehlungen ihrer Autoren (Snaith 1990) – auch das Gesamtergebnis der Hospital Anxiety and Depression Scale einen guten Einblick in das gesamte Wohlbefinden der Patientin gewähren kann. Auffällige Ängstlichkeit und/oder Depressivität schließen doch das gute Wohlbefinden aus.

Schlussfolgerungen

Anhand der Ergebnisse der hier vorgestellten Studie für den WHO (Bradley) Well-being Index lässt sich Folgendes feststellen: Nachteilig einzuschätzen sind: Erstens Diskriminationsunschärfe bei der Erfassung von wichtigsten

Befindlichkeitsstörungen im Vergleich zu HADS; Zweitens wenig überzeugende Trennung der Depressivität von Energie und »positivem Befinden«, insbesondere im Lichte der Faktoranalyse. Als vorteilhaft wäre erstens die (zu überprüfende) Vierdimensionalität der Skala, die eine Differenzierung zwischen »positiven« und »negativen« Befindlichkeitsaspekten ermöglicht, zu bezeichnen, das Gesamttestergebnis als Grad des Wohlbefindens anstelle der Ausprägung der einzelnen psychopathologischen Symptome und drittens die (paradoxerweise aus den Nachteilen resultierende) hohe Konkordanz der Gesamtwerte in den Unterskalen und den Globalwerten von HADS und Bradley.

Der WHO (Bradley) Well-being Index kann sich als ein akzeptables Instrument zur Allgemeinbewertung der psychischen Befindlichkeit gynäkologischer und geburtshilflicher Patientinnen erweisen. In Anbetracht ihrer Kürze, guter interner und externer Validität, sowie langjähriger Bewährtheit sollte aber die Hospital Anxiety and Depression Scale (HADS) zur schnellen und sicheren Erfassung der Befindlichkeitsstörungen in der Frauenheilkunde bevorzugt werden.

Literatur

Bech, P.; Gudex, C. & Staehr Johansen, K. (1996): The WHO (Ten) Well-being Index: Validation in Diabetes. In: Psychotherapy and Psychosomatics 65, S. 183 190.

Bradley, C. (1994): Handbook of psychology and diabetes: A guide to psychosocial measurement in diabetes research and practice. Chur (Harwood Academic).

Bradley, C. & Gamsu, D. S. (1994): Guidelines for Encouraging Psychological Well-being: Raport of the Working Group of the World Health Organization Regional Office for Europe and International Diabetes Federation European Region St Vincent Declaration Action Programme for Diabetes. In: Diabetic Medicine 11, S. 510–516.

Bradley, C. (1996): The WHO (Ten) Well-being Index: A Critique. In: Psychotherapy and Psychosomatics 65, S. 331–333.

Bramley, P. N.; Easton, A. M.; Morley, S. & Snaith, R. P. (1998): The differentiation of anxiety and depression by rating scales. In: Acta Psychiatrica Scandinavica 77, S. 133–138.

Herrmann, C.; Buss, U. & Snaith, R. P. (1995): HADS-D-Hospital Anxiety and Depression Scale – Deutsche Version; ein Fragebogen zur Erfassung von Angst und Depressivität in der somatischen Medizin. Testdokumentation und Handanweisung. Bern (Huber).

Heun, R.; Burkart, M.; Maier, W. & Bech, P. (1999): Internal and external validity of the WHO Well-being Scale in the elderly general population. In: Acta Psychiatrica Scandinavica 99, S. 171–178.

Hinz, A. & Schwarz, R. (2001): Angst und Depression in der Allgemeinbevölkerung. Eine Normierungsstudie zur Hospital Anxiety and Depression Scale. In: PPmP Psychotherapie Psychosomatik Medizinische Psychologie 51, S. 193–200.

Snaith, R. P. (1990): The Hospital Anxiety and Depression Scale. In: British Journal of General Practice 40, S. 305.

Zemp Stutz, E.; Coda, P.; Kessler, P. & Ackermann-Liebrich, U. (2001): Soziale Faktoren und psychisches Wohlbefinden. In: Riecher-Rössler, A & Rohde, A (Hg.): Psychische Erkrankungen bei Frauen: für eine geschlechtersensible Psychiatrie und Psychotherapie. Basel (Karger), S. 103–114.

Zigmond, A. & Snaith, R. P. (1983): The Hospital Anxiety and Depression Scale. Acta Psychiatrica Scandinavica 67, S. 361–370.

Anhang

Verzeichnis der erstgenannten Autorinnen und Autoren und der Herausgeberinnen

Backe, Jael
PD Dr. med.

Frauenärztin und Medizinische Genetik
Domstraße 12
97070 Würzburg

Bartsch, Susanne,

Diplom-Kunsttherapeutin
Frauenklinik der Med. Hochschule Hannover
Podbielskistraße 380
30659 Hannover

Benoit, Barbara
Dr.

Neuer Weg 4
58849 Herscheid

Benoit, Walter F.
Dr.

Neuer Weg 4
58849 Herscheid

Bergner, Annekathrin

Diplom-Psychologin
Zionskirchstraße 75
10119 Berlin

Borrmann, Brigitte

Diplom-Oec. troph.
FB 8 Humanwissenschaften, Gesundheits-
wissenschaften, Universität Osnabrück
Albrechtstraße 28
49069 Osnabrück

Brähler, Elmar
Prof. Dr. rer. biol. hum.
habil.

Abteilung für Medizinische Psychologie und
Medizinische Soziologie
Universität Leipzig
Liebigstraße 21
04103 Leipzig

Buddenberg, Claus
Prof. Dr. med.

Abteilungsleiter der Abteilung
für Psychosoziale Medizin
UniversitätsSpital Zürich
Culmannstraße 8
CH-8091 Zürich

Buhrow, Gisa
Dr. med.

Klinik für Frauenheilkunde der Universität Lübeck
Ratzeburger Allee 160
23538 Lübeck

David, Matthias
OA PD Dr. med.

Universitätsklinikum Charité
Campus Virchow-Klinikum
Klinik für Frauenheilkunde und Geburtshilfe
Augustenburger Platz 1
13353 Berlin

Debus, Gerlinde
Dr. med.

Städtisches Krankenhaus München-Neuperlach
Oskar-Maria-Graf-Ring 51
81737 München

Dietrich, Carmen
Dipl. med.

Fachärztin für Frauenheilkunde, Geburtshilfe
und Psychotherapie
Große Straße 18
15344 Strausberg

Dievernich, Regina

Dipl. Psychologin
Universitätsklinikum Bonn
Gynäkologische Psychosomatik
Siegmund-Freud-Straße 25
53105 Bonn

Dohnke, Helmut
Dr. med.

Facharzt für Frauenheilkunde und Geburtshilfe
Hannoversche Straße 25
30938 Burgwedel

Erfmann, Anja

Diplom-Sozialpädagogin
Marthastraße 1
24114 Kiel

Falck, Hanns-Richard Dr. med.	Facharzt für Frauenheilkunde, Geburtshilfe, Psychotherapeutische Medizin und Analytische Psychotherapie Schwalenberger Straße 4 Postfach 910245 30449 Hannover
Geisel, Elisabeth	Gesellschaft für Geburtsvorbereitung – Familienbildung Fiorilloweg 3 37075 Göttingen
Groß, Mechthild M. Dr.	Hebamme, Wissenschaftliche Mitarbeiterin Medizinische Hochschule Hannover, Frauenklinik Podbielskistraße 380 30659 Hannover
Gutenbrunner, Christoph Prof. Dr. med.	Institut für Balneologie und Medizinische Klimatologie Medizinische Hochschule Hannover Carl-Neuberg-Straße 1 30625 Hannover
Härtl, Kristin Dr. med.	I. Universitätsfrauenklinik Maistraße 1 80337 München
Hauer, Angela	Station 6 Zentralinstitut für Seelische Gesundheit Mannheim, J5 68159 Mannheim
Hawighorst- Knappstein, Sabine Dr. med.	Universitätsfrauenklinik Langenbeckstraße 1 55101 Mainz
Hiort, Olaf Prof. Dr.	Klinik für Kinderheilkunde und Jugendliche Universitätsklinikum Lübeck Ratzeburger Allee 160 23538 Lübeck

Huber, Georgine   Ortnergasse 7
Dr. med.   93047 Regensburg

Jäger, Christine   Ärztin für Frauenheilkunde und Geburtshilfe,
Dr. med.   Gesundheitsmanagement
                         Herichhauserstr. 61
                         42349 Wuppertal

Järvelaid, Mari   Polyclinic and Family Medicine
                         University of Taru
                         Gonsiori 34–4
                         10128 Tallin – Estland

Kasimzade, Tanja   Klinik für Frauenheilkunde
                         Universität Lübeck
                         Ratzeburger Allee 160
                         23538 Lübeck

Kauffels, Wolfgang   Frauenklinik der Med. Hochschule Hannover
Dr. med.   Abt. II Gynäkologische Endokrinologie
                         und Reproduktionsmedizin
                         Krankenhaus Oststadt
                         Podbielskistraße 380
                         30659 Hannover

Kentenich Heribert   Chefarzt der Frauenklinik
Prof. Dr. med.   Gemeinnützige Krankenhaus GmbH
                         Kliniken Westerwald
                         Spardauer Damm 130
                         14050 Berlin

Klemme, Annegret   Universitäts-Klinikum Bonn
                         Gynäkologische Psychosomatik
                         Siegmund-Freud-Straße 25
                         53105 Bonn

Kortendieck-   Fachärztin für Frauenheilkunde und Geburtshilfe
Rasche, Beate   Praxisgemeinschaft Heerstrasse Nord
Dr. med.   Obstallee 11A
                         13593 Berlin

Kowalcek, Ingrid, OÄ PD Dr. med.	Diplom-Psychologin Leiterin der Abteilung Psychosomatische Gynäkologie und Geburtshilfe Universitätsklinikum Lübeck Klinik für Frauenheilkunde und Geburtshilfe Ratzeburger Allee 160 23538 Lübeck
Kürşat-Ahlers, Elçin Prof. Dr.	Universität Hannover Institut für Soziologie Schneiderberg 50 30175 Hannover
Langer, Martin Univ. Prof. Dr.	Universitätsklinik für Frauenheilkunde Abteilung für Geburtshilfe und Gynäkologie Währinger Gürtel 18–20 A-1090 Wien – Österreich
Leeners, Brigitte Dr. med.	Universitätsfrauenklinik Aachen Panwelstraße 30 52074 Aachen
Loeser, Evelyn Dr. med.	Oberärztin der Universitätsfrauenklinik Tübingen Schleichstrasse 4 72706 Tübingen
Luck, Heidrun Dr. med.	Diplom-Psychologin Institut für Psychotherapie und medizinische Psychologie Universität Würzburg Klinikstraße 3 87070 Würzburg
Ludwig, Arndt Dr. med.	Psychoanalytiker (DPV, IPA, DGPT) Facharzt für Psychotherapeutische Medizin, Gynäkologie und Geburtshilfe Leipziger Straße 118 08058 Zwickau

Maier, Barbara

Müllner Hauptstraße 48
A-5020 Salzburg – Österreich

Mikolajczyk, Rafael
Dr.

Universitätsfrauenklinik
Gerhard-Hauptmann-Straße 35
39108 Magdeburg

Neises, Mechthild
Prof. Dr. Dr.

Leiterin des Funktionsbereichs Psychosomatische
Frauenheilkunde und Geburtshilfe
Medizinische Hochschule Hannover
Pasteurallee 5
30655 Hannover

Nijs, Piet
Prof. Dr. med.

Psychiater, Psychotherapeut,
Direktor des Instituts für Ehe- und
Sexualwissenschaften
Katholische Universität Leuven
Kapucijnenvoer 33
Block G – 1e verd
B-3000 Leuven – Belgien

Pantlen, Almut

Gynäkologische Psychosomatik
Universitätsklinikum Bonn
Siegmund-Freud-Straße 25
53105 Bonn

Peksen, Berrin

Psychosomatische Gynäkologie
Medizinische Hochschule Hannover
Pasteurallee 5
30655 Hannover

Rauchfuß, Martina
Dr. med.

Fachärztin für Gynäkologie, Geburtshilfe und
Psychotherapeutische Medizin
Universitätsklinikum Charité , Medizinische
Fakultät der Humboldt-Universität Berlin
Institut für Sexualwissenschaft und Sexualmedizin
AG Psychosoziale Frauenheilkunde
Luisenstraße 57
10117 Berlin

Reinecke, Sandra	Diplom-Psychologin Universitätsklinikum Hamburg-Eppendorf Klinik und Poliklinik für Psychiatrie und Psychotherapie, Abteilung für Sexualforschung Martinistraße 52 20246 Hamburg
Richter- Appelt, Herta Prof. Dr.	Abteilung für Sexualforschung, Klinik und Poliklinik für Psychiatrie und Psychotherapie Universitätsklinikum Hamburg-Eppendorf Martinistraße 52 20246 Hamburg
Rost, Christine Dr. med.	Seehofstraße 11 60594 Frankfurt/M.
Rothmaler, Susanne Dr.	Psychotherapeutin Kollwitzstraße 52 10405 Berlin
Schindler, Corinna	Vinzenz Pallotti Hospital Vinzenz-Pallotti-Strasse 20–24 51429 Bensberg
Schleußner, Christine	Diplom-Psychologin Friedrich Schiller Universität Institut für Medizinische Psychologie Bachstraße 18 07743 Jena
Schleußner, Ekkehard Dr. med.	Friedrich Schiller Universität Klinik für Frauenheilkunde und Geburtshilfe Bachstraße 18 07740 Jena
Schmid-Ott, Gerhard PD Dr. med.	Facharzt für Psychotherapeutische Medizin Abt. Psychosomatik u. Psychotherapie Medizinische Hochschule Hannover Carl-Neuberg-Straße 1 30625 Hannover

Schwarz, Clarissa

Multimedialer Kooperationsverband
Hochschulen für Gesundheit
Postgradualer Studiengang Public Health TEL 11-5
Technische Universität Berlin
Ernst Reuter-Platz 7
10587 Berlin

Schwerdtfeger, Julia
Dr. med.

Fachärztin für Frauenheilkunde und Geburtshilfe
Psychotherapie
Wedemarkstraße 25
30900 Wedemark

Schwerdtfeger,
Robin
Dr. med.

Facharzt für Frauenheilkunde und Geburtshilfe
Pränataldiagnostik
Podbielskistrasse 122
30177 Hannover

Speidel, Hubert
Prof. Dr. med.

Leiter der Klinik für Psychotherapie und
Psychosomatik
Klinikum der Christian-Albrechts Universität Kiel
Niemannsweg 147
24105 Kiel

Stauber, Manfred
Prof. Dr. med.

Leiter der Abteilung für Psychosomatische
Geburtshilfe und Gynäkologie
Klinikum der Universität München
I. Frauenklinik
Maistraße 11
80337 München

Stöbel-Richter, Yve
Dr. phil.

Abteilung für Medizinische Psychologie und
Medizinische Soziologie
Universitätsklinikum Leipzig
Stephanstraße 11
04103 Leipzig

Straßburger, Ilka

Medizinische Hochschule Hannover
Funktionsbereich Psychosomatische Frauenheilkunde
Pasteurallee 5
30655 Hannover

Terzioglu, Neslisah Dr. med.	Frauenklinik II Klinikum Nürnberg Süd Breslauer Straße 201 90471 Nürnberg
Theissing-Rocholl Angela, Dr. med.	Fachärztin für psychotherapeutische Medizin und Gynäkologie Rickertstraße 10A 66386 St. Ingbert
Thyen, Ute PD	Klinik für Kinderheilkunde und Jugendliche Universitätsklinikum Lübeck Ratzeburger Allee 160 23538 Lübeck
Walter, Harald Dr. med.	Facharzt für Frauenheilkunde und Geburtshilfe, Psychotherapie Echternplatz 1 31224 Peine
Watrowski, Rafael	Medizinische Hochschule Posen Klinika Ginekologii AM ul. Polna 33 60–535 Poznan – Polen
Weidner, Kerstin Dr. med.	Klinik/Poliklinik für Psychosomatik Universitätsklinikum Dresden Felscherstraße 74 01307 Dresden
Wendt, Andrea	Universitäts-Klinikum Bonn Gynäkologische Psychosomatik Siegmund-Freud-Straße 25 53105 Bonn
Zok, Kornelia Dr. med.	Abteilung Gynäkologie und Geburtshilfe St.-Josefs-Hospital Uerdingen Kurfürstenstrasse 69 47829 Krefeld

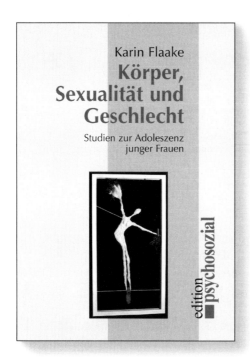

Karin Flaake
Körper, Sexualität und Geschlecht
Studien zur Adoleszenz
junger Frauen

2001 · 276 Seiten · Broschur
EUR (D) 29,90 · SFr 50,50
ISBN 3-89806-093-4

Die sich entwickelnde Körperlichkeit und Sexualität erschüttert nicht nur die jungen Frauen und Mädchen selbst, sondern auch die Erwachsenen ihrer Umgebung. Sie verändert die Beziehungen in der Familie und zu Gleichaltrigen. Das Erleben der Pubertät erweist sich dabei als sozial geprägt und gesellschaftlich vermittelt. Es ist daher sinnvoll genauer hinzuschauen, auf das was passiert, wenn junge Frauen ihre Pubertät durchleben. Und genau das tut Karin Flaake in ihrem Buch und eröffnet neue Einblicke in die Dimension des Prozesses weiblicher Pubertät.

P✲V
Psychosozial-Verlag

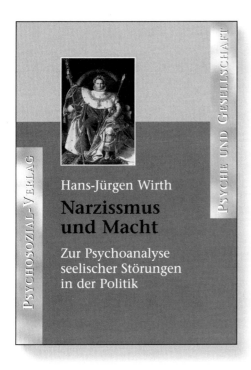

Publik-Forum:

»Ein Meisterwerk politischer Psychoanalyse«

Besondere Empfehlung für die Sachbuch-Bestenliste der Süddeutschen Zeitung, des NDR und des BuchJournals

2002 · 439 Seiten
gebunden
EUR (D) 24,90 · SFr 42,30
ISBN 3-89806-044-6

»Vier Mal hält der Psychotherapeut Hans-Jürgen Wirth sein psychoanalytisches Brennglas über politische Szenarien der Zeitgeschichte, […]. Mikroskopisch genau und mit solider politischer Psychologie untersucht er die Innenausstattung der Macht bis in die Zurichtung ihrer Agenten und die Affekte der von ihr Betroffenen hinein. Heraus kommt ein Meisterwerk politischer Psychoanalyse, in dem das Zeitalter des krankhaften Narzissmus […] durch seine politischen Protagonisten verkörpert und verständlich wird.«

Publik-Forum

»Die Fallstudien, die Wirth auf Grund genauer Recherchen zur Barschel-Affäre, zu Helmut Kohl (mit zurückhaltendem Einbezug des Freitods von Hannelore Kohl), zur 68er Generation und zu Joschka Fischers stupenden Metamorphosen sowie zu Slobodan Milosevics Paranoia vorlegt, sind sehr ergiebig, besonders eindrucksvoll im Falle Uwe Barschels.«

NZZ

»Harte Bandagen also, die – so Wirth – dennoch nicht zu Politikverdrossenheit verleiten sollten: Erst wenn Bürger und Wähler den ›Einfluss unbewusster psychischer Konflikte auf Entscheidungen höchster Tragweite‹ erkennen würden, könnten ihnen Politik und Politiker wieder ›ein Stückchen näher‹ rücken.«

DER STANDARD

»Hans-Jürgen Wirth hat die Plattform erreicht, auf der eine allgemeine Psychoanalyse der Politik errichtet werden kann. Der Schritt war unerlässlich.«

Paul Parin

P🔲V
Psychosozial-Verlag

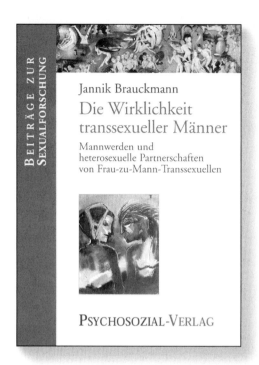

Jannik Brauckmann

Die Wirklichkeit
transsexueller Männer

Mannwerden und
heterosexuelle Partnerschaften
von Frau-zu-Mann-Transsexuellen

PSYCHOSOZIAL-VERLAG

2002 · 564 Seiten
Broschur
EUR (D) 25,90 · SFr 43,90
ISBN 3-89806-135-3

Transsexuelle erlangen zunehmend öffentliche Aufmerksamkeit. Zwei wesentliche Bereiche aber wurden bisher kaum beleuchtet: die Partnerschaften von Transsexuellen und ihr Verständnis von Mannsein und Frausein. Diese beiden Lücken schließt diese Studie. Gerade Frau-zu-Mann-Transsexuelle führen oft dauerhafte, überwiegend heterosexuelle Beziehungen, die oft schon vor den geschlechtsangleichenden Eingriffen aufgenommen wurden. So sind die Partnerinnen meist die ersten, die das Mannsein des Transsexuellen akzeptieren und sich dabei nicht auf körperliche Beweise angewiesen fühlen. In vertrauensvollen Gesprächen geben elf Paare Auskunft über ihre Partnerschaften und sein Mannsein. Die betroffenen Männer beschreiben, was sie so sicher macht, Mann zu sein, wie sie sich mit ihren weiblichen Seiten und ihrem Körper arrangieren. Und ihre Partnerinnen erzählen, wie sie sein Mannsein erleben, wie seinen Körper und die sexuelle Begegnung. Die dokumentierten Gespräche eröffnen neue Sichtweisen auf diese Partnerschaften und decken Zusammenhänge auf zwischen geschlechtlicher Identität, Geschlecht des Körpers, sexueller Orientierung und sozialem Mannsein.

P🔲V
Psychosozial-Verlag

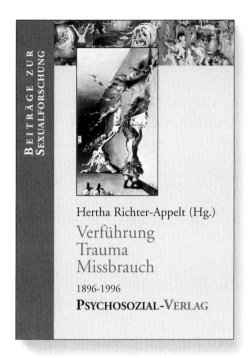

Hertha Richter-Appelt (Hg.)

Verführung
Trauma
Missbrauch

1896-1996

PSYCHOSOZIAL-VERLAG

Oktober 2002 · 261 Seiten
Broschur
EUR (D) 19,90 · SFr 33,90
ISBN 3-89806-192-2

Ausgehend von der ersten empirischen Arbeit zum Thema »Sexueller Mißbrauch«, die Freud 1896 unter dem Titel »Zur Ätiologie der Hysterie« veröffentlicht hatte und in der er die Hypothese formulierte, konversionsneurotische Symptome seien auf reale sexuelle Verführung im Kindesalter zurückzuführen (später als Verführungstheorie bekannt), wird die moderne Diskussion 100 Jahre später unter historischen und theoretischen Gesichtspunkten beleuchtet. Einige Aspekte der Therapie mit Erwachsenen, die in der Kindheit sexuell traumatisierenden Erfahrungen ausgesetzt waren, werden zur Diskussion gestellt. Dabei liegen Schwerpunkte auf einer Auseinandersetzung mit den Begriffen Trauma und Grenzüberschreitung.

Im zweiten Teil des Buches werden empirische Untersuchungen zu Missbrauch und Misshandlung dargestellt, die größtenteils in der Abteilung für Sexualforschung in Hamburg durchgeführt wurden. Schließlich wird noch das Thema Missbrauch in der Therapie aufgegriffen. Dabei wird immer wieder auf die – trotz der vielen vorliegenden Veröffentlichungen – noch offenen Fragen hingewiesen.

P⊞V
Psychosozial-Verlag

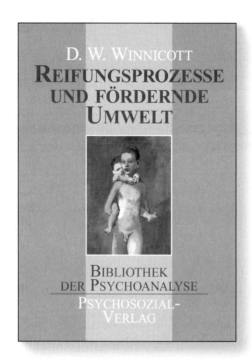

2002 · 373 Seiten · gebunden
EUR (D) 35,50 · SFr 62,50
ISBN 3-89806-091-8

» Die Abhängigkeit in der frühen Kindheit ist eine Tatsache, und ich habe in den vorliegenden Arbeiten versucht, diese Abhängigkeit in die Theorie der Persönlichkeitsentwicklung zu integrieren. Die Ich-Psychologie hat nur dann einen Sinn, wenn sie die Tatsache der frühkindlichen Abhängigkeit voll berücksichtigt, das heißt, wenn sie auf der Erforschung der frühen Kindheit wie auch der primitiven psychischen Mechanismen und Prozesse beruht.«

D. W. Winnicott

P🔲V

Psychosozial-Verlag

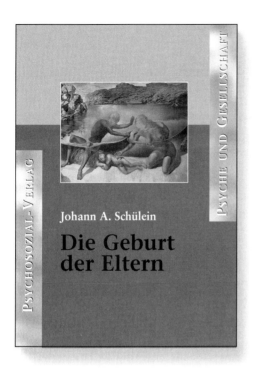

2003 · 359 Seiten
Broschur
EUR (D) 24,90 · SFr 42,30
ISBN 3-89806-188-4

Das Buch behandelt zwei Themen, die eng zusammenhängen: Die historische Entwicklung der Eltern-Kind-Beziehungen und die Art und Weise, wie sich heute der Übergang von der Paarbeziehung zum Leben mit Kind, von der Dyade zur Triade, von der Partnerschaft zur Elternschaft abspielt. Die zunehmende Freisetzung der Eltern-Kind-Beziehung von externen Zwängen hat zu einer grundlegenden Subjektivierung und damit zu erheblichen Veränderungen im Interaktions- und Konfliktprofil geführt. Untersucht wird, über welche Etappen und typischen Entwicklungsprobleme die Entwicklung der Elternschaft sich vollzieht und welche Risiken und Chancen auf der Ebene der Beziehungen, aber auch auf der Ebene der Gesellschaft damit verbunden sind.

P🔲V
Psychosozial-Verlag

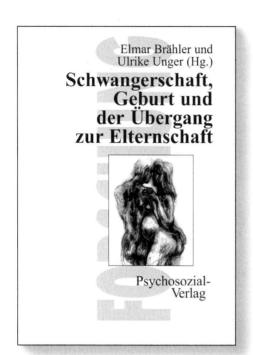

Elmar Brähler und
Ulrike Unger (Hg.)

**Schwangerschaft,
Geburt und
der Übergang
zur Elternschaft**

Psychosozial-
Verlag

2001 · 267 Seiten · Broschur
EUR (D) 35,50 · SFr 59,30
ISBN 3-89806-109-4

Dieser Band, in dem wichtige und neue Forschungsarbeiten im deutschsprachigen Raum zu den Bereichen Schwangerschaft, Geburt und Übergang zur Elternschaft versammelt sind, bietet einen umfassenden Überblick über zentrale Forschungsschwerpunkte wie z. B. kognitive und emotionale Aspekte von Schwangerschaft und Geburt; die Verarbeitung eines Spontanaborts; Geburtserleben; Schwangerschaft und Geburt nach künstlicher Befruchtung. Daneben erhält der Leser einen Einblick in die Anwendung unterschiedlicher empirischer Forschungsansätze wie quer- oder längsschnittliche Untersuchungsdesigns, Interview- und/oder Fragebogenmethoden oder spezielle Methoden wie den »Time-Sampling-Ansatz«.

P🏛V
Psychosozial-Verlag